U0348906

中国青光眼临床诊疗手册

主　编　王宁利

副主编　孙兴怀　刘旭阳　余敏斌

助理主编　李树宁

科学技术文献出版社
SCIENTIFIC AND TECHNICAL DOCUMENTATION PRESS
·北京·

Simplified Chinese Language edition published by布克医学, owned by Buclas·布克（北京）文化
传播有限公司

Chinese translation rights © 2019 布克医学, owned by Buclas·布克（北京）文化传播有限公司

出版的各类医学教育图书和各种产品均可在大多数网站及Buclas·布克网站购买

> 若制药公司、医疗器械公司、医学院校、专业协会和其他的认证机构大量购买布克医学的出版物，
> 将会有更多的价格优惠。欲了解具体和详细的信息，可以发送邮件至marketing@buclas.com或
> 致电010-51284280联系布克医学部。

版权所有　侵权必究

图书在版编目（CIP）数据

中国青光眼临床诊疗手册 / 王宁利主编.—北京：
科学技术文献出版社，2019.3
　　ISBN 978-7-5189-5190-1

　　Ⅰ．①中… Ⅱ．①王… Ⅲ．①青光眼—诊疗—手册
Ⅳ．①R775-62

　　中国版本图书馆CIP数据核字（2019）第022482号

书　　　　名：中国青光眼临床诊疗手册
总　策　划：王宁利　刘伟鹏
责　任　编　辑：彭　玉
装　帧　设　计：张海雪
编　辑·策　划：王伟婧　王继珍　王　洋　齐倩囡
出　　版　者：科学技术文献出版社
地　　　　址：北京市复兴路15号　邮编 100038
版　　　　次：2019年3月第1版　2019年3月第1次印刷
印　　刷　厂：北京天恒嘉业印刷有限公司
开　　　　本：787×1092　1/32
字　　　　数：318千
印　　　　张：14.5
书　　　　号：ISBN 978-7-5189-5190-1
定　　　　价：238.00元
策　划　执　行：布克（北京）文化传播有限公司
团　购　电　话：+86-10-51284280　87952148

如有质量问题，请直接与我公司联系调换。

编委（按姓氏笔画排序）

List of editors

主　编　王宁利

副 主 编　孙兴怀　刘旭阳　余敏斌

助理主编　李树宁

张　虹　华中科技大学附属同济医院

张秀兰　中山大学中山眼科中心

张忠志　中国医科大学一院眼科

陈君毅　复旦大学附属眼耳鼻喉科医院

林　丁　长沙爱尔眼科医院

卓业鸿　中山大学中山眼科中心

周　崎　北京协和医院

周和政　中国人民解放军中部战区总医院

郑雅娟　吉林大学第二医院

袁志兰　南京医科大学第一附属医院

袁援生　昆明医科大学第一附属医院

夏晓波　中南大学湘雅医院

郭文毅　上海交通大学医学院附属第九人民医院

唐广贤　石家庄市第一医院（石家庄市第一眼科医院）

黄丽娜　深圳市眼科医院

梁　亮　三峡大学第一临床医学院

梁远波　温州医科大学附属眼视光医院

葛　坚　中山大学中山眼科中心

谢　琳　重庆医科大学附属第三医院

睢瑞芳　北京协和医院

蔡鸿英　天津市眼科医院

潘英姿　北京大学第一医院眼科

戴　超　陆军军医大学西南医院眼科、青岛新视界眼科医院

编写者（按姓氏笔画排序）

list of writers

万　月　首都医科大学附属北京同仁医院

马丹丹　首都医科大学附属北京同仁医院

马丽华　石家庄第一医院

王　伟　中山大学中山眼科中心

王　华　北京和睦家医院

王　瑾　首都医科大学附属北京同仁医院

王大江　中国人民解放军总医院

王亚星　北京市眼科研究所

王冰松　北京市眼科研究所

王军明　华中科技大学附属同济医院

方　圆　北京大学第一医院

孔祥梅　复旦大学附属眼耳鼻喉科医院

卢　艳　北京世纪坛医院

叶　倩　中国人民解放军中部战区总医院

田　甜　北京大学第一医院

乔春艳　首都医科大学附属北京同仁医院

乔荣华　清华长庚医院

任泽钦　北京大学人民医院

刘　杏　中山大学中山眼科中心

刘子清　首都医科大学附属北京同仁医院

刘祥祥　首都医科大学附属北京同仁医院

刘婷婷　复旦大学附属眼耳鼻喉科医院

刘耀明　中山大学中山眼科中心

闫晓伟　石家庄第一医院

江俊宏　温州医科大学眼视光医院

安文在　首都医科大学附属北京同仁医院

孙云晓　首都医科大学附属北京同仁医院

苏　颖　哈尔滨医科大学附属第一医院

苏远东　首都医科大学附属北京同仁医院
杜佳灵　首都医科大学附属北京同仁医院
李　飞　中山大学中山眼科中心
李　妮　四川大学华西医院
李　梅　北京大学第一医院
李雨心　首都医科大学附属北京同仁医院
李建军　北京市眼科研究所
李维义　中国中医科学院眼科医院
杨晓晗　首都医科大学附属北京同仁医院
吴　建　首都医科大学附属北京同仁医院
吴玲玲　北京大学第三医院
邱礼新　首都医科大学附属北京同仁医院
宋武莲　哈尔滨医科大学附属第二医院
张　勇　解放军第八二医院
张　珣　首都医科大学附属北京同仁医院
张　烨　首都医科大学附属北京同仁医院
陈　琴　江苏省人民医院
陈士达　中山大学中山眼科中心
陈伟伟　北京市眼科研究所
陈宇虹　复旦大学附属眼耳鼻喉科医院
陈晓明　成都华夏眼科医院
陈雪莉　复旦大学附属眼耳鼻喉科医院
陈薏涵　首都医科大学附属北京同仁医院
范志刚　中山大学中山眼科中心
林　威　温州医科大学附属眼视光医院
林明楷　中山大学中山眼科中心
林彩霞　首都医科大学附属北京同仁医院
庞睿奇　首都医科大学附属北京同仁医院
钟　华　昆明医科大学附属第一医院
钟毅敏　中山大学中山眼科中心
段宣初　长沙爱尔眼科医院
洪　颖　北京大学第三医院
贾　旭　贵州医科大学附属医院

原慧萍　哈尔滨医科大学附属第二医院
卿国平　首都医科大学附属北京同仁医院
高　凯　中山大学中山眼科中心
高自清　蚌埠医学院第一附属医院
郭奕钦　首都医科大学附属北京同仁医院
唐　莉　四川大学华西医院
黄文彬　中山大学中山眼科中心
黄晶晶　中山大学中山眼科中心
黑阡育　首都医科大学附属北京同仁医院
程钢炜　北京协和医院
谢　媛　首都医科大学附属北京同仁医院
解彦茜　温州医科大学附属眼视光医院
谭　莲　陆军军医大学西南眼科医院
樊　宁　暨南大学附属深圳市眼科医院
戴　毅　复旦大学附属眼耳鼻喉科医院

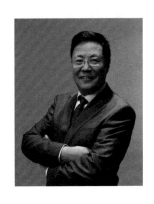

王宁利

Ningli Wang

  王宁利，教授，主任医师；现任全国政协委员，北京同仁眼科中心主任，首都医科大学眼科学院院长，国家眼科诊断与治疗工程技术研究中心主任，全国防盲技术指导组组长，中国医疗保健国际交流促进会眼科分会主任委员，中华预防医学会公共卫生眼科学分会主任委员，国际眼科学院院士，亚太眼科学会候任主席，中国医师协会眼科医师分会会长，世界青光眼协会理事会成员，亚太青光眼协会董事会成员，空间站工程航天医学实验领域专家委员会副主任委员兼失重生理与防护专家组专家。

  从事眼科临床与科研工作 35 年，完成手术约 2 万余例，是中央保健委员会保健会诊专家，眼科学国家教育部重点学科、国家卫生健康委员会临床重点专科的学科带头人。主要研究领域：青光眼发病机制与临床诊治研究。曾主持 863 计划，国家自然科学基金重点、重大国际合作项目，科技部重点、重大项目等 12 项，共同主持 2 项国家重大防盲工程。培养博士后 11 名，博士 53 名。王宁利教授主编及参编专著 30 余部，主编《眼科学》五年制、研究生及留学生教材共 7 本。目前担任《中华眼科杂志》名誉总编辑、《眼科》主编、*International Glaucoma Review* 的学会编委。

王宁利教授四次入选 Elsevier 高被引学者榜，两次被英国眼科医师杂志评为全球最具影响力百名眼科医生，2014 年入选国际眼科科学院院士。在国际上荣获亚太眼科学会高级成就奖、亚太青光眼学会亚太奖、中美眼科学会金苹果奖、世界青光眼学会高级临床科学家奖，亚太眼科学会 Auther Lim 奖等。作为第一完成人获"国家科学技术进步二等奖"2 项，省部级一等奖 4 项。荣获全国创新争先奖、何梁何利基金科学与技术进步奖、中国医师奖、周光召"临床医师奖"、谈家桢临床医学奖、吴阶平 – 杨保罗·杨森医学药学奖。被评为全国先进工作者、北京市突出贡献专家。2013 年首批入选"北京学者"计划。

序

在中国，40 岁以上的青光眼患者高达 2210 万人，而青光眼专科医生不足 500 人。面对数量如此庞大的青光眼患者的筛查、诊断、治疗、随访和管理工作，仅依靠青光眼专科医生的力量，显然是远远不够的。因此，我们应该利用好非青光眼专业眼科医生资源，让他们也能参与到青光眼的筛查诊疗和管理工作中，使中国青光眼的诊疗工作得到进一步的提高。目前，我国青光眼的诊疗过程中存在许多不规范的问题，在指南执行层面，不同层次的医院和不同级别的医生的表现参差不齐。

那么，如何能够提高眼科医生的青光眼诊疗能力呢？这是摆在我们面前的一个迫在眉睫的问题。

2013 年的一次调查结果显示我国的青光眼检出率仅为 10%。经过数年发展，我国青光眼的检出率已有所提高，但与全球 50% 的青光眼检出率比较仍然存在较大差距要解决这个问题，必须依靠眼科医生青光眼诊疗能力的提高。

基于以上需求，我们要寻求一种方法，它既能让标准化指南得到有效的推行，又能让综合眼科医生在临床工作中切实地执行。于是，我想到撰写一本中国的青光眼诊疗手册，它既与国际前沿接轨，又立足于中国眼科现状，并且能够像一本口袋书一样随时随地指导中国眼科医生的青光眼临床工作。在青光眼学组会上，我把这个想法与学组各位专家分享，得到大家的一致的肯定。于是，两年前我们启动了《中国青光眼临床诊疗手册》的编写工作。

两年来，在青光眼学组全体成员及学组以外全体热爱青光眼事业的眼科和非眼科工作者的共同努力下，这本书的雏形终于如期完成。但是，当收集的书稿摆在我们面前时，我们发现文稿的质量参差不齐，语言阐述也并没有达到通俗易懂的要求，于是我们进一步开展了审稿、修稿工作：首先，精炼语言，使文稿内容重点突出；其次，进行参考文献标记，使文稿内容有据可查；最后，将难以理解的内容用插图的形式生动地表达出来，使每一张插图成为一个相对独立的故事，从而更加切实地指导眼科医生的临床工作。

最后，在大家共同的努力下，文稿总体上达到了以上要求，但是离理想中的效果还存在一定的差距。本书作为第一本立足于中国青光眼现状，同时又参考中国青光眼研究结果所编写的诊疗手册，已是我国青光眼学科向前迈出的一大步。在未来中国眼科医生使用本书过程中，我们希望能够收集到大家的反馈意见，为将来的再版奠定基础，使中国青光眼指南得到进一步完善。我们希望这本手册能够真正成为中国眼科医生的良师益友，成为眼科医生随身携带的工具书，为解决我国青光眼专科医师短缺的问题提供帮助。

这本书的出版，离不开参与编写工作的眼科专家、眼科医生、眼科研究生，参与制图的田宁医生，以及负责本书出版工作的布克公司全体工作人员的辛勤努力。各位临床医生，特别是李树宁医生，牺牲了自己的休息时间，全凭着对眼科事业的热爱投入到这项工作中。这本书不仅仅是一份送给眼科医生的礼物，也是送给青光眼患者的一份礼物。

最后，希望本书的出版，能够促进中国眼科诊疗水平的提高，同时帮助和挽救更多的青光眼患者。

王宁利
2018 年 10 月

目　录

第一章

青光眼流行病学

第一节 流行病学研究对临床青光眼认识的意义有哪些?

1. 流行病学的定义

- 流行病学在人人享有保健这一全球战略中的必不可少的作用,已在1988年3月世界卫生组织大会决议中得到确认。流行病学被定义为"研究人群中有关健康的状况和事件的分布及影响分布的决定因素,并用以解决健康问题的一门学科。"强调流行病学不仅应关注死亡、疾病和伤残,而且应更加关注良好的健康状况及促进健康的方法。

- 流行病学研究的对象是人群。人群可按地区或其他性质来定义,如某医院的一组患者,工厂工人,或者自然人群,均可以作为研究人群。流行病学常使用的人群是指在一特定时间内,某一特定区域或国家的人口。在此基础上又可把人群按性别、年龄、种族等分成亚组。人群的结构(人口构成)随不同地区和不同时间而变化。

- 青光眼作为一种终身的严重危害人类视觉健康的眼病[1],加强对它的流行病学研究非常重要。

2. 流行病学研究对临床青光眼认识的意义

2.1 流行病学研究对青光眼检查和诊断的意义[1-9]

- 眼压的正常值来源于人群流行病研究,但是由于青光眼患者中有60%~80%的患者眼压在正常范围,因此,我们不能用眼压作为青光眼的诊断指标。如果用21mmHg作为青光眼诊断指标,既具有很高的假阳性(高眼压症),也具有很高的假阴性(正常眼压性青光眼)。目前被国际上临床研究和流行病学研究广泛应用的青光眼诊断标准中的C/D的97.5%的阈值范围C/D≥0.7,就是来自人群流行病学研究。

- 我国流行病研究提示我国正常人的眼压随着年龄而降低,我国50岁以上人群眼压的正常值范围可能低于21mmHg,这些为我们高眼压症、正常眼压性青光眼的诊断标准带来新的思考点。

2.2 流行病学研究对青光眼治疗的意义

- 青光眼治疗的主要手段是降低眼内压,但是眼内压应降低到多少呢?在出现靶眼压概念前,我们治疗和观察的目标都是21mmHg。其实,就是在靶眼压概念已经广泛接受的今天,我们研究报告中定义成功的标准,大多数仍采用用药或者不用药情况下眼压是否在21mmHg以下。这个"21mmHg"就是来自人群流行病学研究的正常值上限。

- 流行病学的另一分支,以患者为主要研究对象的流行病学方法,我们称之为临床流行病学,以及围绕临床证据的产生和应用的循证医学,对青光眼临床治疗的影响就更大了。临床治疗方法的选择,靶眼压的制定依据,药物治疗效果的评定,都与临床流行病学和循证医学有关。

2.3 流行病学研究对青光眼诊治重点认识的意义

- 人群流行病学通过系统地对一个特定或者抽样人群进行研究，可以帮助我们明确青光眼疾病危害在眼病中的比重，如患病率、致盲率以及他们的年龄、性别等分布情况和相关危险因素；为我们制定合适的防治策略提供依据，如在 20~30 岁年龄段原发性开角型青光眼（primary open angle glaucoma，POAG）的患病率低于 0.1%，而 50 岁以上人群的患病率可达 0.5%~1.0% 以上，那么我们在 50 岁以上人群中进行筛查就比较值得。

- 通过人群流行病学研究，我们可以明确潜在的挑战问题，如我国有 90% 的青光眼患者未曾到医院就诊，我国闭角型青光眼的致盲率是开角型青光眼的 10 倍，我国 80% 的 POAG 人群的眼压 <21mmHg，这些数据都指明了我国青光眼的分布、重点问题和难题[2-4]。日本很早就通过流行病学研究发现日本的青光眼主要是正常眼压性青光眼，因此，日本在正常眼压性青光眼中投入大量的人力物力，也因此，目前国际上关于正常眼压性青光眼的研究主要来自日本[6]。

- 通过人群流行病学研究，我们可以了解我国青光眼的患病趋势，如随着我国白内障手术的大量开展，我国原发性闭角型青光眼（primary angle-closure glaucoma， PACG）患病率是否出现下降趋势？我国近视患病率的上升，是否会导致我国 POAG 患者的增加？我国人口老龄化，是否会导致青光眼患者的大量增加？

- 通过对一个地区青光眼患病情况的了解，我们可以计算青光眼医生的需求人数，从而理性配置人力资源。

2.4 流行病学研究对青光眼病因学研究的启发

- 眼压高是青光眼发生的重要原因，但流行病学研究发现眼压不高也可出现青光眼的表现，因而出现了非眼压性因素的研究。流行病学为青光眼研究提供了病因线索，从而出现了后来的血管学说、跨筛板压力梯度学说。

- 通过流行病学研究可以很容易明确青光眼的性别分布，比如 PACG，女性多见，那么我们就会去研究与女性相关的哪些因素导致闭角型青光眼高发，可能与激素水平有关，或者与女性的情绪控制有关。

- 研究一致表明：远视与闭角型青光眼有关，其中共同的病因因素是眼轴，而近视与开角型青光眼有关，这其中的病因因素尚不明了，但为我们提供了病因研究的基础[10-13]。

参考文献

[1] Tham YC,Li X,Wong TY,et al. Global prevalence of glaucoma and projections of glaucoma burden through 2040: a systematic review and meta-analysis. Ophthalmology,2014,121(11): 2081-2090.

[2] Liang Y,Friedman DS,Zhou Q, et al. Prevalence and characteristics of primary angle-closure diseases in a rural adult Chinese population: the Handan Eye Study. Invest Ophthalmol Vis Sci,2011,52(12): 8672-8679.

[3] Wang YX,Xu L,Yang H, et al. Prevalence of glaucoma in North China: the Beijing eye study.Am J Ophthalmol,2010,150(6): 917–924.

[4] He M,Foster PJ,Ge J, et al. Prevalence and clinical characteristics of glaucoma in adult Chinese: a population–based study in Liwan District,Guangzhou. Invest Ophthalmol Vis Sci,2006, 47(7): 2782–2788.

[5] Narayanaswamy A,Baskaran M,Zheng Y,et al. The Prevalence and Types of Glaucoma in an Urban Indian Population: The Singapore Indian Eye StudyGlaucoma Prevalence Among Singaporean Indians. Invest Ophthalmol Vis Sci,2013,54(7): 4621–4627.

[6] Yamamoto T,Iwase A,Araie M, et al. The Tajimi Study report 2: prevalence of primary angle closure and secondary glaucoma in a Japanese population. Ophthalmology,2005,112(10): 1661–1669.

[7] Bourne RR,Sukudom P,Foster PJ, et al. Rojanapongpun P. Prevalence of glaucoma in Thailand: a population based survey in Rom Klao District,Bangkok. Br J Ophthalmol,2003,87(9): 1069–1074.

[8] Lowe RF. Comparative incidence of angle–closure glaucoma among different national groups in Victoria,Australia. Br J Ophthalmol,1963,47(12): 721.

[9] Rens GH,Arkell SM,Charlton W, et al. Primary angle–closure glaucoma among Alaskan Eskimos. Documenta Ophthalmologica,1988,70(2): 265–276.

[10] Foster PJ,Broadway DC,Hayat S,et al.Refractive error,axial length and anterior chamber depth of the eye in British adults: the EPIC–Norfolk Eye Study. Br J Ophthalmol,2010,94(7): 827–830.

[11] Quigley HA,Silver DM,Friedman DS,et al. Iris cross–sectional area decreases with pupil dilation and its dynamic behavior is a risk factor in angle closure. J Glaucoma,2009,18(3): 173–179.

[12] Aptel F,Denis P. Optical coherence tomography quantitative analysis of iris volume changes after pharmacologic mydriasis. Ophthalmology,2010,117(1): 3–10.

[13] Quigley HA,Friedman DS,Congdon NG. Possible mechanisms of primary angle–closure and malignant glaucoma. J Glaucoma,2003,12(2): 167–180.

第二节 世界卫生组织认定可以进行疾病筛查的条件

世界卫生组织于 1968 年拟定了疾病筛查的基本原则，包含以下十点 [1]:

- 拟筛查的疾病需为重要的健康问题；
- 疾病的自然病史必须清晰；
- 在早期阶段能够被识别；
- 早期阶段治疗效果优于晚期阶段治疗；
- 早期阶段有相应的检测方法；
- 检测方法能被接受；
- 重复检测周期能被确定；
- 能保证提供筛查后续工作所需要的健康服务；
- 筛查成效要大于可能导致的身心损害；
- 花费和成效平衡。

2003 年英国国家筛查委员会基于世界卫生组织制定的基本原则，对筛查条件给予了更加明确的说明，涵盖疾病条件、检测方法、治疗、筛查过程等方面 [2]。

1. 疾病条件

- 疾病须为重要的健康问题；
- 疾病的流行病学及自然病史明确，从潜伏期到疾病发生的病程明确，需要有可识别的危险因素、疾病标记，有潜伏期或初发期；
- 有可行的预防或干预手段，且经济有效；
- 如果将携带某种突变定为筛查的结果，需要了解这部分人群的自然病史，包括对其心理的影响。

2. 检测方法

- 必须有简便、安全、准确、可行的检测方法；
- 需要了解目标人群检测值的分布，并确定合适的临界点；
- 检测方法需要被受试人群所接受；
- 检测结果阳性的人群，后续诊断性方法及可提供的诊疗方法需要有共识；
- 对于基因突变检测，筛查中检测的突变如果未涵盖所有可能的突变，需要明确标示。

3. 治疗

- 对于通过早期筛查诊断的患者，必须存在有效的治疗或干预措施，且有证据表明早期治疗效果优于晚期治疗；
- 对于哪些人需要接受治疗及该给予哪些治疗，需要有循证医学证据，且

达成共识;

· 在开展筛查项目之前,健康服务机构就需要设定优化的临床诊治方案,以达到更好的治疗结果。

4. 筛查项目

· 需要有高质量的随机对照临床试验证实筛查能够有效地降低死亡率或疾病发病率。如果筛查的目的只是为被筛查者提供"知情选择"(例如,唐氏综合征或囊性纤维化携带者筛查),必须有高质量的研究证明检测方法的准确性。向被筛查者提供的检测信息及其结果必须有价值并容易理解。

· 健康专业人士及大众能够在临床、社会性、伦理方面接受该筛查的整体过程,包括检查、诊断流程、治疗及干预等。

· 筛查项目的获益应该大于由于检测、诊断过程及治疗导致的身体及心理伤害。

· 筛查项目的机会性支出(包含检测、诊断、治疗,以及管理、培训、质控成本)需与相应整体医疗支出平衡。

· 要有对筛查项目进行管理监测的计划,并制定质量控制标准。

· 项目开始前需要针对检测、诊断、治疗及项目管理等方面配备充足的人员和设施。

· 需要权衡疾病治疗的其他选择,以确定目前方法最为经济有效,或是在条件允许下目前方法增加了成本效益比,如改进治疗方法及提供其他服务。

· 需要为潜在的受试者提供有循证学支持的知识,帮助其了解检测、调查及治疗可能的后果,协助其进行知情选择。

· 项目实施者应当对今后可能发生的一些事件有所预见,如公众施压要求扩大筛查适应证,缩短筛查周期,或者提高检查敏感性等,针对这些筛查相关指标所做的决定应该用科学的方法向公众进行解释说明。

· 针对突变筛查,项目应当被携带者及其他家庭成员所接受。

参考文献

[1] Wilson JM,Jungner G. Principles and practice of screening for disease. Principles and practice of screening for disease. Bol Oficina Sanit Panam,1968,65(4):281-393.

[2] UK National Screening Committee. Criteria for appraising the viability,effectiveness and appropriateness of a screening programme.

第三节 青光眼流行病学研究方法和设计类型

1. 研究方法

· 流行病学研究分为试验性和非试验性研究两大类。试验性研究包括临床试验、现场试验和社区干预。非试验性研究即观察性研究，包括队列、病例对照、横断面和生态学研究。流行病学研究按目的可以分为描述性和分析性两种类型。描述性研究描述疾病在人群中人（年龄、性别和种族），时（既往和未来）和地（地理区域、城乡和疾病群集发生地）的分布特征。分析性研究通过分组比较来鉴定疾病的病因和预后因素，采用的研究方法有前瞻性（随机试验、前瞻性队列），回顾性（回顾性队列、病例对照）和横断面（横断面、生态学研究）设计。分子流行病学是疾病研究中将流行病学和分子生物学相结合的一个流行病学新分支，它主要是在基因、蛋白质水平上寻找生物学标志与疾病发生发展的关系，从而评估疾病的发生倾向，判定疾病的分布与暴露。[1]

2. 样本量的计算与抽样方法

· 样本量的大小取决于调查目的、精确度要求、允许误差大小、总体差异程度、调查的时间、人力与物力条件及抽样方法等，应根据实际情况来计算。常用的单纯随机抽样样本量计算公式为 $n=Z^2pq/E^2$。式中 n 为样本例数，Z 为统计量，置信度为 95% 时，$Z=1.96$，当置信度为 90% 时，$Z=1.64$，p 为估计概率，$q=1-p$，E 为允许误差，即样本均数与总体均数相差所允许的限度。有些整群抽样的研究也采用该公式计算样本量，此时常应用抽样作用系数来校正抽样精度，一般设为 1.5~2.0。如果预计受检率不高，该公式还必须根据可能的受检率来进一步校正。

· 抽样方法的正确选择保证了抽样样本的代表性。为使青光眼流行病学调查抽选的样本具有较好的代表性，必须考虑地理环境、民族、生活习惯、文化水平、经济发展状况等因素。常用的抽样方法包括单纯随机抽样法、整群抽样法、等距抽样法、分层抽样法、PPS 抽样法 (*probability proportionate to size sampling*，按规模大小成比例的不等概率抽样)等，其中单纯随机抽样法在应用时受限制较大。整群抽样是指将总体各单位分为若干个互不交叉的群，以群为单元，从总体中随机抽取一部分群。分层抽样是指将总体内各单位按一定标志加以分层，然后在各层中随机抽取若干个样本单位，由各层的样本单位组成一个样本。整群抽样和分层抽样方法应用较普遍，相对省时、省力、省钱，但使用前必须明确调查目的、熟悉总体结构和特征、分析调查的可行性条件。整群抽样和分层抽样都要求群间或层内误差最小，否则抽样效率将降低。

3. 调查表设计

· 眼科人群流行病学调查研究的资料收集几乎都要依靠调查表方式。流行病学调查表一般应包括封面信，主体部分（调查表名称、编码、一般项目、调查研究项目、结束部分）及填表说明等主要内容部分。主体部分各项目的问题和答案设计是决定调查质量的关键之一。其设计的原则是目的明确、文字简洁、语句清晰、分类充分、问题流畅、避免重复和诱导及尊重隐私等。若选用翻译或借鉴国外研究所用调查表，应遵循以下条件：首先，应选择已在多个国家的不同研究中成熟应用的调查表或问题；其次，通过多次翻译（将外文译成中文）、回译（由精通语言者将译成中文的问题再译回外文，以比较差异），以及文化调适（考察不同文化背景下新表和原表的等价性），以得到调查表初稿；最后，对预调查者进行调查表的信度（或可靠性）和效度（或有效性）的考评，各项信度和效度值均佳的调查表才是高质量的表格。

4. 研究对象的选择

- 决定了研究方法和设计类型后，首先要选择研究对象。研究对象来自可数和不可数的基本人群。可数人群包括：（1）现有的人群，如出生和死亡记录，公共记录（人口资料、选民登记、驾照登记等），医疗护理相关记录及疾病登记（疾病控制报告）；（2）特殊的研究人群，如暴露于危险因素的队列、不同项目的人口统计学资料的队列和家族的研究。不可数人群包括医院或诊所的患者志愿者团体、广告或某些研究的应征者、工业或职业工作人员、有某种疾病的志愿被研究者、丛集发病的家庭或地区等。选择研究人群时必须根据研究目的正确选择基本人群，选择基本人群时多应用可数的人群，其数量必须足够大，基本人群的特征要和目标人群相似，同时必须保证所提供的有关疾病信息的质量。目前青光眼流行病学研究人群主要有两种：一种是以到各级医院就诊的患者为调查对象，对主动就诊人群进行疾病相关因素的分析，它比较容易组织、省时、费用较低，而且可以使用医院完善的检查设备，所获资料齐全，但是所得疾病的患病率偏高；另一种是以限定的自然居民人群为调查对象，进行以人群为基础的疾病调查，它需要多部门协作，组织规模较大，耗费的人力、物力和财力巨大，但所得数据价值较大，可以反映居民的真实患病情况。[2-4]

5. 青光眼现场研究中的疾病定义和方法学标准

- 科学的研究设计、标准化的疾病定义、规范的方法学操作流程是研究质量的重要保证。现场流行病学研究与基于临床患者的疾病诊断和研究不同，主要表现为以下几个特点：第一，疾病诊断通常只能依赖一次性的检查，无法通过随访和复诊进行确诊；第二，由于现场研究条件的限制，只能使用相对简单的检查设备进行诊断；第三，现场检查通常涉及多名检查者共同完成受检者的检查，需要规范且可重复的检查方法；第四，需要对不同地区甚至不同人种的研究进行横向比较，标准化的诊断标准和检查方法更有必要。

- 在既往基于人群的流行病学调查中，因为诊断标准不一致，使得不同调查间所得的数据缺乏可比性。为了加强流行病学调查结果间的比较，尽量选择标准化的疾病定义和统一的诊断标准，同一时间进行的不同研究和在不同时间进行的研究应该采用相同的诊断标准。青光眼的定义和诊断标准复杂，并且随着对疾病认识的深入而不断地改变，因此开展青光眼流行病学调查时一定要考虑这一因素。[5]

5.1 青光眼的定义和诊断标准

- 目前青光眼的流行病学调查多推荐采用的是 2002 年国际地域性和流行病学眼科学学会 (International Society of Geographical and Epidemiological Ophthalmology，ISGEO) 的诊断标准，该标准首先根据现场检查可能无法获得视神经或者视野检查结果的情况，按照三个水平的证据诊断青光眼；进一步根据前房角检查的结果，确定是否存在可关闭房角，将青光眼分为开角型和闭角型。为了保证青光眼在靶器官损害上的统一，按照自然病程将传统意义上的原发性闭角型青光眼分为原发性可疑房角关闭、原发性房角关闭和原发性闭角型青光眼。同时定义可疑青光眼，用于描述怀疑有青光眼可能但未达到青光眼诊断标准的人群。[6]

- 当然，采用我国青光眼学组制定的专家共识中的青光眼定义来进行调查也是一种选择，但使用我国的标准时建议与 ISGEO 分类相结合来进行研究，这样还可以将二者进行对比分析，结果将更有意义。

- 由于青光眼是一个慢性进行性的疾病，早期症状和体征多不典型，有的一次性调查难以提供足够的资料进行诊断，需要完善相关的辅助检查或随时间的随访观察才能确诊，因此，青光眼流行病学调查可先进行筛查，再对筛查结果阳性的对象进行细查和诊断评估。同时，在调查过程中，诊断者不仅要掌握该病的临床和基础理论知识并不断更新，而且需要丰富的临床经验，这是保证调查结果准确性的基本要求。

5.2 青光眼流行病学现场调查的方法学标准

- 青光眼流行病学调查中，在眼部检查中对有周边前房浅、杯盘比大、高眼压等可疑青光眼特征的受检者应进一步行青光眼的专项检查，青光眼的专项检查主要包括四方面：眼压测量、房角评价、眼底视盘和神经纤维层判读及视野判读。

- 5.2.1 前房角镜检查　推荐采用间接房角镜进行前房角检查。前房角检查首要目的为区分可关闭房角 / 窄房角。检查在暗室进行，先静态观察，定性区分是否为可关闭房角，然后进行动态观察，确定是否存在房角粘连性关闭并确定程度和范围。必要时采用 Spaeth 分级方法记录各象限的房角宽度、虹膜形态、虹膜根部附着位置及小梁网色素分级等。[7, 8]

- 5.2.2 眼压测量　眼压是青光眼的重要测量参数。Goldmann 压平式眼压测量法是目前眼压测量的金标准，也是流行病学研究中推荐使用的国际标准。手持式 Perkins 压平眼压计和 Tonopen 电子压平眼压计也在较多的研究中被采用。

- 5.2.3 眼底视盘和神经纤维层检查　建议使用裂隙灯前置镜观察对视神经进行评估，除可获得清晰的立体图像外，对视杯边缘、血管走行、盘沿切迹的判断均优于直接检眼镜 [9-11]。有条件情况下同时以立体眼底照相机采集视神经照片，不具备条件的可采用免散瞳眼底照相机重点观察和记录视盘垂直杯盘比（cup-to-disc ratio，CDR）、盘沿、视网膜神经纤维层缺损、视盘出血等青光眼视神经改变特征性表现，尤其注意要进行双眼对称性检查。[9-11]

- 5.2.4 视野检查　推荐采用 Zeiss-Hµmphrey 自动视野分析计的 SITA Fast 24-2 阈值测试模式作为视野检查规范，其他视野检查设备应以此为参考。青光眼视野缺损可定义为青光眼半视野检测结果提示"超出正常范围"，且模式偏差概率图中连续不少于 3 个暗点达到 $P \leq 0.05$。视野结果判读应注意可靠性，固视丢失率 >20%，假阳性率 >33% 则视野结果不可信。[12, 13]

6. 质量控制

- 质量控制是保证眼科流行病学研究实施效果的关键，贯穿于流行病学调查的整个过程。其内容包括：现场工作人员的培训、预试验、器械和设备的完好使用、同一检查者和不同检查者之间的重复性检验、现场和现场后工作讨论、资料的妥善处理、定期抽查等，以保证调查高质量地按预期计划进行。

- 在流行病学调查中，通常于调查开始前进行分级培训，以统一方案、操作模式和步调；并于调查过程中定期汇报、检查、交流、再培训，以控制和维持质量水平。课题负责人和每个中心负责人的素质是调查成败的重要保证。他们必须善于从工作中发现问题，以身作则，亲临现场指挥、监督、检查和指导各协作组工作，从而及时解决问题；不仅要掌握流行病学和相关专业最新知识，更应具有丰富的现场和临床经验；具有实事求是的精神，科学性强；按协议办事，奖惩分明，合理公平地分配经费和成果，不谋私利；善于协调公共关系，获得大家的信任；最后能做好资料的收集、整理、分析和解释工作。对参加调查人员进行培训，使他们真正了解总体设计方案，掌握调查方法和技术。培训应包括理论和实践，培训考试合格者方能参与调查工作。

- 正式调查前，预调查或预试验也是必需且非常关键的。预试验的作用包括：检验研究项目中所应用的测量工具（表格和设备）；检验对调查人员的培训是否足够和恰当；给予现场工作人员更多的实践机会；对主要的检查结果进行检查者之间和检查者本人的重复性检查；根据预调查中出现的问题及时对总体设计方案进行调整和修改。

- 被调查者的认真配合：调查之前应做好各方面的宣传教育工作，要得到可靠的调查数据，必须有调查者的认真配合；调查表格的复核：逐项填写调查表格，不应漏项和错项，对调查完的表格要随时核对，发现问题及时解决，抽取总调查人数的 5% 重新调查，评估其调查质量的真实性和可靠性；严谨的资料分析：专人双向录入，统一分析整理调查资料，统一数据库，由专人对录入的资料数据进行核对，做到准确无误。[14, 15]

7. 进行青光眼流行病学调查应注意的问题

7.1 设计课题时要注意以下问题

· （1）抽样方法：划定目标人群后，应遵循随机抽样的原则，随机抽样是获得具有代表性的样本的关键；（2）样本量应足够大，有效样本量过小将导致统计不稳定；（3）不能用非样本人群代替样本人群，调查时应调查全部样本人群；（4）由于青光眼的年发病率相对较低，因此要测量疾病的频度和相关因素时必须采用大样本人群调查，才能收集到足够的病例，其结果才具有统计学意义。

7.2 伦理学问题

· 其科学性和伦理学可接受性是同步的，须尽量避免可能的身体损害，保护研究对象的隐私，使得研究对象在充分知情同意的基础上自愿参加。进行青光眼流行病学调查要严格遵守《赫尔辛基宣言》，调查工作开展前必须获得伦理委员会的批准，使每一名研究对象均全面了解研究计划，并由被调查者或其监护人在完全自愿的基础上签署知情同意书。

· 流行病学调查研究疾病和健康状态在人群中的分布及其影响因素，对青光眼的早期诊断和治疗具有重要的指导意义。相信在我国青光眼工作者的共同努力下，我国青光眼流行病学调查研究工作将会迈上一个新的水平，为青光眼的防治提供依据，为政府部门制定防治策略提供所需的资料和依据。

参考文献

[1] 金丕焕，陈峰. 医用统计方法. 3 版. 上海：复旦大学出版社，2009.

[2] 戚少成. 有关选择抽样调查方法的若干问题. 北京：调研世界，2006（11）：44-46.

[3] 方积乾. 生存质量测定方法及应用. 北京：北京医科大学出版社，2000：71-76.

[4] 中华医学会眼科分会防盲和流行病学学组. 我国几种常见眼病的现场流行病学研究方法学标准专家共识（2016 年）. 中华眼科杂志，2016，52（11）：805-811.

[5] 赵家良，贾丽君，睢瑞芳. 北京市顺义县 50 岁及以上人群中盲患病率调查. 中华眼科杂志，1999，35（5）：341-347.

[6] Foster PJ,Buhrmann R,Quigley HA,et al. The definition and classification of glaucoma in prevalence surveys. Br J Ophthalmol,2002,86(2):238-242.

[7] Foster PJ,Devereux JG,Alsbirk PH,et al. Detection of gonioscopically occludable angles and primary angle closure glaucoma by estimation of limbal chamber depth in Asians: modified grading scheme. Br J Ophthalmol,2000,84(2):186-192.

[8] He M,Foster PJ,Ge J,et al. Gonioscopy in adult Chinese: the Liwan Eye Study. Invest Ophthalmol Vis Sci,2006,47(11):4772-4779.

[9] Reus NJ,Lemij HG,Garway-Heath DF,et al. Clinical assessment of stereoscopic optic disc photographs for glaucoma: the European Optic Disc Assessment Trial. Ophthalmology,2010,117(4):717-723.

[10] Arthur SN,Aldridge AJ,De León-Ortega J,et al. Agreement in assessing cup-to-disc ratio measurement among stereoscopic optic nerve head

photographs,HRT II,and Stratus OCT. J Glaucoma,2006,15(3):183−189.

[11] Parkin B,Shuttleworth G,Costen M,et al. A comparison of stereoscopic and monoscopic evaluation of optic disc topography using a digital optic disc stereo camera. Br J Ophthalmol,2001, 85(11): 1347−1351.

[12] Advanced Glaucoma Intervention Study 2. Visual field test scoring and reliability. Ophthalmology,1994,101(8):1445−1455.

[13] Johnson CA. Recent developments in automated perimetry in glaucoma diagnosis and management. Curr Opin Ophthalmol,2002,13(2):77−84.

[14] 刘尊永,向红丁. 糖尿病流行病学调查方法浅谈. 中华预防医学杂志,2000,34(6): 379−380.

[15] 张振馨. 神经系统疾病流行病学调查方法和问题. 中华神经科杂志, 2005, 38(2): 65−66.

第四节 我国青光眼流行病学研究有哪些?

- 1985 年[1]在北京顺义所做的青光眼流行病学调查是经典的国内青光眼流行病学调查，并首次为国际所公认。1987 年[2]安徽桐城青光眼流行病学调查采用的诊断标准与北京顺义调查时所使用的基本相同。另外，1987 年[3]在西藏拉萨市郊堆龙德县进行了原发性闭角型青光眼流行病学调查。1990 年[4]在广东斗门进行了原发性闭角型青光眼流行病学调查。2007 年[5]在吉林长春进行青光眼流行病学研究。随着新的青光眼流行病学诊断标准即 2002 年 ISGEO 分类系统在原发性青光眼流行病学研究中的广泛应用，我国先后开展了北京、广州荔湾、河北邯郸、哈尔滨宾县、内蒙古开鲁、云南大理、上海浦东等以人群为基础的青光眼流行病学研究。有关这些研究的具体情况见表 1-1。

表 1-1 我国关于青光眼的流行病学研究情况

地点（城乡）	研究年代	人群样本（人）	抽样方法	主要研究内容	相关发表论文
北京顺义（农村）	1985	10 414	随机整群	青光眼患病率调查及人群青光眼筛查方法	中华眼科杂志, 1989[1]
北京顺义（农村）	1996	4880	随机整群	青光眼的患病率和正常眼的眼压	中华眼科杂志, 2002[6]
北京（城市、农村）	第一阶段 2001 第二阶段 2006	4439	特定人群	青光眼患病率；视盘特点及视盘出血与青光眼相关性；高度近视与青光眼关系研究；青光眼相关分析包括眼压、角膜厚度、脉络膜厚度、死亡率等	Am J Ophthalmol. 2006[7] Ophthalmology. 2007[8] Acta Ophthalmol Scand. 2007[9] Acta Ophthalmol. 2008[10] Arch Ophthalmol. 2007[11] Eye (Lond). 2008[12] Eye (Lond). 2009[13] J Glaucoma. 2008[14] Am J Ophthalmol. 2010[15] Br J Ophthalmol. 2012[16] Invest Ophthalmol Vis Sci.2013[17] PLoS One. 2014 Jan [18] PLoS One. 2014 Feb [19] PLoS One.2014 Sep[20]
广州荔湾（城市）	2003~2004	1504	随机整群	青光眼患病率及临床特点；CCT、IOP 与青光眼的关系；窄房角与人体生物测量关系；房角特点及前房深度分析	Invest Ophthalmol Vis Sci. 2006 [21] Invest Ophthalmol Vis Sci. 2006 NOV [22] Ophthalmology. 2008 [23] Am J Ophthalmol. 2011 [24] Invest Ophthalmol Vis Sci. 2011[25] Ophthalmic Epidemiol.2014[26]

续表

表1-1　我国关于青光眼的流行病学研究情况

地点（城乡）	研究年代	人群样本（人）	抽样方法	主要研究内容	相关发表论文
河北邯郸（农村）	2006~2007	6830	随机整群	POAG患者24小时眼压分析；PACG患病率及房角关闭疾病特征分析；正常人群的眼压、视盘结构特点及影响因素分析；房角关闭疾病相关机制分析；POAG患者24小时灌注压研究	Invest Ophthalmol Vis Sci. 2011[27]　Invest Ophthalmol Vis Sci. 2011 Oct[28]　Invest Ophthalmol Vis Sci. 2011 Nov[29]　Ophthalmic Epidemiol.2012[30]　Chin Med J (Engl). 2014[31]　Invest Ophthalmol Vis Sci. 2015[32]　Sci Rep. 2015[33]　Asia Pac J Ophthalmol (Phila). 2016[34]　Invest Ophthalmol Vis Sci. 2016[35]
哈尔滨宾县（农村）	2007	4956	随机整群	PACG患病率及其危险因素分析；POAG患病率及其危险因素分析	Acta Ophthalmol.2011[36]　Eye .2011[37]
内蒙古开鲁县（农村）	2009	5197	随机整群	青光眼患病率及危险因素分析	Ophthalmology 2011[38]
云南大理（农村）	第一阶段 2010　第二阶段 2015	6504（白族、彝族、汉族）	随机整群	白族青光眼患病率；各民族角膜厚度比较；各民族青光眼患病率、类型及认知度比较；白族青光眼5年发病率	Invest Ophthalmol Vis Sci. 2012[39]　PLoS One. 2015 Aug[40]　.PLoS One. 2016[41]　Ophthalmic Physiol Opt. 2016[42]
上海浦东（城市）	2011	2528	单纯随机抽样	原发性开角型青光眼患病率及危险因素分析	BMC Ophthalmol.2015[43]

参考文献

[1] 胡铮，赵家良，董方田，等. 北京市顺义县青光眼流行病学调查. 中华眼科杂志，1989，25（2）：115-119.

[2] 高宗峰. 安徽省桐城县青光眼流行病学调查. 中华眼科杂志，1995，31（2）：149-151.

[3] 赵家良，胡天圣，胡铮，彭佑恩. 西藏原发性闭角型青光眼流行病学调查. 中华眼科杂志，1990，26（1）：47-50.

[4] 于强，许京京，朱斯平，柳青. 广东省斗门县原发性闭角型青光眼流行病学调查. 中华眼科杂志，1995，31（2）：118-121.

[5] 原慧萍，于弘，肖铮，邵正波，张晓利，杨滨滨，隋虹，赵亚双. 吉林省长春市双阳区齐家乡原发性闭角型青光眼的患病率调查及其影响因素. 中华眼科杂志，2007，43（9）：775-778.

[6] 赵家良，睢瑞芳，贾丽君，Leon B.Ellwein，降丽娟，张承训，孙国强，张红，宋学峰，毛进. 北京市顺义县50岁及以上人群中青光眼患病率和正常眼眼压的调查. 中华眼科杂志，2002，38（6）：335-339.

[7] Jonas JB,Xu L,Zhang L,Wang Y,Wang Y. Optic disk size in chronic glaucoma:the Beijing eye study. Am J Ophthalmol,2006,142(1):168-170.

[8] Xu L,Wang Y,Wang S,Wang Y,Jonas JB. High myopia and glaucoma susceptibility the Beijing Eye Study. Ophthalmology,2007,114(2):216-220.

[9] Xu L,Li J,Wang Y,Jonas JB. Anthropomorphic differences between angle-closure and open-angle glaucoma:the Beijing Eye Study. Acta Ophthalmol Scand,2007,85(8):914-915.

[10] Xu L,Wang Y,Li J,Jonas JB. Single intraocular pressure measurement for glaucoma detection: Beijing Eye Study. Acta Ophthalmol,2008,86(2):229.

[11] Wang YX,Xu L,Zhang RX,Jonas JB.Frequency-doubling threshold perimetry in predicting glaucoma in a population-based study:The Beijing Eye Study. Arch Ophthalmol. 2007,125(10):1402-1406.

[12] Xu L,Wang YX,Jonas JB.Glaucoma and mortality in the Beijing Eye Study. Eye (Lond),2008,22(3):434-438.

[13] Xu L,Wang YX,Jonas JB.Ocular perfusion pressure and glaucoma:the Beijing Eye Study. Eye (Lond),2009,23(3):734-736.

[14] Xu L,Zhang H,Wang YX,Jonas JB.Central corneal thickness and glaucoma in adult Chinese:the Beijing Eye Study. J Glaucoma,2008,17(8):647-653.

[15] Wang YX,Xu L,Yang H,Jonas JB. Prevalence of glaucoma in North China:the Beijing Eye Study. Am J Ophthalmol,2010,150(6):917-924.

[16] Wang YX,Hu LN,Yang H,Jonas JB,Xu L. Frequency and associated factors of structural progression of open-angle glaucoma in the Beijing Eye Study. Br J Ophthalmol,2012,96(6):811-815.

[17] Nongpiur ME,Wei X,Xu L,Perera SA,Wu RY,Zheng Y,Li Y,Wang YX,Cheng CY,Jonas J,Wong TY,Vithana EN,Aung T,Khor CC. Lack of association between primary angle-closure glaucoma susceptibility loci and the ocular biometric parameters anterior chamber depth and axial length. Invest Ophthalmol Vis Sci,2013,54(8):5824-5828.

[18] Jonas JB,Wang N,Wang YX,You QS,Xie X,Yang D,Xu L.Body height,estimated cerebrospinal fluid pressure and open-angle glaucoma. The Beijing Eye Study 2011. PLoS One,2014,9(1):e86678.

[19] Wang YX,Xu L,Li JJ,Yang H,Zhang YQ,Jonas JB. Snoring and glaucoma. PLoS One,2014,9(2):e88949.

[20] Wang YX,Xu L,Shao L,Zhang YQ,Yang H,Da Wang J,Jonas JB,Wei WB. Subfoveal choroidal thickness and glaucoma. The Beijing Eye Study 2011. PLoS One,2014, 9(9):e107321.

[21] Mingguang He,Paul J.Foster,Jian Ge,Wenyong Huang,Yingfeng Zheng. Prevalence and Clinical Characteristics of Glaucoma in Adult Chinese: A Population-Based Study in Liwan District,Guangzhou. Invest Ophthamol Vis Sci,2006, 47:2782-2788.

[22] He M,Foster PJ,Ge J,Huang W,Wang D,Friedman DS,Khaw PT. Gonioscopy in adult Chinese:the Liwan Eye Study. Invest Ophthalmol Vis Sci,2006,47(11):4772-4779.

[23] He M,Huang W,Zheng Y,Alsbirk PH,Foster PJ. Anterior chamber depth in elderly Chinese:the Liwan eye study. Ophthalmology,2008,115(8):1286-1290.

[24] Wang D,Huang W,Li Y,Zheng Y,Foster PJ,Congdon N,He M. Intraocular pressure, central corneal thickness,and glaucoma in chinese adults:the liwan eye study. Am J Ophthalmol,2011,152(3):454-462.

[25] Kong X,Foster PJ,Huang Q,Zheng Y,Huang W,Cai X,He M. Appositional closure identified by ultrasound biomicroscopy in population-based primary angle-closure glaucoma suspects:the Liwan eye study. Invest Ophthalmol Vis Sci,2011,52(7):3970-3975.

[26] Jiang Y,He M,Friedman DS,Khawaja AP,Lee PS,Nolan WP,Yin Q,Foster PJ. Associations between narrow angle and adult anthropometry:the Liwan Eye Study. Ophthalmic Epidemiol,2014,21(3):184-189.

[27] Wang NL,Friedman DS,Zhou Q,Guo L,Zhu D,Peng Y,Chang D,Sun LP,Liang YB. A population-based assessment of 24-hour intraocular pressure among subjects with primary open-angle glaucoma:the handan eye study. Invest Ophthalmol Vis Sci,2011,52(11):7817-7821.

[28] Liang YB,Friedman DS,Zhou Q,Yang X,Sun LP,Guo LX,Tao QS,Chang DS,Wang NL,Handan Eye Study Group. Prevalence of primary open angle glaucoma in a rural adult Chinese population:the Handan eye study. Invest

Ophthalmol Vis Sci,2011,52(11):8250-8257.

[29] Liang Y,Friedman DS,Zhou Q,Yang XH,Sun LP,Guo L,Chang DS,Lian L,Wang NL,Handan Eye Study Group. Prevalence and characteristics of primary angle-closure diseases in a rural adult Chinese population:the Handan Eye Study. Invest Ophthalmol Vis Sci,2011,52(12):8672-8679.

[30] Zhou Q,Liang YB,Wong TY,Yang XH,Lian L,Zhu D,Sun LP,Wang NL,Friedman DS. Intraocular pressure and its relationship to ocular and systemic factors in a healthy Chinese rural population:the Handan Eye Study. Ophthalmic Epidemiol,2012,19(5):278-284.

[31] Zhang Q,Li S,Liang Y,Wang F,Chen W,Wang N. Characteristics of optic disc parameters and its association in normal Chinese population:the Handan Eye Study. Chin Med J (Engl).2014,127(9):1702-1709.

[32] Zhang Y,Li SZ,Li L,He MG,Thomas R,Wang NL. Quantitative analysis of iris changes following mydriasis in subjects with different mechanisms of angle closure. Invest Ophthalmol Vis Sci,2015,56(1):563-570.

[33] Gao J,Liang Y,Wang F,Shen R,Wong T,Peng Y,Friedman DS,Wang N. Retinal vessels change in primary angle-closure glaucoma:the Handan Eye Study. Sci Rep,2015,5:9585.

[34] Liang YB,Zhou Q,Friedman DS,Guo LX,Sun LP,Zong QF,Yang XD,Wang NL. A Population-Based Assessment of 24-Hour Ocular Perfusion Pressure Among Patients With Primary Open Angle Glaucoma:The Handan Eye Study. Asia Pac J Ophthalmol (Phila),2016,5(2):127-132.

[35] Zhang Y,Li SZ, Li L,He MG,Thomas R,Wang NL. Dynamic Iris Changes as a Risk Factor in Primary Angle Closure Disease. Invest Ophthalmol Vis Sci,2016,57(1):218-226.

[36] Qu W,Li Y,Song W,Zhou X,Kang Y,Yan L,Sui H,Yuan HP. Prevalence and risk factors for angle-closure disease in a rural Northeast China population:a population-based survey in Bin County,Harbin. Acta Ophthalmol,2011,89(6):e515-520.

[37] J Sun,X Zhou,Y Kang,L Yan,X Sun,H Sui,D Qin and H Yuan. Prevalence and risk factors for primary open-angle glaucoma in a rural northeast China population: a population-based survey in Bin County,Harbin. Eye,2011,26:283-291.

[38] Song W,Shan L,Cheng F,Fan P,Zhang L,Qu W,Zhang Q,Yuan HP. Prevalence of glaucoma in a rural northern china adult population:a population-based survey in kailu county,inner mongolia. Ophthalmology,2011,118(10):1982-1988.

[39] Zhong H,Li J,Li C,Wei T,Cha X,Cai N,Luo T,Yu M,Yuan Y. The prevalence of glaucoma in adult rural Chinese populations of the Bai nationality in Dali:the

Yunnan Minority Eye Study. Invest Ophthalmol Vis Sci,2012,53(6):3221-3225.

[40] Ethnic Variations in Central Corneal Thickness in a Rural Population in China: The Yunnan Minority Eye Studies. Pan CW,Li J,Zhong H,Shen W,Niu Z, Yuan Y,Chen Q. PLoS One, 2015,10(8):e0135913.

[41] Li L,Li C,Zhong H,Tao Y,Yuan Y,Pan CW. Estimated Cerebrospina Fluid Pressure and the 5-Year Incidence of Primary Open-Angle Glaucoma in a Chinese Population. PLoS One, 2016,11(9):e0162862.

[42] Pan CW,Zhao CH,Yu MB,Cun Q,Chen Q,Shen W,Li J,Xu JG,Yuan Y,Zhong H. Prevalence, types and awareness of glaucoma in a multi-ethnic population in rural China:the Yunnan Minority Eye Study. Ophthalmic Physiol Opt,2016,36(6):664-670.

[43] He J,Zou H,Lee RK,Tong X,Tang W,Zhang Y,Zhao R,Ge L. Prevalence and risk factors of primary open-angle glaucoma in a city of Eastern China:a population-based study in Pudong New District,Shanghai. BMC Ophthalmol,2015,15:134.

第五节 如何解读针对我国青光眼流行病学的研究结果?

1. 我国青光眼患病率及其趋势

- 程金伟等[1] 对 2008 年以前发表的在我国人群中进行的青光眼流行病学研究进行的 Meta 分析表明,我国 POAG 患病率为 0.7% (95% CI,0.4%~1.2%),PACG 患病率为 1.4% (95%CI,1.0%~1.7%)。但在 2008 年以前所进行的研究很少采用眼底照相和 ISGEO 的标准进行青光眼诊断,所纳入分析的 11 项研究中仅有 2 项研究采用了 ISGEO 的诊断标准。

- 表 1-2 总结了 1980 年以来在我国较为有影响的几项大的以人群为基础的流行病学研究。 2000 年以后的调查结果均在国际杂志发表,其结果显示我国 40 岁以上人群青光眼总的患病率在 1.9%~3.6%。PACG 的患病率在 0.5%~1.6%,POAG 的患病率在 0.7%~2.85%。[2-16]

- 但是我们需要注意的是,青光眼的诊断尤其是视神经损害的评价非常容易受到评价者的主观经验和评价手段的影响。受影响最大的是 POAG 的患病率:使用直接眼底镜进行评价的患病率低于使用裂隙灯 + 前置镜评价的患病率,使用前置镜评价的患病率低于使用眼底照相机评价的患病率。我国 2001 年以后采用眼底照相机进行检查的研究中,POAG 的患病率均在 0.7% 以上,在原发性青光眼中的比例是 30%~77%,远高于 2000 年以前的研究结果。

- 同时我们看到,邯郸眼病研究同时采用了多轮专家和 ISGEO 评价两种方法,ISGEO 评价的患病率要远远高于通过专家经验评价的患病率。

- 值得注意的是,各研究样本人口结构不同,所得患病率未进行标准化,患病率不能进行直接比较。而且,青光眼调查是一种抽样调查,患病率存在一个区间范围,样本量越小,区间范围越大。我们不能直接地、机械地比较患病率的高低。

2. 临床研究中原发性青光眼比例

- 人群为基础的青光眼流行病学研究显示 POAG 患病率已逐渐超过 PACG,而医院临床诊治的 PACG 患者仍占青光眼住院患者中的 43%~80%,占原发性青光眼的 70%~95%,但近年来有下降趋势 (表 1-3)。

- 一方面源于 PACG 症状较体征更明显:急性闭角型青光眼伴有虹视、眼部胀痛及头痛等症状,PACG 存在房角改变,患者易自主至医院就诊,临床机会诊断的概率大,而 POAG 患者早期症状隐匿,患者不易引起重视。另一方面以上数据反映的只是住院患者的构成比,而在我国住院患者往往是需要进行手术的患者,在我国传统的指南中,对 PACG 主张尽早手术治疗,而 POAG 则可先行药物保守治疗,因而 POAG 在住院患者中的构成比较低。但我国门诊青光眼构成比的报告较少。山东大学 2012 年 1—12 月门诊青光眼患者共计 535 例,PACG 占 51.2%(274 例),POAG 占 20.2% (108 例);门诊原发性青光眼患者共 382 例,

表1-2 我国主要青光眼流行病学研究中的青光眼患病率一览表

研究人群	实施年度	视神经评价	是否采用 ISGEO 标准	年龄	患病率(%) PACG	95%CI	患病率(%) POAG	95%CI	总患病率(%)	PACG：POAG
安徽桐城	1987年	直接眼底镜	否	40+	0.31	—	0.07	—	0.38	82%：18%
北京顺义	1985年	直接眼底镜	否	50+	0.41	—	0.11	—	0.56	73%：27%
北京顺义	1996年	直接眼底镜	否	50+	1.66	—	0.29	—	1.95	85%：15%
北京	2001年	眼底照相	是	40+	1.0	0.7~1.3	2.6	2.1~3.0	3.6	28%：72%
广州荔湾	2003年	眼底照相	是	50+	1.5	0.8~2.1	2.1	1.4~2.8	3.6	42%：58%
邯郸	2006年	眼底照相	否	30+	0.4	0.2~0.6	0.7	0.2~0.6	1.1	36%：64%
		眼底照相	否	40+	0.5	0.3~0.7	1.0	0.3~0.7	1.5	33%：67%
		眼底照相	否	50+	0.8	0.5~1.1	1.5	0.5~1.1	2.3	35%：65%
		眼底照相	是	30+	0.5	0.3~0.7	1.7	0.3~0.7	2.2	23%：77%
		眼底照相	是	40+	0.7	0.5~0.9	2.3	0.5~0.9	3.0	23%：77%
		眼底照相	是	50+	1.1	0.8~1.4	2.5	0.8~1.4	3.6	31%：69%
哈尔滨	2007年	裂隙灯+78D	是	40+	1.6	1.47~1.67	0.7	0.5~0.9	2.3	70%：30%
内蒙古	2009年	裂隙灯+78D	是	40+	1.4	0.82~2.02	1.4	0.79~2.02	2.8	50%：50%
云南	2010年	裂隙灯+90D	是	50+	0.9	0.6~1.4	1.0	0.6~1.6	1.9	47%：53%
上海浦东	2010年	眼底照相	是	50+	—	—	2.85	2.20~3.50	—	————

注：CI：confidence interval，置信区间；ISGEO：International Society of Geographical and Epidemiological Ophthalmology

其中PACG占71.7%（274例），POAG占28.3%（108例）。原发性青光眼的构成比例中PACG与POAG之比为2.54：l。[17, 18]

- 关于青光眼流行病学数据，近年来另一热点问题是正常眼压性青光眼在POAG中的比例。日本曾报道在Tajimi[19]研究中正常眼压性青光眼的比例约占POAG的92%，但是该研究中仅采用了一次眼压检查结果作为是否是正常眼压的标准。在邯郸眼病研究中也发现诊断为POAG的患者中有91%的患者初次筛查眼压低于21mmHg，24小时眼压检查（每4小时检查检查一次，共六次）中最高峰值眼压仍低于21mmHg的患者达83%[20]。其实初次筛查眼压低于21mmHg的患者，在北京眼病研究中占50%[21]，在广州荔湾眼病研究中占85%[6]，在内蒙古开鲁县青光眼患病率研究中占64%[11]，在云南少数民族研究白族中占55%[22]。这一现象至少具有两个重要意义：第一，说明我国POAG的病因因素中，非眼压因素的比例较高；第二，在进行任何青光眼的筛查，如果以眼压作为主要的筛查工具将具有很高的漏诊率。

- 但是在我国青光眼诊疗临床实践中，正常眼压性青光眼似乎没有这么高的比例，一般临床印象可能占POAG的20%~30%。为何会出现这么大的差异？原因可能如下：（1）正常眼压性青光眼患者一般无临床症状，到医院就诊概率较低，累及到中心固视点的患者可能提前就诊；（2）在机会性眼科检查中，由于眼压不高，患者无视力、视野相关主诉，一般不做常规眼底照相，直接眼底检查的漏诊率较高；（3）我国普通眼科医生对青光眼性视盘和神经纤维层的识别欠缺规范的培训，导致漏诊率高。

表1-3 青光眼住院患者的构成比

医院	年份	PACG（%）	POAG（%）
中山大学中山眼科中心	1977–1982	80.37	8.18
	1993–1996	56.86	19.25
四川大学华西医院眼科	1978–1981	72.11	9.19
	2001–2002	61.95	19.45
中国医科大学第二临床学院眼科	1997–2001	74.02	3.90
第三军医大学大坪医院	2007–2011	43.36	15.38

3. 我国人群中未诊断青光眼的比例

- 青光眼诊断覆盖率（Glaucoma Detection Coverage，GDC）是衡量一个国家或者地区眼保健服务的一个重要指标，我国的GDC在多个研究中显示为18%~45%（表1-4）。我国城市、农村、不同地区POAG的未诊断率基本相近。

- 西方发达国家 POAG 的 GDC 一般在 30%~50%，而我国 POAG 的 GDC 基本在 10% 以下。更值得重视的是，在我国聚集眼科医疗资源最多的北京、广州，POAG 的 GDC 依然不到 10%。
- 这与我国被动等待的医疗就诊模式密切相关，城市地区虽然眼科医疗资源丰富，但医疗服务体系只用于有症状后主动就诊患者，并未主动用于相对早期的无症状人群。PACG 的未诊断率也波动在 35%~66.7%，低于 POAG，这与其症状表现有关。但是，北京、广州两地的 PACG 未诊断率高于其他农村地区，这可能与其闭角型青光眼的类型有关，可能城市慢性闭角型青光眼多见，而农村急性闭角型青光眼多见。
- 上述数据显示，我国青光眼的防治策略必须发生改变，防治重心必须下沉和前移，从医院内防治走向开放的社区防治。从另一方面讲，我国临床青光眼的患者量和疾病谱在未来 10~20 年将发生重大的改变。随着初级眼保健体系的建立，机会性眼病筛查的增加，我国临床青光眼的患者总量将增加 3~5 倍，才能达到目前发达国家的 GDC 水平，而且增加量将主要来自 POAG。[23, 24]

表 1-4　我国人群的青光眼诊断覆盖率

研究	年代	青光眼诊断覆盖率		总青光眼诊断覆盖率
		PACG	POAG	
广州荔湾 [6]	2002	33.3%（7/21）	6.9%（2/29）	18%
北京眼病 [21, 23]	2001	32.3%（20/62）	11.1%（9/81）	20.30%
邯郸眼病 [7, 8]	2006	65.6%（21/32）	4.5%（3/67）	24.20%
云南白族 [22]	2010	50%（10/20）	9%（2/22）	28.60%
哈尔滨宾县 [9, 10]	2007	61.5%（48/78）	8.8%（3/35）	45.10%
内蒙古开鲁 [11]	2009	60%（54/90）	4.1%（3/73）	37.30%
浦东新区 [13]	2010	–	11.1%（8/72）	–

4. 中国人群眼压随年龄增长的变化趋势

- 眼压是青光眼发生和发展的重要危险因素，也是目前唯一的可控因素。年龄也是青光眼的危险因素，随着年龄增长，青光眼患病率逐渐上升。眼压随年龄增长的变化趋势对研究青光眼的发生和发展有重要的意义。欧美地区的研究显示，眼压跟年龄呈正相关。[24-26] 我国人群研究则提示眼压随年龄增长呈下降趋势（表 1-5）。

5. 我国青光眼致盲率

- 表 1-6 总结了我国以人群为基础的青光眼流行病学研究中青光眼的致盲率。由于人群中的视野检查局限性，人群中盲的定义通常为纳入视野盲的标准，仍然以日常生活视力小于 0.05 作为盲的标准。[31]

表 1-5 我国人群不同年龄的眼压分布

人群	北京眼病[29] 农村 非接触眼压计（mmHg）	北京眼病[29] 城市 非接触眼压计（mmHg）	邯郸眼病[27] Perkins 手持眼压计（mmHg）	荔湾眼病[28] Tonopen 眼压计（mmHg）	北京顺义[41]1996 Perkins 手持眼压计（mmHg）
使用眼压计					
年龄					
30~34					
35~39			15.3±2.7		
40~44	15.91±3.09	16.08±2.94			
45~49	15.99±4.06	16.14±2.94	15.1±2.8		
50~54	16.03±2.96	15.98±3.98			13.91±2.36
55~59	16.24±3.02	16.27±2.88	15.1±2.8	15.4±2.9	13.71±2.33
60~64	16.39±3.61	16.10±3.62	14.6±2.9	15.3±3.4	13.63±2.49
65~69	15.70±3.33	15.99±3.06			13.37±2.37
70~74	15.66±5.43	16.00±3.82	14.1±2.8	15.0±3.0	13.10±2.24
≥75	15.42±3.66	15.60±3.42			12.76±2.55

- 我们看到，PACG 的双眼致盲率是 6%~14.1%，远远高于 POAG 的双眼致盲率（0~8.2%）。单眼致盲率的变异较大，但总的趋势仍然是 PACG 远高于 POAG，各研究中 PACG 单眼致盲率是 POAG 的 1.6~15 倍。这进一步提示我国青光眼防盲工作的重点仍然是 PACG。目前国际上关于青光眼防治与筛查的策略，主要是诊断 POAG 的，我国应该基于我国青光眼的实际国情，提出我国青光眼的防治策略和方法。

表 1-6　我国人群青光眼致盲率

研究	盲的定义	年代	单眼致盲率		双眼致盲率	
			PACG	POAG	PACG	POAG
北京顺义 [3]	未提及	1985	25.60%	0%	11.60%	0%
北京顺义 [4]	生活视力日常 < 0.05	1996	17%	16%		
广东省斗门 [30]	未提及	1997	–	–	83%	–
广州荔湾 [6]	最佳矫正视力 < 0.05	2002	43%	17%	–	–
北京眼病 [5]	裸眼视力 < 0.05	2001	18.20%	5.40%	6.80%	0%
邯郸眼病 [7, 8]	最佳矫正视力 < 0.05	2006	65.60%	4.50%	6.25%	0%
云南白族 [22]	最佳矫正视力 < 0.05	2010	80%	36.30%	–	–
哈尔滨宾县 [9, 10]	最佳矫正视力 < 0.05 视野 < 10°	2007	37.18%	22.90%	14.10%	2.90%
内蒙古开鲁 [11]	最佳矫正视力 < 0.05 视野 < 10°	2009	21.11%	10.96%	6.67%	8.22%
上海浦东 [13]	最佳矫正视力 < 0.05	2010	–	12.50%		

参考文献

[1] Cheng JW,Cheng SW,Ma XY,et al. The prevalence of primary glaucoma in mainland China:a systematic review and meta-analysis. J Glaucoma, 2013,22(4):301-306.

[2] 高宗峰．安徽省桐城县青光眼流行病学调查．中华眼科杂志，1995，31（2）：149-151.

[3] 胡铮，赵家良，董方田，等．北京市顺义县青光眼流行病学调查．中华眼科杂志，1989，25（2）：115-119.

[4] 赵家良，睢瑞芳，贾丽君，等．北京市顺义县 50 岁及以上人群中青光眼患病率和正常眼眼压的调查．中华眼科杂志，2002，38（6）：335-339.

[5] Wang YX,Xu L,Yang H,et al. Prevalence of glaucoma in North China:the Beijing eye study. Am J Ophthalmol,2010,150:917-924.

[6] Mingguang He,Paul J. Foster,Jian Ge,et al. Prevalence and Clinical Characteristics of Glaucoma in Adult Chinese:A Population-Based Study in Liwan District,Guangzhou. Invest Ophthalmol Vis Sci,2006,47:2782-2788.

[7] Liang Y,Friedman DS,Zhou Q,et al. Prevalence and characteristics of primary angle-closure diseases in a rural adult Chinese population:the Handan Eye Study. Invest Ophthalmol Vis Sci,2011,52:8672-8679.

[8] Liang YB,Friedman DS,Zhou Q,et al. Prevalence of primary open angle glaucoma in a rural adult Chinese population:the Handan eye study. Invest Ophthalmol Vis Sci,2011,52:8250-8257.

[9] Qu W,Li Y,Song W,Zhou X,et al. Prevalence and risk factors for angle-closure disease in a rural Northeast China population:a population-based survey in Bin County, Harbin. Acta Ophthalmol,2011,89(6):e515-520.

[10] J Sun,X Zhou,Y Kang, et al. Prevalence and risk factors for primary open-angle glaucoma in a rural northeast China population:a population-based survey in Bin County, Harbin. Eye,2011,26,283-291.

[11] Song W,Shan L,Cheng F,et al. Prevalence of glaucoma in a rural northern china adult population:a population-based survey in kailu county,inner mongolia. Ophthalmology,2011,118(10):1982-1988.

[12] 钟华, 钱登娟, 寸青, 等. 云南省少数民族眼病研究初步结果分析. 中华眼视光学与视觉科学杂志, 2016, 18 (6): 333-339.

[13] He J,Zou H,Lee RK,et al.Prevalence and risk factors of primary open-angle glaucoma in a city of Eastern China:a population-based study in Pudong New District, Shanghai. BMC Ophthalmol,2015,15:134.

[14] 林明楷, 葛坚. 青光眼住院患者的构成比变化特点 [J]. 眼科学报, 1997, 13: 96-99.

[15] 宋爽, 陈晓明, 林楠. 青光眼住院患者流行病学调查——疾病构成及其变化特点 [J]. 中国实用眼科杂志, 2003, 21 (12): 932-936.

[16] 高殿文, 聂庆珠, 潘璐, 等. 539 例住院青光眼患者的调查及致盲率分析. 中国公共卫生, 2002, 18: 1348-1349.

[17] 李翔骥, 贺翔鸽, 谢琳, 等. 住院青光眼 2 744 例临床资料调查分析. 中国实用眼科杂志, 2013, 31 (6): 796-799.

[18] 王银燕, 李路路, 陶钰, 等. 535 例门诊青光眼患者流行病学资料分析. 山东大学耳鼻喉眼学报, 2013, 27 (3): 56-59.

[19] Iwase A,Suzuki Y,Araie M,et al. The prevalence of primary open-angle glaucoma in Japanese:the Tajimi Study. Ophthalmology,2004,111:1641-1648.

[20] Wang NL,Friedman DS, Zhou Q,et al. A population-based assessment of 24-hour intraocular pressure among subjects with primary open-angle glaucoma: the handan eye study. Invest Ophthalmol Vis Sci,2011, 52(11):7817-7821.

[21] 徐亮, 陈建华, 李建军, 等. 北京农村及城市特定人群原发性开角型青光眼的患病率调查及其筛查方法评价. 中华眼科杂志, 2004, 40: 726-732.

[22] Zhong H,Li J,Li C,et al. The Prevalence of Glaucoma in Adult Rural Chinese Populations of the Bai Nationality in Dali:The Yunnan Minority Eye Study. Invest Ophthalmol Vis Sci,2012,53:3222-3225

[23] 徐亮, 张莉, 夏翠然, 等. 北京农村及城市特定人群原发性闭角型青光眼的患病率及其影响因素. 中华眼科杂志, 2005, 41 (1): 8-14.

[24] Astrom S,Stenlund H, Linden C (2014) Intraocular pressure changes over 21 years—a longitudinal age—cohort study in northern Sweden. Acta Ophthalmol, 92:417–420.

[25] Hashemi H,Kashi AH,Fotouhi A,Mohammad K (2005) Distribution of intraocular pressure in healthy Iranian individuals:the Tehran Eye Study. Br J Ophthalmol, 89:652–657.

[26] Klein BE,Klein R,Linton KL. Intraocular pressure in an American community. The Beaver Dam Eye Study. Invest Ophthalmol Vis Sci,1992,33(7):2224–2228.

[27] Zhou Q,Liang YB,Wong TY,et al. Intraocular pressure and its relationship to ocular and systemic factors in a healthy Chinese rural population the Handan Eye Study. Ophthalmic Epidemiol,2012,19(5):278–284.

[28] Wang D,Huang W,Li Y,et al. Intraocular pressure,central corneal thickness, and glaucoma in chinese adults:the liwan eye study. Am J Ophthalmol,2011, 152(3):454–462.

[29] Xu L,Li JJ,Zheng YY,et al. Intraocular Pressure in Northern China in an Urban and Rural Population:The Beijing Eye Study. Am J Ophthalmol,2005, 140(5):913–915.

[30] 于强，许京京，朱斯平，等. 广东省斗门县原发性闭角型青光眼流行病学调查. 中华眼科杂志，1995，31（2）：118–121.

[31] Franz Grehn,Robert Stamper. Essentials in Ophthalmology. Glaucoma Progress Ⅲ . Springer—Verlag Berlin Heidelberg, 2009:44–45.

第六节 ISGEO 分类系统中青光眼如何分类？

- ISGEO 关于青光眼的流行病学定义自推出后便受到持续性关注。该定义的内容引起诸多争议，并且很多研究者发现该定义基于流行病学的内容，具体的临床评价中受到很多限制。在具体的引述过程中，不同的研究者根据其对 ISGEO 青光眼定义的理解，对具体的内容做了相应的调整。例如，Franz Grehn 和 Robert Stamper 等认为在 ISGEO 关于 PACG 的系列定义中，"原位房角镜检查下无法看到功能小梁"即意味着虹膜小梁网接触（iridorabecular contact，ITC），并将其应用于其后续研究中 [1]。因此，为了更全面地认知和研究 ISGEO 的青光眼系列定义，有必要全面梳理该定义体系的形成过程和具体内容。

- ISGEO 是英文 International Society of Geographical and Epidemiological Ophthalmology（国际地域性和流行病学眼科学学会）的缩写。该定义研究组于 1998 年讨论了关于青光眼定义和分类的相关内容，并将共识内容发表于 2002 年的 *British Journal of Ophthalmology*，题为 The definition and classification of glaucoma in prevalence surveys。该定义产生的背景为在青光眼流行病学研究中，如何定义青光眼是研究的关键环节，并直接影响到患病率、危险因素、执行临床试验等内容。由于此前的流行病学研究采用的定义标准不同，因此结果难以进行比较。例如，一些研究将不伴有青光眼性损害的隐性前房角关闭也归纳为闭角型青光眼。因此，专家组决定采用一种既便于在流行病学研究中标准化应用，又能够体现青光眼本质（视神经结构损害及功能缺损）的标准体系来定义青光眼，希望在今后的青光眼流行病学研究中得以采纳 [2]。

- ISGEO 在具体的诊断因素设置中，分别对结构和功能评价采用了一系列诊断指标。ISGEO 建议以 VCDR 作为视杯形态学的指标。这样的设置是考虑到 VCDR 作为连续性变量在人群中的分布相对稳定，可以相对简单和可靠地反映青光眼的严重程度。考虑到此前的流行病学研究单纯采用强制性的 VCDR 界定值会造成误判（例如，生理性大视杯），因此在新的定义中采用了 97.5% 百分比的方式来区分"正常"和"异常"，同时也加入 VCDR 对称性的指标（同样采用了 97.5% 百分比法）。在功能评价中，视野仍然是经典的检查方法。由于此前的流行病学研究中对于视野缺损缺乏便捷、统一和（或）定量的检查指标。因此，ISGEO 提出了关于如何定量界定青光眼性视野缺损的标准，其中包括青光眼半视野检测（glaucoma hemifield test，GHT）提示"超出正常范围"，模式偏差图（基于 Hμmphreys 视野计的 24-2 程序）在 5% 水平出现 3 个连续暗点。

- 根据证据的强度，ISGEO 的青光眼具体诊断标准（应用于患病率研究中）分为如下三个层级：

- 第一类（同时具备结构和功能的证据）：CDR 或 CDR 不对称性超过 97.5% 的正常人群百分比区间；或者特定区域的盘沿宽度小于 ≤ 0.1CDR（介于 11~1 点或 5~7 点的钟点区间），并且出现典型的青光眼性视野损害。

- 第二类（严重的结构损害而视野损害未经证实）：在无法满意地获得视野结果的情况下，若 CDR 或 CDR 不对称性 ≥ 99.5% 的正常人群百分比区间时，青光眼的诊断仅仅根据结构证据产生。

- 做出第一类和第二类诊断时，需要除外其他原因导致的异常 CDR[（视盘发育不良或显著的屈光参差 (anisometropia)）] 或者其他原因导致的视野缺损（例如，视网膜血管疾病、黄斑变性或脑血管性疾患）。

- 第三类（视乳头结构显示不清，视野难以检查）：在无法满意检查视神经结构时，青光眼的诊断按照如下方法建立：(1) 视力 <3/60 并且眼压 >99.5% 人群百分比区间；或(2) 视力 <3/60 并且有青光眼手术史或药物治疗史证据用以确定视功能丧失与青光眼相关。

- 此外，ISGEO 还明确阐述了可疑青光眼的定义。可疑青光眼包括下述情况：

- 视乳头可疑：对于符合第一类青光眼结构定义而不符合第二类青光眼结构定义的患者，如果视野改变并不能证实为典型青光眼，则属于可疑青光眼（结构）。

- 视野可疑：对于具有确定的青光眼性视野缺损但是并不符合第一类青光眼结构定义的患者，则属于可疑青光眼（视野）。

- 盘沿出血的患者。

- 眼压 ≥ 97.5% 的人群百分比区间。

- 具有可关闭的前房角，但是视乳头、视野、眼压均正常，未发现周边虹膜前粘连（peripheral anterior synechia, PAS）者。

- 在 PACG 的诊断方面，基于此前的眼病研究中"慢性""无症状"的 PACG 更为多见，因此 ISGEO 建议将 PACG 的发病机制 [决定了眼内压（intraocular pressure, IOP）的升高] 与 PACG 高眼压导致的损害进行区分。因此，根据房角关闭的连续体概念，顺序规定了可疑房角关闭（Primary Angle Closure Suspect, PACS）、原发性房角关闭（Primary Angle Closure, PAC）及 PACG。需要指出的是，ISGEO 提出 PAC 并不是为了区分治疗，而是强调区分是否同时存在青光眼性的视野损害，并鉴别其他原因导致的视野损害。与此前经典的症状学定义不同，PAC 的定义同时涵盖了无症状可关闭的前房角及急性发作即刻治疗的前房角关闭。PAC 患者的视神经尚未出现临床可检测到的损害。此前的研究发现，至少短期内，60%~75% 的急性发作 PAC 患者在恢复期后不遗留视神经或视野损害。从青光眼性视神经损害及患者负担角度，有必要将视神经无显著损害的 PAC 患者与已经出现视野损害的 PACG 患者进行区分，进而采取不同的治疗策略。基于上述理论，ISGEO 的 PACG 分类标准具体如下：

- PACS：周边虹膜与后部小梁附着贴覆被认为存在房角关闭的可能（见注释）。

- PAC：引流房角存在关闭的可能，证据显示周边虹膜与出现阻塞的小梁网区域的情况，如 PAS、眼压升高、虹膜涡卷（whorling，虹膜周边放射状方向纤维扭曲）、青光眼斑致晶状体浑浊或小梁网表面过度色素沉积。视神经乳头未发现青光眼性损害。

- PACG：PAC 同时具备青光眼的证据。

- 注释：在流行病学研究中，可疑关闭通常被定义为达到或超过 270°前房角的范围内，后部小梁（色素性小梁）无法被看到。该范围是基于强制性规定，并且在纵向研究中属于主要的内容。相信在今后的研究中如何采纳更为证据充分的定义作为参数将是主要的方向。

- 从以上 ISGEO 青光眼定义内容可以看出，ISGEO 的诊断体系考虑到了流行病学的特点，对于各种可能的情况进行了整理归类，包括结构是否可探测，功能检查是否可靠，以及是否需要整合其他危险因素等。该诊断体系的核心理念是需要具备青光眼的视神经结构损害及经典的视野缺损才可做出青光眼诊断，同时兼顾了流行病学研究需要简便、易操作及可量化等特性。因此对于青光眼这一难以量化的疾病诊断，ISGEO 对青光眼的定义较此前的流行病学定义有了很大改进。例如，从 ISGEO 青光眼定义的形成过程可以发现专家组考虑到了视神经的形态大小等因素对于 VCDR 的影响，但经过权衡，为了尽量避免盲目的强制性规定带来的人群研究偏倚，因此采用了 97.5% 百分比及 99.5% 百分比作为分界点。同时，考虑到青光眼视神经病变的解剖学特点，因此专门设置了重点区域（钟点位）的评判标准。从流行病学筛查的角度，如此设置提高了青光眼诊断的敏感性。ISGEO 青光眼定义的具体内容目前仍面临诸多争议或有待进一步完善。但无论怎样，其对于青光眼流行病学研究的推动起到了重要作用。

参考文献

[1] Franz Grehn,Robert Stamper. Essentials in Ophthalmology. Glaucoma Progress Ⅲ [M]. e-ISBN 978-3-540-69475-5. Springer-Verlag Berlin Heidelberg, 2009:44-45.

[2] Foster PJ,Buhrmann R,Quigley HA,et al. The definition and classification of glaucoma in prevalence surveys. Br J Ophthalmol,2002,86(2):238-242.

第七节 目前我国青光眼患者有多少?

- 青光眼尽管可以发生于任何年龄，但在老年人中更常见，其患病率随着人口的增长及老龄化而增加，对人类生存质量、社会经济的挑战是巨大的。Quigley 和 Broman 预计到 2020 年全球将有 7960 万青光眼患者，其中 1120 万人因青光眼导致双眼盲，而中国将有 2180 万青光眼患者，占全球总患者量的 27.4%[1]。

参考文献

[1] Quigley HA,Broman AT. The number of people with glaucoma worldwide in 2010 and 2020. Br J Ophthalmol,2006,90(3):262-267.

第八节 青光眼造成的直接与间接经济损失有多大?

1. 青光眼危害的严重性

- 青光眼是一种慢性、进行性视神经病变，其特征是视盘与视野进行性损害。青光眼造成的视功能损伤是不可逆的，后果极为严重，对个人、家庭和社会都会造成难以估量的巨大痛苦和损失，严重威胁着人类的健康，世界卫生组织已将其列为第二大致盲眼病，不可逆性盲最主要的原因之一。

- Quigley 等推算[1]，2010 年全球青光眼人数将达到6050 万，其中840 万人因青光眼而双眼致盲；而到 2020 年，全世界将有 POAG 患者5268 万人，其中 590 万人双眼盲；PACG 患者2336 万人，其中530 万人双眼盲。与 POAG 的 11.1% 致盲率相比，PACG 的致盲率高达 22.6%，虽然 PACG 的患病率低于 POAG，但 PACG 比 POAG 具有更严重的视觉损害危险性。全球因青光眼引起双目失明者占盲人总数的 50%，截止到 2013 年，世界上约 900 万人由于青光眼而致盲，并且这个数字还将随着人口数量的增长、人类寿命的延长而上升。从国内的调查数据来看，全国的青光眼患者可能超过 1500 万，其中 225 万~450 万患者将因此而致盲，每年消耗医疗支出数百亿。青光眼所导致的视功能损害及由此带来的心理压力严重影响了患者的行为能力和生活质量，也给社会造成了沉重的经济负担。因此，青光眼已成为全球的重大公共卫生问题。[2-4]

- 由于青光眼的公众知晓率较低，加之大部分青光眼发病隐匿，不同地区医疗机构及医师诊治水平存在差异，使得青光眼的未诊断率居高不下。即使在发达国家，高达 50% 的青光眼患者尚未察觉自己已经患病而未作任何治疗，在发展中国家，这个数字更是高达 90%[5]，而即使在确诊的青光眼患者中，也有极大一部分没有接受治疗，对 1992 年至 2002 年美国医疗保险索赔数据的分析发现，大约 27.4% 的 POAG 确诊患者没有接受药物或手术治疗。这些情况也表明，目前仍然低估了青光眼患病情况及其严重性。[5, 6]

2. 青光眼造成的经济损失

- 视力受损给患者家庭带来很大的负担，其中包括生命质量的下降及经济的损失。首先被注意的是经济损失——直接的医疗费用、额外的经济负担（因视力受损导致的意外事故、家庭护理费用、医疗器械费用、出行费用等），以及患者本人及家庭成员的劳动力损失。单纯疾病本身的年经济负担可达几万元，但是因疾病所致的终身间接经济负担的总和则高达 18 万~32 万元人民币。与直接的疾病治疗成本相比，护理花费、生活质量下降等间接成本甚至更加高昂。因此，尽早进行治疗，花费更少且可避免视力受损和失明。此外，疾病本身对患者生活质量的影响不容小觑。研究发现，视力受损的患者，其生命质量评分只有 0.67（健康人

为 1），而失明的患者其评分则低至 0.3，即失明生活 10 年只相当于健康生活 3 年。[7, 8]

- 青光眼所导致的经济损失分为直接和间接两类。直接费用包括降眼压药物、定期随访及青光眼手术等直接用于医疗的支出和交通，导盲犬、家庭护理等非医疗直接支出；间接费用则表现为患者生产力损失，例如，患者的误工费、由于青光眼导致视力损伤使工资降低、非正式看护（家人或朋友）所产生的误工费等。

2.1 直接经济损失

- Rahman 等 [9] 报道英国的青光眼患者平均治疗费用需 3001 英镑，人均每年花费 475 英镑，药物支出和非药物支出分别占 34% 和 66%。尼日利亚的青光眼患者平均每月药物治疗费是 40 美元。美国和澳大利亚的调查中，每年青光眼患者直接支出分别为 29 亿美元和 1.442 亿澳元，而且，这一数据可能还远远低于实际的负担，因为有超过一半的青光眼患者并不知道自己患病而未进行治疗。美国的一项研究显示未诊断和未治疗的青光眼患者甚至达到了总体的 78%，大部分的青光眼实际并未被纳入统计。青光眼患者与非青光眼者相比，医疗费用要高 1688 美元，平均每年多花费 137 美元。[10-12]

- 青光眼的经济损失与病情严重程度密切相关，病情越严重，经济负担就越重；较早地发现青光眼可以降低医疗支出。Lorenz 等 [13] 对比了高眼压症（ocular hypertension，OHT）和不同时期的 POAG 患者的直接经济损失，OHT 和早、中、晚期青光眼患者分别支出 226 欧元、423 欧元、493 欧元和 809 欧元，主要支出是药物和住院费用。病情进展则费用增加，对直接支出影响最大的是住院次数、青光眼进展和当前的病情程度。

- 青光眼患者基线眼压越高，所需的医疗费用越多。因为基线眼压较高意味着需要更多的眼压随访监测，也需要更多的药物治疗，所以支出较大。从无症状的高眼压 / 早期青光眼（0 期）到晚期青光眼（3 期）、到终末期青光眼 / 盲（5 期），每位患者年平均治疗成本增加了 4 倍，分别为 623 美元、1915 美元和 2511 美元，主要的支出为药物费用。法国和瑞典的调查显示，青光眼早期阶段每个患者的年平均治疗成本分别为 390 欧元和 531 欧元，其中药物支出占了接近一半。青光眼严重程度每增加一级，治疗成本增加 86 欧元；从 0 期到第 4 期，每人年平均治疗费用从 455 欧元增加到了 969 欧元，药物治疗成本占直接支出成本的 42% 到 56% 不等。[13-17]

- 青光眼患者降眼压药物使用率和青光眼手术率越高，医疗支出就越大。采用手术治疗和改变治疗方案会导致费用增加，但总的来说，药物治疗和随访检查才是青光眼总花费的主要部分。一项对 9 个国家的 POAG 治疗模式与费用的观察性研究 [18] 显示，各国之间每位患者的治疗费用有较大的差异。在人均年治疗费用上瑞典（1963 美元）、西班牙（1968 美元）和美国（2111 美元）大大高于加拿大（681 美元）、德国（708 美元）等。瑞典和西班牙费用较高是由于手术和激光治疗较多所致，美国虽然激光和手术率并不高，但激光和手术收费更高，所以总的费用也很高。

- 对于儿童青光眼来说，经济损失会更加严重。Liu 等 [19] 对美国儿童青光眼患者确诊后的头 4 年进行了分析，发现儿童青光眼每人年平均支出为 21 441 美元，大大高于成人患者，高昂的费用主要是由于儿童青光眼多采用手术治疗，每次检查和治疗都需要在麻醉下进行。儿童青光眼患者诊断后第 1 年的支出最多。

2.2 间接经济损失

- 疾病晚期的患者常产生额外的间接成本，比如家庭的支持和康复支出，同时也对健康护理资源造成了巨大的负担。在欧洲，由青光眼盲产生的年平均直接保健费用估计为每位患者 429 欧元至 523 欧元之间，而包括康复费用和家庭费用在内的年度总费用估计在 11 758 欧元至 19 111 欧元之间。[20] 2005 年，晚期青光眼患者的年度保健费用在法国、丹麦、德国和英国平均为每位患者 830 欧元；　年度总成本的最大支出是家庭援助，从德国的 633 欧元到法国的 4878 欧元不等。[21, 22] 尼日利亚患者每月总的经济负担是 105.4 美元，包括了抗青光眼药物（约 40 美元）和间接负担（交通费、检查费、误工费等），几乎占了平均收入的一半，对于每月只有 50 美元的低收入工人患者来说难以负担 [10]。

3. 不同治疗方式的经济负担比较和变化趋势

- 青光眼的治疗方式主要有药物、激光和手术，一般对于 POAG 初始治疗通常使用药物，眼压控制不好时才考虑手术治疗，包括激光小梁成形术、滤过手术、引流物植入或睫状体破坏手术等。不同的治疗方式需要的花费是不同的，Schultz 等 [23] 比较了激光小梁成形术和药物治疗的短期成本，发现激光治疗并不能降低患者的治疗支出，虽然激光术后用药减少了，但大多数在 2 年之内会再度需要药物辅助治疗控制眼压。Kaplan 等 [24] 对比了 Baerveldt 引流阀植入、小梁切除手术 [使用丝裂霉素 C （Mitomycin C，MMC）] 和药物治疗，认为两种手术的成本效益高于药物治疗，其中小梁切除术的成本明显更低。

- 一项印度研究显示，药物治疗选用固定配方制剂之间的成本效益也有差异，噻吗洛尔 + 溴莫尼定合剂在与噻吗洛尔 + 布林佐胺合剂、噻吗洛尔 + 拉坦前列素合剂比较时最具成本效益。[25]

- 很少有人注意到的是，使用不同厂家的制剂也会影响到患者的治疗支出。Queen 等 [26] 对德克萨斯州使用的 4 种拉坦前列素制剂进行了每瓶滴数、实际瓶灌装量的测量，计算出使用者年平均支出、每瓶使用天数、每毫升滴数和每年使用瓶数。大品牌的药物容量大、滴数多，但价格也最贵。选用不同的药物会直接影响到每年的治疗花费，这需要医生在开具处方时告知患者。Guedes 等 [27] 对不同程度的 POAG 患者采用不同治疗策略进行了比较，认为 WHO 推荐的所有治疗指南都是经济有效的，但他们的研究结果指出了在青光眼不同分期中最具成本效益的策略。早期青光眼首选激光或药物治疗；中期青光眼则选择手术治疗最好，其次才是激光和药物治疗；对于晚期青光眼，手术也是最好的治疗方式，药物治疗的成本效益与手术相近。

- Lam 等[28]对美国成年人 5 年的药物治疗花费趋势进行了全国性的调查，结果显示从 2001 年到 2006 年，青光眼药物治疗费用明显增加，特别是女性患者、只有公共保险和低教育程度的患者。青光眼知晓度提高和更积极地进行治疗可能是费用增加的原因之一。从药物的使用来看，与10 年前相比，β 受体阻滞剂和胆碱受体激动剂的使用减少了，而 α 受体激动剂、β 受体阻滞剂 / 碳酸酐酶抑制剂的合剂、前列腺素衍生物的使用明显增加。前列腺素衍生物由于强效、安全、用药次数少而迅速成为单药治疗的一线选择，但它昂贵的价格也使治疗费用大大增加了。公共保险的覆盖面增加并且前列腺素类药物也能报销，可能是导致公共保险成为治疗费用升高因素的原因。

4.PACG 和我国的青光眼经济负担状况

- 原发性青光眼的发病具有明显的地域、种族上的差异，白种人当中POAG 是最主要的青光眼类型，而 PACG 相对较少；但在亚洲，特别是东亚、中国人中，PACG 是主要的青光眼类型，发病率远远高于欧美国家。目前已有的文献中，几乎都是欧美国家的研究，而亚洲国家对于青光眼经济负担的研究比较欠缺，所以 POAG 造成的经济损失报道很多，而 PACG 的相关研究几乎没有，很难去准确地分析 PACG 造成的经济损失情况。[29, 30]

- PACG 是一种致盲率很高且严重破坏视功能的疾病，近年来的调查显示我国 PACG 的患病率已低于 POAG，但致盲率和所导致的经济损失却比 POAG 更加严重。据估计，全球有 6700 万原发性青光眼患者，其中有 670 万人因此而双眼失明，而 PACG 占了其中的 50%。Foster 和Johnson 的研究[31]推测中国 91% 的双眼盲患者系由 PACG 导致；荔湾眼病研究中[32]，至少一眼盲的 PACG 患者占 42.9%，POAG 患者只占 17.2%；云南少数民族眼病研究中[33]，至少一眼盲的 PACG 患者高达 70%。另一方面，虽然 POAG 和 PACG 最终都表现为典型的青光眼性视神经病变，但其发病机制、流行病学、临床过程及诊断和治疗策略都有所不同。PACG 更多地需要采取激光和手术治疗为主，治疗的花费会更高一些。

- 我国约有 1500 万青光眼患者，因为缺乏国内大样本的相关研究数据，按每位患者的直接医疗费用平均每年为 2000 元推算，则青光眼的直接医疗费用高达近 300 亿元。另外，这一经济评估不包括患者本人因疾病治疗而误工的费用，以及患者工作能力和生存质量下降造成的社会生产能力降低的损失。后一部分的经济评估实际上远远高于患者青光眼治疗的直接医疗费用。我国的整体医疗和教育水平还处于发展中国家水平，且地区性差异较大，因此存在相当部分青光眼患者尚未得到及时诊断或合理治疗；这样，青光眼致盲的经济损失实际上可能远远大于我们的评估数据。

- 青光眼病变的复杂性、顽固性、反复性及不可治愈性，对患者的生活、心理、经济均可产生巨大的压力，患者自理能力下降，易出现抑郁、焦虑等多种心理精神问题，严重影响到青光眼患者的生存质量，包括驾驶、步行和阅读等活动。随着视力的下降，心理负担逐渐增加，伴随着对失明日益增长的恐惧，逐渐产生与视力受损相关的社交障碍和抑郁。持续的视野丧失可能损害患者的视力、执行日常活动的能力，也可以给患者及其家庭带来越来越大的心理负担。即使在青光眼的早期也会对患者的生活质量产生影响，随着视野丧失及病变累及到双眼，会对患者的生活质量产生更大的影响，很多患者到了疾病晚期无法进行基本的个人生活护理及户外活动，养老院和家庭保健服务方面的支出也变得更加显著。

- 总之，青光眼造成的经济负担是比较重的，随着患者病情的进展还会不断增加。因此，青光眼患者应尽早治疗，这样既可以最大限度地保持患者的生活质量，也可以减轻青光眼对患者乃至社会所造成的负担。

参考文献

[1] Quigley H A. The number of people with glaucoma worldwide in 2010 and 2020. Digest of the World Core Medical Journals,2006,90(3):262-7.

[2] 李建军,徐亮,王爽,等.北京市社区青光眼筛查模式初步研究.眼科,2009,18(1):24-28.

[3] Liang Y,Friedman D S,Zhou Q,et al. Prevalence and Characteristics of Primary Angle-Closure Diseases in a Rural Adult Chinese Population:The Handan Eye Study. Invest Ophth Vis Sci,2011,52(12):8672-8679.

[4] Liang Y B,Friedman D S,Wong T Y,et al. Prevalence and causes of low vision and blindness in a rural chinese adult population:the Handan Eye Study. Opht halmology,2008,115(11):1965-1972.

[5] Quigley H A,West S K,Rodriguez J,et al. The Prevalence of Glaucoma in a Population-Based Study of Hispanic Subjects:Proyecto VER.Arch Ophthalm ol,2001,119(12):1819-1826.

[6] Stein J D,Ayyagari P,Sloan F A,et al. Rates of glaucoma medication utilization among persons with primary open-angle glaucoma,1992 to 2002. Ophthalmol ogy,2008,115(8):1315-1319.

[7] Rein DB,Zhang P,Wirth KE,et al. The economic burden of major adult visual disorders in the United States. Arch Ophthalmol. 2006,124(12):1754-1760

[8] Drummond MO, Brien BJ,Stoddart GL,et al. Methods for the Economic Evaluation of Health Care Programmes. 2nd ed. New York,NY:Oxford University Press,1999.

[9] Rahman MQ,Beard SM,Discombe R,et al.Direct healthcare costs of glaucoma treatment. Br J Ophthalmol,2013,97:720-724.

[10] Adio AO,Onua AA. Economic burden of glaucoma in Rivers State,Nigeria. Clin Ophthalmol,2012,6:2023-2031.

[11] Shaikh Y,Yu F,Coleman AL. Burden of Undetected and Untreated Glaucoma in

the United States Am J Ophthalmol,2014,158:1121-1129.

[12] Kymes SM,Plotzke MR,Li JZ,et al.The increased cost of medical services for people diagnosed with primary open angle glaucoma-a decision analytic approach. Am J Ophthalmol,2010,150(1):74-81.

[13] Lorenz K1,Wolfram C,Breitscheidel L,et al.Direct cost and predictive factors for treatment in patients with ocular hypertension or early, moderate and advanced primary open-angle glaucoma:the CoGIS study in Germany. Graefes Arch Clin Exp Ophthalmol. 2013,251(8):2019-2028.

[14] Lee P P,Kelly S P,Mills R P,et al. Glaucoma in the United States and europe: predicting costs and surgical rates based upon stage of disease. J Glaucoma,2007,16(5):471-478.

[15] Lee P P,Walt J G,Doyle J J,et al. A multicenter,retrospective pilot study of resource use and costs associated with severity of disease in glaucoma. Arch Ophthalmol,2006,124(1):12-19.

[16] Lindblom B,Nordmann J P,Sellem E,et al. A multicentre,retrospective study of resource utilization and costs associated with glaucoma management in France and Sweden. Acta Ophthalmologica,2006,84(1):74-83.

[17] Traverso CE,Walt JG,Kelly SP et al. Direct costs of glaucoma and severity of the disease:a multinational long term study of resource utilisation in Europe.Br J Ophthalmol,2005,89(10):1245-1249.

[18] Jonsson B,Krieglstein G. Primary open-angle glaucoma-differences in international treatment patterns and costs. 1999:45-106.

[19] Liu D,Huang L,Mukkamala L,Khouri AS. The economic burden of childhood glaucoma. J Glaucoma 2016,25:790-797.

[20] Poulsen P B,Buchholz P,Walt J G,et al.Cost analysis of glaucoma-related-blindness in Europe. International Congress,2005,1282:262-266.

[21] Thygesen J,Aagren M S,Bron A,et al. Late-stage, primary open-angle glaucoma in Europe:social and health care maintenance costs and quality of life of patients from 4 countries.Curr Med Res Opin,2008,24(6):1763-1770.

[22] Schmier JK,Covert DW,Lau EC,et al.Trends in annual medicare expenditures for glaucoma surgical procedures from 1997 to 2006. Arch Ophthalmol. 2009,127(7):900-905.

[23] Schultz NM,Wong WB,Coleman AL,et al.Predictors,resource utilization, and short-term costs of laser trabeculoplasty versus medication management in open-angle glaucoma. Am J Ophthalmol,2016,168:78-85.

[24] Kaplan RI,De Moraes CG,Cioffi GA,et al. Comparative costeffectiveness of the Baerveldt implant,trabeculectomy with mitomycin,and medical treatment. JAMA Ophthalmol,2015,133:560-567.

[25] Kumbar SK,Mirje M,Moharir G,Bharatha A. Cost analysis of commonly used combination of drugs in primary open angle glaucoma. J Clin Diagn Res, 2015,9:FC05-FC08.

[26] Queen JH,Feldman RM,Lee DA. Variation in number of doses,bottle volume,

and calculated yearly cost of generic and branded latanoprost for glaucoma. Am J Ophthalmol,2016,163:70-74.

[27] Guedes RA,Guedes VM,Gomes CE,et al. Maximizing cost-effectiveness by adjusting treatment strategy according to glaucoma severity. Medicine (Baltimore),2016,95(52):e5745.

[28] Lam BL,Zheng DD,Davila EP,et al.Trends in Glaucoma Medication Expenditure:Medical Expenditure Panel Survey 2001-2006. Arch Ophthalmol, 2011,129(10):1345-1350.

[29] Congdon N,Wang F,Tielsch JM.Issues in the epidemiology and population based screening of primary angle-closure glaucoma. Surv Ophthalmol,1992, 36(6):411-423.

[30] Foster PJ,Baasanhu J,Alsbirk PH,et al. Glaucoma in Mongolia-a population-based survey in Hovsgol Province,Northern Mongolia. Arch Ophthalmol,1996,114:1235-1241.

[31] Foster PJ. Johnson GJ. Glaucoma in China:how big is the problem. Br J Ophthalmol, 2001, 85:1277-1282.

[32] He M,Foster PJ,Ge J,et al.Prevalence and clinical characteristics of glaucoma in adult Chinese:a population-based study in Liwan District, Guangzhou. Invest Ophthalmol Vis Sci,2006,47:2782-2788.

[33] Zhong H,Li J,Li CR,et al. The Prevalence of Glaucoma in Adult Rural Chinese Populations of the Bai Nationality in Dali:The Yunnan minority eye study. Invest Ophthalmol Vis Sci,2012,53(6):3221-3225.

第九节 从公共卫生学角度看应该如何进行青光眼筛查和预防？

- 青光眼虽是一种严重的不可逆性致盲性眼病。降眼压是临床治疗青光眼的常见方法，能延缓疾病进展，可以避免致盲。因此，青光眼是一种可防、可治、可避免致盲的疾病。但是目前普遍应用的疾病防治模式是相对被动的疾病防治模式，即患者出现明显症状后就医，或者通过体检或筛查发现疾病而就医。这样的疾病防治模式导致疾病的检出率较低，发达国家流行病学调查发现 50%~70% 的青光眼既往未曾被诊断为青光眼，而发展中国家这一比例则高达 90%。[1]

- 从全球青光眼防治来看，青光眼检出率的提高是青光眼防治的关键。但人群中青光眼的患病率相对偏低，在 40 岁以上人群中约为 3%，在普通人群中不足 1%。对于如此低患病率的疾病是否有必要开展人群筛查，是存在争议的。美国预防服务工作组 (U.S. Preventive Services TaskForce, USPSTF) 的推荐声明肯定了筛查对高眼压和 POAG 患者的早期诊断作用，但仍然认为目前证据不支持对 POAG 进行人群筛查。在欧美等发达国家实施一般人群的青光眼筛查并不经济。[2-5]

- 与西方发达国家（尤其是美国）不同的是：（1）我国的青光眼类型中，闭角型青光眼所占比例高，在 40% 以上，而且是临床青光眼目的主要类型；（2）闭角型青光眼诊断相对容易，防治手段明确，效果确定；（3）我国青光眼患者就医时，40%~50% 存在单眼盲；（4）我国人口密度大，而且具备较为完备的县乡村行政和医疗保健体系，开展人群筛查效率较高。在流行病学调查中因 POAG 导致双眼盲的比例很低或者几乎没有。因此，在我国开展大规模青光眼筛查成本相对较低，获益较大。

- 但尚缺乏足够的直接研究证据。在缺乏充分证据的情况下，我们提出以下几点建议，供我国眼科同道开展青光眼筛查与预防工作时参考。

1. 选择青光眼高危人群（有青光眼家族史、糖尿病、高度近视患者）作为主要筛查对象

- 由于青光眼患病率较低，即使采用高效率的检查方法，针对一般人群的大范围青光眼筛查阳性预测值低，成本效益不高，因此青光眼筛查应限定在高危群体。Zhao 等[6]进行荟萃分析发现糖尿病患者的青光眼患病风险比非糖尿病患者高 1.48 倍，且患者自确诊糖尿病起，其青光眼患病风险每年增加 5%；研究表明，眼轴长度、近视眼的屈光度与开角型青光眼的发病率呈正相关，高度近视是青光眼的危险因素。蓝山眼病研究结果显示，中高度近视者青光眼患病风险比轻度近视者高 [≥ −3.0 D 比值比（odds ratio，OR）=3.3，−1.0 ~ −3.0 D OR=2.3][7]。洛杉矶拉丁美洲眼病研究结果显示，有青光眼家族史者的 POAG 患病风险较无家族史者高（OR=1.92）[8, 9]。巴尔的摩眼病研究表明，兄妹中有青光眼病史者的青光眼患病风险高于父母或子女中有青光眼病史（兄妹 OR=3.69，父母 OR=2.17，子女 OR=1.12）[10]。因此，将筛查人群限定在以上高危人群而非一般人群将会有效提高成本效益[11-13]。

2. 以老年人群为主要目标

- 年龄被认为是青光眼发生的独立危险因素，Cheng 等[14]回顾了 1990—2010 年 10 年间的中国青光眼流行病学研究，发现青光眼患病率随年龄增加而显著增加，>50 岁的人群青光眼患病率显著升高（40~49 岁 $OR=1$，50~59 岁 $OR=1.27$，60~69 岁 $OR=2.92$，≥ 70 岁 $OR=4.43$）；Vaahtoranta–Lehtonen 等[11]模拟比较了青光眼筛查（50~79 岁人群，5 年一次），该研究结果显示，与 50~54 岁人群相比，在 75~79 岁的老年人群体中进行青光眼筛查的成本更低，效益更好。其一方面源于老年人群青光眼患病率更高，另一方面则由于老年人群青光眼病情更重，进展更快，需要治疗的青光眼患者比例更高。我国人群青光眼的筛查，推荐以 50 岁以上人群作为目标筛查人群比较适宜。

3. 延长筛查间隔

- 多项基于马尔可夫（Markov）模型的经济学研究指出，5~10 年为间隔的青光眼筛查能获得更好的效益分析：Vaahtoranta–Lehtonen 等[11]基于 Markov 模型比较了医院机会性诊断青光眼及筛查诊断青光眼，结果显示对于 50 岁以上人群，青光眼筛查可间隔 10 年。英国一项研究结果同样指出针对 40~50 岁人群，10 年为间隔的青光眼筛查比 3 年或 5 年更经济。Burr[12]等纳入 1966–2004 年欧美地区 19 项青光眼研究并以 Markov 模型模拟筛查策略，结果显示青光眼筛查仅对高危人群实施较长间隔的青光眼筛查才较经济，如对青光眼患病率为 3%~4% 的 40 岁人群进行 5~10 年一次的筛查[15-18]。

4. 在筛查阶段以非医疗技术人员替代医疗人员

- 青光眼初步筛查阶段的主要检测手段是视力检查、眼压测量、眼底照相、视野检测及眼前段检查，以上仪器均具有良好的敏感度及特异度，能够较好地诊断青光眼。这些检查仪器操作较为简易，即使是非医疗人员，只要经过正规培训及考核，可以合格地进行大部分的检查。除去最主要的眼底视乳头评价及视野结果判读，其他的检查并不需要医疗人员来执行。Sakamoto 等[19]研究表明，患者自己使用眼压计所测得眼压与医生测得眼压具有良好的一致性。因此通过采用非医疗人员加少数医疗人员就能维持筛查团队的运营，这将大大降低筛查的人力成本。

5. 联合白内障、眼底病等多种眼病筛查

- 进行青光眼筛查所必需的裂隙灯检查、眼底检查或眼底照相也是其他主要致盲眼病如白内障、角膜病和糖尿病视网膜病变、老年黄斑变性等致盲疾病的重要检查手段。视网膜血管病变是心脑血管病的独立危险因素，卒中、脑萎缩和心脑血管死亡率均被报道与眼底血管病变有关。几乎所有 1 型糖尿病和 60% 的 2 型糖尿病患者在患病 20 年后均会出现视网膜病变。以眼底照相联合裂隙灯检查为主要筛查手段，在筛查青光眼的同时，能对白内障、角膜病及糖尿病视网膜病变等多种致盲眼病进行联合筛查，通过评价受检者眼底照相的血管病变还能为心脑血管病进行预警。单种眼病的患病率固定，通过增加筛查的眼病种类，能在有限的

受检人群中发现更多需要治疗的患者，进一步增加整体筛查所检出患者数量，降低每例病例的平均筛查成本。[20-24]

6. 提高筛查效率

- 筛查效率是影响筛查卫生经济效果评价的重要因素，良好的筛查计划应采用较少的卫生资源投入发现和诊断较多的患者。成本效果比（C/E）= 阳性患者检出的平均成本 = 筛查总成本 / 筛查检出的阳性患者数。前来参加筛查的受检者不足是现场筛查效率低的主要原因之一，通过选择人口密度相对较高区域、提高宣传力度及多地区居民共同筛查等措施确保每日有足量的受检者，将筛查人数与筛查人员的薪酬挂钩可提高其积极性。每日筛查时间固定，筛查人员的主要薪酬不变，加上仪器耗损忽略不计，则筛查总成本可视为基本不变。在确保筛查质量的前提下，提高每日筛查效率将增加单位时间内的筛查检出患者数量，每例病例的平均筛检成本也将随之降低。[25]

7. 将青光眼筛查与常规体检结合

- 远程筛查（Tele-screening system）是近年新兴的筛查模式，数码眼底相机拍摄受检者眼底图像，通过网络传输给眼科专家进一步评估图像，识别危险因素及诊断，以利于治疗和随访。远程筛查能克服地理差异，减轻患者交通负担，进而提高患者随访率。在体检中心设立眼底照相项目，配合网络远程阅片，一方面能为心血管及内分泌等疾病提供早期诊断指征；另一方面能够对体检人群进行青光眼等眼病筛查，依托体检中心能够免去筛查的前期组织宣传、中期仪器运输及后期的转诊通知等环节，显著降低了青光眼筛查的成本。[26-32]

参考文献

[1] YB Liang,Y Zhang,N Congdon,et al. Proposing new indicators for glaucoma healthcare service. Eye and Vision. 2017, 4 (1) :6.

[2] AO Berg.Screening for glaucoma:recommendation statement.Ann Fam Med. 2005,3(2):171-172.

[3] Hernandez R,Rabindranath K,Fraser C,et al.Screening for open angle glaucoma:systematic review of cost-effectiveness studies[J].J Glaucoma 2008,17(3):159-168.

[4] Burr JM,Mowatt G,Hernandez R,et al.The clinical effectiveness and cost-effectiveness of screening for open angle glaucoma:a systematic review and economic evaluation[J]. Health Technol Assess 2007,11(41):iii-iv, ix-x,1-190.

[5] Casson RJ,Newland HS,Muecke J,et al. Prevalence and causes of visual impairment in rural myanmar:the Meiktila Eye Study. Ophthalmology, 2007,114(12):2302-2308.

[6] Zhao D,Cho J,Kim MH, et al. Diabetes,fasting glucose,and the risk of glaucoma: a meta-analysis. Ophthalmology,2015, 122(1):72-78.

[7] Mitchen P,Hourihan F,Sandbach J,et a1:The relationship

between glaucoma and myopia:the Blue Mountains Eye Study. Ophthalmology,1999,106:2010-2015.

[8]　Jiang X,Varma R,Wu S,et al. Los Angeles Latino Eye Study Group:Baseline risk factors that predict the development of open-angle glaucoma in a population:the Los Angeles Latino Eye Study. Ophthalmology, 2012,119(11):2245-2253.

[9]　Doshi V,Ying-Lai M,Azen SP,et al. Los Angeles Latino Eye Study Group: Sociodemographic,family history,and lifestyle risk factors for open-angle glaucoma and ocular hypertension. The Los Angeles Latino Eye Study. Ophthalmology ,2008,115(4):639-647.

[10]　Tielsch JM,Katz J,Sommer A,et al. Family history and risk of primary open angle glaucoma. The Baltimore Eye Survey. Arch Ophthalmol,1994,112:69-73.

[11]　Vaahtoranta-Lehtonen H,Tuulonen A,Aronen P,et al.Cost effectiveness and cost utility of an organized screening programme for glaucoma. Acta Ophthalmol Scand. 2007,85(5):508-518.

[12]　Hern á ndez RA,Burr JM,Vale LD. OAG Screening Project Group:Economic evaluation of screening for open-angle glaucoma.Int J Technol Assess Health Care. 2008, 24(2):203-211.

[13]　Anderson DR. Normal Tension Glaucoma Study. Collaborative normal tension glaucoma study. Curr Opin Ophthalmol,2003, 14(2):86-90.

[14]　Cheng JW,Cheng SW,Ma XY,et al. The prevalence of primary glaucoma in mainland China:a systematic review and meta-analysis. J Glaucoma, 2013,22(4):301-306.

[15]　Katz J,Sommer A,Gaasterland DE,et al:Comparison of analytic algorithms for detecting glaucomatous visual field loss[J]. Arch Ophthalmol,1991, 109(12):1684-1689.

[16]　Azuara-Blanco A,Banister K,Boachie C,et al. Automated imaging technologies for the diagnosis of glaucoma:a comparative diagnostic study for the evaluation of the diagnostic accuracy,performance as triage tests and cost-effectiveness (GATE study). Health Technol Assess, 2016,20(8):1-168.

[17]　Reus NJ,Lemij HG,Garway-Heath DF,et al. Clinical assessment of stereoscopic optic disc photographs for glaucoma:the European Optic Disc Assessment Trial. Ophthalmology 2010,117(4):717-723.

[18]　Lavanya R,Foster PJ,Sakata LM,et al:Screening for narrow angles in the singapore population:evaluation of new noncontact screening methods. Ophth almology,2008,115(10):1720-1727,1727 e1721-1722.

[19]　Sakamoto M,Kanamori A,Fujihara M,et al. Assessment of IcareONE rebound tonometer for self-measuring intraocular pressure. Acta Ophthalmol,2014, 92(3):243-248.

[20]　Xu Y,Gao X,Lin S,et al. Automatic grading of nuclear cataracts from slit-lamp lens images using group sparsity regression.Med Image Comput Comput Assist Interv. 2013,16(Pt 2):468-475.

[21]　Tso MO,Jampol LM:Pathophysiology of hypertensive retinopathy. Ophthalmolo

gy,1982,89(10):1132-1145.

[22] Hubbard LD,Brothers RJ,King WN,et al. Methods for evaluation of retinal microvascular abnormalities associated with hypertension/sclerosis in the Atherosclerosis Risk in Communities Study. Ophthalmology,1999,106(12):2269-2280.

[23] Wong TY,Klein R,Sharrett AR, et al. The prevalence and risk factors of retinal microvascular abnormalities in older persons:The Cardiovascular Health Study. Ophthalmology,2003,110(4):658-666.

[24] NHS Centre for Reviews and Dissemination (NHS CRD). Complications of diabetes:screening for retinopathy management of foot ulcers. E Health Care,1999, 5:1-12.

[25] 梁远波，欧文，方爱武. 青光眼防治：从医院到社区. 眼科，2015, 25（2）：143-144.

[26] Sharma U,Reed J,Doyle C,et al.Challenges in evaluating telehealth through RCT-the problem of randomization. Stud Health Technol Inform. 2012,180:323-327.

[27] Davis RM,Fowler S,Bellis K,et al. Telemedicine improves eye examination rates in individuals with diabetes:a model for eye-care delivery in underserved communities. Diabetes Care,2003,26(8):2476.

[28] Conlin PR,Fisch BM,Cavallerano AA,et al. Nonmydriatic teleretinal imaging improves adherence to annual eye examinations in patients with diabetes. J Rehabil Res Dev. 2006,43(6):733-740.

[29] Thomas SM,Jeyaraman MM,Hodge WG,et al. The effectiveness of teleglaucoma versus in-patient examination for glaucoma screening:a systematic review and meta-analysis. PLoS One,2014, 9(12):e113779.

[30] Tuulonen A,Ohinmaa T,Alanko HI. The application of teleophthalmology in examining patients with glaucoma:a pilot study. J Glaucoma,1999,8(6):367-373.

[31] Kassam F,Amin S,Sogbesan E,et al.The use of teleglaucoma at the University of Alberta. J Telemed Telecare, 2012,18(7):367-373.

[32] Kassam F,Yogesan K,Sogbesan E,et al.Teleglaucoma:improving access and efficiency for glaucoma care. Middle East Afr J Ophthalmol,2013,20(2):142-149.

第十节 原发性闭角型青光眼和原发性开角型青光眼的危险因素是什么？

1. 原发性开角型青光眼（POAG）的危险因素

1.1 眼压

- 眼压是 POAG（简称开青）最重要及最明确的危险因素。尽管目前尚无明确证据说明眼压与青光眼患病之间一定存在因果联系，但眼压作为开青最重要的危险因素已在几乎所有的流行病学研究中得到证实。

- 巴尔的摩眼病研究发现，如果以眼压 <15mmHg 的人群作为参照，眼压值位于 16~18mmHg、19~21mmHg、22~29mmHg 及 30~34mmHg 的人群开青患病概率较基线分别增加至 2.0 倍、2.8 倍、12.8 倍及 39 倍[1]。与高加索人群及非洲人群相比，由于正常眼压性青光眼的存在，东亚地区人群青光眼与眼压之间的相关性较弱，但仍然存在明确的相关性。在日本 Tajimi 眼病研究中，眼内压与青光眼的相对危险度（relative risk，RR）为 1.12，尽管 92% 的开青患者眼压在正常范围内，但其眼压值仍旧显著高于非青光眼患者[2]。

- 此外，眼压也是青光眼进展的明确危险因素。巴巴多斯眼病研究调查了人群的 9 年青光眼发病率，发现眼压高于 21mmHg 较低于 15mmHg 者患青光眼的概率至少提高 5 倍[3]。

- 早期青光眼治疗研究中发现，眼压每升高 1mmHg，对应的青光眼进展风险比为 1.13[4]。

1.2 年龄

- 随着年龄增加，开青患病率逐渐增加。年龄作为青光眼的危险因素是独立于眼压而存在的。很多研究发现，随年龄增长眼压呈现下降趋势，而开青患病率却有所增加。

- 澳大利亚蓝山眼病研究发现，在 60 岁以下、60~69 岁、70~79 岁、80 岁以上人群开青患病率分别为 0.3%、1.1%、4.2%、8.2%[5]。北京眼病研究发现中国北方人群开青患病率随着年龄增长逐渐增加，在 40~49 岁人群中患病率为 1.8%，在 70 岁以上人群中上升为 5.7%[6]。Rudnicka 等学者对 46 项眼病流行病学研究进行荟萃分析，对在不同人种中年龄对青光眼患病率的影响进行了量化分析，发现在中老年人群中年龄平均每增加 10 岁，青光眼患病危险度增加 1.6 倍（亚洲人及高加索人）及 2.1 倍（非裔人群）[7]。

- 年龄以何种机制导致青光眼的发生目前尚无明确系统的解释，但可以肯定的是，随年龄增加，机体的组织结构、功能及生物学特性均发生巨大变化，继而从某些方面增加青光眼的易感性。年龄越大，青光眼与眼压之间的依赖关系也越来越弱。

1.3 人种

* 非洲 – 加勒比人群的开青患病率显著高于其他人群 [8]。

* 流行病学研究显示,坦桑尼亚(东非)、加纳(西非)、巴巴多斯(加勒比地区)等地的开青患病率分别为 3.5%、8.5% 及 8.0%,尽管由于各调查的检查手段及诊断方法有所差异,患病率结果无法直接以数值比较,但大部分针对非洲人群的研究报道开青患病率要高于高加索人及亚洲人的研究 [9-10]。

* 巴尔的摩眼病研究对于巴尔的摩东部及东南部社区的非裔及高加索人群进行统一的调查,发现非裔人群开青患病率为 4.74%,显著高于高加索人群的患病率,即 1.29% [11]。

* 近期一项荟萃分析集合了 50 个流行病学研究的资料,发现非洲人群开青患病率最高(综合患病率 4.20%),其次是拉美及加勒比海人群(合并患病率 3.65%),高加索人群和亚洲人群较低,合并患病率分别为 2.51% 和 2.31% [12]。

* 此外,也有证据表明,青光眼的种族差异性也导致了不同种族致盲疾病谱的差异。全球范围内青光眼是位列第二的致盲性眼病,但在非洲人群中青光眼是首位致盲性眼病,盲目约有 1/3 由青光眼所致。[13, 14]

1.4 家族史

* 家族史也是较为明确的青光眼危险因素。由于很难在流行病学调查中对所有亲属进行标准统一的客观检查,故家族史大多来自问卷缺乏准确性,此外家族成员结构无法标准化,所以家族史对青光眼的作用程度缺少较为准确的证据。

* 1994 年 Tielsch 等针对巴尔的摩眼病研究中发现的 161 名开青患者家族患病情况进行访问调查,发现兄弟姐妹中有青光眼患者的人群患病概率为无家族史者的 3.69 倍,父母患病者罹患概率为无家族史者的 2.17 倍,子女患病者罹患概率为无家族史者的 1.12 倍 [15]。我国学者对上海 228 名开青患者进行问卷调查,发现 21.49% 的患者一级亲属中存在青光眼患者,相对危险度为 8.99 [16]。

* 但上述研究还是存在明显的不足,Tielsch 等进行的研究中发现既往诊断青光眼的患者所提供的家族史阳性率为初次诊断者家族史阳性率的 2~3 倍,这显然由于选择性偏倚导致 [15]。家族史在开青中危险度尚需要设计更为合理的研究进行探索。

1.5 近视

* 近视从很早开始就被发现与 POAG 存在关联,早在 1925 年,Knapp 等人就曾经报道了近视与开角型青光眼之间存在着关系 [17];随着时代的发展,近年来近视,尤其是高度近视作为开青的危险因素已被多项大量的人口统计学眼病调查所证实。北京眼病研究发现高度近视(-6D 以上)青光眼患病率为 10.7%,约为正视的 4 倍 [18]。Chon 等对韩国 13 433 名患

者进行横断面研究,发现高度近视(超过 −6D)青光眼患病率为正视的 4.6 倍[19]。新加坡马来人眼病研究发现 −4D 以上近视的开青患病率为正视人群的 4 倍[20]。Marcus 等对 11 个人群为基础的眼病调查进行荟萃分析,综合发现低度近视(−3D 以内)人群中开青患病率为正视的 1.65 倍,中高度近视(超过 −3D)中青光眼患病率为正视的 2.46 倍[21]。

- 然而在近年来的大量随访研究表明,近视并不能作为开角型青光眼进展的危险因素,甚至 Lee 等人表明了高度近视是开角型青光眼进展的保护性因素[22]。近期日本的一篇文章也表明近视的程度与开角型青光眼患病率之间并无联系[23]。后来有文章探寻了其中研究结果差异的原因:Nitta 等人提出开角型青光眼和近视,谁的视神经损伤占主导可能是这种差异的原因[24],Kimura 等人提出筛板损伤可能在近视导致 POAG 的过程中起到作用[25],也有很多文章分析了除此之外的其他干扰因素,包括年龄,IOP,AL 等[26,27],而今年 Yu 等人提出了筛板缺损的出现跟非进展性视野缺损明显相关[28]。但到目前为止,近视作为开青的一种危险因素其影响机制依然尚不明确,有待进一步研究证实。

1.6 中央角膜厚度

- 一些研究认为中央角膜厚度是青光眼发生、发展的独立危险因素, 角膜厚度与青光眼易感性之间的关联可能在于角膜厚度对角膜及其他组织的压力与形变存在影响[29]。

- Gordon 等[30]在一项人群前瞻性对照研究(高眼压治疗研究)中发现,中央角膜厚度越薄,高眼压人群发展为青光眼的概率越大,故而认为它是青光眼的重要危险因素。在早期明确青光眼研究中,通过对早期开青密切随诊观察,认为中央角膜厚度是青光眼进展的独立危险因素[31]。

- 但也有学者认为,角膜厚度并非青光眼的独立危险因素,角膜厚度由于影响眼压数值测量而混淆了真正的眼压和青光眼之间的联系。北京眼病研究通过对 3251 名受试者进行研究发现在大样本人群中校正年龄、眼压等因素后,中央角膜厚度与青光眼之间并不存在实质的相关性[32]。在亚兹德眼病研究中发现伊朗人群中央角膜厚度与垂直杯盘比无相关性[33]。此外,新加坡马来人眼病研究、西非城市人群眼病研究等也发现中央角膜厚度与青光眼并不存在明显相关[34]。

- 角膜厚度存在较为明确的种族异质性,高眼压治疗研究中发现非裔美国人角膜厚度较白人平均低 23μm;通过对新加坡华人、马来人、印度人眼病调查的比较分析后发现三个种族的中央角膜厚度分别为(552.3±33.4）μm、（540.9±33.6）μm 和（540.4±33.6）μm。

- 角膜厚度是否为青光眼独立危险因素,以及不同种族人群开青患病率差异是否与角膜厚度相关目前尚缺乏证据[35-37]。

1.7 血压

- 血压是否为开青发生的危险因素目前尚不明确,现有证据也存在一些矛盾。

- Tielsch 等在巴尔的摩眼病研究中发现，舒张压降低是开青发生的明确危险因素，舒张压 <30mmHg 的人群罹患青光眼概率为舒张压 ≥ 50mmHg 人群的 6.2 倍[38]。此外，新加坡马来人眼病研究、Egna-Neμmarkt 眼病研究等均发现舒张压降低为青光眼发生的危险因素[39-40]。据推测舒张压降低可能通过影响眼灌注压或作为眼自调节功能下降的标志等因素增加青光眼发生的易感性，这方面仍有待进一步的研究证实。

- 有些研究认为高血压是青光眼发生的危险因素。蓝山眼病研究发现高血压，尤其是控制不良的高血压是开青的独立危险因素[41]；鹿特丹眼病研究发现收缩压及舒张压升高均为高眼压性开青的危险因素[42]；Bever Dam 眼病研究发现，眼压与收缩压和舒张压具有相关性[43]；在 Egna-Neμmarkt 眼病研究中发现青光眼和系统性高血压存在关联性。与之对应的是，邯郸眼病研究、北京眼病研究、Tajimi 眼病研究发现高血压仅与眼压相关，然而和青光眼没有显著关联。高血压是否为青光眼独立危险因素目前证据不足[44, 45]。

1.8 糖尿病

- 很多研究都证实糖尿病患者眼压值高于正常人群，然而糖尿病本身是否与开青发生存在关联，流行病学研究结果存在矛盾。

- 早期的眼病研究很多认为糖尿病与开青存在关联。蓝山眼病研究发现青光眼患者中 13% 患有糖尿病，而非青光眼人群中糖尿病患者仅占 6.9%，该研究认为糖尿病是青光眼的危险因素，而且糖尿病对青光眼的影响独立于眼压之外[46]。一项包含 47 项眼病研究的荟萃分析表明，糖尿病患者发生开青的概率为非糖尿患者群的 1.48 倍，此外，糖耐量、快速血糖水平也均与青光眼发生相关。目前更多的研究得出了不同的结论，巴巴多斯眼病研究、鹿特丹眼病研究、北京眼病研究、邯郸眼病研究、新加坡三个种族的眼病研究等均未发现糖尿病增加青光眼患病率[47-50]。

- 但目前糖尿病是否与青光眼存在本质性联系尚无定论，流行病学证据的不一致性很难用种族差异解释，可能原因包括由于糖尿病患者眼压较高从而出现混杂因素，或青光眼定义差异等。

1.9 其他

- 偏头痛、呼吸睡眠暂停综合征等也被认为可能是开青的危险因素，但目前临床研究尚存争议，亦缺乏高级别的流行病学证据[51]。

2. 原发性闭角型青光眼的危险因素

- 与原发性开角型青光眼相比，原发性闭角型青光眼（简称闭青）的病因相对比较明确，流行病学危险因素研究相对较少。

2.1 人种

- 闭青患病率在不同种族存在明显差异，但限于各研究对疾病定义缺乏一致性，结果很难直接进行比较，尽管如此，亚洲人闭青患病率远高于其他人种已得到广泛的认同，证据充分。

- 近期一项荟萃分析显示，闭青在亚洲、非洲、欧洲、北美洲、拉美及加勒比人群中的综合患病率分别为 1.09%、0.60%、0.42%、0.26% 和 0.85%。在亚洲，东亚人群尤其是中国人的闭青患病率又显著高于其他国家地区 [52]。邯郸眼病研究报道，中国北方人群闭青、原发房角关闭及可疑原发房角关闭的患病率分别为 0.5%、1.5% 及 10.4%，荔湾眼病研究报道广州地区闭青患病率为 1.5%，北京眼病研究报道闭青患病率为 1.0%。采用基本相同的研究方法及诊断标准，新加坡研究发现新加坡国内不同人种的闭青患病率存在差异，其中华裔患病率最高（1.5%），显著高于马来裔（0.12%）及印度裔（0.12%）[53-56]。Tajimi 研究报道人本人群闭青患病率为 0.6%，另一项研究显示泰国人群患病率为 0.9%[57]。
- 高加索人闭青患病率尽管较低，但在不同人群也可能存在差异。澳大利亚早期的一项流行病学调查发现，北欧后裔发生闭青的概率高于意大利或希腊人后裔。
- 多个研究表明位于北极地区的爱斯基摩人也存在较高的闭青患病率，40 岁以上人群患病率约 2.1%，但由于诊断标准的差异，爱斯基摩人与亚洲人群闭青是否存在差异性并无明确证据 [58]。

2.2 年龄及性别

- 很多流行病学研究发现闭青与年龄、性别存在相关性，即随年龄增加闭青患病率增加，女性较男性更容易患病。
- 年龄是闭青发生的较明确的危险因素，55~70 岁为其高发年龄。尽管年龄与闭青相关性明确，但由于各研究检出患者绝对数量较少，年龄相对危险度差异很大。
- 闭青发生的性别差异在一些研究中有所体现，女性前房深度较男性浅，可关闭房角的比例也比男性大。就闭青的患病率而言，在邯郸眼病研究、荔湾眼病研究、北京眼病研究、新加坡 Tanjong Pagar 眼病研究中均发现女性患者数量高于男性，但这些差异并非都具有统计学意义。[53-55, 59]
- 一些学者认为年龄、性别、甚至种族等并非闭青的直接危险因素，它们实质上是与前房解剖结构相关，前房深度等参数与性别、年龄存在直接关系。

2.3 眼部解剖结构

- 闭青、房角关闭、可疑房角关闭人群都具有明确的解剖结构，包括中央前房深度较浅、眼轴较短、晶状体较厚、晶状体位置靠前等，也被称作"前房拥挤"。瞳孔阻滞是闭青发生的重要机制，而前房拥挤是瞳孔阻滞发生的结构基础。
- 前节 OCT 在流行病学中的应用，使我们对闭角青光眼的结构影响因素有了更量化的认识，除前房深度外，前房宽度、前房容积、房角宽度、虹膜厚度、虹膜面积、虹膜曲率、晶状体突出度等均与闭青及房角关闭存在相关关系。也正因为定量工具的引入，证明了亚洲人群前房深度（如北京眼病研究平均 242μm）小于欧洲人群（如英国 EPIC-Norfolk 研究

　　平均315μm），间接证明了前房结构在闭青发生中的重要作用。
· 前房解剖结构尽管是明确且重要的危险因素，但并不能完全解释闭青的发生。具有可关闭房角结构的人群，大约仅有10%发病，闭青危险因素尚有很多我们没有认知的方面。

2.4 其他因素

· 除静态的解剖因素外，有学者认为闭青发生存在动态因素，比如虹膜或脉络膜改变诱发青光眼的发生，有学者认为虹膜容积的动态变化差异性可能在青光眼发生中起一定作用，也有学者认为脉络膜膨胀可能是急性房角关闭发生的使动因素。动态因素目前仅仅停留在假说阶段，需要动态的前瞻性对照试验加以证实。[60]

参考文献

[1]　Sommer A,Tielsch JM,Katz J,et al. Relationship between intraocular pressure and primary open angle glaucoma among white and black Americans: the Baltimore Eye Survey. Arch Ophthalmol,1991,109(8):1090-1095.

[2]　Iwase A,Suzuki Y,Araie M, et al.The prevalence of primary open-angle glaucoma in Japanese:the Tajimi Study. Ophthalmology,2004 ,111(9):1641-1648.

[3]　Leske MC,Wu SY,Hennis A,et al. BESs Study Group. Risk factors for incident open-angle glaucoma:the Barbados Eye Studies. Ophthalmology, 2008,115(1):85-93.

[4]　Leske MC,Heijl A,Hussein M,et al. Factors for glaucoma progression and the effect of treatment:the early manifest glaucoma trial. Arch Ophthalmol,2003,121(1):48-56.

[5]　Mitchell P,Smith W,Attebo K,et al. Prevalence of open-angle glaucoma in Australia:the Blue Mountains Eye Study. Ophthalmology,1996,103(10):1661-1669.

[6]　Wang YX,Xu L,Yang H,et al. Prevalence of glaucoma in North China:the Beijing eye study. Am J Ophthalmol,2010,150(6):917-924.

[7]　Rudnicka AR,Mt-Isa S,Owen CG,et al. Variations in primary open-angle glaucoma prevalence by age,gender,and race:a Bayesian meta-analysis. Invest Ophthamol Vis Sci,2006,47(10):4254-4261.

[8]　Buhrmann RR,Quigley HA,Barron Y, et al. Prevalence of glaucoma in a rural East African population. Invest Ophthamol Vis Sci.2000,41(1):40-48.

[9]　Ntim-Amponsah CT,Amoaku WM,Ofosu-Amaah S,et al. Prevalence of glaucoma in an African population. Eye,2004,18(5):491-497.

[10]　Leske MC,Connell AM,Schachat AP,et al. The Barbados Eye Study: prevalence of open angle glaucoma. Arch Ophthalmol,1994,112(6):821-829.

[11]　Tielsch JM,Sommer A,Katz J. Racial variations in the prevalence of primary open-angle glaucoma:the Baltimore Eye Survey.Jama,1991,266(3):369-374.

[12]　Tham YC,Li X,Wong TY,et al. Global prevalence of glaucoma and projections

of glaucoma burden through 2040: a systematic review and meta-analysis. Ophthalmology,2014,121(11):2081-2090.

[13] Resnikoff S,Pascolini D,Etya'ale D, et al. Global data on visual impairment in the year 2002. Bull World Health Organ. 2004,82(11):844-851.

[14] Hyman L,Wu SY,Connell AM,et al. Prevalence and causes of visual impairment in the Barbados Eye Study. Ophthalmology,2001,108(10):1751-1756.

[15] Tielsch JM,Katz J,Sommer A,et al.Family history and risk of primary open angle glaucoma:the Baltimore Eye Survey. Arch Ophthalmol,1994,112(1):69-73.

[16] Kong X,Chen Y,Chen X,et al.Influence of family history as a risk factor on primary angle closure and primary open angle glaucoma in a Chinese population. Ophthalmic epidemiology,2011,18(5):226-232.

[17] Knapp A. Glaucoma in Myopic Eyes. Transactions of the American Ophthalmological Society,1925, 23(5):61.

[18] Xu L,Wang Y,Wang S,et al.High myopia and glaucoma susceptibility:the Beijing Eye Study.Ophthalmology,2007,114(2):216-220.

[19] Chon B,Qiu M,Lin SC.Myopia and Glaucoma in the South Korean PopulationMyopia and Glaucoma in the South Korean Population.Invest Ophthamol Vis Sci,2013,54(10):6570-6577.

[20] Perera SA,Wong TY,Tay WT,et al.Refractive error,axial dimensions, and primary open-angle glaucoma:the Singapore Malay Eye Study. Arch Ophthalmol,2010,128(7):900-905.

[21] Marcus MW,de Vries MM,Montolio FG,et al. Myopia as a risk factor for open-angle glaucoma:a systematic review and meta-analysis. Ophthalmology, 2011,118(10):1989-1994.

[22] Lee J Y, Sung K R, Han S, et al. Effect of myopia on the progression of primary open angle glaucoma. Invest Ophthalmol Vis Sci,2015,56(3):1775-1781.

[23] Yoshino T,Fukuchi T,Togano T,et al. Rate of progression of total, upper, and lower visual field defects in patients with open-angle glaucoma and high myopia. Jpn J Ophthalmol,2016,60(2):1-8.

[24] Nitta K,Sugiyama K,Wajima R,et al. Is high myopia a risk factor for visual field progression or disk hemorrhage in primary open-angle glaucoma? Clin Ophthalmol,2017,11:599-604.

[25] Yugo K,Tadamichi A,Masanori H,et al. Lamina Cribrosa Defects and Optic Disc Morphology in Primary Open Angle Glaucoma with High Myopia. Plos One,2014, 9(12):e115313.

[26] Park H Y,Hong K E,Park C K. Impact of Age and Myopia on the Rate of Visual Field Progression in Glaucoma Patients. Medicine,2016, 95(21):e3500.

[27] Tham Y C,Aung T,Fan Q,et al. Joint Effects of Intraocular Pressure and Myopia on Risk of Primary Open-Angle Glaucoma:The Singapore Epidemiology of Eye Diseases Study. Sci Rep,2016,13(6):19320

[28] Yu S,Araie M,Kasuga H,et al. Focal Lamina Cribrosa Defect in Myopic Eyes with Non-Progressive Glaucomatous Visual Field Defect. Am J Ophthalmol,

2018,190 :34-49.

[29] Mehdizadeh A,Hoseinzadeh A,Fazelzadeh A. Central corneal thickness as a risk factor for glaucoma. Medical hypotheses,2007, 69(6):1205-1207.

[30] Gordon MO,Beiser JA,Brandt JD,et al.The Ocular Hypertension Treatment Study:baseline factors that predict the onset of primary open-angle glaucoma. Arch Ophthalmol,2002,120(6):714-720.

[31] Leske MC,Heijl A,Hyman L et al. EMGT Group. Predictors of long-term progression in the early manifest glaucoma trial. Ophthalmology,2007, 114(11):1965-1972.

[32] Xu L,Zhang H,Wang YX,et al. Central corneal thickness and glaucoma in adult Chinese:the Beijing Eye Study. J Glaucoma,2008, 17(8):647-653.

[33] Pakravan M,Javadi MA,Yazdani S, et al. Distribution of intraocular pressure,central corneal thickness and vertical cup - to - disc ratio in a healthy Iranian population:the Yazd Eye Study. Acta Ophthalmologica,2017, 95(2):e144-e151.

[34] Wu R,Wong TY,Saw SM,et al.Effect of corneal arcus on central corneal thickness,intraocular pressure,and primary open-angle glaucoma:the Singapore Malay Eye Study. Arch Ophthalmol,2010,128(11):1455-1461.

[35] Sng C,Barton K,Kim H,et al. Central Corneal Thickness and its Associations With Ocular and Systemic Factors in an Urban West African Population. Am J Ophthalmol.2016,169:268-225.

[36] Brandt JD,Beiser JA,Kass MA,et al. Ocular Hypertension Treatment Study (OHTS) Group. Central corneal thickness in the ocular hypertension treatment study (OHTS). Ophthalmology,2001,108(10):1779-1788.

[37] Chua J,Tham YC,Liao J,et al. Ethnic differences of intraocular pressure and central corneal thickness:the Singapore Epidemiology of Eye Diseases study. Ophthalmology,2014,121(10):2013-2022.

[38] Tielsch JM,Katz J,Sommer A,et al. Hypertension,perfusion pressure, and primary open-angle glaucoma:a population-based assessment. Arch Ophthalmol,1995,113(2):216-221.

[39] Zheng Y,Wong TY,Mitchell P,et al. Distribution of ocular perfusion pressure and its relationship with open-angle glaucoma:the Singapore Malay Eye Study. Invest Ophthamol Vis Sci,2010, 51(7):3399-3404.

[40] Bonomi L,Marchini G,Marraffa M,et al.Vascular risk factors for primary open angle glaucoma:the Egna-Neµmarkt Study. Ophthalmology,2000, 107(7):1287-1293.

[41] Mitchell P,Lee AJ,Rochtchina E,et al.Open-angle glaucoma and systemic hypertension:the blue mountains eye study. J Glaucoma,2004,13(4):319-326.

[42] Dielemans I,Vingerling JR,Algra D,et al. Primary open-angle glaucoma, intraocular pressure,and systemic blood pressure in the general elderly population:the Rotterdam Study. Ophthalmology,1995,102(1):54-60.

[43] Klein BE,Klein R,Linton KL.Intraocular pressure in an American community.

The Beaver Dam Eye Study. Invest Ophthamol Vis Sci,1992,33(7):2224–2228.

[44] Liang YB,Friedman DS,Zhou Q,et al. Prevalence of primary open angle glaucoma in a rural adult Chinese population: the Handan eye study. Invest Ophthamol Vis Sci,2011,52(11):8250–8257.

[45] Kawase K,Tomidokoro A,Araie M,et al.Tajimi Study Group. Ocular and systemic factors related to intraocular pressure in Japanese adults:the Tajimi study. Br J Ophthalmol,2008, 92(9):1175–1179.

[46] Mitchell P,Smith W,Chey T,et al.Open-angle glaucoma and diabetes: the Blue Mountains eye study,Australia. Ophthalmology,1997,104(4):712–718.

[47] Zhao D,Cho J,Kim MH,et al.Diabetes,fasting glucose,and the risk of glaucoma: a meta-analysis. Ophthalmology,2015,122(1):72–78.

[48] de Voogd S,Ikram MK,Wolfs RC,et al. Is diabetes mellitus a risk factor for open-angle glaucoma? The Rotterdam Study. Ophthalmolo gy.2006,113(10):1827–1831.

[49] Narayanaswamy A,Baskaran M,Zheng Y,et al.The Prevalence and Types of Glaucoma in an Urban Indian Population:The Singapore Indian Eye StudyGlaucoma Prevalence Among Singaporean Indians. Invest Ophthamol Vis Sci,2013, 54(7):4621–4627.

[50] Tielsch JM. The epidemiology and control of open angle glaucoma: a population-based perspective. Annu Rev Public Health,1996,17(1):121–136.

[51] Girkin CA,McGwin G,McNeal SF,et al. Is there an association between pre-existing sleep apnoea and the development of glaucoma? Br J Ophthalmol, 2006,90(6):679–681.

[52] Tham YC,Li X,Wong TY,et al. Global prevalence of glaucoma and projections of glaucoma burden through 2040:a systematic review and meta-analysis. Op hthalmology,2014,121:2081–2090.

[53] Liang Y,Friedman DS, Zhou Q,et al.Prevalence and characteristics of primary angle-closure diseases in a rural adult Chinese population: the Handan Eye Study.Invest Ophthamol Vis Sci,2011,52(12):8672–8679.

[54] He M,Foster PJ,Ge J,et al. Prevalence and clinical characteristics of glaucoma in adult Chinese: a population-based study in Liwan District, Guangzhou. Invest Ophthamol Vis Sci.2006,47(7):2782–2788.

[55] Wang YX,Xu L,Yang H,et al. Prevalence of glaucoma in North China:the Beijing eye study. Am J Ophthalmol,2010,150(6):917–924.

[56] Gao H,Seah SK,Kashiwagi K,et al.Determinants of angle closure in older Singaporeans. Arch Ophthalmol,2008,126(5):686–691.

[57] Yamamoto T,Iwase A,Araie M,et al.The Tajimi Study report 2: prevalence of primary angle closure and secondary glaucoma in a Japanese population. Ophthalmology, 2005,112(10):1661–1669.

[58] Alsbirk PH.Anterior chamber depth, genes and environment.A population study among long-term Greenland Eskimo immigrants in Copenhagen. Acta Ophthalmol (Copenh),1982,60:223–224.

[59] Foster PJ,Oen FT,Machin D,et al. The prevalence of glaucoma in Chinese residents of Singapore:a cross-sectional population survey of the Tanjong Pagar district. Arch Ophthalmol, 2000,118(8):1105-1111.

[60] Zhang Y,Li SZ,Li L,et al. Quantitative analysis of iris changes following mydriasis in subjects with different mechanisms of angle closure. Invest Ophthalmol Vis Sci,2015,56(1):563-570.

第二章

青光眼相关解剖与生理

第一节 房角相关解剖特点

1. 哪些眼部解剖结构与青光眼相关? [1-8]

1.1 前房

- 位于角膜、虹膜与瞳孔区晶状体之间的区域，前壁是角膜和小部分巩膜，后壁由虹膜前表面、瞳孔区的晶状体前表面和极少部分睫状体构成，周边为前房角，前房内充满总容积约为 0.25ml 的房水。正常成人前房轴深 3.0~3.5mm，向周边逐渐变浅，周边 ≥ 1/2 角膜厚度。前房深度与青光眼关系密切（图 2-1）。

1.2 后房

- 位于虹膜后面、晶状体悬韧带前面和晶状体赤道部之间的区域，前壁 虹膜后面的色素上皮，侧壁是睫状突，后壁是晶状体和晶状体悬韧带，后房内也充满房水，总容积约 0.06ml，通过瞳孔与前房相连通。晶状体赤道部到睫状突的距离为 0.5mm，此处的解剖变异可能影响房水的排出。

1.3 前房角

- 前房周边由角膜、巩膜、睫状体和虹膜一起构成的角，它由前后壁和两壁所夹的隐窝组成，是房水排出的主要途径，对维持正常的眼压起着重要作用。前房角部位的任何原发或继发性病理改变，将导致眼压升高。

1.4 晶状体

- 是一个透明的双凸透明体，是眼内的主要屈光介质。位于眼后房，处于虹膜后表面和玻璃体前表面之间，其厚度、位置和曲率半径均与前房深浅有关。与晶状体相关的青光眼有膨胀期白内障继发青光眼、晶状体脱位继发青光眼、晶状体溶解性青光眼、晶状体颗粒性青光眼、晶状体过敏性青光眼。

1.5 睫状体

- 位于虹膜与视网膜锯齿缘之间的环状组织，通过晶状体悬韧带与晶状体相连，呈三角形，前部为睫状冠，后部为睫状体平坦部。前部的放射状突起为睫状突，其无色素上皮细胞分泌房水。睫状体内部的平滑肌称睫

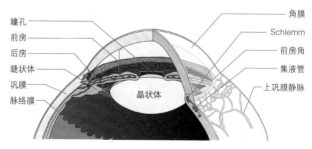

图 2-1 前房及后房结构示意图

状肌，睫状肌的收缩和放松可调节眼压。当睫状肌收缩时，巩膜突被牵引而向后移位，使 Schlemm 管开放，产生负压，吸引房水由前房流入，此外，睫状肌收缩还使小梁网的间隙变宽、网眼变大，减少房水流出阻力。睫状体的炎症，如虹膜睫状体炎、青光眼 – 睫状体炎综合征、虹膜异色性睫状体炎也与青光眼密切相关。

1.6 角膜

- 位于眼球前部无血管的透明膜。中央角膜厚度对眼压测量值有影响。角膜内皮的病变或炎症反应可导致角膜水肿、进行性房角粘连甚至关闭，从而导致继发性青光眼，如虹膜角膜内皮综合征、角膜后部多形性营养不良、Fuchs 角膜内皮营养不良等。

1.7 虹膜

- 葡萄膜的最前部分，呈圆盘状，中央有圆形瞳孔。周边虹膜膨隆程度、虹膜根部附着位置、高褶虹膜构型与青光眼密切相关，激光或手术行周边虹膜切除术或切开术为早期青光眼的治疗方案之一。此外，许多虹膜病变与继发性青光眼密切相关，如色素播散综合征、新生血管性青光眼、虹膜睫状体炎、虹膜劈裂等。[8]

1.8 视网膜

- 眼球最内层的感光膜，青光眼可导致视网膜神经节细胞死亡，致视网膜神经纤维层变薄。视网膜血管性疾病可继发新生血管性青光眼，如视网膜静脉阻塞、糖尿病性视网膜病变等；此外，视网膜色素变性、高度近视等眼底病变较易合并青光眼，需格外重视。

1.9 巩膜

- 眼球壁后部外侧的瓷白色纤维膜。巩膜的炎症可导致青光眼的发生，前巩膜炎可导致小梁网炎症损伤及周边虹膜粘连，后巩膜炎可导致脉络膜渗出、睫状体水肿前移。

1.10 脉络膜

- 位于巩膜和视网膜之间富含血管的棕色膜。随着眼部检查方法的进展，近年来发现脉络膜厚度与急性闭角型青光眼的发作密切相关。如偏头痛患者服用托吡酯后，可使脉络膜厚度突然增大、前房变浅，从而导致急性闭角型青光眼发作。此外，睫状体脉络膜渗漏可导致晶状体虹膜隔前移，进而发生闭角型青光眼。

1.11 上巩膜静脉

- 上巩膜静脉是 Schlemm 管流出房水注入的主要通道，上巩膜静脉压是影响眼压的主要因素之一，任何原因导致的上巩膜静脉压力升高都可导致青光眼的发生，如重症 Graves 病、球后肿瘤压迫、颈内动脉 – 海绵窦瘘、眶内静脉曲张、Sturge–Weber 综合征等 [9]。

1.12 视盘

- 为视神经穿出眼球的部位，视盘分为表层、筛板前区、筛板区和筛板后区四个部分，视盘改变是青光眼的可靠诊断依据。青光眼视盘改变的主要病理过程是神经节细胞轴索的丢失，青光眼视盘的形态学改变主要有视杯扩大、盘沿组织缺失、血管扩张、搏动、视盘出血、视盘周围视网膜脉络膜萎缩、视杯逆转等。[1-4]

2. 房角由哪些结构（眼内及眼外解剖标志）组成?

2.1 房角是前房的周边部分, 由前壁、后壁及房角隐窝组成

- 2.1.1 前壁　由角膜和巩膜组成，起自角膜后弹力层的止端至巩膜突，此处为一浅沟为巩膜沟，小梁网及 Schlemm 管位于其间。
- 2.1.2 后壁　由虹膜组成，其中虹膜位于睫状体止端的部分为虹膜根部。
- 2.1.3 房角隐窝　为房角前后壁汇合稍向后凹的部位，隐窝前壁为小梁网后半部，后壁为虹膜根部，底部为睫状体。

2.2 房角的眼内解剖标志 (图 2-2)

- 2.2.1 Schwalbe 线　房角镜下所见的最前端房角结构，位于角膜内皮与小梁网之间，由来自 Descemet's 膜的环形排列的胶原纤维构成。为一条半透明的细线，有时表面覆盖较多色素。

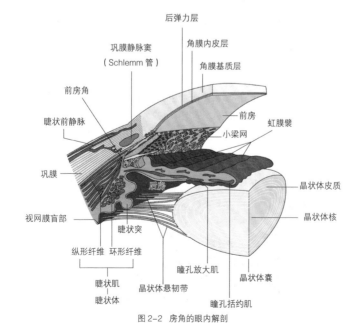

图 2-2　房角的眼内解剖

- 2.2.2 小梁网 位于 Schwalbe 线后面，与巩膜突相连，呈暗灰色至深棕色半透明的条带，前部小梁为 3~5 层，后部小梁为 15~20 层，后部小梁常有色素覆盖，是房水排出的主要区域。
- 2.2.3 Schlemm 管 围绕房角的环形管状腔隙，由内皮细胞通过紧密连接构成，内壁与小梁网紧密相隔，是房水流出阻力最大的部位，外壁发出数十条集液管，通过巩膜内静脉丛与睫状前静脉相通。当血液回流时通过房角镜偶尔可以观察到 Schlemm 管。近年来新兴的微创青光眼手术，如一部分微创房水引流装置植入术等，Schlemm 管是其主要手术部位[9]。
- 2.2.4 巩膜突（巩膜嵴） 巩膜向内突出的一小部分，是小梁网后界的标志，Schlemm 管及睫状体纵形肌纤维附着于此，呈一条白色不透明的细线。
- 2.2.5 睫状体带 位于巩膜突下方，呈浅灰色至暗棕色的条带，由睫状体前端构成，房角镜下可视睫状体带的宽度取决于虹膜根部附着点的位置。

2.3 房角的眼外解剖标志

- 角巩缘：角膜与巩膜的移行带，前界为角膜前弹力层和后弹力层末端连线，后界为巩膜内缘与前界的平行线。角巩缘处的血管在房水的引流中发挥着重要作用。小梁网、Schlemm 管、集合管及房水静脉均位于角巩缘。半数以上的青光眼手术均通过角巩缘进入前房或虹膜周边进行手术。[10]

3. 小梁网由哪几层组织构成？

3.1 小梁网分为三层结构，由内向外分为葡萄膜小梁网、角巩膜小梁网及邻管区小梁网（图 2-3）。

- 3.1.1 葡萄膜小梁网 位于小梁网最内侧，连接于睫状体前部，由 1~3 层小梁薄片组成，呈不规则的较疏松的类网状结构。此处小梁薄片由紧密排列的胶原纤维和弹性纤维组成。
- 3.1.2 角巩膜小梁网 位于葡萄膜小梁网外侧，连接于巩膜突，由相互连接的 8~15 层小梁薄片组成，占小梁网的大部分，此部分条带数量较多，排列较紧密，孔隙较小。此处小梁薄片由胶原纤维、弹性纤维、玻璃样膜和内皮层组成。

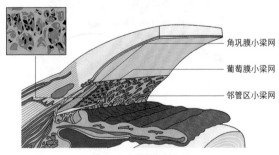

角巩膜小梁网

葡萄膜小梁网

邻管区小梁网

图 2-3 小梁网模式图

- 3.1.3 邻管区小梁网　位于小梁网的最外层，为小梁网最薄的部分，构成 Schlemm 管内壁，厚度仅 2~20μm，没有规则结构，由疏松的结缔组织和松散的细胞外基质纤维组成 [11]。

3.2 根据小梁网和 Schlemm 管的关系可以将小梁网从后向前分为两部分 [7]：

- 3.2.1 功能部小梁　位于小梁后 2/3 的外侧，Schlemm 管位于此区域，有引流房水的作用。
- 3.2.2 非功能部小梁　位于小梁前 1/3 的外侧，直接与巩膜沟相连，房水不通过此部分 [12]。

4. 房水外流通道包括几个部分?

- 房水外流通道包括两个部分（图 2-4）：

4.1 小梁网及 Schlemm 管通道

- 房水由睫状突上皮细胞产生后到达后房，经瞳孔到前房，然后由前房角经小梁网进入 Schlemm 管，再由集液管至巩膜静脉丛进入房水静脉，或由集液管直接经房水静脉进入睫状前静脉。

4.2 葡萄膜巩膜通道

- 房水由睫状突上皮细胞产生后到达后房，经瞳孔到前房，经前房角处睫状肌纤维间的裂隙进入睫状体上腔和脉络膜上腔，通过巩膜或脉络膜静脉排出眼外，或通过巩膜神经血管周围间隙排出眼外 [13, 14]。

5. 什么是葡萄膜巩膜房水流出通道?

- 葡萄膜巩膜房水流出通道是指房水由睫状突上皮细胞产生后到达后房，经瞳孔到前房，经前房角处睫状肌纤维间的裂隙进入睫状体上腔和脉络

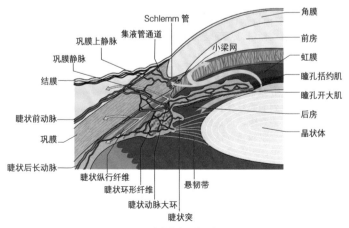

图 2-4　房水外流通道示意图

膜上腔，通过巩膜或脉络膜静脉排出眼外，或通过巩膜神经血管周围间隙排出眼外[12]。

6. 正常人群一般有多少条集液管？

· Schlemm 管外壁，有 25~35 条集液管，与角膜缘部的静脉系统相连。集液管数目和形态在眼全周分布上有差异[11]。通常可分辨两种类型的集液管（图 2-5）：

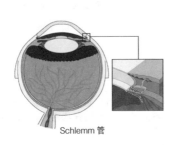
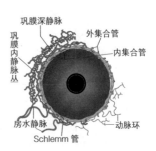

图 2-5　Schlemm 管及集液管结构

· （1）直接管（在人类通常 4~6 个），直接进入巩膜上静脉丛，与巩膜内血管不存在吻合；

· （2）间接集液管，更小而更多，与巩膜内毛细血管丛有连接，由 Schlemm 管发出行程很短的距离。

· 集液管在 Schlemm 管外壁上的开口通常呈圆枕样或口唇样增厚，将水流由管腔直接导流入开口。银浸染的内外壁标本显示非常规则的银线，极像房水朝向集液管开口流动的方向。集液管在外壁的入口似乎对应于 Schlemm 管内壁的优势通路。此处的 Schlemm 管的结缔组织桥和隔膜通常扭曲或倾斜，从而使房水外流更容易，而且保证集液管的入口保持开放。[13]

7. 前房中可以看到睫状体吗？

· 睫状体带是虹膜根部附止在睫状体前表面的结果，并且是前房角镜检查下唯一能见到的睫状体裸露部分。从虹膜根附止到巩膜突之间的凹面即为房角隐窝的穹隆，而这段睫状体带的真正宽度取决于虹膜根附止的水平，通常近视眼较宽，远视眼较窄。睫状体带看上去像是一条灰色、棕色或暗棕色带，大约位于巩膜突后 0.5mm，出生六个月前的婴儿一般见不到裸露的睫状体带及房角隐窝。睫状体带小于 0.05mm 称为高位虹膜，可能与某些类型青光眼的发病相关。另外，这种解剖学上真正的睫状体带变窄，需与由于表面上可见程度的狭窄区别开来，后者通常是受到虹膜末卷的隆起程度（房角的宽窄度）及睫状体带表面组织（虹膜伞样组织或虹膜突）遮盖的影响[14]。

参考文献

[1] 刘家琦，李凤鸣.实用眼科学.3版.北京：人民卫生出版社，2010.

[2] 葛坚主编.眼科学.8年制第2版.北京：人民卫生出版社，2010.

[3] 葛坚主编.临床青光眼.3版.北京：人民卫生出版社，2016.

[4] 张秀兰，王宁利主编.图解临床青光眼诊治.北京：人民卫生出版社，2014.

[5] 王海林，卢丽，陶军，孟祥伟主编.眼科解剖学图谱.沈阳：辽宁科学技术出版社，2002.

[6] 刘祖国，颜建华主编.钟世镇现代临床解剖学全集 - 眼科临床解剖学.济南：山东科学技术出版社，2009.

[7] Blausen.com staff (2014). "Medical gallery of Blausen Medical 2014". WikiJournal of Medicine 1 (2). DOI:10.15347/wjm/2014.010. ISSN 2002-4436.

[8] Borrás T.The cellular and molecular biology of the iris, an overlooked tissue: the iris and pseudoexfoliation glaucoma. J Glaucoma,2014,23(8 Suppl 1):S39-42.

[9] van der Merwe EL, Kidson SH.Advances in imaging the blood and aqueous vessels of the ocular limbus. Exp Eye Res,2010,91(2):118-126.

[10] Smith SD,Singh K, Lin SC,Chen PP,Chen TC, Francis BA,Jampel HD.Evaluation of the anterior chamber angle in glaucoma:a report by the american academy of ophthalmology.Ophthalmology. 2013,120(10):1985-1997.

[11] Dautriche CN,Tian Y, Xie Y, Sharfstein ST. A Closer Look at Schlemm's Canal Cell Physiology:Implications for Biomimetics.J Funct Biomater. 2015,6(3):963-985.

[12] Mansouri K,Shaarawy T. Update on Schlemm's canal based procedures. Middle East Afr J Ophthalmol,2015,22(1):38-44.

[13] Tamm ER.The trabecular meshwork outflow pathways:structural and functional aspects. Exp Eye Res,2009,88(4):648-655.

[14] Johnson M,McLaren JW,Overby DR. Unconventional aqueous humor outflow: A review.Exp Eye Res,2017,158:94-111.

第二节 视盘的解剖

1. 正常视盘结构有什么特点?

- 历史上，"视盘"这个词被用于青光眼的评估，然而，视盘(disc)或者视乳头(papilla)字面上对应的是其二维结构，没有考虑到三维结构中深度的问题。因此，这个术语被引用，它指视神经通过筛板深入到颅内的部分。

- 视神经纤维由视网膜神经节细胞(retinal ganglion cells，RGCs)的轴索构成，它们从眼底各个位置向ONH处汇聚。

- RGC细胞轴索在ONH处呈直角弯曲状通过一个有孔的神经通道——筛板，穿出到眼球外。ONH包含了神经胶质和血管组织，用以支持这些神经轴索。ONH的平均垂直直径为1.88mm，水平直径为1.77mm，视盘的面积为0.68~4.42mm²。(图2-6)

- ONH解剖学上被分为四个部分:

- (1)表层神经纤维层:它是ONH最前面的部分，它与玻璃体直接黏着接触，与视网膜内界膜相连。组织学上，它外周的边界定义为巩膜环的前部界线，后部边界定义为神经轴索完成视网膜90度转折并到达脉络膜水平;

- (2)筛板前区:这部分ONH由外层视网膜、脉络膜毛细血管层和巩膜所围绕的部分，为视神经穿越眼球后极部脉络膜层但无星形胶质组织，用以形成隧道便于神经通过;

- (3)筛板层:指包含在筛板中的神经部分。这部分神经轴索由神经胶质包裹，被限制在筛板特别坚硬的小孔中;

- (4)筛板后区:位于筛板后的ONH，有中枢神经系统的脑膜环绕，包括硬脑膜、蛛网膜和软脑膜。这部分神经因为有少突胶质细胞组成的髓鞘结构包绕，使其厚度增加。

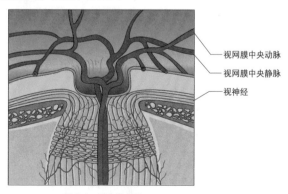

视网膜中央动脉

视网膜中央静脉

视神经

图2-6　视盘模式图

- 在人类的眼球中，神经纤维从周边视网膜到视神经的分布为，周边视网膜的纤维在穿入视神经头时依然位于周边位置，视网膜中央的纤维在穿入视盘时位于中央位置。这种神经纤维的结构分布与临床上青光眼视野损害进程相对应，当视杯增大时，旁中心暗点最早出现，而周边视野要在周围神经轴索受影响才会出现改变。

2. 视盘区域的血液供应包括哪些血管系统？

2.1 动脉供应

- 2.1.1 后部睫状动脉环（Zinn-Haller 环）是除神经纤维层之外 ONH 的主要血液供应来源，神经纤维层由视网膜血管网提供血液供应。
- 2.1.2 视神经四个区域的血管供应
- （1）表层神经纤维层：由视网膜中央动脉的前支供应，呈放射状走行。有时也由一条或多条来源于位于筛板前部睫状后动脉环的睫状血管供应，这些血管形成睫状体视网膜血管。
- （2）筛板前部和筛板部：主要由睫状后短动脉的直接分支和 Zinn-Haller 环的分支供应。
- （3）筛板后部区域：由睫状血管网和视网膜血管网供应，其中睫状血管网来源于软脑膜血管网。
- 2.1.3 ONH 的毛细血管之间连接紧密，有着丰富的周细胞和无窗的内皮细胞，构成神经 - 血屏障因而在造影时不发生荧光素渗漏。
- ONH 和视乳头周围脉络膜之间的分界点是受局部缺血影响的潜在部位，此处缺血很可能会造成青光眼性损害，这个观点可通过以下几个现象证实：
- （1）非对称性的血液供应缺乏可能导致青光眼特征性的视乳头垂直不对称凹陷及水平缝为基准的弓形视野缺损。
- （2）局部缺血不会导致弥漫性的组织损伤。
- （3）不存在由脉络膜病变造成青光眼性的视盘改变和视野缺损的临床综合征，反之亦然。

2.2 静脉回流：

- ONH 主要通过视网膜中央静脉引流，同时脉络膜静脉也起到一定作用（图 2-7）。

3. 视盘血液供给是否存在自主调节？

- ONH 血液供应主要是由自主调节所维持。机体通过肌源性和新陈代谢反馈回路产生多种控制机制来保证视神经乳头血流灌注。当灌注压在一定范围内波动时，终末的小血管通过改变血管的收缩与舒张，改变血流阻力，实现局部血流量的自主调节，使局部的血流及营养供应维持在相对稳定的状态[1]。视盘的自主调节是全身循环调节的一部分，受多种生理机制的影响，这包括了通过心输出量、血压及血液黏滞性的系统控制，调节眼部血液供应的局部控制，以及激素控制的各种血管床的优先调控。

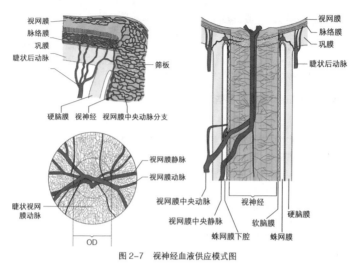

视网膜
脉络膜
巩膜
睫状后动脉
筛板

硬脑膜　视神经　视网膜中央动脉分支

视网膜
脉络膜
巩膜
睫状后动脉

视网膜静脉
视网膜动脉

睫状视网膜动脉

视网膜中央动脉
视网膜中央静脉
蛛网膜下腔

视神经
软脑膜
硬脑膜
蛛网膜

OD

图 2-7　视神经血液供应模式图

　　在血流自主调节中，肌源性、切应力及代谢的调节等因素起主要作用。

- 研究发现这种自主调节在青光眼患者中是存在缺陷的，当眼压持续升高时，或者患者自身存在高血压性血管改变、血液黏滞度增高等异常情况时，自主调节作用会受到影响甚至消失，从而增加有青光眼性视神经损害的患者对眼压引起的缺血的易感性。

4. 正常筛板的解剖特点是什么？

- 筛板是巩膜内带有孔隙的结构（图 2-8），它包含了一些特别的细胞外基质（Ⅰ型到Ⅳ型胶原蛋白，层粘连蛋白及纤维连接蛋白）。筛板由结

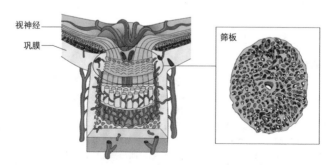

视神经
巩膜

筛板

图 2-8　筛板模式图　筛板是巩膜内带有孔隙的结构，视网膜神经节细胞的轴突由筛孔穿出眼球，形成视神经[2]。

缔组织形成的带孔板层组成，也包含了星形胶质细胞排列形成的弹性纤维。筛板中有许多小孔，供神经纤维束穿过。周边部附着于巩膜，中央附着于视网膜中央动脉的结缔组织鞘膜。透明质酸特征性地出现在 ONH 的筛板后部分，用以保持细胞外基质的流体力学性质。研究发现随着年龄的增加以及原发性开角型青光眼的患者，透明质酸逐渐减少，这可能使得 ONH 对于眼内压的增高更加敏感。

- 在青光眼患者中筛板小孔的形态也发生了改变。生理状态下，视杯小孔是圆形的，而 POAG 患者中小孔被压缩。筛板上方和下方的筛孔较大，形成筛孔的板层比较薄，比起其他方位缺少支撑，因此穿过这两部分的弧形神经纤维更容易在青光眼早期受到损伤。

- 大多数 RGC 细胞轴索直接穿过筛板，但是有大约 10% 的轴索是从周边部位穿出筛板，由于这部分筛板较为弯曲，可能会增加青光眼性视神经纤维丢失的易感性。

- 在筛板内有一个由四个压力仓组成的融合界面，压力来源包括：眼内压；筛板后蛛网膜下腔空间；颅内后部脑脊液空间；周围的眶内空间。因此，筛板的各个压力仓之间的压力梯度改变可能会造成青光眼性视神经损伤。

5. 压力作用下筛板的生物力学改变有何特点？

- 即使在生理性眼压水平，包括视乳头周围巩膜、巩膜管壁及筛板的压力承载连接组织也在经历着巨大的机械性应力和应变。较大的巩膜管直径、管道的椭圆形伸长及视乳头周围巩膜变薄都会在特定的 IOP 水平上增加 IOP 相关的应力改变。

- 巩膜管壁和筛板的连接组织在 IOP 急剧上升时会发生形态上的改变，而且这种改变在正常年龄增长和青光眼性损伤的不同时期都存在差别。

- 与眼内压相关的应力和应变不仅能影响连接组织，也能影响上面覆盖着的星形胶质细胞和神经胶质细胞 [3]。

- 有研究表明，ONH 的生物力学性质与巩膜生物力学性质密切相关 [4]，如巩膜的材料特性，特别是它的结构刚度。数值模拟和实验模拟的研究数据显示，当眼压升高，巩膜产生形变并传至 ONH，造成巩膜筛板位移，其中巩膜形变所造成的筛板横向变形比向后移位更加明显。

- 在青光眼早期眼压升高的情况下，视乳头旁巩膜向后移位，巩膜管向两侧扩张并使巩膜筛板绷紧和变薄。随着眼压持续升高后，巩膜筛板开始进一步变形，改建成深杯状结构（图 2-9）。然而，不同的巩膜对于这种形变发生的抵抗力也是不同的，这主要与巩膜的内部结构及厚薄有明显关系。

6. 脉络膜的变化是否参与了青光眼的发生？

- 已有研究表明，青光眼患者在视网膜层面造成的损害除了表现在视网膜内层组织，如视网膜神经纤维层变薄和神经节细胞丢失，视网膜外层组织也同样受累，被认为这是由于青光眼患者脉络膜的血流减少、缺血所

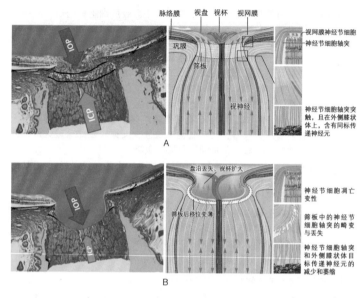

图2-9 A正常视盘筛板前后压力示意图；B在青光眼早期眼压升高的情况下，视乳头旁巩膜向后移位，巩膜管向两侧扩张并使巩膜筛板绷紧和变薄。随着眼压持续升高后，巩膜筛板开始进一步变形，改建成深杯状结构

致[5]。早期青光眼患者的脉络膜血流容量虽较正常者无显著改变，但脉络膜的血流速度显著降低，从而导致早期青光眼患者黄斑中心凹下脉络膜血流量显著减少。

· 此外，原发性急性闭角型青光眼发作的机制之一是脉络膜的膨胀，该理论的基础就是脉络膜膨胀会导致晶状体前移和前房容量减少，形成瞳孔阻滞，从而导致眼压升高。研究发现，前房角关闭患者（包含可疑原发性房角关闭、原发性房角关闭、急性原发性闭角型青光眼和慢性原发性闭角型青光眼）的黄斑区脉络膜厚度显著厚于房角开放患者（包含可疑原发性开角型青光眼和原发性开角型青光眼）和正常对照者，但房角开放患者和正常对照者之间却无显著差异。脉络膜厚度增加见于各型原发性闭角型青光眼患者，而在急性闭角型青光眼患者中更为明显，进一步证实了脉络膜膨胀增厚是闭角型青光眼的发病机制之一。在闭角型青光眼患者中，脉络膜膨胀不仅发生在眼前节，眼后节的脉络膜膨胀同样也参与了青光眼的发生[5]。

· 在对恶性青光眼的研究中发现，患眼中无论是在黄斑中心凹，距中心凹1~3mm处，或者是在视盘周围大部分方位，脉络膜厚度均比慢性闭角型青光眼患眼增厚，脉络膜厚度的增加，可能会对玻璃体腔的压力造成一定影响，导致玻璃体后部压力增加、玻璃体前后压力差增大，引发晶状体位置的前移和前房容积的减少。脉络膜的厚度与年龄、眼轴呈负相关。年龄越小，眼轴越短，脉络膜厚度越厚。因此，对年轻的原发性闭角型青光眼患者或者小眼球短眼轴患者行抗青光眼手术，更有可能诱发恶性青光眼的发生。

参考文献

[1] 高玉芝，张茂. 颅脑超声在创伤性脑损伤诊断中的应用进展 [J]. 中华创伤杂志，2016，32（2）：185-188.

[2] 田甜，潘英姿. 视神经筛板结构及其测量分析的研究进展 [J]. 中华眼科杂志，2016，52（12）：952-956.

[3] 胡六梅，李维业，李岩. 视网膜星形胶质细胞发育、增殖与分化对视网膜血管疾病的影响 [J]. 国际眼科纵览，2008，32（3）：149-153.

[4] 张正威，张亦农. 脉络膜厚度在青光眼发生发展中的作用研究进展 [J]. 中华眼视光学与视觉科学杂志，2014，16（10）：636-640.

[5] 陈翔熙，肖辉，郭歆星，等. 恶性青光眼黄斑及视盘周围脉络膜厚度观察 [J]. 中华眼底病杂志，2014，30（6）：578-582.

第三节 视神经的主要传导通路

1. 视神经内的神经纤维主要的传导通路包括哪些?

- 视神经内的白质纤维主要存在两个传导通路,分别是到达枕叶视觉皮层的视路和到达视交叉上核的非形觉传导通路。

2. 正常视路包括哪些解剖结构?

- 视路(visual pathway)指从视网膜光感受器起,到大脑枕叶皮质视觉中枢的全部视觉神经冲动传递通路[1]。主要包括:视神经、视交叉、视束、外侧膝状体、视放射及视皮质(图 2-10)。

- 视神经由视网膜神经节细胞发出的无髓神经纤维轴突在眼底鼻侧聚集,形成视盘,并呈束状穿过巩膜筛板,成为有髓神经纤维,经眼眶后部视神经孔进入颅内,在蝶鞍上方会合成为视交叉[2]。视神经分为四段,共约 50mm,分别为眼内段、眶内段、管内段及颅内段。

- 视交叉位于蝶鞍之上,前方为两侧视神经,后方为两侧视束。视交叉的神经纤维包括交叉和不交叉两组,来自视网膜鼻侧的纤维交叉至对侧,来自视网膜颞侧的纤维不交叉[3]。

- 视束长 40~50mm,包括来自同侧的视网膜颞侧的不交叉纤维,位于背外侧,以及对侧视网膜鼻侧的交叉纤维,位于腹内侧。黄斑纤维居中央,后渐移至背部。

- 外侧膝状体属于间脑一部分,位于大脑脚外侧。视束的纤维止于此处并换神经元后进入视放射。

- 视放射为外侧膝状体换元后发出的视觉纤维,向后通过内囊和豆状核的后下方,呈扇形分开。视网膜黄斑纤维居于视放射中部,来自视网膜上方纤维居背部,下方纤维居腹部。

- 视皮质位于两侧大脑枕叶后部内侧面的纹状区,全部视觉纤维终止于此。

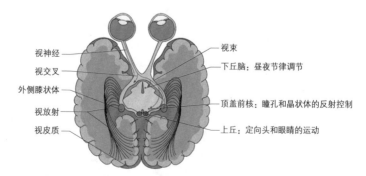

图 2-10 视路包括视神经、视交叉、视束、外侧膝状体、视放射及视皮质

视网膜上半部相关纤维止于大脑距状裂上唇，下半部纤维止于距状裂下唇，黄斑部纤维终止于纹状区后极部。

3. 什么是非形觉传导通路?

- 哺乳动物的眼睛除了具备形觉功能（如视觉、色觉等），还有让生物个体根据日夜变化规律调整自身生理节律和行为的非形觉功能（包括昼夜节律调控、瞳孔对光反射等）。传统理论认为，非形觉传导通路包括视锥视杆细胞、双极细胞、特殊类群的视网膜神经节细胞（仅占所有视网膜神经节细胞的 1%~2%），以及视网膜下丘脑束至视交叉上核的投射。

- 但是，通过对盲人以及光感受器缺乏的模式动物的观察，其昼夜节律依然存在的现象提示，除了视锥视杆细胞以外，还有其他类型的神经元直接承担着非形觉传导通路上对光信号的接收转化工作。最近有研究显示，黑视素在投射到视交叉上核的神经节细胞中有表达，且同时在投射到外侧膝状核腹侧、膝间小叶、橄榄顶盖前核和其他控制非形觉功能的脑区神经节细胞中也有表达 [4]。这提示黑视素很可能是非形觉功能传导通路中的感光素。

- 此外，通过对黑视素基因敲除鼠的研究发现，黑视素并不是唯一参与生物钟调控的感光色素。

参考文献

[1]　沈旭中. 视路疾病患者功能磁共振成像研究 [D]. 复旦大学，2008.

[2]　李筱椒，张宇燕. OCT 评估垂体瘤患者视功能改变的临床应用及进展 [J]. 国际眼科纵览，2017，41（3）.

[3]　郭妙春，许步刚，郭晓红，等. 以视觉障碍首诊眼科的脑枕叶腔隙性梗死 [J]. 山西医药杂志，2002，31（3）：269-269.

[4]　徐红萍. 实验性近视及其恢复期豚鼠视网膜黑视素表达的改变 [D]. 温州医学院，温州医科大学，2013.

第四节 房水生理和流体动力学

1. 房水是如何产生的?

- 房水由睫状突产生,来自于睫状突毛细血管网中的血浆。血浆成分须横穿睫状突的 3 层组织,即毛细血管管壁、基质和上皮,进入后房形成房水[1]。其主要障碍是上皮细胞间的连接复合体[2]。房水生成的机制包括以下 3 种:

1.1 主动分泌

- 大分子或带电荷较大的水溶性物质经由活性转移的过程通过细胞膜。分泌产生的房水约占房水的 75%。这个过程涉及钠钾三磷酸腺苷酶(Na^+-K^+-ATP 酶),它是广泛存在于动物细胞膜上的酶,可直接将化学能转变为房水分泌所需的能量。

1.2 超滤过

- 水和水溶性物质由于静水压或渗透压浓度,通过细胞膜上蛋白质部分的微孔。超滤过受到这些物质的分子大小和所带电荷的限制。其速度依赖于 3 种力量,即毛细血管内推动液体从血管内进入眼内的力量,血浆蛋白质的胶体渗透压,以及眼压水平。

1.3 弥散

- 脂溶性物质根据膜两侧的浓度梯度,成比例地通过膜的脂质部分。

2. 哪些因素可以影响房水的产生?

- 影响房水生成速度的因素包括:血 – 房水屏障的完整性;睫状体的血流;血管组织及睫状体上皮的神经体液调节改变;昼夜节律。

- 可以减少房水生成的因素包括:

2.1 全身因素

- 睡眠(晚上减少 50%)、年老、运动、体温过低、酸中毒、颈动脉阻塞性疾病及一些药物的影响(如全身麻醉药物和一些全身性的降血压药物)。

2.2 眼部因素

- 外伤、眼内炎症(尤其是虹膜睫状体炎)、高眼压、视网膜或脉络膜脱离、球后麻醉、睫状体分离、睫状体冷冻、透热凝固及睫状体光凝术后等。

3. 房水排出受阻的可能发生位点是哪些?

- 房水外流通道包括有常规途径(小梁网途径)和非常规途径(葡萄膜巩膜途径)两类。房水外流受阻可能发生的位点在这两条途径上[3],推测为:

3.1 小梁网的阻力

- 3.1.1 Schlemm 管内壁的内皮细胞层 可能是小梁网产生房水外流阻力

的主要部位。Schlemm 管内壁的内皮细胞层中有微孔和巨大液泡，可能是房水穿过内皮细胞层的外流通道。此外房水可通过 Schlemm 管内壁内皮细胞层的细胞旁通道转运。

- 3.1.2 糖胺多糖　糖胺多糖分布于小梁网薄片、小梁网内皮细胞表面和邻管组织内，且含量较高，对小梁网房水的外流有明显的阻力作用。糖氨多糖以共价键与蛋白质相连形成多聚复合物，产生渗透压，协助维持小梁网的水合作用。此外，因其具有较强的负电荷，可能决定了房水中离子的转移方向。

- 3.1.3 糖皮质激素受体　可能通过与细胞外基质成分的前体相结合，导致胶原合成的增加和糖氨多糖、糖蛋白及糖脂质生成的减少，从而改变小梁网细胞的代谢，影响房水流畅系数。糖皮质激素也能抑制小梁网细胞前列腺素的合成，从而引起眼压升高。

- 3.1.4 微丝　在小梁网内皮细胞和 Schlemm 管内壁的内皮细胞中发现可收缩的微丝。在猴眼的研究发现，用一些可裂解微丝的物质如细胞松弛剂 B、细胞松弛剂 D 或依地酸钠灌注后房水外流阻力明显减小。

- 3.1.5 巯类物质　这些物质调节房水外流可能有几种机制。在小梁网细胞中，某些巯基试剂通过作用于 Schlemm 管内壁的内皮细胞膜上多位点的巯基物质，增加房水的流畅系数；利尿酸是一种巯基反应药物，可能通过分裂 Schlemm 管内壁内皮细胞的联合而起到增加房水流畅系数的作用；相反，汞巯基物质可能通过小梁细胞的肿胀引起房水外流的减少。

- 3.1.6 纤维溶解活性　Schlemm 管内皮细胞显示出这种活性。纤维蛋白溶酶原激活剂可以调节成形的纤维素的分解，保护房水外流系统免受纤维素和血小板的阻塞。除了有利于前房出血的排出外，组织纤维蛋白溶酶原激活剂也可在正常情况下通过改变细胞外基质中糖蛋白的量影响房水外流的阻力。

3.2 Schlemm 管的阻力

- 研究表明，Schlemm 管塌陷可能是眼压升高的重要原因之一。其原因可能是由于小梁网膨胀、内皮细胞层液体增多和 Schlemm 管内壁内皮细胞的气球样膨胀。

3.3 巩膜内外集合管的阻力

- 研究表明有接近 40% 的房水外流阻力在巩膜内。

3.4 小梁网–Schlemm 管–集液管的协同运动

- 房水静脉内与心率同步的房水搏动层流现象为房水 "泵动" 理论[4] 提供有力证据。此理论认为小梁网的弹性是实现房水搏动性流出的组织学基础。以往研究结果：随着眼压升高，小梁网外流阻力增大，以及房角镜加压检查时 Schlemm 管内血液充盈现象均间接提示小梁网为随压力变化的可压缩的弹性组织。近年来，依托快速发展的光相干成像技术（OCT），超高分辨率 OCT 清晰展示出 Schlemm 管内的超微结构，以及在不同灌注压下，小梁网–Schlemm 管–集液管的协同运动[5,6]。小梁网的弹性状态是维持小梁网–Schlemm 管–集液管协同运动的重要基础[7]。相位 OCT 的出现，首次展示了正常人眼小梁随心率的周期性波动[8]。为房水"泵动"理论提供直接证据。

3.5 房水的动态节段性外流

- Micro-CT 研究从结构上提出，房水外流是以集液管为中心的多个引流单元构成[9]。在生理情况下，仅有部分引流单元开放，而当眼压增高时，处于储备状态的引流单位"被激活"，以减低房水外流阻力。房水通路荧光素造影从功能的角度，直观展示了房水引流单元的分布，以及其随时间动态变化的特征[10, 11]。

3.6 上巩膜静脉压

- 正常的上巩膜静脉压力值为 1.06~1.46kPa，并且随年龄变化。一般认为上巩膜静脉压升高的数值与眼压升高的幅度相当，但实际上眼压上升幅度可能大于上巩膜静脉压的上升的幅度。

3.7 葡萄膜巩膜通路的阻力

- 在人眼，葡萄膜巩膜通路仅引流 10%~20% 的房水。其引流量相对固定，不受上巩膜静脉压的影响。在使用缩瞳剂时，由于睫状肌收缩，肌间隙减小，经由葡萄膜巩膜通路外流的房水量明显减少。

4. 房水循环是否受全身血液循环的影响?

- 有一定影响。房水从眼球流出的速率与上巩膜静脉压有关。如果全身血液循环改变，造成上巩膜静脉压力值的改变，可以影响房水的循环。

5. 房水的化学成分有哪些?

- 房水的化学成分包括以下几类:

5.1 无机离子

- 房水中钠离子浓度为 163mmol/kg H_2O，氯离子浓度为 134mmol/kg H_2O，均高于血浆。钾、镁、铁、铜、锌的含量与血浆类似。碳酸氢盐离子的浓度为 20mmol/kg H_2O，低于血浆。钙离子、磷酸盐离子的浓度约为血浆的 1/2。

5.2 有机阴离子

- 房水中乳酸的含量高于血浆，是房水中含量最丰富的有机阴离子。抗坏血酸含量显著高于血浆，约比动脉血浆高 15 倍，通过分泌产生。抗坏血酸是抗氧化剂，可能有助于保护前房内的组织(如小梁网)避免受到紫外线损伤。

5.3 碳水化合物

- 房水中葡萄糖的浓度是血浆的 70%，主要通过弥散产生。肌醇是血浆含量的 10 倍。

5.4 蛋白质

- 蛋白质含量微量，浓度为 0.2mg/ml，仅为血浆蛋白浓度的 1/200~1/500，其中大约 50% 是白蛋白和转铁蛋白。房水中低分子量蛋白（例如，白蛋白和 γ 球蛋白）与高分子量蛋白（例如，α 脂蛋白和 IgG）的比例显著高于血浆。健康人眼中 IgG 的浓度约为 3mg/100ml，但没有 IgM、IgD 和 IgA，可能是后者分子结构较大的缘故。正常人眼房水中尚有少量的补体 C2、C6 和 C7。

- 此外，正常房水中含有蛋白酶及其抑制剂、透明质酸酶、溶菌酶、碳酸氢酶以及一些具有生物活性的神经内分泌标志蛋白如神经加压素、血管紧张素、内皮素等。透明质酸酶可能在调节小梁网的外流阻力方面起着一定作用。而神经内分泌蛋白可能参与房水生成的调节及眼压的调控。房水中还含有一些生长调节因子如 TGF-β1、TGF-β2、aFGF、bFGF 等。

- 房水在眼内从后房进入前房过程中，其成分有个动态改变的过程。这种改变与房水循环过程中，房水与玻璃体前表面、虹膜血管、晶状体，以及角膜内皮的代谢物质交换有关。房水中还有少量的凝血系统的组成部分，包括纤溶酶原、纤溶酶原激活剂及纤溶酶原激活的抑制剂。在病理情况下，房水中参与凝血及纤维蛋白溶解的血浆成分明显增多，前房内血凝块形成的概率增加。

6. 那些病理状态可导致房水成分发生改变？

- 一系列引起血 - 房水屏障破坏的病理状态都会导致房水成分的改变，包括有：

6.1 外伤

- （1）机械性外伤：穿刺、角膜擦伤、眼球挫伤、内眼手术等。
- （2）物理性外伤：放疗、核辐射
- （3）化学伤：碱、刺激物（如氮芥）

6.2 病理生理方面的原因

- 血管扩张（组胺药、交感神经切除术后）、角膜及眼内感染、内眼炎症、眼前段缺血等。

6.3 药物

- 黑色素细胞刺激激素、拟胆碱能药物（尤其是胆碱酯酶抑制剂）、血浆高渗等。
- 在上述情况下，房水中的蛋白含量（尤其是大分子量的多肽）可升高 10~100 倍。房水中的炎症介质、免疫球蛋白、纤维蛋白及蛋白酶水平增高，房水中各种生长因子的平衡也被打破。

7. 房水的化学成分改变是否会导致青光眼？

- 房水化学成分的改变可以引起房水外流的受阻，眼压升高。
- 发生于眼外伤或内眼手术后的前房出血，房水内的红细胞或其碎屑、炎症细胞、蛋白或者血管机能不全释放的另一些血浆成分，都可以引起房水外流受阻，眼压升高。

8. 葡萄膜巩膜房水流出通道占房水流出的比例是多少?

- 葡萄膜巩膜途径的引流约占房水流出的10%~20%。房水可以通过虹膜根部和睫状肌间隙，外流到达脉络膜上腔，然后通过围绕着睫状动脉和神经的间隙，视神经鞘膜上的血管及巩膜上的胶原物质，进入眼眶静脉，汇入眼上静脉。与前房相比，脉络膜上腔的静力压较低，这一压力差可能就是引起房水脉络膜外流的动力。

9. 不同年龄人群的葡萄膜巩膜通道房水外流量是否有变化?

- 葡萄膜巩膜通道房水外流量受年龄影响。葡萄膜巩膜外流量随着年龄增加明显下降。

参考文献

[1] Florent Aptel, Robert N. Weinreb,Christophe Chiquet.et al. 24-h monitoring devices and nyctohemeral rhythms of intraocular Pressure.Progress in Retinal and Eye Research,2016,55:108-148.

[2] Hogan M.H., Alvarado J.A., Weddell J.E. Histology of the Human Eye. WB Saunders, Philadelphia,1971.

[3] Grant W.M. Further studies on facility of flow through the trabecular meshwork. AMA Arch. Ophthalmol,1958, 60:523-533.

[4] Johnstone MA. The aqueous outflow system as a mechanical pump: evidence from examination of tissue and aqueous movement in human and non-human primates. J Glaucoma,2004, 13(5):421-438.

[5] Xin C, Johnstone M, Wang N, Wang RK. OCT study of mechanical properties associated with trabecular meshwork and collector channel motion in human eyes. PLoS One,2016, 11(9):e0162048

[6] Xin C, Wang RK, Song S, et al. Aqueous outflow regulation: optical coherence tomography implicates pressure-dependent tissue motion. Exp Eye Res,2017, 158:171-186.

[7] Wang K, Johnstone MA, Xin C, et al. Estimating human trabecular meshwork stiffness by numerical modeling and advanced OCT imaging. Invest Ophthalmol Vis Sci,2017, 58(11):4809-4817.

[8] Xin C, Song S, Johnstone M, et al. Quantification of pulse-dependent trabecular meshwork motion in normal humans using phase-sensitive OCT. Invest Ophthalmol Vis Sci, 2018, 59(6):3675-3681.

[9] Hann CR, Bentley MD, Vercnocke A, et al. Imaging the aqueous humor outflow pathway in human eyes by three-dimensional micro-computed tomography (3D micro-CT). Exp Eye Res,2011, 92(2):104-111.

[10] Huang AS, Li M, Yang D, et al. Aqueous angiography in living nonhuman primates shows segmental, pulsatile, and dynamic angiographic aqueous humor outflow. Ophthalmology,2017, 124(6):793-803.

[11] Huang AS, Penteado RC, Saha SK, et al. Fluorescein aqueous angiography in live normal human eyes. J Glaucoma,2018 Aug 7,Doi: 10.1097/IJG.0000000000001042.

第五节 眼颅压力梯度

1. 正常颅内压是多少?

- 颅内压,指颅腔内的脑脊液压力,正常颅内压成人为 70~200mmH$_2$O(5~15mmHg,7~2.0kPa),儿童为 50~100mmH$_2$O(4~7.5mmHg,0.5~1.0kPa)。

2. 颅内压有几种测量方法?

- 颅内压指颅内容物对颅腔壁产生的压力,包括脑组织、脑脊液和血液。其测量方法可大致分为有创性及无创性两类。有创性颅内压监测包括流体压力测量及植入式压力传感器测量。流体压力的测量是利用引流出的脑脊液充填导管,将体外传感器与导管相连,通过导管内的液体与传感器接触而测压,包括脑室脑脊液压力、腰部脑脊液压力,硬脑膜下或蛛网膜下液体及脑组织压。植入式压力传感器测量是直接把压力传感器放入颅内进行测量,包括硬膜外压力测定、硬膜下测压、脑室内测压、脑组织测压,其中脑室脑脊液压力是颅内压监测的"金标准"。

- 理想的非创伤性颅内压测量方法应相对便宜、可重复性好、方便、无辐射,并允许连续监测,方便筛查和分诊。目前非创伤性颅内压的测量技术主要有以下几个方面:

- (1)临床评估 与颅压改变相关的各种病史、症状及体征。包括视乳头水肿、自发静脉搏动、颅神经麻痹综合征等颅压改变的标志表现,详尽的临床评估可为检查者提供颅内压的信息。

- (2)经颅天然窗口检测 为利用多种技术手段,通过天然的路径进行颅内压检测的方法,目前主要采取经眶及经耳道的途径。应用的技术包括瞳孔测量法、光学相干断层扫描、扫描激光断层影像、耳声发射、鼓膜移位及新生儿婴儿前囟测压等。

- (3)视神经鞘测量 是对球后视神经及视神经鞘进行直径及面积的测量。目前研究显示球后 3~7mm 为颅压评估的理想区域[1]。测量方法包括 CT、MRI 等影像学手段,以及经眶 B 型超声检查[2]。

- (4)脑流体动力学评估 包括经颅多普勒超声、基于 MRI 的回弹性指数、红外线光谱法颅压评估等。其中经颅多普勒超声通过低频脉冲超声波对颅底血管进行扫描,得到受测血管血流状况的各项指标,在该类方法中研究较多。

- (5)电生理学评估 是通过对整个视觉通路各部分及整体完整性的反应来间接监测颅内压变化的方法,包括脑电图(EEG)、视觉诱发电位(VEP)及眼前庭诱发肌源性电位(oVEMPs)等[3]。

- (6)其他新方法 TOF 法,基于声学特性测量颅内结构,即硬脑膜、脑、血液和脑脊液。利用超声的传播速度、衰减和颅内组分在声学途径中的相应变化进行颅内压的估算。

3. 颅内压和眼内压分别对视神经有何影响?

- 病理性眼压增高是公认的青光眼发生和进展的主要危险因素之一，但非唯一的危险因素。视神经损害的发生与眼压增高的持续时间和程度有关。在青光眼可测量的临床指征中，眼压水平最有可能预测是否会发生青光眼视神经损害。如果眼压长期维持在一定高度，几乎所有人都会发生视神经病变。单眼眼压增高的患者常发生同侧视野缺损。在眼压不对称的正常眼压性青光眼患者中，具有较高眼压一只眼通常视野缺损也较严重。在动物，特别是猴，眼压升高可引起视神经病变，其临床和组织病理学特征与人类典型视神经损害相似 [4]。眼压增高本身可以造成视神经损害，同时，眼压增高可损害视网膜神经节细胞及视神经的轴浆流，并改变视神经细胞外基质构成。

- 颅内压对视神经的影响研究可以追溯到 50 年前，Yablonsky 提出假说，认为视神经周围颅内压的异常降低可能和眼压一样，与青光眼视神经损伤相关 [5]。临床研究与组织学试验中亦证实关于视神经周围颅内压降低与青光眼性视神经病变的关系，非青光眼患者的视神经周围颅内压明显高于 POAG 患者。当颅内压较低时，脑脊液的流速减慢，使脑脊液成分发生改变，视力下降。脑脊液压力低，椎板压力差增大，一方面影响筛板逆行轴突运输，减少了神经节细胞轴突运输的神经保护因子，而这些保护因子可预防凋亡；另一方面会导致筛板变形，接触脑脊液的范围增大，脑脊液循环减缓，其中有些组成部分的改变可能会产生视神经的毒性作用，或者损伤轴突、星形胶质细胞和线粒体等，产生自由基对视神经血供造成不利影响，最终导致视盘凹陷和逆行性视神经萎缩 ，视野缩小。

4. 眼颅压和眼内压的压力梯度是线性关系吗?

- 由于眼球与大脑邻近并与颅腔相沟通，视神经走行路径中有两处存在压力的部位：眼内和颅内。目前的一些研究表明，眼内压和颅内压之间的关系可能在青光眼的发生发展过程中起到重要作用。

- 颅内压升高可通过以下机制引起眼内压相应升高：

- （1）眼内静脉大部分经眶上裂回流入颅内海绵窦，颅内压升高可致眼静脉回流受阻，使上巩膜静脉压升高，影响房水循环，导致眼内压升高。

- （2）颅内及眼静脉壁薄且无瓣膜易于反流和受压，能够传递增高了的颅内压。

- （3）视神经鞘内充满脑脊液，并与视交叉池相通，颅内压升高通过视神经鞘内的脑脊液的传递，使眼内容量增加，导致眼内压升高。

- 由于眼内压受到很多因素的影响，房水生成率、房水流出速度、房水流出阻力、上巩膜静脉压、颅内压和血压等都会影响眼内压，很难找到眼内压与颅内压的相关规律。

5. 颅内压升高导致视神经发生何种变化?

- 颅内压增高是临床常见的一种综合征。多数由于颅内占位病变和脑组织肿胀引起的颅腔容积与颅内容物体积之间平衡失调的结果。由于视神经鞘与颅内硬脑膜、蛛网膜相延续,高颅内压通过视神经鞘下间隙传导至视神经眼球端;视神经鞘在视神经眶内段近眼球端包绕视神经形成袖套样盲管,颅内压力被传导至盲管末端产生较高的压强,导致乳头缺血、缺氧,在几小时至几天内产生双侧(可有单侧)视神经乳头水肿,形成颅内高压性视乳头水肿。

6. 空蝶鞍与视神经损害有关系吗?

- 空蝶鞍综合征(empty sella syndrome, ESS)是指因鞍隔缺损或垂体萎缩,蛛网膜下腔在脑脊液压力冲击下突入鞍内致蝶鞍扩大、垂体受压而产生的一系列临床表现,分为原发性和继发性[6]。原发性 ESS 多无明显病因,可能与脑脊液压力过大的长期作用、鞍内囊肿、垂体病变及内分泌功能异常等有关。继发性 ESS 由垂体及鞍旁手术或放射治疗所引起。ESS 主要以中老年肥胖妇女多见,常见的临床表现有头痛、视力下降、视野缺损,部分患者会伴有内分泌紊乱、颅内压增高及脑脊液鼻溢,而空蝶鞍垂体受压较轻者可无明显症状。ESS 的视野损害具有多样性,可表现为半视野、中心暗点或象限视野,以及双颞侧视野缺损,或者近似青光眼患者的视野表现。部分原发性 ESS 患者会出现脑脊液动力学的改变及颅内压升高的表现,垂体视交叉受压,导致轴浆流的缓慢,随之发生视盘水肿,长期的视神经受压、视盘水肿、轴浆流缓慢使视神经得不到营养致视神经萎缩。

参考文献

[1] Liu H,Yang D,Ma T,et al. Measurement and Associations of the Optic Nerve Subarachnoid Space in Normal Tension and Primary Open Angle Glaucoma.[J]. American Journal of Ophthalmology, 2017, 186:128–137.

[2] Wang, N., X. Xie, D. Yang, et al., Orbital cerebrospinal fluid space in glaucoma:the Beijing intracranial and intraocular pressure (iCOP) study. Ophthalmology,2012,119(10): 2065–2073 e1.

[3] 张锋,刘波,周庆九 . 颅内压监测的临床应用:争议与前景 [J]. 中国组织工程研究, 2014,18(18):2945–2952.

[4] Diya Yang,Jidi Fu,Ningli Wang,et al. Optic Neuropathy Induced by Experimentally Reduced Cerebrospinal Fluid Pressure in Monkeys. IOVS, 2014,55:3067–3073.

[5] Yablonsky M,Ritch R,Pokorny KS..Effect of decreased intracranial pressure on optic disc. Invest Ophthalmol Vis Sci,1979,18:165.

[6] HJ Van Dyk.Empty–sella syndrome. Lancet,1973,302 :574.

第三章

眼内组织生物力学研究

第一节 角膜的生物力学特点是什么？

- 角膜是眼屈光系统的第一层细胞结构，随着屈光手术技术的革新和治疗圆锥角膜的多种手术方式的发展，角膜生物力学也受到越来越多的重视。角膜的力学特性对角膜形状的维持、屈光手术的设计、人工角膜的研发等方面有重要作用，对青光眼的诊断与治疗也有重要的参考价值。

- 青光眼的发病机制与许多因素有关，高眼压是最主要的危险因素。近年来，许多研究开始关注青光眼其他的潜在危险因素，如非压力依赖因素，包括血管因素、中央角膜厚度等，其中角膜生物力学特性与青光眼的关系受到越来越多的关注。

- 有研究显示，应用角膜生物力学测量仪发现青光眼患者的角膜更易形变[1]。角膜生物力学特性在一定程度上可以反映眼球的结构弱点，比如角膜越易形变，巩膜和筛板对眼压等的耐受程度越小，从而使视盘更容易受到损害，这可能是造成青光眼性视神经损伤的原因之一。

- 角膜并不是一个简单的线性弹性材料，它具有典型的黏弹性生物力学特性，包括弹性、应力松弛、蠕变、迟滞现象和各向异性等。

1. 弹性

- 弹性是指外加应力（每单位横截面的力）与合成应变（角膜长度的百分比变化）的比率。角膜基质层厚度约为角膜整体厚度的90%，角膜的生物力学特性大部分由基质层体现，组成基质层的胶原纤维的结构及成分决定了角膜的弹性性能。对于完全弹性材料，应力与应变的比值在所有水平的应力／应变中是恒量，但是角膜基质80%的含水量赋予了角膜黏弹性，对于黏弹性材料，这个比值在不同水平的应力／应变中是不同的。

2. 应力松弛

- 应力松弛是指仅在不受力时角膜出现的永久形变。

3. 蠕变

- 蠕变是指在恒定负载和应力松弛的情况下，角膜应变的变化，是在恒定应变下施加到角膜负载的变化。即在一定应力及温度下，随着时间的延长，形变缓慢加大。

4. 迟滞现象

- 在黏弹性材料中，在施力和材料的回应之间，以及停止施力和材料复原之间存在一定程度的延迟，这种特性称为迟滞现象，它描述了系统对之前及现在环境的依赖性，代表了材料抵抗切应变的能力。迟滞现象和角膜组织的弹性模量正相关，正常角膜厚度越大其黏弹性越高，滞后性也越大；角膜越僵硬其弹性越差，滞后性也越小。

5. 各向异性

- 各向异性也称"非均质性"，即物质在不同的方向测得的性能数值不同。

由角膜内部胶原纤维直径、纤维数量及交织程度由所在位置和深度决定，其分布不均匀，如前部基质的胶原纤维板层较中后部而言排列更加致密、层间交织更多，且胶原纤维板层按 1~2 个首选方向分布并非随机均匀排列，所以角膜具有各向异性。

- 角膜滞后量（corneal hysteresis，CH）和角膜阻力因子（corneal resistant factor，CRF）都是反映角膜黏弹性的参数。CH 有时被描述为黏弹性，它代表了弹性和黏性，是描述弹性性能的术语。在理论上，相同的 CH 值可以代表不同的弹性和黏性的组合，如黏性越低，弹性越大，则 CH 值越小，而黏性和弹性均大，则 CH 值越大，这显示在测量结果中有一个复杂的相互作用。所以，CH 值越小并不代表角膜越软、越脆弱或者角膜受损，而这些常常在文献中被提及，在硬角膜及高眼压的情况下也可以测得较小的 CH 值[2]；CRF 常被错误地描述为弹性或是刚度，这些对 CRF 的描述都是不正确的，但在本质上 CRF 也是黏弹性的参数。

- Sharifipour 等的研究显示，CH 及 CRF 与年龄呈显著负相关[3]。也有研究证实二者与中央角膜厚度（CCT）呈正相关[4]。目前公认的是，角膜刚度随着年龄的增加而增加，这是因为一些酶的通路（如谷氨酰胺转氨酶及赖氨酰氧化酶）导致了角膜胶原蛋白的交联[5]。另外，研究发现，CH 与糖尿病也有相关性。糖尿病被证实可以改变角膜基质的胶原蛋白，从而导致角膜生物力学的改变。

- 角膜结构的微小变化即能引起明显的相应的生物力学特性改变。因此，测量角膜生物力学特性有利于早期诊断和治疗改变角膜结构的疾病，例如，角膜扩张、圆锥角膜等。近年来，许多研究开始关注青光眼患者的角膜生物力学的变化特征。

参考文献

[1] Elsbeikh A，Wang D，Brown M，et al. Assessment of corneal biomechanical properties and their variation with age. Curr Eye Res. 2007, 32(1)：11-19.

[2] Elsheikh A，Wang D，Rama P，et al. Experimental assessment of human corneal hysteresis. Curr Eye Res,2008,33(3)：205-213.

[3] Sharifipour F,Panahi-bazaz M,Bidar R,et al. Age-relatedvariations in corneal biomechanical properties. J Curr Ophthalmol,2016,28:117-122.

[4] Fontes BM, Ambrósio R Jr, Alonso RS, et al. Corneal biomechanical metrics in eyes with refraction of -19.00 to +9.00 D in healthy Brazilian patients. J Refract Surg,2008,24:941-945.

[5] O'Brart DP. Corneal collagen cross-linking: a review. J Optom,2014,7:113-124.

第二节 如何测量角膜生物力学特性?

- 目前角膜生物力学的测量方法主要有离体测量和活体测量两大类。

1. 角膜生物力学的离体测量

- 离体测量法为破坏性实验,其应用有一定局限性。国际上常见的离体测量方法有:(1)轴向拉伸试验;(2)简单离体角膜膨胀试验;(3)离体角膜膨胀试验;(4)离体全眼膨胀试验等。

2. 角膜生物力学的活体测量

- 非侵入性活体测量由于其安全性、简便性及准确性,应用更为广泛。目前角膜生物力学的活体测量主要包括眼前节光学相干断层扫描(optical coherence tomography, OCT)、眼部 A 超、电子斑纹图样干涉测量法及高分辨率照相介入等技术。目前最新的方法为眼反应分析仪(ocular response analyzer, ORA)和可视化角膜生物力学分析仪(cornealvisualization scheimpflug technology, Corvis-ST)。

2.1 眼反应分析仪

- 在 2005 年之前,人类角膜生物力学的测量是在实验室的尸体组织上完成的。所以,2005 年眼反应分析仪的出现对认识人类角膜生物力学特征起到了非常重要的作用。ORA 是第一个临床应用评估活体角膜生物力学特性的设备,它运用动态双向压平技术,在测量时记录角膜向内和反弹复原向外时的二次压平状态,从而得到角膜生物力学特性参数。其使用一个快速空气脉冲,逐渐加大压力致中央角膜被压平并逐渐向内凹陷,此阶段角膜被压平时的压力被称为 P1,然后随着压力的减少,角膜由于自身的弹性逐渐恢复原有的形态,此时经历另一个角膜压平的压力称 P2,依据 P1 和 P2 计算出角膜生物力学参数。

- (1)IOPg:P1 和 P2 平均值即为 IOPg。类似于传统 Goldmann 压平眼压计获得的眼压值。(2)IOPcc:角膜补偿后眼压,减少了角膜力学特性对眼压的影响,比压平眼压更好地反映了真实眼压。IOPcc=P2-kP1(k 为常数 0.43)[1]。(3)CH:角膜滞后量。CH = P1 - P2,体现了角膜的粘性阻力,是角膜生物力学特征性的指标[2]。(4)CRF:角膜阻力因子。CRF = P1 - kP2(其中 k 为常数 0.7),也是角膜生物力学特性指标,表示黏性阻力和弹性阻力。ORA 的应用,为临床医生测量角膜生物力学特性提供了一种便捷的方法。但也有学者认为 ORA 尚未建立测量参数与经典生物力学参数之间的关系,因此无法直接反映角膜生物力学特性。

2.2 可视化角膜力学分析仪(Corvis-ST)

- 采用气冲印压技术引起角膜压陷形变,同时采用 Scheimpflug 高速照相机记录角膜中央水平截面的全程动态形变过程,因此可以更为直观地反映角膜力学参数。该高速相机采集速率为 4330 帧 / 秒,在 30ms 采集时间内记录 140 张角膜形变过程的图像，然后经专业软件分析后将慢动作显示在控制面板上，并同时获得动态参数的数据。还根据角膜形变过程及第一压平状态计算了眼内压[3]；根据初始状态中央水平截面图测量了该截面角膜中央点的厚度（图 3-1）。

- Corvis ST 记录数据包括 IOP 和 CCT，以及形变过程中的 10 个参数：包括第一、第二压平时间 (the first/second applanation time，time A1/time A2)，即角膜从初始状态至第一、第二压平状态的时间；第一、第二压平长度 (the first/second applanation length，length A1/length A2)，即角膜从初始状态至第一、第二压平状态时角膜水平截面压平长度；第一、第二压平速率 (corneal velocity during the first/second applanation moment，velocity A1/velocity A2)，即第一、第二压平状态时角膜顶点的瞬时速率；最大压陷时间 (time from the start until the highest concavity，time HC)，即角膜从初始状态至最大压陷状态的时间；最大压陷曲率半径 (central curvature radius at highest concavity，radius HC)，即达到最大压陷状态时角膜反向曲率半径；最大压陷屈膝峰间距 (Distance of the 2 knee's at highest concavity，PD)，即最大压陷状态时角膜两个屈膝峰之间的距离；最大形变幅度 (deformation amplitude，DA)，即角膜从初始状态达最大压陷状态时角膜顶点间垂直距离。测量数值中重复性最好的是 CCT、DA、time A1 和眼内压。有研究认为部分参数重复性较差的原因在于角膜黏弹性和各向异性使角膜每次受压形变情况不尽相同，另外，部分参数的获取对外界条件敏感性高，较难精确计算从而出现误差。

- 另外，水平 Scheimpflug 图像上的厚度数据使得能够通过水平子午线计算 Ambrósio 相关厚度（Ambrósio relational thickness，ARTh）。ARTh 与仪器测得的角膜形变参数一起计算出 Corvis 角膜生物力学指数（Corvis biomechanical index，CBI），可以更为优化圆锥角膜的诊断。Vinciguerra 等[4] 的研究发现，在 CBI 为 0.5 时，诊断圆锥角膜的准确率为 98.2%，特异性为 100%。另外，Corvis-ST 和 Pentacam 的进一步整合已经为早期角膜扩张的诊断提供了一个更为准确的平台。

- 易形变的角膜特点：更快到达第一压平状态，即 time A1 更短，length A1 更短，velocity A1 更快；角膜有更大的凹面，即 DA 更大，PD 更小，

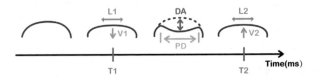

图 3-1　角膜形变的过程　蓝色实线代表角膜横切面。从左至右：自然状态下的角膜；第一压平状态；最大形变状态；第二压平状态。Corvis-ST 通过计算可以得到最大形变幅度（DA，红色），最大压陷屈膝峰间距（PD，蓝色）及第一、二次压平状态的时间（T1、T2）、长度（L1、L2）和速度（V1、V2）分别以灰色、绿色及橙色表示

radius HC 更小；更延迟到达第二压平状态，即 time A2 更长，length A1 更短，velocity A1 更慢（表 3-1）。

表 3-1 Corvis-ST 参数反映易形变角膜数值特点

	参数	数值
更快达到 第一压平状态	Time A1	↓
	Length A1	↓
	Velocity A1	↑
更延迟达到 第二压平状态	Time A2	↑
	Length A2	↓
	Velocity A2	↓
	Radius HC	↓
有更大的凹面	PD	↓
	DA	↑

参考文献

[1] Medeiros FA,Weinreb RN.Evaluation of the influence of corneal biomechanical properties on intraocular pressure measurements using the ocular response analyzer[J]. J Glaucoma, 2006, 15(5):364-370.

[2] Mcmonnies CW. Assessing corneal hysteresis using the Ocular Response Analyzer[J]. Optom Vis Sci, 2012, 89(3):e343-349.

[3] 葛梅，田磊，王丽强，等 . 可视化角膜生物力学分析仪与非接触眼压计和动态轮廓眼压计测量眼内压的一致性研究 [J] . 解放军医学院学报，2015，36（2）：101-104.

[4] Vinciguerra R, Ambró sio R Jr, Elsheikh A, et al. Detection of keratoconuswith a new corvis ST biomechanical index. J Refract Surg. 2016,32:803-810.

第三节 角膜生物力学特性与青光眼的关系?

1. 角膜生物力学特性与青光眼发生的关系?

- 角膜生物力学特性与青光眼之间关系的研究主要集中在对原发性开角型青光眼（primary open angle glaucoma，POAG）及正常眼压性青光眼（normal tension glaucoma，NTG）的研究。

- 有研究发现 CH 不仅仅代表角膜性能的参数，它也可以被看作眼球的参数。数值越小说明角膜越易形变，视神经更容易因为眼压升高而造成青光眼性损伤。推测二者可能成为早期诊断 NTG 的辅助方法之一。研究发现，青光眼和正常人的角膜生物力学特性之间存在差异，其中以 CH 为代表，大量的研究显示 CH 值在青光眼患者中较小，而青光眼患者角膜形变的特点在 Corvis-ST 的研究中体现得更为直接 [1]，但目前基于 Corvis-ST 的青光眼角膜生物力学特性的研究较少。

2. 角膜生物力学与青光眼严重程度有关系吗?

- Prata 等人在对新诊断的未予治疗的 POAG 患者的研究中发现，CH 值小的患者有更大的杯盘比（$r=0.41$，$P=0.01$）以及更深的视盘陷凹（$r=0.34$，$P=0.03$），而 CCT 只与视盘凹陷深度有关（$r=0.35$，$P=0.02$）。这提示 CH 可能在一定程度上与青光眼视神经损害有关（独立于眼压因素）。在对于双眼视野进展不对称的 POAG 患者的研究中发现，双眼中较差的眼有更小的 CH 值，而其双眼的 CCT 及眼压并无明显差异，CH 值可以最好地辨别视野较差的眼。对 NTG 的研究同样发现双眼中眼压较低的眼，其 CH 越大、CRF 越大、杯盘比越小，视野越好。推测角膜生物力学特性是影响青光眼严重程度的因素之一 [2]。但另外一些研究有不同的结论，认为 CH 值与青光眼的严重程度无关。上述研究结果的不同可能是与入选条件及判别青光眼病情程度的方法不同有关。

- 角膜生物力学特性与青光眼有着密切的关系，随着 ORA 的日趋成熟及临床上 Corvis-ST 的应用，越来越多的研究将会致力于研究两者之间的关系 [3]，这也有利于我们深入探讨青光眼的发病机制，以及预测青光眼的进展。

参考文献

[1] Li BB,Cai Yu,Pan YZ,et al. Corneal biomechanical parameters and asymmetric visual field damage in patients with untreated normal tension glaucoma. Chin Med J (Engl). 2017,130(3):334-339.

[2] Zhang C,Tatham AJ,Abe RY,et al. Corneal Hysteresis and Progressive Retinal Nerve Fiber Layer Loss in Glaucoma. Am J Ophthalmol. 2016 Jun;166:29-36.

[3] 李白冰，才瑜，潘英姿等. 正常眼压性青光眼角膜生物力学特性与视野损伤进展关系的初步研究. 中华眼科杂志，2018，54（3）：171-176

第四节 筛板的结构和生物学特点是什么?

· 筛板在解剖上位于眼球后极,为一凹面向前、凸面向后的漏斗形结构。与巩膜相连,作为一独立部分嵌入巩膜,其组分与巩膜不同。筛板为板层状,在视乳头中起支撑作用,由胶原束与胶质层交替重叠形成薄层纤维结缔组织,它可分为脉络膜筛板及巩膜筛板两部分,脉络膜筛板是指脉络膜水平上的筛板,主要成分以胶质细胞为主,另有少量弹性纤维,巩膜筛板主要为纤维结缔组织,以胶原纤维为主。同时,筛板也是眼球壁上最为薄弱的部分。

· 研究发现,筛板横切面可见结缔组织形成许多圆形或卵圆形孔洞供视神经纤维束通过,纵切面可观察到密集的结缔组织纤维连接于巩膜管。在大小不一的筛孔中有些大孔又被结缔组织纤维分割为许多小孔,筛孔不仅被星状细胞所分割,还被胶质小梁所分割,所以在小孔横切面中可见许多胶质纤维。筛孔中的胶质组织构成连续的胶质膜包裹每一神经纤维束。从 Hemmldez 和 Mernandez 等人的研究中可知筛板支架结构的主体是筛板细胞间质,它属于纤维结缔组织,其主要成分是弹性纤维和胶原纤维。胶原纤维有五种,包括 I 型、Ⅲ 型、Ⅳ 型、Ⅴ 型和Ⅵ型,在这之中 I 型和Ⅲ型胶原是筛板的支持性结构胶原,Ⅳ型胶原纤维主要位于基底膜,Ⅴ型和Ⅵ型胶原纤维位于 I 型和Ⅲ型胶原纤维束之间。基质成分中,层粘连蛋白主要存在于基底膜处,而纤维连结蛋白在筛板上分布较多,对纤维及相关组分起到连接作用。另外,至少有 6 种蛋白多糖,且以硫酸软骨素、硫酸皮质素和透明质酸相对较多。随着年龄增加及各种病理变化筛板细胞间质各大分子成分也会随之改变。Quigley 利用扫描电镜观察筛板超微结构时,发现筛板区有 200~400 个筛孔,直径 10~100μm,由数层筛孔不直接相对的板层组成,因此视神经在通过筛板全层时有分叉。另外,在猴眼和人眼的研究中发现,筛孔的大小、走行和其周围的支撑结缔组织的多少有明显的个体差异和区域性差别。在筛板上、下极部筛孔大,筛孔板层薄而细;筛板的鼻、颞侧筛孔小,板层厚而粗;筛板中央部比周边部的筛孔小,板层厚而粗。

· 筛板血流由睫状后短动脉提供,有少数人是 Zinn-Haller 环供应。视网膜中央动脉未向这部分供血。该处血管为致密的毛细血管丛,位于纤维间隔内,使筛板具有丰富的血管组织。Radias 认为该血管无自动调节功能,当眼压升高时,筛板血管受压而发生血流减少的情况要比内层视网膜明显。但实验结果却发现,相比于视网膜,筛板血流对高眼压有较高抵抗力。Sossi 等向静脉注入标有放射性物质 I[125] 的碘安替比林,观察到较高眼压时,视网膜、脉络膜及视神经头血流量降低,但筛板仅在眼压极高时血流减少。因此学者提出筛板内存在有效的自动调节机制,使在较大范围波动的眼压不会影响筛板的血流量。

· 从上文中可以看出,筛板的结构和生物学的 3 个特点:

· 1. 筛板与巩膜解剖上的不连续性 它们的这种不连续性导致筛板成为眼内压力承受体系的薄弱之处、应力的集中点,易受到眼内压及筛板两侧压力差的损害。与此同时，筛板又是视神经穿出眼球的唯一部位， 是视神经离开眼球的关键位置。因此，筛板一直被认为是导致青光眼视神经损害的重要结构和部位。

- 2. 筛板是眼球壁上最薄弱的部分　由于此特点，筛板受眼压作用后易向后弯曲，形成大而后突的视杯，成为青光眼凹陷扩大的解剖基础。

- 3. 筛板的组成结构有明显的区域性差异　上、下极部筛孔大，板层薄而细；鼻、颞侧筛孔小，板层厚而粗；中央区比周边部的筛孔小，板层厚而粗。这种结构特点反映了筛板区域不同部位的神经轴突对压力的敏感性不同。这可以解释眼压升高后，巩膜壁的异常牵张首先使筛板区板层薄而细的部位（上、下极）变形、错位，导致神经轴浆传递阻滞，也说明了青光眼性视神经损害为什么首先累及弓形纤维和颞侧周边部神经纤维层。

第五节 如何了解筛板的生物力学变化？

· 用于研究筛板视神经乳头的生物力学主要通过建模的方法，主要分两种模型，分别为分析模型和数字模型，数字模型又细分为通用模型及特定眼模型。

1. 分析模型

· 分析模型是具有封闭形式解决方案的数学模型，即其中相关应力和应变可以用已知数学表达式写入数学模型。眼部生物力学的最简单的分析模型是基于拉普拉斯定律，以血管壁上的张力（S）、压力（P）、血管半径（R）和血管壁厚度（t）进行公式测量。另一种常用的分析方法是由 Friedenwald 引入的，并且涉及眼睛巩膜壁强度系数进行推导。然而，这些方法关于筛板本身生物力学的信息很少，因为眼球是由不同机械性质和复杂几何形状的多种组织结构构成，这种复杂性违反了拉普拉斯定律的假设，以及不能单纯通过巩膜壁强度系数来推导。

· 综合分析模型最终变得复杂，必须用数字化求解。因此，研究人员转向数值模拟来了解筛板的生物力学变化。

2. 数字模型

· 用于量化组织生物力学的最常用的数值方法是有限元（FE）方法，其可以比分析模型包含更多的现实条件，这种方法已经被广泛地用于工程学，以确定复杂结构的机械反应。当知道物体的机械载荷、材料特性及几何形状，就可以计算出物体所有部分的形变程度[1]。

· 如上所述，眼部生物力学的数字模型通常被分为通用或动物眼模型。通用模型的优点是它们可以被参数化，这意味着构建模型后，可以通过指定一些高水平参数值改变得到其形状、机械性质或负载方面的信息。这种方法不仅仅可以了解筛板生物力学变化，还可以研究眼球很多生物力学的参数。

· 但有时候我们希望预测特定的某种生物眼球在眼内压变化时的生物力学变化，通用数值模型不能进行预测。因为，涉及生成通用模型的过程中可能不经意地忽略了一个或多个生物力学的特征。为了解决这些限制，又相继开发了各种特定动物眼模型，其包含更多眼或筛板个体化的信息。相对的，特定眼模型比通用模型更复杂，因此它们的开发和分析通常更复杂、需要的时间更多。然而，所有眼球模型特征很相似，所以特定眼模型涉及的简化也需要慎重考虑。

2.1 通用模型

· Bellezza 等人[1]研究了巩膜管的尺寸大小和偏心率对视乳头筛板区机械反应的影响。

· 他们发现即使处于低眼压状态，视乳头结缔组织内的 IOP 相关的压力也可能是巨大的，比 IOP 高两个数量级。Signal 等[2]开发了一个更全面的通用模型来研究筛板的生物力学，与 Bellezza 等人模型不同，这个模型结合了简化的中心视网膜血管和筛板前区和后区神经组织，其允许比较模拟的 IOP 诱导的筛板表面位移和变形。但他们最后发现视乳头表面的位移可能不是研究筛板移位的最好替代标志。

- 在后来的研究中，Sigal[3] 等通过眼部组织的几何形状及组织特征，对视乳头组织形状的改变（例如，杯/盘比），以及筛板和神经组织的应力和应变进行评估。确定了视乳头生物力学（按等级排序）五个最重要的决定因素：巩膜的顺应性、眼睛的大小、眼压、筛板的顺应性和巩膜的厚度。

2.2 特定眼模型

- 基于 3D 重建技术开发了人眼和猴眼的特定眼模型。Sigal 和他的同事基于供体眼组织切片，利用组织成像技术重建人眼的眼特定模型，用于研究视乳头和筛板在 IOP 变化时几何形态及物理性质的相互影响作用。眼特定模型包括筛板和巩膜，以及前、后神经组织和软脑膜。

- 发现筛板的生物力学受巩膜特性变化和视乳头解剖差异影响，但受巩膜特性变化影响更大[4]。他们还证实了通用模型的预测，即 IOP 诱导的视乳头表面的变形可能不能用于筛板形变的替代指标。特定眼模型还表明，随着 IOP 增加，筛板同时受到各种形式的应力：拉伸力、压缩力和剪切力。在通用和眼特定模型中，压缩力高于其他剪切力或拉伸力的大小。

- 研究者基于猴眼创建猴眼特定模型，不同于上面的 Sigal 等人的方法，而是集中于巩膜和筛状板的特征和建立受力模型。他们的模型不包括神经组织或神经束，但他们成像技术重建筛板 3D 微观结构，比 Sigal 模型提供了筛板更高的微观细节水平。例如，Downs 等[5] 已经将这种技术应用于猴子青光眼患眼及对侧正常眼的研究当中。

- 使用 3D 重建技术的特定眼模型，可以很好地描述筛板的机械性能。可以在青光眼早期，发现筛板的性质及机械性能发生改变。

- 同时，随着时间的推移，各种新的模型方法也不断涌现，希望能够更好地、更加准确地评估筛板的生物力学变化。

参考文献

[1] Burgoyne CF, Downs JC, Bellezza AJ, et al. The optic nerve head as a biomechanical structure: a new paradigm for understanding the role of IOP-related stress and strain in the pathophysiology of glaucomatous optic nerve head damage[J]. Prog Retin Eye Res, 2005, 24(1):39-73.

[2] Sigal IA, Ethier CR. Biomechanics of the optic nerve head[J]. Exp Eye Res, 2009, 88(4):799-807.

[3] Crawford DJ, Roberts MD, Sigal IA. Glaucomatous cupping of the lamina cribrosa: a review of the evidence for active progressive remodeling as a mechanism[J]. Exp Eye Res, 2011, 93(2):133-140.

[4] Jia X, Yu J, Liao SH, et al. Biomechanics of the sclera and effects on intraocular pressure[J]. Int J Ophthalmol, 2016, 9(12):1824-1831.

[5] Downs JC, Girkin CA. Lamina cribrosa in glaucoma[J]. Curr Opin Ophthalmol, 2017, 28(2):113-119.

第六节 眼压升高对筛板的损害特点是什么？[1-5]

- 由于筛板的特殊解剖结构特点使其各区域对高眼压的抵抗力有明显差别。筛板上、下极由于所含胶原纤维最少，板层最薄，因而受挤压和扭曲最重，所以上、下极的神经纤维束受损较重，鼻、颞侧损伤较轻。

- 早已有研究发现晚期青光眼性视神经萎缩的特征性改变——筛板后凸。过去由于缺乏适当的组织学检查技术，对于青光眼性损害如何发生、发生于何处，有过许多争论。一直以来的机械学说、血管学说[6-11]，以及后来的筛板胶质异构学说[12, 13]上都以各自的见解阐述着青光眼视神经的损害机制。目前已知，青光眼视神经损害的主要部位在巩膜筛板。例如，Quigley 等对 80 只青光眼眼球的研究发现，青光眼性视神经损害发生在视乳头的巩膜筛板区，此处有些轴索因轴浆淤积而肿胀。Vrabec 的人青光眼实验和 Gaasterland 等和 Quigley 等的猴眼慢性青光眼实验，也证明了视神经纤维损害的主要部位在巩膜筛板区。那么眼压升高对筛板的损害特点是怎样的呢？

- Emery 等率先用扫描电镜观察到人类青光眼眼球的筛板塌陷并向后突出。Radius 等发现，人青光眼视乳头有小凹陷，常位于上下极。通过研究人眼视神经横断面，Quigley 等发现其存在特殊的纤维丢失形态。青光眼的特征性改变是弓形区暗点，此区域的神经纤维进入视乳头的上下方，而青光眼性神经纤维丢失在上下极较明显，受损部位在巩膜筛板，且形态呈沙漏状；Quigley 等进而推断，筛板的解剖学特点可能与损害的形态密切关联。通过扫描电镜，他们发现正常筛板上下极的筛孔较大，单位面积内支架组织较鼻、颞侧少。Radius 和 Gouzales 也证实了这一现象。

- 我国科研人员通过使用组织切片和扫描电镜的方法观察正常成人巩膜筛板，针对结缔组织及筛孔的分布在筛板不同部位所占百分比，采取计算机图像分析仪对其进行定量分析。数据显示，大筛孔主要分布于筛板上、下象限，尤其是周边部，并且其结缔组织含量较少，其中下方象限最少。鼻、颞侧象限刚好相反，筛孔小、分布均匀、结缔组织密度高。故对于眼压的耐受性鼻、颞侧比上、下象限更高。组织切片中可见胶原纤维束在筛孔周围呈切线方向排列，各区分布不均。

- 筛板的上述解剖结构特点使其各部分对高眼压的抵抗力有明显差别。在眼压升高的情况下，筛板承受两种导致筛板板层形状扭曲的作用力，一种力是由内向外促使筛板板层压缩并向后凸出；另一种力源于高眼压对巩膜壁的挤压，牵拉附着于筛板板层的视神经头沿。两种力量对筛板中的毛细血管及从筛孔中通过的神经纤维施加压力。筛板各部分所含支持组织的不同，使其对高眼压的抗力也存在差异。由于胶原纤维在视乳头上下极分布最少，因而受张力影响最大，故走行于区域的神经纤维受损较重。沙漏状萎缩可通过筛板区域性结构差异进行解释。

- 在 Parrow 等的研究中也进一步证实眼压降低后由高眼压导致的筛板的变化在一定程度上是可逆的。这种变化可能是由于眼压升高使筛板后弯，神经胶质组织也随之移位。眼压下降后，筛板重新恢复到基线位置，后移的神经胶质组织也重新前移至正常位置。长期青光眼，即使是成年人，其巩膜管也可能扩张，并随着眼压的下降而减轻，造成视杯逆转。

参考文献

[1] 李美玉. 青光眼学. 北京：人民卫生出版社，2004.

[2] 李凤鸣. 中华眼科学. 北京：人民卫生出版社，2005.

[3] 葛坚. 临床青光眼.3 版. 北京：人民卫生出版社，2016.

[4] 黎晓新. 现代眼科手册（第3版）. 北京：人民卫生出版社，2016.

[5] 赵桂秋. 眼科病理学. 北京：人民卫生出版社，2016.

[6] Kevin M. Ivers,Chaohong Li,Nimesh Patel,et al. Reproducibility of Measuring Lamina Cribrosa Pore Geometry in Human and Nonhuman Primates with In Vivo Adaptive Optics Imaging. Invest Ophthalmol Vis Sci,2011,52(8):5473－5480.

[7] Weber AJ,Harman CD,Viswanathan S. Effects of optic nerve injury,glaucoma,and neuroprotection on the survival,structure,and function of ganglion cells in the mammalian retina[J]. J Physiol,2008,586(Pt 18):4393－4400.

[8] Conforti L,Adalbert R,Coleman MP. Neuronal death:where does the end begin?[J]. Trends Neurosci,2007,30(4):159－166.

[9] Yang H,Downs JC,Burqoyne CF. Physiology intereye differences in monkey optic nerve head architecture and their relation to changes in early experimental glaucoma[J].Invest Ophthalmol Vis Sci,2009,50(1):224－234.

[10] Robert MD,Grau V,Downs JC,et al. Remodeling of the connective tissue microarchitecture of the lamina cribrosa in early experimental glaucoma[J]. Ophthalmol Vis Sci,2009,50(2):681－690.

[11] D B Yan,F M Coloma,A Metheetrairut,et al. Deformation of the lamina cribrosa by elevated intraocular pressure. Br J Ophthalmol,1994,78(8):643－648.

[12] 戴超，李大庆，李英，Geoffrey Raisman，阴正勤. 大鼠视神经筛板胶质异构研究. 中华眼科杂志，2013，49（8）：723－728.

[13] Dai C,Khaw PT,Yin ZQ, Li D,Raisman G,Li Y. Structural basis of glaucoma:the fortified astrocytes of the optic nerve head are the target of raised intraocular pressure. Glia,2012 Jan,60(1):13－28.

第七节 颅压下降和颅压升高时筛板发生何种变化?

· 青光眼视神经损害的机械学说认为：眼压升高导致筛板变形和移位，形成凹陷性的视神经损害，然而这一理论并不能解释正常眼压性青光眼及高眼压症。临床上部分 POAG 患者成功将眼压控制后，其视神经损害仍然持续进展。因此，高眼压并不是青光眼视神经损害的唯一危险因素。

· 视网膜神经节细胞发出的无髓神经纤维轴突在眼球后极部聚集，呈束状穿过巩膜筛板形成视神经。视神经可分为四段：球内段、眶内段、管内段和颅内段。与脑组织相同，视神经从球内穿出后被覆有硬脑膜、蛛网膜及软脑膜，视神经周围各腔隙与颅内各个同名腔隙相通。从筛板的解剖结构来看，筛板的前部即为视神经乳头承受着眼压的作用，眼压对筛板产生向后的作用力。而筛板后则承受着蛛网膜下腔脑脊液的压力，它对筛板产生向前的作用力。筛板在解剖上的特殊位置使其成为传递眼压与颅内压相互作用的中心环节。

· 近年来的研究提示：颅内压尤其是视神经周围蛛网膜下腔脑脊液的压力，在青光眼视神经损害中具有重要的作用。我国学者在对 NTG、POAG 和正常对照组进行的前瞻性研究发现，NTG 组颅内压较正常对照组明显降低[1-2]。单变量回归分析发现，青光眼视神经损害程度与颅内压呈负相关，而与跨筛板压力差呈正相关，提示增大的跨筛板压力差可能在生物力学上使筛板发生后凹畸变，导致视神经损害。同时另一项研究发现，高眼压症患者的颅内压明显高于正常对照组，推测高眼压症患者中增高的颅内压可以弥补部分增高的眼压，从而使跨筛板压力差保持在正常范围，对视神经不造成损害。

· 当眼压高于颅内压时，增大的跨筛板压力差会导致筛板向后凹陷。同样当颅内压增高大于眼压时，将对筛板产生向前的作用力，并导致视网膜及视乳头水肿。研究发现，在太空中飞行超过 3 个月的宇航员，约 58%由于颅内压升高而导致出现了视网膜及视盘水肿。

参考文献

[1] Ren R, Jonas JB, Tian G, Zhen Y, Ma K, Li S, et al. Cerebrospinal fluid pressure in glaucoma: a prospective study. Ophthalmology,2010,117(2):259-266. doi: 10.1016/j.ophtha.2009.06.058. PubMed PMID: 19969367.

[2] Zhang Z, Wu S, Jonas JB, Zhang J, Liu K, Lu Q, et al. Dynein, kinesin and morphological changes in optic nerve axons in a rat model with cerebrospinal fluid pressure reduction: the Beijing Intracranial and Intraocular Pressure (iCOP) study. Acta ophthalmologica,2016,94(3):266-275.

第八节 眼颅压力梯度的改变对青光眼视盘损害有什么影响?

- 筛板前眼压与筛板后颅内压之间的差值形成跨筛板压力差,从生物力学上的角度来看,增大的跨筛板压力差可以使筛板发生后凹畸变,导致视神经损害。早在 20 世纪 70 年代末,有学者提出低颅内压可能是正常眼压性青光眼患者视神经损害的机制之一,但此类研究并未引起广泛关注。近年来的研究发现,在正常眼压青光眼患者中,盘沿组织的丢失及视神经损害与跨筛板压力差密切相关。[1]

1. 跨筛板压力差视神经损害理论

- 王宁利教授带领的北京眼颅压力梯度 (Beijing intracranial and intraocular pressure study, iCOP Study) 研究团队通过前瞻性临床对照研究与动物实验,首次发现低颅压是 POAG 的危险因素,眼压和颅压构成的跨筛板压力差增加导致了视神经损害,而非高眼压或低颅压单一因素所致,并在国际上首次提出了跨筛板压力差视神经损害理论:青光眼视神经损害是由眼压与颅内脑脊液压力之间的压力差 (跨筛板压力差) 导致的。该理论揭示了正常眼压性青光眼视神经损害与颅内压下降所致的跨筛板压力差增高有关,提出治疗应以控制跨筛板压力差水平为标准,解决了正常眼压性青光眼治疗不足的问题;同时,对于高眼压症患者,若颅内压较高,跨筛板压力差在安全范围,则可监视而不予治疗,解决了高眼压症过度治疗的问题;而对于降降眼压治疗后眼压控制为较低水平但视神经损害继续进展的患者,还需关注患者的颅内压水平,若其跨筛板压力差仍为较高水平,则需进一步降低眼压治疗。

- 跨筛板压力差视神经损害理论解决了长期依靠眼压理论和机械压力学说所不能回答的青光眼问题,为阐明开角型青光眼视神经损害机制提供了新思路。目前北京 iCOP 研究团队利用动物实验和有限元数学模型,发现低颅压与高眼压造成的压力差增加对视神经造成损害的机制并不完全一致,降低颅压造成视神经损害的主要原因是影响了正向、逆向的轴浆流运输,同时影响了视神经的血液灌注[2];而该研究团队在原来“跨筛板压力差”增大导致视神经损害的基础上提出了“眼颅压力梯度增大造成视神经损害“这一新的概念[3]。

- 视神经被各种压力所环绕 (图 3-2),视神经远端的视盘位于眼球后极部,主要受到眼内压 (IOP) 的作用;视神经的另一端经视神经管进入颅腔内受到颅内压 (ICP) 的作用,因此,视神经沿其走行方向受到由 IOP 渐至 ICP 的压力梯度 (trans optic nerve pressure gradient, TONPG),而非二者简单差值。视神经自出球内段后受到脑脊液的包绕,在垂直于视神经的方向,视神经表面受到脑脊液压力 (optic nerve subarachnoid space pressure, ONSP),视神经中心的压力为零,因此由视神经周边至中心亦存在一个由 ONSP 至零的压力梯度。由此可见,视神经由眼球走行至脑,受到水平、垂直方向的两个压力梯度的影响,因此,由压力因素引起的青光眼性视神经伤的病理过程沿视神经压力梯度 (TONPG) 发生。

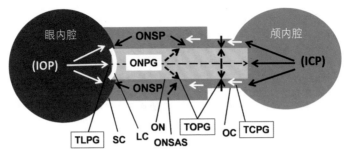

图 3-2 沿视神经压力梯度示意图[3]

2. 无创颅内压测量技术

· 跨筛板压力差在青光眼视神经损害中具有重要作用，对视神经周围蛛网膜下腔脑脊液的压力进行测量非常重要，如何对青光眼患者进行跨筛板压力差测定是一个难题。临床上测量颅内压最直接的方法是腰椎穿刺，但是这种方法为有创性操作，并且腰椎部位的脑脊液压力无法代表球后视神经周围蛛网膜下腔脑脊液压力。王宁利教授等提出：视神经鞘膜作为一个弹性组织，当其内部的脑脊液压力较高时，会对视神经鞘膜形成向外的压力，造成视神经鞘膜弹性扩张，因此，视神经蛛网膜下腔脑脊液宽度可以间接作为脑脊液压力的相应指标。

· 基于这一设想，北京 iCOP 研究团队应用 3.0T 高分辨率核磁共振对眶内段视神经蛛网膜下腔脑脊液进行成像，测量视神经周围蛛网膜下腔宽度，通过腰穿患者实测的脑脊液压力与球后视神经周围蛛网膜下腔宽度两组数据，再经过体重指数 (BMI) 及平均动脉血压校正后，推导出颅内压计算公式。该计算公式已经在相关研究中得到了验证和应用[4-6]。但是基于核磁的测量方法费用昂贵、耗时，针对这一问题，近期北京 iCOP 研究团队建立了基于眼超声静态后处理测量技术的方法，即利用眼部 B 超测量球后视神经 3~7mm 处视神经周围蛛网膜下腔面积，该方法不仅易于推广，测量参数能够更好反应球后视神经鞘内脑脊液压力情况[7]。

3. 基于跨筛板压力梯度的治疗原则

· 基于北京 iCOP 研究团队提出的"眼颅压力梯度增大造成视神经损害"这一学说，针对由于颅内压偏低导致的眼颅压力梯度增大造成视神经损害的患者，提高颅内压可成为治疗方案之一。目前研究表明，BMI 与颅内压成正相关关系[8]，因此增强患者的营养，提高 BMI 可成为升高颅内压的有效方案；同时，口服维生素 A 也可提高颅内压水平。该团队的基础研究发现低颅压造成大鼠视神经损伤的早期，即出现了视网膜，外侧膝状体以及上丘的胶质化反应[9]，而后影响正向、逆向的轴浆流运输障碍，这一结果将为以保护轴浆流运输及神经节细胞为目的的治疗方案提供分子靶点。

4. 问题与展望

- 北京 iCOP 研究团队系统提出的"眼颅压力梯度增大对视神经损害"学说不仅为青光眼的诊断提供了新的思路和方法，也为青光眼的治疗开辟了更加广阔的天地。既然眼颅压力梯度增大会导致视神经损害，颅内压与眼压是否存在内在联系并相互影响？脑脊液的产生、转化和吸收在青光眼进展中起到怎样的作用？如何连续监测眼内压和颅内压的改变及波动？要进一步明确上述问题，有待于眼颅压力梯度增大对视神经损害理论更加深入的研究与完善。

参考文献

[1] Siaudvytyte L, Januleviciene I, Ragauskas A, et al. The difference in translaminar pressure gradient and neuroretinal rim area in glaucoma and healthy subjects. J Ophthalmol,2014, 937360.

[2] Zhang Z, Wu S, Jonas JB, Zhang J, Liu K, Lu Q, et al. Dynein, kinesin and morphological changes in optic nerve axons in a rat model with cerebrospinal fluid pressure reduction: the Beijing Intracranial and Intraocular Pressure (iCOP) study. Acta ophthalmologica, 2016,94(3):266-275.

[3] Hou R, Zhang Z, Yang D, Wang H, Chen W, Li Z, et al. Pressure balance and imbalance in the optic nerve chamber: The Beijing Intracranial and Intraocular Pressure (iCOP) Study. Sci China Life Sci,2016,59(5):495-503. doi: 10.1007/s11427-016-5022-9. PubMed PMID: 26920679.

[4] Wang N, Xie X, Yang D, et al. Orbital cerebrospinal fluid space in glaucoma: the Beijing intracranial and intraocular pressure (iCOP) study. Ophthalmology,2012,119(10):2065-2073.

[5] Jonas JB, Nangia V, Wang N, et al. Trans-lamina cribrosa pressure difference and open-angle glaucoma. The central India eye and medical study. PLoS One,2013,8(12): e82284.

[6] 王宁利, 解晓斌, 陈伟伟, 等. 基于磁共振成像的无创颅内压及跨筛板压力差测量方法的标准与规范探讨 [J]. 中华眼科杂志, 2014, 50（12）：936-940.

[7] Liu H, Yang D, Ma T, Shi W, Zhu Q, Kang J, et al. Measurement and Associations of the Optic Nerve Subarachnoid Space in Normal Tension and Primary Open-Angle Glaucoma. Am J Ophthalmol,2018,186:128-137. doi: 10.1016/j.ajo.2017.11.024. PubMed PMID: 29246580.

[8] Ren R, Wang N, Zhang X, Tian G, Jonas JB. Cerebrospinal fluid pressure correlated with body mass index. Graefe's archive for clinical and experimental ophthalmology = Albrecht von Graefes Archiv fur klinische und experimentelle Ophthalmologie. 2012,250(3):445-446. doi: 10.1007/s00417-011-1746-1. PubMed PMID: 21814821.

[9] Li XX, Zhang Z, Zeng HY, Wu S, Liu L, Zhang JX, et al. Selective Early Glial Reactivity in the Visual Pathway Precedes Axonal Loss, Following Short-Term Cerebrospinal Fluid Pressure Reduction. Investigative ophthalmology & visual science,2018,59(8):3394-3404. doi: 10.1167/iovs.17-22232. PubMed PMID: 30025070.

第四章

青光眼遗传和环境

第一节 青光眼是否存在遗传背景？

- 流行病学研究结果表明，青光眼的发病具有家族聚集性，原发性开角型青光眼 (POAG) 患者一级亲属的患病率大约是普通人群的 7~10 倍。以往的研究显示，34% 的 POAG 患者或疑似者有阳性家族史，阳性家族史也是其患病的主要危险因素之一 [1]；而 80% 的原发性闭角型青光眼 (PACG) 患者在亚洲，非洲后裔的 POAG 患病率是欧洲人的 4~5 倍；双生子研究及青光眼家系研究发现了多个青光眼致病突变，全基因组关联分析发现了与不同类型青光眼相关的大量易感基因位点；动物模型研究也证实了青光眼具有遗传背景。

- 青光眼存在多种遗传方式，有些属于单基因遗传病。原发性开角型青光眼，常染色体显性遗传比较多见，目前确定了三个致病基因，分别是 myocilin (MYOC), optineurin (OPTN) 和 TANK binding kinase 1 (TBK1) [2, 3]。多数青光眼属于复杂遗传病，是由多种遗传和环境危险因素联合作用导致。这些遗传因素会增加发生青光眼的风险，但是每一种因素都不能独立致病 [1]。

- 青光眼是具有高度遗传异质性的复杂性眼部疾病，一定程度上符合多基因或多因子遗传规律。

- 开角型青光眼基因检测目前推荐检测 MYOC 和 OPTN 基因。

参考文献

[1] Gong G, Kosoko-Lasaki S, Haynatzki G, Lynch HT, Lynch JA, Wilson MR. Inherited, familial and sporadic primary open-angle glaucoma. J Natl Med Assoc,2007,99(5):559-563.

[2] Morissette J, Clépet C, Moisan S, et al. Homozygotes carrying an autosomal dominant TIGR mutation do not manifest glaucoma. Nat Genet,1998,19:319‐321.

[3] John H. Fingert, Alan L. Robin, Todd E. Scheetz et al. Tank-Binding Kinase 1 (TBK1) Gene and Open-Angle Glaucomas (An American Ophthalmological Society Thesis). Trans Am Ophthalmol Soc,2016,114: T6.

第二节 散发青光眼患者是否与遗传有关？

- 如果家族中只有一个青光眼患者，没有明确家族史，可以认为是散发病例。但是出现散发病例的原因可能是由于疾病低外显率、家系过小或不清楚是否有其他患病的家属等原因。有些青光眼患者最初被认为是散发病例，以后也会发现有家族性或遗传性。因此，对于散发病例，需要详细检查并追踪一级、二级家属，明确是否可能存在青光眼，才能真正确定散发病例的比例。

- 和家族性青光眼不同，散发型青光眼常常发病较晚，最常见的有原发性开角型青光眼（POAG）和囊膜剥脱综合征(XFS) / 青光眼。也有研究发现，散发POAG病例是携带了POAG致病基因的新生突变（de novo mutation），提示散发病例也可能会遗传。大多数的散发病例符合复杂疾病的异常方式，即患者携带特殊的易感基因多态性位点，但是需要和环境及其他因素共同作用才致病。

- 青光眼大家系可以通过连锁研究明确基因位点，而这种候选基因方法研究散发青光眼基因不适用。对于散发青光眼可通过全基因组关联研究发现相关的易感基因位点。

第三节 常用的青光眼遗传研究方法有哪些?

- 为了开展有效的遗传学研究，准确的眼科临床信息非常重要，通常还需要对患者的父母、同胞和子女进行眼科检查，确定先证者亲属的患病状态，然后绘制家系图。常用于青光眼遗传研究的方法有基因定位、全基因组关联分析和候选基因测序。

1. 基因定位 [1-3]

1.1 连锁分析

- 连锁分析 (linkage analysis) 是基于家系研究的一种方法，主要用于单基因遗传病。通常根据 LOD 值大小判定连锁关系，如果 LOD 值 >3，提示疾病基因位置和标志物位点是紧密连锁；如果 LOD 值 <−2.0 则排除连锁；LOD 值为 0，意味着连锁假设与不连锁假设的可能性相等；LOD 值为正值，有利于连锁；LOD 值为负值，表示有一定重组率的连锁。显著的阈值是 +3 和 − 2。Lod=+3 时，连锁的概率为 95%。这样可以发现疾病的候选基因位置。连锁分析通常需要一个大家系，对于小家系分析，若仅根据其 LOD 值，检验效能较低，存在一定的局限性。另外，连锁分析要求明确家系中个体患病情况及遗传方式，才能推测单个疾病基因位点。

1.2 纯合子定位

- 纯合子定位是小的近亲家系甚至只有一个患者的常染色体隐性遗传病基因研究的有效方法。这种方法的原理是疾病等位基因可能位于来自共同祖先的基因块。通过比较患病个体的纯合子组块来判断常染色体隐性疾病的基因定位。

2. 全基因组关联研究

- 全基因组关联研究 (Genome−wide Association Study, GWAS)，是从人类全基因组范围内的序列变异 (单核苷酸多态，single nucleotide polymorphism，SNP) 中，筛选出那些与疾病性状关联的 SNP。通过将在患者全基因组范围内检测出的 SNP 位点与对照组进行比较，找出所有的变异等位基因频率，从而避免了像候选基因策略一样需要预先假设致病基因。GWAS 到目前为止仍然是复杂性疾病遗传学研究的最有效和最经济的手段，可以确定复杂疾病的易感基因位点，为发病机制提供了更多的线索。

3. 基因测序

3.1 直接测序

- 直接测序又叫一代测序、Sanger 测序，通过软件设计出相应外显子的引物，经 PCR 扩增然后测序，再经序列比对，分析是否存在碱基变异。

3.2 第二代测序技术（Next generationsequence，NGS）

- 主要包括全基因组测序 (whole genome sequencing，WGS)、全外显子组测序 (whole exome sequencing，WES) 和目标区域测序 (Targeted region sequencing，TRS)，它们同属于新一代测序技术。其核心思想是边合成边测序，即通过捕捉新合成的末端的标志来确定 DNA 的序列，通过二代测序平台，可以实现大规模同步测序。

参考文献

[1]   Weeks DE. Lathrop GM. Polygenic disease: methods for mapping complex disease traits. TIGS, 1995,11: 513-519.

[2]   Neil Risch. Linkage strategies for genetically complex traits. III. The effect of marker polymorphism on analysis of affected relative pairs. Am. J. Hμm. Genet,1990, 46: 242-253

[3]   Hästabacka J. de la Chapelle A. Mahtani MM. The diastrophic dysplasia gene encodes a novel transporter: Positional cloning by fine-structure linkage disequilibriμm mapping. Cell,1994,78: 1073.

第四节 目前原发性开角型青光眼的遗传研究有什么发现?

· 随着青光眼遗传研究方法的进展,青光眼相关遗传研究取得了很大的进步,目前已确定肌纤蛋白(myocilin,MYOC)基因、视神经病变诱导反应蛋白基因(optic neuropathy inducing gene,OPTN)、WDR36 (WD40 repeat 36)基因和 TBK1 与 POAG 发病密切相关,神经营养素4基因(neurotrophin 4,NTF4)是新发现的可能与 POAG 相关的基因,但是这些基因只能解释全球不到 10% 的 POAG 患者的发病原因。

1. POAG 相关易感基因研究(表 4-1)

表 4-1 POAG 相关易感基因研究

基因	位点	表现型	临床表现	功能
MYOC [1, 2]	1q21-q3l	青少年型开角型青光眼/原发性开角型青光眼	有高眼压,常需要手术治疗	全球有 3%~5% 的 POAG 是由 MYOC 基因突变引起的;影响小梁网的功能,也有可能通过改变视神经的结构、代谢及营养特性,增加视神经对青光眼损害的易感性,导致青光眼性视神经损害
OPTN [2]	10p14-p15	正常眼压性青光眼	正常眼压	16.7% 的遗传性 POAG 患者可能伴有 OPTN 基因突变。OPTN 基因在视神经损害过程中起保护作用
TBK1 [3]	12q14.2	正常眼压性青光眼	严重的正常眼压性青光眼	常染色体显性遗传的 NTG,其拷贝数异常和大约 1% 的 NTG 病例相关
WDR36 [2]	5q22.1	开角型青光眼	WDR36 基因突变的 POAG 患者表型较无该基因突变者严重	1.6%~17.0% 的 POAG 患者可能伴有这个基因的突变;WDR36 基因序列改变可能只是影响了 POAG 的易感性,而不是 POAG 的直接致病基因
NTF4	19q13.33			在人群中的突变频率很低,关于 NTF4 基因所编码的蛋白的功能及其在 POAG 发病中的作用尚不清楚

2. POAG 的 GWAS 研究结果

· GWAS 研究发现大量与 POAG 相关的遗传因子(表 4-2),这些遗传因子的变化包括 DNA 序列的改变及 DNA 片段的重复或缺失等。遗传因子虽然可以提高患病风险,但不一定是致病的直接原因,其机制还有待深入研究。

表 4-2 GWAS 研究发现和 POAG 关联性达到了全基因组的显著水平基因标志物

基因	SNP	有效等位基因	OR	P	病例数	对照数
CAV1/2 [4]	rs4236601	A	1.27	$2.20 \times 10-11$	3438	36 941
AFAP1 [5]	rs4619890	G	1.20	$7.00 \times 10-10$	4703	11 488
GMDS [5]	rs11969985	G	1.31	$7.70 \times 10-10$	4703	11 488
ABCA1 [6]	rs2487032	A	0.73	$2.79 \times 10-10$	2906	5974
PMM2 [6]	rs3785176	G	1.30	$5.77 \times 10-10$	2906	5974
CDKN2B-AS1 [7]	rs7864618	A	1.78	$9.00 \times 10-11$	1244	975
SIX1/SIX6 [8]	rs10483727	A	1.32	$3.87 \times 10-11$	3146	3487
8q22 [8]	rs284489	G	0.62	$8.88 \times 10-10$	720	3443
CDKN2B-AS1 [9]	rs4977756	A	1.39	$1.40 \times 10-10$	1507	8538
TMCO1 [9]	rs4656461	G	1.51	$6.00 \times 10-14$	1507	8538
GAS7	rs9913991	A	0.80	$2.98 \times 10-13$	4284	95 560
TXNRD2 [10]	rs35934224	T	0.78	$4.05 \times 10-11$	7017	42,722
ATXN2 [10]	rs7137828	T	1.17	$4.40 \times 10-10$	7017	42 722
FOXC1 [10]	rs2745572	A	1.17	$1.76 \times 10-10$	7017	42 722
TGFBR3 [11]	Rs1192415	G	1.13	$1.60 \times 10-8$	12 677	36 526

3. POAG 内在表型相关的 GWAS 研究

· 青光眼的内在表型即疾病临床征象的定量特征,如 IOP\CCT 等,与疾病相关,但单独存在通常并不导致疾病发生,且是可遗传的,其数量、性状可独自变异,与疾病有遗传相关性。在 POAG 中,推荐表型包括垂直杯盘比(vertical cup-disc ratio, VCDR)、眼内压(intraocular pressure, IOP)、中央角膜厚度(central cornealthickness, CCT)和视神经盘区(optic disc area, ODA)(表 4-3,4-4,4-5,4-6)。目前通过 GWAS 研究得出的有关内在表型基因的变异,可能也与 POAG 存在关联性。

表 4-3　与垂直杯盘比（VCDR）表型相关的基因位点

基因	位点	认识
ATOH7	10q21.3-22.1	该基因表达于视网膜上，控制光感受器的发展
CDC7/TGFBR3	1p22	编码有激酶活性的分裂周期蛋白，参与细胞周期的调控
CDKN2B [7]	9p21	周期依赖性激酶抑制剂，为抑癌基因，表达于人的眼部组织包括视神经节细胞，可上调眼部对高眼压的反应
CHEK2	22q12.1	与多种肿瘤相关，包括乳腺癌，有报告发现其缺失与视盘扩大有关，可能是低钙血症引起的，还与常染色体显性遗传视神经萎缩相关
SIX1/SIX6 [8, 12]	14p22-23	主要编码蛋白是一种类似果蝇正弦眼蛋白质同源框的基因产物，可参与肢体发育，促进眼球的正常发育，参与细胞周期的调控
BCAS3	17q23	与 VCDR 有关，但其具体功能尚不清楚

表 4-4　与中央角膜厚度（CCT）表型相关的基因位点

基因	位点	认识
AKAP13	15q25.3	编码一种配体，这种配体可结合从细胞表面受体到转录因子的信号，以一种 RHO 信号转导模式进行传递信号，在这个配体上的启动子上有调节转录因子 FoXF2 的结合区
CoL5A1/RXRA	9q34.2-34.3	为基质胶原的必需成分，该基因表达于角膜上，参与角膜基质结构的组成
ZNF469	16q24	其功能尚不清楚，与某些胶原有同源之处，表明它在胶原纤维的合成中可能是一个转录因子或核外的调节因子，已知该基因变异可导致角膜易碎综合征
C7orf42	7q11.21	该基因位于基因间隔区，功能还有待进一步研究
CHSY1	15q26.3	可合成硫酸软骨素，这是角膜基质中的主要糖胺聚糖，以共价键与角膜核心蛋白相连，其突变会导致视盘倾斜
CoL8A2	1p34.2	COL8A2 基因在眼部的许多组织中均有表达，包括角膜、巩膜、视网膜、晶状体和视神经中，其 5′调控区可能是控制 CCT 变异的区域
IBTK	6q14.1	该基因通过它对 BTK 激酶活性的负调节作用和对转录因子 NF-KB 活化的作用来进行 CCT 表型的调节

表 4-5　与眼压（IOP）表型相关的基因位点

基因	位点	认识
GAS7 [12]	17p13.1	GAS7 基因高度表达于睫状体和小梁网上，也在筛板、视神经和视网膜中表达。GAS7 基因 rs11656696 的一般变异与 IOP 相关，在青光眼中，GAS7 表达是下调的。GAS7 基因在细胞重塑中也起作用，可促进肌动蛋白的相连和调节微丝重组，在神经细胞中，GAS7 表达对神经突形成是至关重要的
ABCA1	9q31.1	编码蛋白是 ATP 结合盒转运蛋白超家族中的一员，可促进胆固醇和磷脂从细胞内流出。ABCA1 基因表达于视网膜、视神经、小梁网和视网膜神经节细胞。在小鼠模型中，ABCA1 可通过与不同细胞的协同作用来调节神经炎症和神经退化过程，因此推测在视网膜中其可能也是通过相似的作用来影响 POAG 的发生。ABCA1 上游 13~19 kb 区域的基因产物是主要影响神经节细胞死亡的因素
PMM2 [6]	16p13.2	主要编码磷酸甘露糖酶，其第 7 个内含子的基因突变与 POAG 的发生相关
ARHGEF12	11q23.3	该基因在 RHO/RHOA 激酶通路起重要作用，它可将 ABCA1、CAV1/CAV2 和 GAS7 基因与孟德尔遗传的 POAG 基因（OPTN、MYOC、WDR36）相连，参与基因与基因的相互作用

表 4-6　与视盘面积（ODA）表型相关的基因位点

基因	位点	认识
CARD10	22q13.1	CARD10 最初认为与半胱天冬酶（caspase）的活化和凋亡密切相关，它也是膜相关鸟苷酸激酶蛋白中的一员。CARD10 标志着 NF-KB 的活化，这是在淋巴瘤和白血病中的特征性转录因子
NCKAP5	2q21.2	与眼部组织的生长发育有关的基因也可影响 POAG 的发生，这些基因在胚胎期就可表达，通过调节细胞凋亡，影响视神经生长最终导致青光眼的发生
NTF4	19q13.3	
PAX6 [12]	11p13	
SRBD1	2p21	
TMCO1 [12]	1q24	

参考文献

[1] Stone EM, Fingert JH, Alward WL, et al. Identification of a gene that causes & primary open angle glaucoma. Science, 1997, 275:668-670.

[2] Fingert JH. Primary open-angle glaucoma genes. Eye (Lond), 2011, 25:587-595.

[3] John H. Fingert,Alan L. Robin, Todd E. Scheetz et al. Tank-Binding Kinase 1 (TBK1) Gene and Open-Angle Glaucomas (An American Ophthalmological Society Thesis). Trans Am Ophthalmol Soc,2016,114: T6.

[4] Thorleifsson G,Walters GB,Hewitt AW,et al. Common variants near CAV1 and CAV2 are associated with primary open-angle glaucoma. Nat Genet,2010,42:906-909.

[5] Gharahkhani P,Burdon KP,Fogarty R,et al. Common variants near ABCA1, AFAP1 and GMDS confer risk of primary open-angle glaucoma. Nat Genet,2014,46:1120-1125.

[6] Chen Y,Lin Y,Vithana EN,et al. Common variants near ABCA1 and in PMM2 are associated with primary open-angle glaucoma. Nat Genet,2014,46:1115-1119.

[7] Nakano M,Ikeda Y,Tokuda Y,et al. Common variants in CDKN2B-AS1 associated with optic-nerve vulnerability of glaucoma identified by genome-wide association studies in Japanese. PLoS One,2012,7:e33389.

[8] Wiggs JL,Yaspan BL,Hauser MA, et al. Common variants at 9p21 and 8q22 are associated with increased susceptibility to optic nerve degeneration in glaucoma. PLoS Genet. 2012;8:e1002654.

[9] Burdon KP,Macgregor S,Hewitt AW,et al. Genome-wide association study identifies susceptibility loci for open angle glaucoma at TMCO1 and CDKN2B-AS1. Nat Genet, 2011,43:574-578.

[10] Bailey JN,Loomis SJ,Kang JH,et al. Genome-wide association analysis identifies TXNRD2,ATXN2 and FOXC1 as susceptibility loci for primary open-angle glaucoma. Nat Genet,2016,48:189-194.

[11] Li Z,Allingham RR,Nakano M,et al. A common variant near TGFBR3 is associated with primary open angle glaucoma. Hμm Mol Genet,2015,24:3880-3892.

[12] WiggsJL. Glaucoma genes and mechanisms. Prog Mol Biol Transl Sci,2015,134:315-342.

第五节 目前原发性闭角型青光眼的遗传研究有什么发现?

- PACG 患者兄弟姐妹之间的患病率高于普通人群, PACG 患者中的一级亲属发生 PACG 的风险达到 6 ~ 9 倍, 这些都证明 PACG 具有明显的遗传倾向。但 PACG 是多基因遗传病, 遗传环境等多种因素在发病中相互作用。发病的确切遗传机制尚有待于进一步的研究。目前, 与疾病相关的候选基因与疾病的关联分析的研究热点是候选基因的单核苷酸多态与疾病发生的相关性分析。

1. PACG 的候选基因研究

- 目前不同人种不同地区开展了多项 PACG 易感基因的研究。2016 年香港 Shi Song Rong 等人对原发性闭角型相关疾病 (Primary angle-closure disease, PACD) 遗传研究进行了系统综述和 Meta 分析, 确定有 5 个由候选基因研究发现的基因与 PACG 有关。其中 HGF、MFRP、MMP9、NOS3 四个基因与 PACG 相关, 基因 HSP70 与整体PACG 相关。但候选基因研究的样本量不大, 缺乏多中心研究。且许多候选基因与 PACG 的关联性不清楚, 人群验证的一致性较差 (表 4-7)。

2. PACG 的全基因组关联研究

- 全基因组关联研究, 即 GWAS (Genome-wide association study) 研究避免了候选基因策略需要预先假设致病基因, 通过在全基因组范围内检测出的 SNP 位点与对照组进行比较, 找出所有的变异等位基因频率。GWAS 研究在研究复杂疾病, 发现疾病的分子途径时非常有用。

- 北京同仁医院王宁利教授团队和新加坡 Tin Aung 教授团队于 2012 年进行国际多中心 GWAS, 研究确定了三个 PACG 易感位点, 分别位于PLEKHA7 (rs11024102)、COL11A1 (rs3753841)、PCMTD1 和 ST18 染色体 8q 之间(rs1015213)。2016 年该团队再次进行GWAS研究, 在验证 2012 年发现三个位点基础上, 又新发现五个 PACG 易感位点: 分别位于 EPDR1(rs38645)、CHAT(rs 258267)、GLIS3(rs736893)、FERMT2(rs7494379)以及 DPM2 和 FAM102A 之间位点 (rs373982)。同时, 前房深度 (Anterior chamber depth, ACD) 也 PACG 的一个内表型, 在一项 5308 个亚洲 PACG 患者 GWAS 研究中首次确定 ABCC5 与 PACG 发病存在关联 (OR= 20.045, p = 8.1761029)。

- 这些 GWAS 研究结果 (表 4-8) 为 PACG 的遗传研究开拓了新的领域。但还需要更多人种更多数据进行验证, 其致病基因亦尚未完全明确, 要找出能解释其发病的具体机制还面临着许多挑战, 也还需要进行更多的研究工作。

表 4-7　PACG 的候选基因研究

基因	作用
POAG 相关基因	可能存在一定的相关作用
MMP-9	*MMP-9* 基因单核苷酸多态性可能会引起 *MMP-9* 基因的功能改变，影响细胞外基质的重塑。*MMP-9* 基因与 PACG 之间究竟是否存在关联性及其关联的强弱等目前仍不明确
肝细胞生长因子 (hepatocyte growth factor，*HGF*)	可调节 MMP 和基质金属蛋白酶组织抑制剂 (tissue inhibitors of metalloproteinases，TIMP) 通路的生物活动，参与角膜上皮、虹膜、小梁网、晶状体上皮和视网膜色素上皮的生成
胰岛素样生长因子 -1 (insulin like growth factor-1，*IGF-1*)	可调节视网膜色素上皮细胞的有丝分裂以及血管内皮生长因子的生成，并参与调控细胞的增生、分化和凋亡
转化生长因子 -B(transforming growth factorp- β，*TGF- β*)	可激活基因的转录过程，减少蛋白水解酶的分泌，并促进蛋白酶抑制剂的分泌，促进基质蛋白的分泌与合成，它还能增加细胞基质蛋白受体的转录、翻译和加工，参与调节细胞外基质的产生，对巩膜组织的重塑发挥重要作用
膜型卷曲相关蛋白（*MFRP*，Membrane-type frizzled related protein）	MFRP 基因缺失斑马鱼研究指出该基因突变与眼睛轴向长度减少并导致远视相关。江苏眼科研究中表明 MFRP 的 rs3814762 单核苷酸多态性与原发性角闭合（Primary angle-closure，PAC）相关。但 2008 年 Aung T 等人对 MFRP 基因与 PACG 及短轴长展开研究，发现在中国人群中未有明确统计学意义。同年在台湾人群中也未得到 MFRP 基因突变与远视相关性急性闭角型青光眼有相关性。2016 年最新研究——Yan Xu 等人在中国人口中首次开展了 MFRP 基因突变与高度远视表型相关性研究，发现 46 名患者中有 3 名检出共 5 种突变而未在 192 名正常对照中验出，因此还需进一步研究扩展对 MFRP 突变谱及相关表型的了解
NOS3	与 PACG 相关，可能和前房深度调节相关
HSP70	与 PACG 相关

表 4-8   GWAS 研究发现和 PACG 关联性达到了全基因组的显著水平基因标志物

基因 /SNP	全称	位点	作用
PLEKHA7 [1, 2] /rs11024102	pleckstrin 同源结构域 – 包含蛋白 7（pleckstrin homology domain–containing protein 7）	11p15.1	该蛋白对黏附连接的维持和稳定性至关重要。编码粘着连接蛋白，可能在影响液体穿过 Schlemm 管的内壁的流动发挥至关重要的作用。据推测 PLEKHA7 基因中的突变可能导致 PACG 患者眼内流体动力学发生改变 [3]
COL11A 1 [1, 2] /rs3753841	胶原蛋白 11α 链 1（collagen, type XI, alpha 1）	1p21	基因编码 XI 型胶原两个 α 链中的一条。COL11A1 可以在小梁网细胞表达，这种表达对调节房水的排出可能非常重要。同眼、口腔颌面、听力和骨骼异常发育有关 [3]
PCMTD1 [1, 2] /rs1015213	蛋白 –1– 异天冬氨酸 O 甲基转移酶结构域包含蛋白 1（protein–l–isoaspartate O–methyltransferase domain – containing protein 1）	8q11.23	PCMTD1 编码蛋白 L– 异天冬氨酸 O– 甲基转移酶域 – 含蛋白 1 进行编码，其功能仍然不清楚
ST18 [1, 2] /rs1015213	致瘤抑制蛋白 18（suppression of tμmorigenicity 18 protein）	8q11.23	ST18 编码致瘤 18 蛋白的抑制蛋白，并已被证明在乳腺癌细胞系中显著下调。连锁不平衡分析显示 rs1015213 与 PCMTD1 基因在同一个组块内，说明 PCMTD1 更有可能是 PACG 的易感基因，与浅的前房表型关联
EPDR1 [2] /rs3816415	室管膜相关蛋白 1（ependymin related 1）	7p14.1	编码 II 型跨膜蛋白，可能同钙离子依赖的细胞黏附有关
GLIS3 [2–4] /rs736893	GLIS 家族锌指 3（GLIS family zinc finger 3）	9p24.2	编码有锌指结构域的核蛋白，是转录的抑制子和激活子
DPM2 [2] /rs3739821	长醇磷酸甘露糖基转移酶多肽 2（dolichyl–phosphate mannosyltransferase polypeptide 2）	9q34.13	内质网定位相关
FAM102A [2] /rs3739821	序列相似性家族 102，成员 A（family with sequence similarity 102, member A）	9q34.11	功能不详

表 4-8　GWAS 研究发现和 PACG 关联性达到了全基因组的显著水平基因标志物
续表

基因 /SNP	全称	位点	作用
CHAT [2] /rs1258267	胆碱乙酰转移酶 (choline O-acetyltransferase)	10q11.2	CHAT 编码乙酰胆碱转移酶，合成乙酰胆碱促进瞳孔收缩。催化神经递质乙酰胆碱的生物合成
FERMT2 [2] /rs7494379	铁蛋白家族成员 2 (fermitin family member2)	14q22.1	FERMT2 编码蛋白 PLEKHC1，为细胞外基质的组成成分，在细胞中起黏附作用
ABCC5 [4] /rs1401999	ATP 结合盒 C 家族成员 5	3q27	研究显示 ABCC5 参与组织防御和细胞信号转导机制，并提示 ACD 修饰变异在调节 PACG 风险中发挥作用。因此与 ABCC5 相关的 PACG 可通过对 cGMP 的调节来促进眼睛发育，这些可能会影响前房深度的改变

参考文献

[1] Vithana EN,Khor CC,Qiao C,et al. Genome-wide association analyses identify three new susceptibility loci for primary angle closure glaucoma. Nat Genet,2012,44:1142-1146.

[2] Khor CC,Do T,Jia H,et al. Genome-wide association study identifies five new susceptibility loci for primary angle closure glaucoma. Nat Genet,2016,48:556-562.

[3] WiggsJL.Glaucoma genes and mechanisms. Prog Mol Biol Transl Sci,2015,134:315-342.

[4] Nongpiur ME,Khor CC,Jia H,et al. ABCC5,a gene that influences the anterior chamber depth, is associated with primary angle closure glaucoma. PLoS Genet,2014,10:e1004089.

第六节 环境对青光眼发病有影响吗?

- 大多数青光眼属于复杂类型遗传，其表现型是由多种遗传和环境危险因素联合作用而形成的。对于环境因素和青光眼的影响，研究比较多的是囊膜剥脱综合征，越来越多的证据显示，一些环境因素是发生囊膜剥脱综合征的危险因素。流行病学研究发现地理位置和大量紫外线照射可能对囊膜剥脱综合征的发生起重要作用。一项对于生活在美国大陆居民的回顾性研究发现，居住在北半球高纬度地区，日照天数较多，气候寒冷，以及十几岁时后过长时间的户外活动，发生囊膜剥脱综合征的风险增加。同样，对美国和以色列居民的病例对照研究发现，生活在高纬度地区，夏天户外活动多，有水上或雪上工作史的人，发生囊膜剥脱综合征的风险高。除了地域和气候因素以外，膳食因素也与发生囊膜剥脱综合征的风险相关。总的叶酸摄取量过高，囊膜剥脱综合征发生风险下降，咖啡因摄取量增加（ ≥ 3 杯 / 天），囊膜剥脱综合征发生的风险增加。虽然确切的机制还不清楚，目前认为低叶酸和高咖啡因可能是通过增加血清同型半胱氨酸水平而导致囊膜剥脱综合征。另外，咖啡因可以通过上调 *ECM* 基因包括 *LOXL1*，抑制肿瘤转移；咖啡因摄取引起的 *LOXL1* 水平提高可能也会引起囊膜剥脱综合征的发生[1, 2]。

参考文献

[1] Thorleifsson G, Magnusson KP, Sulem P, et al. Common sequence variants in the LOXL1 gene confer susceptibility to exfoliation glaucoma. Science, 2007, 317:1397-1400.

[2] Wiggs JL. Glaucoma genes and mechanisms. Prog Mol Biol Transl Sci, 2015, 134:315-342.

第七节 剥脱综合征继发青光眼的遗传研究有什么发现？

- 剥脱综合征 (exfoliation syndrome，XFS) 是一种与年龄相关的、多基因遗传的迟发性、系统性疾病，尽管 XFS 具体的病理学机制尚未完全阐明，但近年来的研究表明，遗传因素及非遗传因素共同参与了 XFS 的发病过程。（表 4-9）

表 4-9　剥脱综合征的 GWAS 和候选基因研究

基因	基因功能	基因位点	研究设计	研究人群	病例 / 对照
LOXL1 [1]	细胞外基质交联蛋白和弹性蛋白；XF 物质成分	15q24.1	GWAS	瑞典和冰岛	274/14672
CACNA1A [2]	P/Q 型电压门控钙离子通道 α 亚基	19p13	GWAS	日本发现另外 17 个国家验证	1484/1188（发现队列）
CDKN2B-AS [3, 4]; 8q22 locus	CDKN2BAS：长非编码 RNA (TGF-β 信号通路成员) 8q22：可能的调节区域，在脉络丛和非色素睫状体上皮细胞活跃	9p21; 8q22	GWAS	美国高加索人	104/344
TBC1D21; PML	TBC1D21：GTPase 活化蛋白 PML：转录因子和肿瘤抑制	15q24.1	GWAS	日本	201/697
CNTNAP2	钾离子通道运输和膜稳定功能	7q35	GWAS	德国	160/80
BIRC6	调节凋亡细胞死亡和非折叠蛋白反应	2p22.3	候选基因研究	巴基斯坦	218/160
TLR4	先天性免疫应答	9q33.1	候选基因研究	日本	109/216
APOE	编码 ApoE 蛋白，参与淀粉样蛋白沉积与纤维形成；XF 物质成分	19q13.2	候选基因研究	日本	76/74
LTBP2	潜在的 TGF-β 结合蛋白；XF 物质成分	14q24.3	候选基因研究	德国	333/342
SOD1 [5]	抗氧化酶	21q22.11	候选基因研究	波兰	50/36

表 4-9　剥脱综合征的 GWAS 和候选基因研究　　　　续表

基因	基因功能	基因位点	研究设计	研究人群	病例/对照
CLU	ECM 分子伴侣，可以防止胞外蛋白的沉淀、聚合和错误折叠；XF 物质成分氧化应激反应；利用谷胱甘肽结合有毒产物，使其转换成水溶性、可排泄的物质，保护细胞免受损伤	8p21	荟萃分析（2 数据库）	美国高加索人和以色列	314/446
Glutathione-S-transferase genes (GSTs)		多个	候选基因研究	瑞典	188/200
MTHFR	叶酸和氨基酸代谢	1p36.3	候选基因研究	美国高加索人	140/127
Matrix metalloproteinases (MMPs)	ECM 代谢	多个	候选基因研究	希腊	182/214
TNF-a	涉及各种神经退行性疾病的促炎症细胞因子	6p21.3	14 个研究荟萃分析	多个	1182/3003

参考文献

[1] Thorleifsson G,Magnusson KP,Sulem P,et al. Common sequence variants in the LOXL1 gene confer susceptibility to exfoliation glaucoma. Science,2007,317:1397-1400.

[2] Aung T,Ozaki M,Mizoguchi T,et al. A common variant mapping to CACNA1A is associated with susceptibility to exfoliation syndrome. Nat Genet,2015,47:387-392.

[3] Nakano M,Ikeda Y,Tokuda Y,et al. Common variants in CDKN2B-AS1 associated with optic-nerve vulnerability of glaucoma identified by genome-wide association studies in Japanese. PLoS One,2012,7:e33389.

[4] Wiggs JL,Yaspan BL,Hauser MA,et al. Common variants at 9p21 and 8q22 are associated with increased susceptibility to optic nerve degeneration in glaucoma. PLoS Genet,2012,8:e1002654.

[5] Wiggs JL.Glaucoma genes and mechanisms. Prog Mol Biol Transl Sci,2015,134:315-342.

第八节 先天性青光眼的遗传研究有什么发现?

· 原发性先天性青光眼(PCG)的基因评估对于儿童青光眼患者非常重要,需要评估患者的其他家庭成员以助于确定遗传类型。散发病例通常没有明确家族史,这些病例通常为家庭中第一个患者,其基因评估对于后代具有重要的遗传学意义。

· 目前已有大量 PCG 相关的基因新突变的报道,这些突变可能导致眼睛组织结构发育异常,房水流出受阻,进而压迫视神经节导致视野缺损、视力减退甚至丧失,但其确切的发病机制尚待探明。PCG 的发病受环境因素、遗传因素或两者的相互关系的影响。PCG 相关基因的基因型与表型之间存在复杂的关系,已报道的 CYP1B1、MYOC、LTBP2 和 FOXC1 基因对 PCG 的致病作用尚待阐明(表 4-10)。

表 4-10 原发性先天性青光眼(PCG)的相关基因

基因	基因位点	基因功能
CYP1B1 [1]	2p21-22	细胞色素 P450181,在人类相关器官的分化、发育及功能行使中具有重要作用。
LTBP2 [1]	14q24	潜在转化生长因子结合蛋白,能与 betal 和 alpha3 整合蛋白相互作用,对弹性纤维的组装具有调控作用;它也是微原纤维的结构组分,与细胞黏着有关。
FOXC1 [1]	6p25	叉头框 C1,该基因的功能尚不完全清楚,目前认为它在胚胎发育,包括眼发育过程中发挥调控作用,FOXC1 基因突变与眼前节发育不良相关。
MYOC	1q21-q3l	编码肌纤蛋白和小梁网糖皮质激素诱导反应蛋白,其表达产物为由 504 个氨基酸残基组成的蛋白质。MYOC 基因突变可以改变小梁网和睫状体构架,妨碍房水的流出并增加眼压。

参考文献

[1] WiggsJL.Glaucoma genes and mechanisms. Prog Mol Biol Transl Sci. 2015,134:315-342.

第五章

青光眼分类

第一节 以病因为基础的分类方法

· 青光眼按照病因可以分为原发性青光眼、继发性青光眼和发育性青光眼。

1. 原发性青光眼

· 是指目前疾病的原因尚未完全阐明，病理机制仍不清楚的一类青光眼，这在临床上通常是排除性的诊断，在排除了所有可能的继发因素之后，方可诊断原发性青光眼[1]。原发性青光眼是最主要的青光眼类型，一般具有双侧性，但双眼的发病可有轻重缓急的不同。原发性青光眼又可分为原发性开角型青光眼和原发性闭角型青光眼。

2. 继发性青光眼

· 是指由眼部或全身疾病等明确病因所导致的一类青光眼，通常是有已知疾病在先，或者受到药物的影响，通过相对明确的病理机制，如阻碍了房水的外流或增加房水的生成等，导致眼压升高，从而继发青光眼[1]。临床上需首先考虑继发性青光眼的诊断，是原发性青光眼的重要鉴别诊断之一。常见的继发性青光眼包括激素性青光眼、晶状体源性青光眼、新生血管性青光眼、虹膜睫状体炎引起的青光眼、眼球钝挫伤引起的青光眼等。

3. 发育性青光眼

· 是指眼球在胚胎期和发育期内房角结构发育异常所导致的一类青光眼，可以在出生时已经存在，也可以到青少年时期才表现出症状和体征[1]。发育性青光眼发生机制是由于眼球前段发育受到遏制，阻止了虹膜睫状体的后移，虹膜呈高位插入小梁网内，导致小梁网和 Schlemm 管形成不良，使得房水外流阻力增加，眼压升高。由于发育性青光眼在病因和病理机制上具有其特殊性，因而单独归为一类，临床上可以分为婴幼儿型青光眼、青少年型青光眼和伴有其他先天异常的青光眼(包括 Axenfel-Reiger 综合征、Peters 异常等)。

· 2013 年世界青光眼联合会出版专家共识提出了新的"儿童青光眼"分类方法[2]。该分类方法舍弃了使用已久的"发育性青光眼""先天性青光眼"等提法，而统一使用"儿童青光眼"来代表发生在婴幼儿和儿童期的青光眼。这个分类方法将儿童青光眼分为原发性儿童青光眼和继发性儿童青光眼两大类；原发性儿童青光眼又分为原发性先天性青光眼和青少年型青光眼；继发性儿童青光眼又进一步分为四类：青光眼合并非获得性眼部异常、青光眼合并非获得性全身疾病、青光眼合并获得性疾病和白内障术后发生的青光眼。非获得性疾病指出生时就存在的表现在眼部或全身的各种已知综合征、异常或疾病；获得性疾病指非遗传性或出生时未发病，直到出生后才发病的疾病。分类中特意增加了"白内障术后发生的青光眼"这一单独分类，以强调儿童白内障术后发生青光眼的比例很高。

参考文献

[1] Casson,Robert J.,Chidlow,Glyn,Wood,John P. M.,Crowston,Jonathan G.,Goldberg,Ivan. Definition of glaucoma:clinical and experimental concepts. Clinical & experimental ophthalmology,2012,40(4):341–349.

[2] World Glaucoma Associatioin. Childhood Glaucoma (Consensus Series–9). Netherlands: Kugler Publications,2013.

第二节　以发病病程为基础的分类方法

- 临床上许多疾病可以按照病程分为急性病和慢性病，对人体来说，一个慢性疾病应该是经年累月的结果，而不单纯在几月、几天，这种分类方法在青光眼中基本只适用于原发性闭角型青光眼（PACG）。PACG 按照发病病程可以分为急性原发性闭角型青光眼和慢性原发性闭角型青光眼[1]。两者虽都有相似的解剖基础：相对短眼轴、相对小角膜、相对浅前房、相对拥挤的眼前节；发病前也常有相似的眼部特征：正视甚至偏远视眼；但起病症状、发病病程和结局往往可以相差很大。

- 急性 PACG 之所以是青光眼疾病中仅有的被称之为"急性"者，是因为它具有特征性的青光眼急性发作状态——"Attack"，患者可能在长时间暗室或者近距离用眼后、情绪激动、情绪持续低落、使用睫状肌麻痹剂或者具有散瞳作用药物，甚至天气阴郁时，表现为单眼（偶见双眼）数小时内发作的视物模糊伴眼球胀痛，偶伴头痛、恶心、呕吐。体格检查常表现为角膜水肿、瞳孔中等散大欠圆、色素性角膜后沉着物（KP）、青光眼斑，眼压常骤升至 50~60mmHg。以此急性起病的状态为标志，可将急性 PACG 的双眼进一步分为临床前期、发作期（急性大发作、亚急性小发作）、间歇缓解期、慢性进展期和绝对期（双眼分期应分别明确诊断），各期之间可以相互转换（图 5-1）。

- 与急性 PACG 不同的是，慢性 PACG 的发病病程更加隐匿。由于房角的关闭常常是由点及面，眼压的升高也是逐步发生，患者由于对高眼压的耐受常常不容易被发现，直到出现青光眼性视神经损害，导致了视野缺损和视力下降才来就诊；或者由于其他原因接受眼科检查才被发现。它的病程与原发性开角型青光眼（POAG）类似，眼压的升高程度一般不那么明显，常在 25~35mmHg（也偶有就诊时即为晚期，眼压 40mmHg 以上者）。与 POAG 不同的是，PACG 的诊断依据中"青光眼性视神经病变（glaucomatous optic neuropathy，GON）"不作为必需条件，依据房角关闭结合眼压情况即可予以确诊。由于急性 PACG 小发作常不易被患者察觉，急/慢性 PACG 分界线并不十分清晰，尤其进入到疾病的中后期，医生大致只能通过瞳孔形态、房角关闭形态等蛛丝马迹来倒推其发病过程，较难给予准确分类和分期。

- 慢性 PACG 的病程分期与 POAG 类似，根据视功能的情况，按照国际视野分期法（H-P-A），使用 Hμmphrey 视野计 30-2 或 24-2 阈值

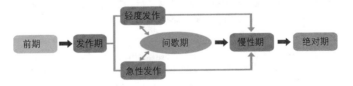

图 5-1　原发性急性闭角型青光眼的病程发展（摘自：Sun X, et al. Prog Retin Eye Res, 2017, 57:26-45.）

程序，可将此类慢性青光眼的视野缺损的严重程度分为早期（旁中心暗点、鼻侧阶梯：MD<-6DB），中期（弓形暗点、环行暗点：-12DB ≤ MD ≤ -6DB），晚期（管状视野或颞侧视岛：MD<-12DB）和绝对期。

参考文献

[1]   F.Grehn,R. Stamper. Glaucoma Progress III. Springer,2009.

第三节 以发病机制为基础的分类方法

- 青光眼是以房水外流受阻为特征的疾病，根据其阻力部位，通过检查房角状态，可将青光眼分为开角型和闭角型两大类。阻力部位在小梁网或其后组织，房角镜检查房角开放，为开角型；如果房角关闭，为闭角型（图5-2）。

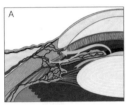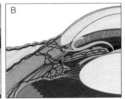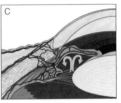

图5-2 根据房角状态的青光眼分类：A 正常房水循环；B 房角开放，房水外流阻力在小梁网，为开角型青光眼；C 房角关闭，房水外流受阻，为闭角型青光眼

1. 开角型青光眼

- 指整个病程房角始终处于开放状态，原发性开角型青光眼房水外流阻力部位在小梁网、邻管组织和 schlemm 管内壁，根据其眼压升高的幅度和视神经损害的有无，分为高眼压型、正常眼压型、高眼压症三种。继发性开角型青光眼，阻力部位可位于小梁网或其前后，阻力在小梁网前的包括：纤维血管膜、Descemet 样膜、上皮长入、炎性膜等；阻力在小梁网的包括：红细胞、巨噬细胞、肿瘤细胞、蛋白、色素、黏弹剂等阻塞小梁网，以及激素、外伤、水肿等使小梁网发生改变；阻力在小梁网后的包括：schlemm 管阻塞、巩膜上静脉压升高等。

2. 闭角型青光眼发病机制复杂，原发性闭角型青光眼主要包括：

- 单纯性瞳孔阻滞型（虹膜膨隆）、单纯性非瞳孔阻滞型（虹膜高褶型）、单纯性非瞳孔阻滞型（睫状体前位）、多种机制共存型。其中多种机制共存型是我国闭角型青光眼的主要类型。（图5-3）

2.1 单纯性瞳孔阻滞型

- 此类患者瞳孔缘位置相对靠前，瞳孔阻滞力增加，当瞳孔阻滞力大于后房房水压力，房水经由瞳孔到达前房受阻，就会造成后房压力增高，周边虹膜向前膨隆，导致房角狭窄甚至关闭。

2.2 单纯性非瞳孔阻滞型（虹膜高褶型）

- 此类患者中央前房深度正常，周边虹膜平坦无向前膨隆状态，但在房角入口处虹膜肥厚急转形成狭窄甚至关闭的房角。

2.3 单纯性非瞳孔阻滞型（睫状体前位）

- 这类患者多需要 UBM 检查发现有明显前位的睫状体，将周边虹膜顶推向房角，造成狭窄甚至关闭的房角。

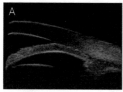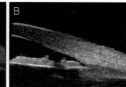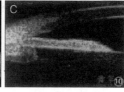

图 5-3 原发性闭角型青光眼的类型：
A 单纯性瞳孔阻滞型；B 单纯性非瞳孔阻滞型（虹膜高褶型）；C 单纯性非瞳孔阻滞型（睫状体前位）

2.4 多种机制共存型

- 这类患者除了具有瞳孔缘相对位置靠前，虹膜后表面前屈膨隆，一般同时还具有前位的睫状体和（或）肥厚的周边虹膜，即有瞳孔阻滞因素和非瞳孔阻滞因素。我国大部分闭青患者的房角关闭机制为多种机制共存型[1]。

- 继发性闭角型青光眼根据房角关闭的力量部位，分为"前拉"和"后推"两种，"前拉"机制包括：新生血管、虹膜角膜内皮综合征（ICE）、外伤等形成收缩膜或者炎性粘连；"后推"机制又分为有瞳孔阻滞和非瞳孔阻滞，瞳孔阻滞多由炎症或晶状体位置异常造成，非瞳孔阻滞包括：房水逆流入玻璃体腔形成恶性青光眼、睫状体炎症造成的睫状体旋前、虹膜或睫状体囊肿、眼内肿瘤、原始永存玻璃体增殖症（PHPV）或早产儿视网膜病变（ROP）造成的晶状体后牵引等。

参考文献

[1] 王宁利，欧阳洁，周文炳，赖铭莹，叶天才，曾明兵，陈静嫦. 中国人闭角型青光眼房角关闭机制的研究. 中华眼科杂志，2000，36（1）：46-51.

第四节 以流行病学为基础的分类方法

- 在基于人群的疾病流行病学调查中，不少疾病因为诊断标准不一致，使得不同调查间所得的数据缺乏可比性，青光眼也是如此。2002年，Foster等[1]提出了一套青光眼诊断和分类的流行病学标准，为国际地域性和流行病学眼科学学会（ISGEO）采用与推荐，简称ISGEO标准。

- ISGEO标准的基本原则是：所谓"青光眼"的定义必须包括影响视觉功能的终末器官损害。换言之，青光眼性视神经病变是青光眼的诊断要点，而眼压的升高只是发病的危险因素，不是诊断要点。这一观点是基于POAG的流行病学证据，许多具有青光眼性视神经病变和视野缺损患者的眼压仍在统计学正常范围。随着"正常眼压性青光眼"被广为接受，对POAG的诊断日益强调青光眼性视神经病变的作用。

- 在这一分类系统中，青光眼的诊断必须依据三个层次的证据，最高层的证据是指结构和功能损伤的证据都满足，即视盘异常（杯盘比超过正常人群值的97.5%）和青光眼性视野缺损。第二层的证据是指如果不能进行合格的视野检查，一个严重损害的视盘（杯盘比超过正常人群值的99.5%）就足够做出诊断。第三层的证据是指由于屈光间质的混浊，不能观察眼底，也不能进行视野检查。那么青光眼的诊断可以依据视力低于3/60，且眼压高于正常人群值的99.5%，或青光眼滤过手术的病史。根据数个流行病学研究的数据，垂直杯盘比在正常人群的97.5%值为0.7，因此在流行病学调查中多将垂直杯盘比>0.7定义为青光眼性视盘异常。青光眼性视野缺损的特点是在青光眼早中期，出现水平半侧视野的不对称，且缺损位于中周边视野的相邻多个检测点；可重复至少两次；不能由其他疾病解释；基于假阳性和假阴性参数值，该视野检查是可靠的，反映被测者的视功能状态。

- 为了统一原发性闭角型青光眼（primary angle closure glaucoma, PACG）与POAG的定义，以利于青光眼的流行病学研究，根据ISGEO的标准，按照疾病的自然进程，可将传统的PACG分为3个阶段，分别为可疑原发性房角关闭、原发性房角关闭和PACG。可疑原发性房角关闭是指周边虹膜可能与小梁网接触。原发性房角关闭是指出现可关闭房角，以及周边虹膜前粘，眼压升高，青光眼斑等体征，但没有青光眼性视神经变化的证据。在ISGEO定义下的PACG，必须在原发性房角关闭的基础上，出现ISGEO认可的青光眼性视神经变化的证据，如垂直杯盘比超过正常人群值的97.5%和青光眼性视野缺损。

- 在闭角型青光眼的流行病学分类中，如何定义可关闭房角是诊断的关键之一。目前主流的标准是在静态房角镜检查中，大于等于180度的后部小梁网不可见，或大于等于180度的虹膜小梁接触。基于这样的流行病学分类方法，为了区别传统的PACG和ISGEO定义下的PACG，有学者提出了原发性房角关闭疾病这一新名称。

- 在最近的10多年间，二十余个基于人群的青光眼流行病学研究均采用ISGEO标准，极大地提高了不同调查数据间的可比性。一些欧美的诊断指南认为可将 ISGEO 标准推广为 PACG 的临床诊断和分类方法，但 PACG 与 POAG 的发病机制中存在一些本质差异，可能需要进一步的研究和实践验证。

参考文献

[1] Foster, P. J., Buhrmann, R. ,Quigley, H. A. ,Johnson, G. J. The Definition and Classification of Glaucoma in Prevalence Surveys. Br J Ophthalmol,2002,86: 238–242.

第五节 青光眼哪种分类对临床更有指导意义?

- 疾病分类系统为科学描述疾病提供了一个框架，用来解释为什么病变会发生，以及不同的治疗方法如何使患者受益。在医学的大多数领域，随着对疾病理解的不断加深，分类系统会从对疾病症候群的描述演变为对异常所在解剖位置的认识，而最终演变为对病因与发病机制的理解。青光眼分类方法的演变也表现出这一特征。就临床目标而言，如果一个分类方法不仅能够解释患者为什么和怎么会得某种疾病，而且可以提供最有效的治疗方案，那么该种分类方法就是临床上最为需要的。只有某一疾病的分类方法已经得到广泛认可时，临床试验的结果才是可比的。只有当分类方法可以反映疾病本质时，对疾病患病率及发病率的研究才是有价值的。

- 青光眼的分类最早由 von Graefe（1857 年）提出，依据临床特征将青光眼分为原发性、继发性、水眼及绝对期青光眼四类，其中原发性青光眼又分为充血性及慢性单纯性两类。此后随着房角镜的问世，提出了以发病机制为基础的分类方法，将青光眼分为闭角型青光眼、开角型青光眼、先天性青光眼和特殊型青光眼。此后，随着对房水流出机制、房角关闭机制、青光眼视神经损伤机制等研究的进一步深入，提出多种不同分类方法。但到目前为止，青光眼尚无广泛接受的、统一的分类方法。目前临床上主流的分类方法是以房角为基础，结合已知的眼压升高机制，将青光眼大体分为四类：原发性青光眼（原发性开角型青光眼、原发性闭角型青光眼）、继发性青光眼（继发性开角型青光眼、继发性闭角型青光眼）、混合性青光眼（两种或以上原发性、继发性青光眼或原发继发性青光眼合并存在）和先天性青光眼。

- 依照发病机制不同将青光眼分为开角和闭角的分类，从疾病的治疗角度而言非常有用，因为两类疾病的治疗方法截然不同。临床上很早就开始使用原发和继发的分类方法，目前看来这种分类方法其实是对疾病病理生理机制缺乏了解的表现。随着对疾病本质了解的逐渐深入，原发和继发之间的边界逐渐模糊起来，例如，一系列 POAG、PACG 及先天性青光眼致病基因的发现使得这些以往认为是原发的病变明确了病因及其致病机制。

- POAG 的临床分类没有太多争议，一般依据视野损害程度分为早、中、晚三期。只是对于 POAG 病情严重程度的分类存在很大争议，即便对同一视野检查结果用不同的评分方法所得到的结果也可能差异很大。

- 最大的争议存在于原发性闭角型青光眼方面。2002 年，Foster 等[1] 提出了一套青光眼诊断和分类的流行病学标准，为 ISGEO 采用与推荐，简称 ISGEO 标准。根据 ISGEO 的标准，按照疾病的自然病程，将传统的 PACG 分为 3 个阶段：可疑原发性房角关闭、原发性房角关闭和 PACG。这种分类与我国传统分类方法有较大冲突，最主要的分歧在于 ISGEO 分类将我国分类中的急性闭角型青光眼临床前期、发作期和缓解期（这类患者还未表现出青光眼性视神经损害）不再归属于青光眼。

但是这些患者如果不予治疗，其自然病程一定会进展到视神经损害的阶段。因此在 2014 年全国青光眼学组发布的"我国原发性青光眼诊断和治疗专家共识"[2] 中仍然采用了传统的"原发性急性闭角型青光眼"和"原发性慢性闭角型青光眼"的分类。在该共识的最后提出"建议采用 ISGEO 分类、按房角关闭机制分类和临床症状学分类 3 种分类方法相结合的原则指导临床或相关研究。"笔者建议在临床工作中仍然采用我国传统 PACG 分类方法。但如果在国际上进行学术交流时建议采用 ISGEO 分类方法。

- 综上所述，对于青光眼目前尚无一套广泛认可的分类方法。目前所用的各种方法各有其不同的优缺点，需要临床医生根据实际需要灵活选择才能取得更好的使用效果。

参考文献

[1] Foster, P. J., Buhrmann, R. ,Quigley, H. A. ,Johnson, G. J. The Definition and Classification of Glaucoma in Prevalence Surveys. Br J Ophthalmol,2002,86:238–242.

[2] 中华医学会眼科学分会青光眼学组 . 我国原发性青光眼诊断和治疗专家共识（2014 年）. 中华眼科杂志 . 2014，50（5）：382–383.

第六章

青光眼和全身疾病的关系

第一节 青光眼是否会造成视觉中枢的损害?

- 多年来,视网膜神经节细胞及其轴突的损伤被认为是形成青光眼视野缺失的基本结构损害基础。近年来,有研究表明青光眼性损伤波及整个视觉通路的广泛区域,有学者提出青光眼是一种中枢神经系统的神经退行性疾病[1]。还研究发现青光眼与多种中枢神经系统疾病间存在密切关系,如老年性痴呆患者更易患青光眼,且他们对青光眼性损害更为敏感或抵抗力更差。还有一些其他中枢神经病变如脱髓鞘病变、多发性硬化也都可能与青光眼相关。此外,脑脊液的压力和成分等的改变也可能与青光眼视神经病变的发生有关。

- 无论是尸检还是功能核磁共振(fMRI)的活体研究都发现青光眼视路上的各级水平均存在形态及功能改变,POAG的视神经、视放射、视皮质均存在形态及功能损害,并且与青光眼病情严重程度呈现一定相关性[2]。

- 人体尸检证明了青光眼患者的外侧膝状体较年龄匹配的正常人的体积减小。通过对青光眼患者和正常人的外侧膝状体进行磁共振成像分析,发现青光眼患者的外侧膝状体体积明显减小,高度降低,即存在LGN萎缩、变性,且与青光眼临床分期、杯盘比及视网膜神经纤维层厚度存在相关性。研究还发现POAG患者外侧膝状体区神经活动下降,BOLD信号下降,甚至有学者认为外侧膝状体(LGN)的萎缩可作为评价青光眼患者损害和进展的生物学相关指标。有证据显示,LGN神经元的损伤可能与RGCs的凋亡在时间上具有同步性,甚至更早发生。大鼠急性、一过性眼压升高后的第3天可以同时观察到大量RGCs的丢失以及明显的LGN和上丘神经元的萎缩[3]。

- 视神经在外侧膝状体换元后发出视放射投射到视中枢,青光眼引起外侧膝状体神经元数目减少及功能的损害必然对应视放射的改变。核磁共振弥散张量成像发现青光眼患者视放射的各项异性比值降低,平均扩散率升高,FA值比比正常对照组显著下降,MD值明显升高,并且参数的变化与疾病的严重程度相关联。青光眼视辐射弥散张量成像(DTI)研究提示该区域轴突受青光眼损害而退变,白质纤维束稀疏,体积减小。

- 另有一些研究则提供了青光眼视皮质损害的证据。与正常人比较,青光眼患者尸检证明其视皮质灰质变薄,脑回变浅,表现为明显的萎缩。青光眼患者活体MRI检查大脑白质高信号强于正常对照组,磁化传递成像(MTI)显示青光眼患者视中枢灰质和白质的磁化传递率(MTR)较正常对照组低。最近的研究利用VBM分析,对青光眼患者和正常人大脑不同区域的灰质体积进行了比较,发现青光眼患者双侧舌回、距状回、中央后回、额上回、额下回、右侧楔叶、右侧枕下回、左侧中央旁小叶和右侧缘上回的灰质体积较正常对照组受试者显著减小,而双侧颞中回、顶下回、角回以及左侧顶上回、楔前叶、枕中回的灰质体积则显著大于正常对照[4]。

- 基于血氧水平依赖的功能磁共振成像(BOLD-fMRI)发现青光眼存在V1区的功能改变,且与临床指标视网膜神经纤维层厚度呈正相关,青光眼的视野缺失也与 VI 区功能改变区对应呈一致性，尽管它们之间不是简单的对应关系。甚至还有研究发现青光眼皮层功能改变要早于视野的改变，早于形态学的改变。[5, 6] 最新的基于 BOLD-fMRI 利用大脑半球镜像同伦连接的分析方法，发现青光眼患者存在双侧大脑半球镜像同伦连接的结构和功能的异常[7]。此外，杏仁核蓝斑核等多个颅内核团被发现与眼压变化和调节有关。还有研究指出应用脑源性营养因子比单用降眼压药物能更明显促进神经纤维细胞成活和功能水平的提高。

- 总的说来，现阶段青光眼的一些全视路病变的特点越来越引起人们的关注。

参考文献

[1] Danesh-Meyer H V, Levin L A. Glaucoma as a neurodegenerative disease[J]. Journal of Neuro-Ophthalmology, 2015, 35: S22-S28.

[2] Lawlor M, Danesh-Meyer H, Levin L A, et al. Glaucoma and the brain: trans-synaptic degeneration, structural change and implications for neuroprotection[J]. Survey of ophthalmology, 2017.

[3] Zhang S, Wang H, Lu Q, et al. Detection of early neuron degeneration and accompanying glial responses in the visual pathway in a rat model of acute intraocular hypertension. Brain Res, 2009, 1303:131-143.

[4] Chen WW, Wang N, Cai S, et al. Structural brain abnormalities in patients with primary open-angle glaucoma: a study with 3T MR imaging. Invest Ophthalmol Vis Sci, 2013, 54(1):545-554.

[5] Duncan R O, Sample P A, Weinreb R N, et al. Retinotopic organization of primary visual cortex in glaucoma: Comparing fMRI measurements of cortical function with visual field loss[J]. Progress in retinal and eye research, 2007, 26(1): 38-56.

[6] Qing GP, Wang NL. Functional MRI Signal Changes in Primary Visual Cortex Corresponding to the Central Normal Visual Field of Patients with Primary Open-Angle Glaucoma, Investigative Ophthalmology & Visual Science, 2010, 51(9):4627-4633.

[7] Wang Q, Chen W, Wang NL, et al. Reduced Functionaland Anatomic Interhemispheric Homotopic Connectivity in Primary Open-Angle Glaucoma: A Combined Resting State-fMRI and DTI Study[J]. Invest Ophthalmol Vis Sci, 2018, 59(5):1861-1868.

第二节 青光眼是如何造成上位神经元损害的?

1. 视觉神经通路的构成包括哪些神经结构, 上位神经元是指哪些神经元?

- 视觉通路包括自视网膜光感受器起至大脑视觉皮层的全部视觉神经冲动传递通路。视网膜神经节细胞 (RGC) 的轴突在视乳头汇集形成视神经, 双眼视神经在视交叉处汇集并发生部分交叉, 鼻侧视网膜的神经纤维交叉投射至对侧, 与同侧眼别的颞侧视网膜汇集构成视束。因此, 视束中的神经纤维均接受对侧半视野的信息传入, 视束向后走行进而投射至外侧膝状体 (LGN) 并在外侧膝状体发生神经元换元。(图 6-1)

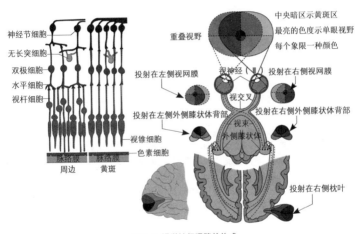

图 6-1 视觉神经通路的构成

- 视网膜中约有 90% 的神经节细胞投射至外侧膝状体, 视觉系统在此处发生换元进而投射至视觉皮层。外侧膝状体的神经解剖结构中包括三个特征性视觉通道, 分别为大细胞通路 (M 细胞)、小细胞通路 (P 细胞) 及 K 细胞通路。M 细胞通路主要与运动视觉有关, P 细胞通路与红绿色觉有关, K 细胞通路则被认为与蓝绿色觉有关。在灵长类动物和人, 外侧膝状体可以被细分为 6 层, 接受同侧眼颞侧视网膜与对侧眼鼻侧视网膜的投射, 其中第 2、3、5 层来自同侧眼, 第 1、4、6 层来自对侧眼, 大细胞位于第 1、2 层, 而第 3 至 6 层为小细胞层。K 细胞则位于六层神经元交替的夹层之间 (图 6-2)。

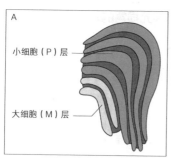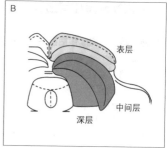

图 6-2　外侧膝状体（A）及上丘（B）的结构示意图

- 外侧膝状体神经元的轴突构成视放射，视放射纤维到达枕叶视觉初级皮层并经过换元后，视觉通路可以分为腹侧和背侧两个主要通路，分别司不同的视觉功能。背侧通路与运动识别、动态图形识别、分辨物体空间关系相关，腹侧通路与图形识别、颜色识别相关，对高空间频率、低时间频率、色觉信息敏感。目前与青光眼相关的上位神经元改变研究主要与外侧膝状体及初级视觉皮层相关（图 6-2）。

- 除此之外，视网膜神经节细胞中还有小部分神经纤维（约 10%）经过视交叉进入视束走行一段之后离开视束投射至上丘、顶盖前核、视交叉上核，构成非形觉神经通路/视网膜下丘脑通路。上丘与眼球的随意运动及视觉或其他刺激引起的眼球与头部运动有关，是人类重要的视觉反射中枢；顶盖前区参与的神经通路则构成了瞳孔对光反射径路；视交叉上核主要接受含视黑蛋白的光敏感神经节细胞轴突投射，与昼夜节律调节有关。

2. 青光眼发病过程中是否会发生上位神经元的损伤？

- 跨神经元变性是中枢神经系统神经变性疾病起病与进展过程中的一种常见病理生理现象。当神经传导通路中的某组神经元损伤后，可以引起其上级或下级神经元功能与结构异常，表现为沿神经系统的解剖与功能通路，通过突触连接，导致病变神经元引起正常神经元的损害。这种跨神经元变性被认为在 Alzheimer 病、肌萎缩侧索硬化、脑损伤等多种神经系统疾病病理生理改变中发挥了重要作用。跨神经元变性可以引起顺行性及逆行性神经元损伤，顺行性跨神经变性表现为沿神经元轴浆流引起突触后神经元变性；逆行性跨神经变性表现为逆轴浆流引起突触前神经元的变性。青光眼动物模型中亦存在跨神经元变性，跨神经元变性被认为参与了青光眼的上位神经元病理损伤改变。

- 青光眼的病理改变以视网膜神经节细胞的进行性损伤与凋亡为典型表现，临床上可表现为视野缺损、视盘典型的杯凹形态改变，眼压的高低则往往与疾病的严重程度相关。但是临床上部分患者即使眼压控制相对稳定，但仍然存在持续性视野缺损进展及视网膜神经节细胞的丢失。有部分学者认为这与跨神经元变性引起的青光眼上位神经元损伤有关。

3. 外侧膝状体在青光眼中会发生什么样的改变？

- 猕猴高眼压模型研究发现[1]，高眼压状态下视网膜神经节细胞出现了凋亡与丢失，视神经出现了与临床青光眼病例相似的形态学改变，并且这种病理性改变不仅仅局限于视神经，外侧膝状体的形态与功能均发生了改变。青光眼猕猴外侧膝状体的神经元出现了萎缩与丢失，神经元密度下降，这种改变在外侧膝状体的不同细胞层次均有表现；青光眼的视神经损伤越严重，外侧膝状体的神经元变性越明显，两者存在一定的正相关性。外侧膝状体神经元形态学改变的具体表现形式包括胞体的萎缩，外侧膝状体体积下降，神经元计数减少，树突面积、树突分布复杂程度及树突长度的下降等（图 6-3）。

- 外侧膝状体神经元可以分为两类：联络神经元与转接神经元。联络神经元仅与附近神经元形成突触连接，与神经元信息处理的局部调制有关；转接神经元的树突与 RGC 轴突形成突触连接，经信息转换后形成轴突投射至大脑视觉皮层。青光眼猕猴模型研究中可以发现这两类外侧膝状体神经元均发生变性，但以转接神经元研究为主。神经元树突形态的改变往往是神经元变性的早期表现。单眼青光眼猕猴模型研究中发现对应于外侧膝状体的不同层次中，接受高眼压眼 RGC 投射的 M 细胞层与 P 细胞层神经元树突野面积，以及树突分布的复杂程度相对于猕猴正常眼对照均有所下降，并且下降程度与眼压升高程度具有相关性。同时慢性高眼压模型在尚未出现显著 RGC 丢失前即已发生树突形态的改变，进一步支持神经元树突形态改变是外侧膝状体神经元变性的早期表现。

- 单眼青光眼的动物模型外侧膝状体的神经元不仅局限于和青光眼眼别对应的三个层次，还可见于健侧眼对应的另三个层次，表现为与眼压升高

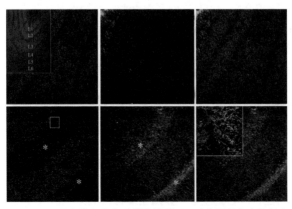

图 6-3　Dai 研究提示青光眼猕猴模型 LGN 对应层面的小清蛋白（parvalbμmin）标记的转接神经元密度降低

程度或者 RGC 丢失程度不相关的神经元丢失与萎缩，这种病理性改变可能与外侧膝状体不同层次间损害因子的弥散，以及外侧膝状体血供系统的病理改变导致不同层次均发生了病理变化有关。

4. 外侧膝状体上位神经元的损伤是否会影响 RGC 的功能？

- 由于外侧膝状体神经元通过轴突轴浆逆流的方式来为 RGC 提供营养因子，外侧膝状体的损伤与凋亡可能会因为损害因子下行导致 RGC 损伤易感性增加，更容易受到高眼压或者血供异常的影响，表现为逆行性神经元变性。成年猫的外侧膝状体损伤模型研究发现，当外侧膝状体被损毁后视网膜神经节细胞出现了显著的丢失，提示 RGC 的功能与形态维持也依赖于上位神经元及整个视觉通路的完整性。外侧膝状体上位神经元的损伤引起的逆行性神经元变性可能在青光眼的疾病进展中发挥一定作用。

5. 视觉皮层在青光眼中会发生什么样的改变？

- 视觉通路由外侧膝状体换元后进而投射至初级视觉皮层，初级视觉皮层的神经元分布具有一定的解剖特征：初级视觉皮层的神经元分布表现为眼优势柱，即接受同一眼输入的神经元成簇分布，不同眼别的优势柱交错分布。在灵长类动物模型研究中，单眼青光眼对应的视觉皮层眼优势柱出现了代谢的减弱，细胞色素氧化酶的活性降低，GABA-A 受体蛋白、GAP43 蛋白及突触素表达均有下降；视神经纤维的丢失越严重，视觉皮层神经元代谢功能的下降越明显。

6. 非形觉通路 / 视网膜下丘脑束的上位神经元是否发生损伤？

- 非视觉通路的上位神经元主要执行眼动调节、瞳孔光反射、昼夜节律调控等功能，目前与青光眼相关研究较少并且主要局限于啮齿类动物模型。研究提示青光眼可以同时引起投射至非形觉通路的神经元数量减少，昼夜节律调节功能下降。青光眼临床病例研究提示晚期青光眼患者体内褪黑素在昼夜节律下的自我调节功能减弱与迟滞，也反映了青光眼非形觉神经通路的功能损伤。

7. 上位神经元的损伤是否只有在疾病晚期才会出现？

- 有研究提示青光眼的上位神经元损伤可以出现在疾病的早期：灵长类青光眼模型中，眼压升高后，即使尚未出现可以检测到的视网膜神经元丢失，外侧膝状体已表现为神经元胞体的萎缩，树突分布复杂程度减退；慢性眼压升高可以引起外侧膝状体的 M 细胞与 P 细胞树突形态的明显异常，表现为树突面积与复杂性的下降。这些均提示青光眼的跨神经元变性可以出现疾病早期，表现为在能检测到 RGC 丢失前即出现大脑相应部位的显著改变。

8. 青光眼的上位神经元改变与哪些病理生理学改变有关？

- 与其他神经退行性疾病相似，氧化应激损伤以及谷氨酸兴奋性毒性是青光眼跨神经元损伤的主要因素。神经元在氧化应激下产生活性氧的聚集，活性氧与一氧化氮反应形成过氧化亚硝酸盐。过氧化亚硝酸盐可以介导蛋白质硝基化形成硝基酪氨酸。硝基酪氨酸是过氧化亚硝酸盐介导的氧化应激损伤的重要标志物；硝基酪氨酸在多种神经退行性疾病均被发现与神经元的氧化损伤有关。猕猴高眼压动物模型研究发现青光眼猕猴外侧膝状体不同层次的神经元硝基酪氨酸染色均为阳性，同时外侧膝状体内部的血管内皮组织也存在硝基酪氨酸，提示过氧化亚硝酸盐介导的氧化应激损伤参与了青光眼外侧膝状体神经元损伤。

- 谷氨酸兴奋性毒性是由于谷氨酸能的过度刺激导致神经元的毒性损伤，细胞内钙超负荷，进而引起神经元的凋亡，与氧化应激损伤相似亦参与了包括青光眼在内的一系列神经退行性疾病的病理生理改变。青光眼猕猴模型中，NMDA 受体的阻断能够保护视网膜神经节细胞及外侧膝状体神经元，降低高眼压引起的树突损害程度，也说明了谷氨酸兴奋性毒性与青光眼的跨突触损伤有关；但是 NMDA 受体阻断剂的这种神经保护作用尚未在临床研究中获得证实。

- 胶质细胞的活化与增生也被认为与青光眼上位神经元损伤有关。青光眼动物模型中外侧膝状体的 GFAP 免疫反应增强反映了星形胶质细胞的活化，部分研究还发现 MAC1 免疫标志反应的增强，提示了小胶质细胞的激活。

9. 青光眼的上位神经元损伤仅见于动物模型吗？

- 青光眼临床病理学标本研究提示随着青光眼病程的进展，出现外侧膝状体神经元密度的下降与视觉皮层的病理学改变。这些研究提示在青光眼的临床病例中，也会发生与青光眼动物模型类似的中枢上位神经元病理性改变；与其他神经退行性病变类似，青光眼也可以造成视神经系统的跨神经元变性，进而导致上位神经元的损耗。

10. 是否可以在临床病例中采用无创的方法观察到类似改变？

- 尽管外侧膝状体体积很小，并且位于大脑深部，与丘脑其他核团关系密切，临床病例的无创在体观察存在较大的难度，但是随着现代神经影像学的进展，尤其是磁共振扫描技术的发展，为临床病例无创观察视觉通路提供了新的手段。MRI 质子密度加权成像，以及优化的翻转恢复序列均可检测到青光眼患者外侧膝状体高度及容积的降低，并且与青光眼的视野损害程度具有相关性。此外，多个磁共振研究提示青光眼患者的视觉皮层灰质容积与厚度下降，而且有研究提示这种改变可以出现在疾病的早期，并随着疾病的进展而逐渐加重。

- 除了与结构相关 MRI 研究之外，还有一系列磁共振成像技术被应用于青光眼临床研究，以观察研究青光眼视网膜神经元丢失引起的视觉中枢代谢、功能与血液灌注的异常。

- 弥散张量成像（DTI）测量神经组织中水分子随机运动属性，白质纤维尤其是成束的白质纤维中的水分子以沿轴突方向运动为主（图 6-4）。

　　一系列DTI研究均提示青光眼患者的视神经、视束、视放射等白质纤维结构的弥散张量属性发生变化，水分子运动的平均弥散系数增加与各向异性的下降提示白质纤维的结构与功能完整性出现损伤，也进一步支持了跨神经变性通过轴突的轴浆流损伤引起了神经元的顺行性及逆行性变性。

· 磁共振波谱成像（MRS）测量组织尤其是神经组织内一些化合物和代谢物的含量及它们的浓度（图6-5）。其中胆碱（Choline，Cho）反映细胞膜的密度和完整性，含量下降提示细胞密度降低，细胞更新率延迟和神经信号传递系统的异常；肌酸（Creatine，Cr）与能量代谢有关，一般较为稳定；N-乙酰天冬氨酸（NAA)）由神经元线粒体产生，下降提示神经元丢失或功能异常；谷氨酸（Glu）是一种兴奋性神经递质，谷氨酰胺（Gln）参与神经递质灭活和调节。青光眼患者的外侧膝状体

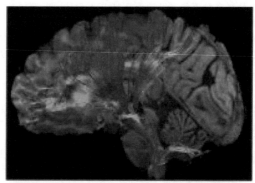

图6-4　弥散张量成像（DTI）可用于示踪大脑白质纤维束

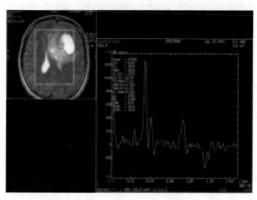

图6-5　磁共振波谱成像（MRS）可测量神经组织内一些化合物和代谢物的含量

及视觉皮层组织整体 NAA/Cr 和 Cho/Cr 比例下降，另一项研究提示外侧膝状体的 Glx/Cr 比例升高，反映了上位神经元跨神经元变性相关的病理生理学改变。

- 随着磁共振扫描技术的进展，新型的神经影像学技术将为无创评估青光眼上位神经元提供更为有力的手段。

11. 磁共振技术是否可以观察上位神经元病变引起的功能改变?

- 血氧水平依赖的功能磁共振（Bold fMRI）是研究大脑中枢视觉认知功能的主要手段（图 6-6）。功能磁共振研究提示青光眼患者的视觉皮层激活水平的下降，这种改变可以先于中心静态视野改变。由于视觉皮层存在视网膜拓扑投射的分布特征，自视神经开始至大脑的视觉皮层的视觉通路始终保持着严格的视网膜拓扑投射分布，以保证相邻的视网膜神经元在视觉皮层仍投射至相邻位置，并且可以通过功能磁共振的方法呈现出来，有学者研究提示，青光眼患者的视觉皮层出现与视野缺损对应的皮层激活信号的变化。

- 通过选择性 M 细胞通路、P 细胞通路的视觉刺激，还有学者通过功能磁共振的方法观察到青光眼早期出现视野改变前，在外侧膝状体即可观察到选择性 M 细胞视觉刺激反应的下降。

- 由于功能磁共振反映了自视网膜至视觉中枢整个视觉通路的认知功能的改变，它的激活信号变化甚至重塑性改变可以是由于视觉通路的多个部位改变造成的，因此上述研究结果尚不能直接用于推断青光眼是否发生上位神经元变性。

12. 青光眼上位神经元的损伤是否是均一的?

- 视觉通路在投射至外侧膝状体时可以分为 M 细胞通路、P 细胞通路及 K 细胞通路，但是这三者之间是否在疾病进展中存在易感性差异，在不同研究中尚未获得一致的结论。除此之外，自视神经开始至大脑的视觉皮层的视觉通路始终保持着严格的视网膜拓扑投射分布，多项研究提示病变较严重的视野对应的外侧膝状体及视觉皮层神经元病变更显著，提示青光眼上位神经元损伤并非均一性改变。

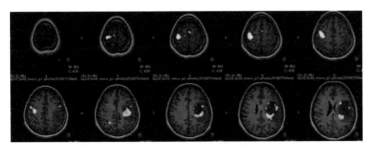

图 6-6 血氧水平依赖的功能磁共振依据血流动力学改变提示大脑认知功能

13. 上位神经元的损害是否会影响青光眼的疾病病程?

- 由于跨神经元变性不仅包括顺行性损伤，同时也存在逆行性损害，外侧膝状体神经元退变与变性可能会通过逆行性损害的机制造成 RGC 的进行性丢失。外侧膝状体神经元的损伤将导致下行性的神经营养因子减少，RGC 的易感性增加进而加重了青光眼的病程进展。因此，当临床上部分患者即使眼压控制相对稳定但仍然存在持续性视野缺损进展及视网膜神经节细胞的丢失时，可能要考虑到上位神经元损伤及跨神经元变性对疾病进展的影响。

- 青光眼病理损伤可以累及视网膜神经节细胞及大脑上位神经元，视网膜神经节细胞的损伤是青光眼引起的神经系统一系列病理损伤的一部分，也是临床上最为关注的一部分。青光眼的上位神经元改变在疾病的诊断与监控中应作为相关因素之一加以考虑。

参考文献

[1] 戴毅. 星型胶质细胞和胶质源性神经营养因子在猕猴青光眼模型中外侧膝状体的表达变 [A]. 中华医学会. 中华医学会第十二届全国眼科学术大会论文汇编 [C]. 中华医学会：中华医学会，2007:1.

第三节 阿尔茨海默病与青光眼

1. 阿尔茨海默病

- 痴呆综合征是一种慢性、进行性、全面性的精神功能紊乱及智能衰退，记忆、思维、判断、联想、理解、计算能力逐年下降，思维逻辑性丧失，而意识无障碍的综合征。

- 阿尔茨海默病（Alzheimer's disease，AD）是引起痴呆的最常见原因，占痴呆患者的 2/3。AD 的发病率逐年上升，60 岁以上人群患病率为 4%~6%，80 岁时患病率为 20%。AD 成为仅次于心血管疾病、癌症、脑中风的第四大死亡杀手。AD 的病理特点包括：（1）老年斑，即 Aβ 斑；（2）神经纤维缠结；（3）tau 蛋白过度磷酸化；（4）神经细胞丢失；（5）淀粉样血管病变。Aβ 斑是位于神经细胞外的球形结构，以 β 淀粉样蛋白（β amyloid protein，Aβ）为核心，周围是变性神经元的树突和轴突及胶质细胞，是 AD 标志性病理改变。Aβ 级联学说是目前比较公认的阿尔茨海默病发病机制，认为有神经毒性的 Aβ 在脑内的沉积是 AD 大脑神经退变的关键病理变化。脑内异常增高的 Aβ 先沉积形成弥散性斑块，并介导氧化应激、自由基形成、钙代谢紊乱、细胞凋亡、结构破坏和慢性炎症反应，Aβ 沉积在 AD 发病过程中起到了始发、中心和共同通道的作用。AD 的核心病理过程为 Aβ 聚集和 tau 蛋白高度磷酸化。

2. 阿尔茨海默病视网膜神经退行性病变

- AD 患者同时具有视觉功能障碍，包括：视力、立体视觉、色觉、空间对比敏感度、运动觉、眼球运动等异常，以往常常痴呆患者视功能障碍归因于视皮质的神经退行性病变。

- 视网膜是大脑的延续，是大脑的一部分，和大脑具有相同的病理生理特点。视网膜发生任何异常均可直接或间接反映某些大脑的病理改变。像纸一样薄的视网膜可以产生 Aβ 诱发的视网膜损害乃至神经退行性病变。

- 神经眼科学相关研究发现：老年痴呆患者初级视觉通路（即视神经和视网膜）存在神经退行性病变，包括视网膜节细胞丢失，神经纤维减少，视乳头杯／盘（C/D）比值增大，视盘盘缘面积缩小。组织病理学和免疫组化研究发现 DA 患者视网膜神经节细胞大量丢失，视网膜和视乳头神经纤维明显减少，视网膜星形胶质细胞增多，GFAP 表达增加。临床电生理研究 AD 患者 PERG 振幅和潜伏期异常。

- 实验研究已经证实 APP 单转基因和 APPswe/PS1dE9 双转基因 AD 模型小鼠视网膜神经细胞 APP 过度表达，细胞内 Aβ 堆积，磷酸化 Tau 蛋白增加，视网膜炎性反应，胶质细胞增生，节细胞凋亡增加，视网膜和脉络膜血管 Aβ 沉积。近年来有研究运用刚果红、S 硫黄素和姜黄素染色，发现 APPswe/PS1dE9 双转基因 AD 小鼠和 AD 患者视网膜有 AD 特征性病理改变：Aβ 斑形成。

3. 阿尔茨海默病与青光眼

- 多项临床研究发现原发性开角型青光眼（POAG）与 AD 之间存在相关性。Chandra 等[1] 回顾了 1978—1984 年以来美国的死亡资料，对所得到的资料进行统计分析，结果显示青光眼在 AD 患者中的患病率较正常人群高。德国的一项研究表明，AD 患者中 POAG 的患病率为 25.9%，正常人群中则为 5.2%。Bayer 等的调查显示，在 49 例 AD 患者中出现青光眼样视野缺损或 C/D ≥ 0.8 的患者有 12 例，占到 24.5%，较正常对照组患病率 6.5% 明显增高。日本学者研究了 AD 患者中 POAG 的患病率，结果发现 AD 患者中 POAG 的患病率（23.8%）远较正常对照组的患病率（9.9%）高。而 AD 患者中 POAG 组与非 POAG 组的眼压值无明显差异。

- 随着 OCT 这一眼科临床的应用，越来越多的临床研究发现，早期认知功能障碍（MCI）和 AD 患者视网膜神经纤维较正常对照变薄，多数报道 MCI 和 AD 患者眼底上方或下方，和总的神经纤维变薄，黄斑节细胞复合体和容积减少。我们的临床研究也发现 AD 患者眼底上方、下方和总的神经纤维厚度明显变薄。将 AD 进一步细化分组，分为轻、中、重 AD，同时纳入 MCI 组患者，分期眼底视网膜神经纤维变化规律，发现 MCI 和早期 AD 患者上方神经纤维和总的神经纤维较正常变薄，随着病情的加重，下方神经纤维和总的神经纤维也较正常变薄，提示 MCI 和 AD 眼底视网膜神经纤维损害的规律是早期先损害上方神经纤维，随着病情的加重下方神经纤维出现损害。同时还发现 AD 患者杯 / 盘（C/D）比值增大，视盘盘缘面积缩小。MCI 和 AD 患者眼底视神经改变与青光眼视神经损害特点一致，而 AD 患者角膜厚度与正常对照相比没有明显差异，但 AD 和 MCI 患者眼压较正常偏低。因此，阿尔茨海默病是青光眼独立高危发病因素。

4. AD 患者眼底青光眼损害的可能机制

- 淀粉样前体蛋白（amyloid precursor protein, APP）是一种在神经系统高度表达的蛋白。它的代谢可导致 Aβ 42 聚积，Aβ 42 聚集可产生寡聚体，诱发 AD 病理改变。

- 视网膜色素上皮屏障不能清除多肽和蛋白等大分子物质。所以视网膜 APP 代谢产物和 Aβ 不能通过视网膜色素上皮屏障进入脉络膜。APP 代谢产物和 Aβ 眼内代谢动力学研究发现：APP 代谢产物和 Aβ 40、Aβ 42，由视网膜神经细胞裂解分泌后直接进入玻璃体，通过玻璃体前界膜进入房水，通过房水循环很快排出眼外。由于玻璃体前界膜对分子量较大的 APP 代谢产物有一定的屏障作用，而分子量较小的 Aβ 可以直接弥散进入房水。

- 动物实验发现 AD 模型小鼠视网膜神经细胞 APP 过度表达，细胞内 Aβ 堆积，视网膜上有 Aβ 斑形成，房水中 Aβ 40 和 Aβ 42 含量增加。

- 实验性青光眼视网膜 Aβ 表达增加，APP 表达增加，APP 分解产物表达增加，Aβ 表达增加。高眼压可导致视网膜节细胞、视乳头及 RNLF

Aβ42 表达增加。青光眼患者房水内 Aβ42 含量增加。玻璃体前内注射 Aβ 可以导致视网膜节细胞凋亡增加。AD 患者视网膜神经节细胞减少，神经纤维变薄可能和 Aβ 的毒性作用相关。

- 临床研究发现 AD 患者的角膜厚度与正常对照相比无明显差异，其眼压与正常对照无明显差异，但是大多数 AD 患者颅内压较正常偏低，导致了 AD 患者跨筛板压力差增加，从而导致了 AD 患者眼底青光眼视神经损害。

- 当我们把 C/D ≥ 0.6，双眼 C/D 差 ≥ 0.2 加入排除标准，排除了可能已经发生青光眼的患者后，再研究 MCI 和 AD 患者的眼压和视网膜神经纤维厚度发现，MCI、AD 患者眼压低于正常，但 MCI、AD 患者视网膜神经纤维厚度与正常对照相比并没有变薄，可能与眼压较低减少了跨筛板压力差增加导致的视神经损害相关，提示 MCI 和 AD 患者眼压降低可能是一种自我保护机制，是为了减低跨筛板压力差增加导致的视神经损害而产生的一种自我保护机制。

参考文献

[1] Chandra V,Bharucha N,Schoenberg B,et al. Conditions associated with Alzheimer's disease at death: Case-control study. NEUROLOGY,1986,36:209-211.

第四节 幽门螺杆菌与青光眼相关吗？

- 幽门螺杆菌（Helicobacter pylori, Hp）是上消化道疾病的主要致病菌。它与人类共存已经超过5万年。1893年，意大利病理学家Bizzozero首次报道在哺乳动物胃内发现螺旋形微生物，1982年，西澳大利亚病理科医生Warren发现135例曲形和S形细菌。同年，澳大利亚学者马歇尔观察到胃黏膜中有一种叫幽门螺杆菌的细菌与慢性胃病发病有关。1989年，Goodwin等人将其命名。1994年世界卫生组织/国际癌症研究机构将幽门螺杆菌定为I类致癌原。成年人幽门螺杆菌的感染率为50%，儿童中为20%，随着年龄的增大，发病率增高。

- 在眼科领域，目前认为青光眼与Hp感染有密切关系。青光眼是目前世界范围内最常见的致盲性眼病，但它的发病机制仍有许多未解之谜。除了眼压因素之外，青光眼的视神经病变也与内皮细胞依赖性的血管调节能力失常，眼部血流受损，自身免疫等诸多因素有关。

- 希腊的研究人员Kountouras等[1]率先报道了Hp感染与青光眼的关系。认为二者存在相关性，他们通过对受试者进行诊断性胃镜检查和胃黏膜活检，发现各类青光眼患者比正常对照组有较高的幽门螺杆菌感染率，以及较高的血清抗幽门螺杆菌IgG抗体。随后，同一研究团队[2]又发现了青光眼患者可以从幽门螺杆菌治疗中获益。他们对这些患者进行根除幽门螺杆菌治疗2年后，青光眼患者眼压和视野明显改善，因此推测幽门螺杆菌感染和青光眼之间存在一定关系，可能通过释放各种炎症刺激因子，增加血小板的活化和聚集等来影响青光眼的病理生理学，另外还可能通过影响凋亡过程诱导或加快青光眼性视神经病变。随后有很多学者通过实验研究发现青光眼，尤其是原发性开角型青光眼与幽门螺杆菌感染有很大的相关性。Kountouras等人[3]发现希腊人群中原发性开角型青光眼和剥脱性青光眼患者房水中幽门螺杆菌IgG抗体水平明显增高；Deshpande等人[4]发现南印度人群中原发性开角型青光眼患者房水和血清中幽门螺杆菌IgG抗体水平明显高于正常对照组；Kim等人[5]研究发现韩国正常眼压性青光眼患者血清中幽门螺杆菌IgG抗体水平明显高于正常对照组。

- 有报道显示，应用^{13}C尿素呼气实验，青光眼患者中幽门螺杆菌的阳性率远远高于正常对照组。但未发现青光眼患者视野损害的程度与幽门螺杆菌感染的阳性率之间的关系。

- 但是也有学者的研究表明在加拿大和以色列地区幽门螺杆菌感染与青光眼之间没有相关性，可能由于相同或不同的国家因地理、种族、社会经济因素、教育水平、发病状况及疾病表现类型的不同，幽门螺杆菌感染的比例在人群中有很大的变化所致。

- 幽门螺杆菌感染作用于青光眼的机制可能通过以下几点：

- （1）可以促进血小板和白细胞的聚集。

- （2）促进炎症刺激因子和血管活性物质的释放，例如：细胞因子类（白

介素 -1、白介素 -6、白介素 -8、白介素 -10、白介素 -12，肿瘤坏死因子 α，干扰素 γ）；类花生酸类；白三烯类；前列腺素类；C- 反应蛋白等。

- （3）刺激单核细胞释放细胞因子，从而激活促凝活性物质的转化，如纤维蛋白原转化为纤维蛋白。
- （4）幽门螺杆菌抗体与睫状体上皮原存在交叉反应。
- （5）幽门螺杆菌感染诱导的氧化应激反应和过氧化脂质增多，眼氧化损伤可能导致小梁网和视神经的损害，导致青光眼。
- （6）影响细胞凋亡过程。幽门螺杆菌的感染通过 Fas/Fas L 途径和线粒体介导凋亡途径诱导胃黏膜凋亡。而机体内自身免疫机制可能产生直接损害视网膜神经节细胞抗体或分子模拟抗体，如抗胃肠道病原抗体对视网膜神经节细胞的损害作用加强了细胞变性、凋亡进程。
- 总之，青光眼和幽门螺杆菌感染之间有密切的关系，可能是二者存在共同的生物易感性。明确二者之间的关系，有助于我们开展青光眼的早期治疗。

参考文献

[1] Kountouras J,Mylopoulos N,Boura P,et al. Relationship between Helicobacter pylori infection and glaucoma. Ophthalmology,2001,108(3):599-604.

[2] Kountouras J,Mylopoulos N,Chatzopoulos D,et al. Eradication of Helicobacter pylori may be beneficial in the management of chronic open-angle glaucoma. Arch Intern Med,2002,162(11):1237-1244.

[3] Kountouras J,Mylopoulos N,Konstas AG,et al. Increased levels of Helicobacter pylori IgG antibodies in aqueous humor of patients with primary open-angle and exfoliation glaucoma. Graefes Arch Clin Exp Ophthalmol,2003,241(11):884-890.

[4] Deshpande N,Lalitha P,Krishna das SR,et al. Helicobacter pylori IgG antibodies in aqueous humor and serum of subjects with primary open angle and pseudo-exfoliation glaucoma in a South Indian population. J Glaucoma,2008,17(8):605-610.

[5] Kim GN,Cho MC,Yoo WS,et al. Clinical Results and Utility of Herpesviruses Multiplex Polymerase Chain Reaction: Assessment of Aqueous Humor Samples from Patients with Corneal Endotheliitis and High Intraocular Pressure. J Glaucoma,2018. Doi:10.1097/IJG.0000000000001086.

第五节 青光眼和免疫相关吗?

· 许多青光眼患者经过滤过手术、激光治疗、药物治疗等降低眼内压到正常或低于正常眼压后,仍继续发生视野缺损、视网膜神经节细胞厚度变薄和中心视力下降,提示除直接的压力损伤外还有其他因素参与了青光眼的神经节细胞的损伤过程,越来越多的研究指明免疫系统可能在青光眼的发生、进展过程中起到了至关重要的作用。

1. 和青光眼相关的免疫因素有哪些?

· 免疫反应可能对组织修复有益,但长期压力造成的免疫调节紊乱的异常免疫激活,造成神经变性,促进从视网膜到大脑中 RGCs 不同部分神经变性的进展性改变。RGCs 中激活的内源性信号和外在环境影响,免疫系统中不同组件间重要的联系,特别是神经细胞和神经胶质细胞间的相互作用,对神经元细胞的存亡起到重要的作用。多方面证据显示青光眼中 T 细胞的细胞毒性、自身抗体、免疫调节的驻留型胶质细胞的长期激活、自身抗原产物增多,以及补体级联都造成了 RGCs 胞体、突触和轴突的变性,均证实先天性和适应性免疫在青光眼的神经变性过程中均被激活。

2. 神经胶质细胞的免疫调节与青光眼

· 神经胶质细胞对包括眼内压升高在内的青光眼损伤反应显著,视网膜和视神经乳头部位神经胶质细胞激活,其慢性激活的特征是形态上的肿胀和胶原纤维酸性蛋白(glial fibrillary acidic protein,GFAP)的表达增高。

· 青光眼中星形胶质细胞的功能变化也具有重要意义,基因表达的变化涉及信号转导、细胞增殖、细胞间相互作用、细胞黏附、细胞外基质合成及降解和免疫反应等方面。青光眼患眼中的小胶质细胞在经历神经变性损伤的同时也出现形态、结构和数量的变化,触发神经元坏死,产生毒性因子,如一氧化氮(NO)、超氧化物、肿瘤坏死因子 - α(tumor necrosis factor-alpha,TNF-α)等,也可以释放保护神经元和抗炎性细胞因子,其作用取决于其所处的免疫微环境。青光眼激活的小胶质细胞产生的神经营养因子可以促进神经系统和免疫系统之间直接、相互的信息交流,从受损的中枢神经系统中清除有害的化合物及细胞碎片。在高眼压的大鼠视网膜中出现神经细胞的破坏和星形胶质细胞、Müller 细胞及小胶质细胞的激活,青光眼患者的视网膜和视神经乳头也出现了星型胶质细胞和小胶质细胞的增生,可造成细胞外基质重塑,对轴突产生生物力学压力、直接或间接的神经毒性,抑制神经轴突的再生,尤以视神经乳头部位最为严重。青光眼神经胶质细胞功能紊乱,造成神经胶质细胞缓冲细胞外基质谷氨酸盐能力的下降,产生细胞死亡介质(如 TNF-α 和 NO 等)的增多,导致神经损害。(图 6-7)

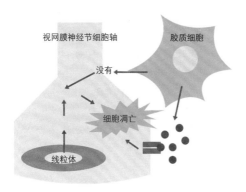

图 6-7 神经胶质细胞参与视网膜神经节细胞毒性模式图

3. 异常的 T 细胞免疫与青光眼

· 神经细胞的抗原提呈，免疫系统启动进一步的免疫反应，从循环系统募集大量致病性 T 细胞，引起自身免疫性神经变性，导致神经毒性，许多青光眼患者中 T 细胞亚群的异常支持了青光眼中 T 细胞介导的神经变性性免疫反应。体外实验证实激活的 T 细胞可以直接对 RGCs 产生毒性作用，通过死亡受体介导的信号诱导 RGCs 凋亡，动物实验也诱发了 T 细胞介导的实验性自身免疫青光眼神经变性模型，RGCs 出现与人类青光眼类似的进展性死亡。青光眼患眼中神经胶质细胞激活反应包括胶质细胞免疫调节功能和抗原提呈能力的激活。青光眼的患眼在 T 细胞抗原提呈的前提下，神经胶质细胞 MHC-II 分子表达上调。在人青光眼的视网膜和视神经乳头小胶质细胞和星形胶质细胞都展示 HLA-DR 的免疫标志。神经胶质细胞 MHC-II 分子在青光眼实验性动物模型也上调，通过检测高眼压模型动物眼分离出来的 T 细胞分泌的增殖和神经损害细胞因子，发现这些 T 细胞对视网膜蛋白具有免疫应答反应。（图 6-8）

· 原发性开角型青光眼人群中 Th1 细胞因子如白介素 -12（IL-12）、IL-6 的减少和 Th2 细胞因子 IL-4 的增加，提示异常的免疫环境促进了原发性开角型青光眼神经变性。而且，原发性开角型青光眼患者的这种 Th1/Th2 细胞因子的不平衡程度与视神经病变程度相关，并且在原发性开角型青光眼中血清 IL-12p40 较正常人明显升高，IL-23 和 TNF-α 较正常人明显降低。IL-6、IL-10 等可能在青光眼的免疫调节的过程中起到重要作用，TNF-α 及其死亡受体在青光眼视网膜中高表达。Th1 和 Th2 细胞因子的变化在视网膜视神经损伤和保护中反映了青光眼病理过程中的免疫反应，这些细胞因子在不同的微环境与 RGC、星形胶质细胞、小胶质细胞和 Müller 细胞等相互作用，可能导致截然不同的结果，与青光眼相关的辅助性 T 细胞的相关关系还需要进一步研究。[1]

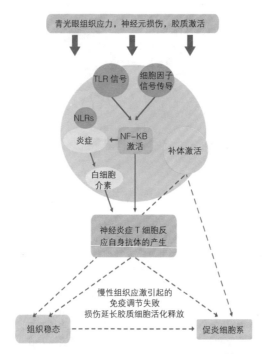

图 6-8 异常的 T 细胞免疫与青光眼的模式图

4. 自身抗体参与青光眼免疫反应

- 除 T 细胞介导的损伤外，自身抗体介导的视网膜损害参与视网膜疾病的发病机制。视乳头周围脉络膜视网膜萎缩，局部的血视网膜屏障受损，血清中的抗体更容易进入视网膜，青光眼患者热休克蛋白（Heat Shock Proteins，HSP）抗体、视神经血清自身抗体和视网膜抗体滴度升高，免疫球蛋白在青光眼视网膜沉积。青光眼患者血清中谷胱甘肽 IgM 抗体、神经特异性烯醇酶增加，正常眼压性青光眼患者视神经乳头抗黏多糖抗体明显高于原发性开角型青光眼患者和正常人。氧化蛋白修饰，糖基化终末产物的产生，也可能与青光眼患者异常的免疫激活有关。青光眼中抗体介导的神经损害也可以间接通过对致病性抗原的模拟自身免疫反应发生，分子拟态可能是青光眼神经变性的病因机制。

5. 补体反应与青光眼

- 越来越多的证据支持在青光眼中神经变性性损害过程牵涉了补体级联的参与，人组织免疫组织学和活体动物模型研究证明不同的补体成分在青光眼神经变性过程中合成。基因组和蛋白质组学的方法研究实验性青光眼中存在经典补体级联，包括 C1q、启动蛋白和下游蛋白质 C3 补体。另外，末端补体复合物在大鼠和人类的视网膜中均参与构成。补体监管分子的变化，补体介导的突触清除的异常再活化也在神经变性性疾病中发生。补体激活用最小化的激活和持续的炎症，清除青光眼患眼中死亡的 RGCs 的残骸，但不当激活会加速神经变性损害，造成周围细胞的溶解和胶质细胞的激活。补体级联的抑制是否可以缓解人类青光眼的 RGCs 或轴突的变性需要进一步的研究。

6. 组织压力与免疫反应

- 青光眼患眼的视网膜和视神经乳头长期广泛地受到组织压力，可能是青光眼免疫系统中最重要的调制参数。压力相关的共刺激因素是静息状态的神经胶质细胞等抗原提呈细胞激活所必需的，组织压力可能是驱动免疫系统达到抗原特异性激活阈值的主要力量。青光眼的组织压力引起神经胶质细胞的 MHC–II 的表达明显升高，视神经乳头–视网膜的星形胶质细胞和小胶质细胞，在组织压力下表现为激活的表型，抗原提呈的能力增强。

小结

- 免疫系统具有维持和修复神经的功能，多种危险因素导致免疫失衡，将保护性免疫变为慢性累积的神经炎性变性过程。在青光眼中，多种致病性细胞过程和衰老相关的氧化应激促发了青光眼免疫反应的激活。眼内压升高只是启动青光眼患眼的神经变性损伤众多方面的一个。复杂的细胞事件间的相互影响，最终通过氧化应激和免疫反应放大初始的损伤过程，促进疾病进展。

参考文献

[1] Huang P,Qi Y,Xu Y S,et al. Serum cytokine alteration is associated with optic neuropathy in human primary open angle glaucoma[J]. Journal of glaucoma, 2010, 19(5): 324–330.

第七章

青光眼的辅助检查

第一节 眼压

1. 什么是眼压?

- 眼压 (IOP) 是指眼球内容物（包括晶状体、玻璃体、葡萄膜、视网膜、眼球内液体 – 房水和血液）作用于眼球壁上的压力，其确切的含义是指单位面积眼球壁受到的眼内容物压力高于大气压力的部分（图 7–1）。我国眼压的统计学正常参考范围是 10~21mmHg，它代表 95% 正常人群的生理性眼压范围，但这一眼压范围并不一定适用于所有个体。1958 年，Leydhecker 等[1] 用 Schiotz 眼压计对 10,000 名无眼科疾病的人进行眼压测量，得到的眼压分布结果类似 Gaussian 曲线，但高值朝向较高眼压偏移，该测量组平均眼压为（15.5 ± 2.57）mmHg。此后的多个眼压筛查研究结果[2-4] 与 Leydhecker 的结果大致相同，有一些小的差别，可能由于测量方法不同及选择人群不同所致。眼压的正常范围仅仅是一个估计的近似值，目前还没有一个确切的数据可以被定义为眼压的安全值。由于每个个体对相同眼压的反应并不一致，因此，正常眼压与异常眼压没有明确的界限，使青光眼和非青光眼人群眼压分布存在重叠。

- 眼压可以受到外部和内部因素的影响，在影响眼压的众多因素中，最常见的是各种类型的青光眼。除此之外，下列因素亦可引起眼压的变化。

1.1 遗传

- 在一般人群中，眼压通过多基因多因素遗传模式受遗传因素的影响。研究表明，有开角型青光眼家族史者眼压较高，有较大杯盘比者眼压较高。[5,6]

1.2 年龄

- 总的来说，眼压随着年龄的增长而增高。20~40 岁成人眼压呈 Gaussian

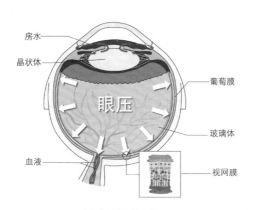

图 7–1 眼内压模式图

分布，随着年龄增大，分布曲线的高值朝向更高的眼压移动。[2,7] 多数研究表明幼儿眼压明显低于正常人群，自出生后至 12 岁，幼儿的眼压以每 2 年 1mmHg 的速度增长 [8,9]。

1.3 性别

- 眼压在 20~40 岁人群中男女一致，但在较大年龄组中，随着年龄的增加，女性比男性眼压升高更为明显，这与女性绝经期有关 [10]。

1.4 种族

- 眼压的分布受人种的影响。有研究 [11-13] 显示黑人眼压比白人高，出生于非洲和亚洲的人平均眼压比出生于欧美的人略高。

1.5 屈光不正

- 研究报道，眼轴长度及近视的增长程度与眼压呈正相关性。在一项对 321 名平均年龄 9.8 岁的儿童的研究中显示，眼压升高与近视有关。[14] 但是，对屈光参差性近视的研究发现，眼压没有差异变化 [15]。

1.6 角膜厚度

- 各种眼压测量仪器检测的眼压值均受到中央角膜厚度的影响。测量眼压时应考虑到中央角膜厚度，其校正结果将对高眼压症及正常眼压性青光眼患者的诊断及治疗有重要作用。

1.7 眼睑及眼球运动

- 用力睁眼可使眼压增高 2mmHg，这可能与上睑回收入眶，增加眶容量有关。眨眼可以使眼压增加 10mmHg，挤压眼球可使眼压增高到 90mmHg。

1.8 体位变化

- 由坐位转为卧位时眼压增高，据报道平均眼压改变为 0.3~6mmHg。一项对健康成年人的研究显示，保持头部朝下的体位，平均眼压 1 分钟后升高 2.2mmHg，10 分钟后升高 1.9mmHg，7 天后下降 1.3mmHg。这个看似矛盾的结果提示体内存在一个影响眼压的补偿机制。[16]

1.9 全身因素

- 研究 [17] 发现高血压，尤其是高舒张压与眼压呈正相关。其他报道 [4, 12, 18] 的与眼压有关的全身因素，包括糖尿病、心率快、高热、肥胖和高血红蛋白浓度。

1.10 环境因素

- 暴露在冷空气中可以降低上巩膜静脉压，使眼压下降。失重可以导致眼压升高，这是由于失重时血管内和血管外体液向头部转移所致。血二氧化碳分压升高可能引起眼压升高，而血氧浓度升高则引起眼压下降。

1.11 全身麻醉

- 全身麻醉药通常伴有眼压下降，但少数全麻药如三氯乙烯和氯胺酮等可引起眼压升高。静脉注射去极化型肌松弛药如琥珀酰胆碱和丁二酰胆碱等有引起眼压短暂升高的危险，如果用药前给予安定类药物，或采用肌内注射可以预防。气管插管可以引起眼压升高。因此在麻醉状态下测量眼压时，应该选择麻醉的即刻进行测量，应避免由于麻药引起的眼压变化。

1.12 食物和毒物

- 素食和饮酒可降低眼压，咖啡因和烟草可升高眼压。海洛因和大麻可降低眼压。

1.13 眼部疾病

- 除了各种引起继发青光眼的因素外，有些眼部疾病可以引起眼压降低。前葡萄膜炎常可引起轻微的眼压下降，认为是由于房水生成减少所致。孔源性视网膜脱离引起眼压降低，可能与房水生成减少及房水从后房通过玻璃体和视网膜裂孔进入视网膜下空间有关。

1.14 非青光眼药物

- 静脉滴注血管扩张剂如硝酸甘油、二硝酸异山梨醇等可引起眼压降低。据报道，开角型青光眼患者长期使用胆碱能拮抗剂可使眼压升高。使用抗焦虑和抗组胺药物会诱发闭角型青光眼的急性发作，使眼压急剧升高。

1.15 用力的影响

- 用力可导致眼压升高和降低，这取决于身体活动的方式。据报道，较长时间的运动，如长跑或骑车，可以降低眼压。[19,20] 运动导致眼压下降的理论机制，包括升高的胶体渗透压、代谢性酸中毒、低碳酸血症、血乳酸盐水平，以及交感神经兴奋。有些紧张用力，如 Valsalva 咽鼓管充气检查，电击治疗或吹奏管乐器，可以升高眼压。这种现象的可能机制为这些动作升高了上巩膜静脉压和增加了眼外肌张力。

1.16 其他

- 电休克治疗可以引起眼压升高。衣领过紧、挤压眼球及屏气动作可以引起眼压升高。近年来由于对抗性强的运动的产生及瑜伽的流行，使头低位运动逐渐增多，该类活动都将引起眼压升高，并且在青光眼的患者中是应该予以禁止的。

2. 如何测量眼内压?

- 眼压测量对于青光眼患者筛查诊断及疗效监测有着非常重要的意义。眼压的检查方法，常用的是指测法和眼压计测量法。目前所有眼压检测仪器都是间接测量眼压值，根据不同的作用原理，可分为压陷式、压平式和轮廓匹配式。每一种眼压计都存在测量误差，没有一种眼压计在任何情况下都可以通用，因此临床上在选择眼压计时，应根据患者的临床表现、体征及使用场合等综合考虑。

2.1 指测法（图7-2）

- 指测法是让患者双眼向下看，检查者把两手的食指指尖放在患者一侧眼的上睑板上缘，以两手的食指交替轻压眼球，感觉指尖的波动感，估量眼球的硬度。眼压正常值以 Tn 为代表，眼压稍高为 T+1，中度增高为 T+2，高度增高为 T+3；眼压稍低为 T−1，中度减低为 T−2，极低为 T−3。

2.2 眼压计测量法

- 2.2.1 压陷式眼压计
- Schitz 压陷式眼压计：1905 年 Schitz 设计此眼压计，1911 年应用于临床，是压陷式眼压计的代表。该眼压计由脚板、活动压陷杆、持柄、指针、刻度尺和砝码组成。其原理是根据一定质量的砝码对角膜的压陷深度进行测量，通过计算砝码重量与压陷容积的关系，算出眼压值。此眼压计具有构造简单、易于携带、使用方便等优点。使用方法（图7-3）：眼压计 0 位校准及消毒。患者仰卧位，角膜表面麻醉，嘱患者自然睁开双眼，注视正上方视标。检查者一手轻轻分开患者上下眼睑（注意勿对眼球施压），另一手持眼压计自然垂直地置于患者角膜正中央，稳定后指针所指的刻度即为患者的眼压值，根据砝码换算测量读数。测量完毕立即滴抗生素滴眼液，嘱患者避免用手揉眼。压陷眼压测量理论认为所有眼球对外力的压陷反应相同，但实际情况并非如此。眼球壁硬度和角膜形状可以影响眼球对外力的压陷反应，从而导致测量误差。

- 2.2.2 压平式眼压计
- （1）Goldmann 压平式眼压计（Goldmann applanation tonometer, GAT）
- 目前世界上公认 Goldmann 压平式眼压计是设计最完美、结果最准确的一类眼压计，是目前测量眼压值的金标准。应用 Imbert Fick 原理，即压平角膜特定面积时需要的外力等于眼内压，它的误差范围在

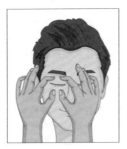

图7-2 眼压指测法示意图

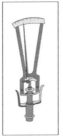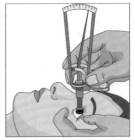

图7-3 Schitz 眼压计测量示意图

±0.5mmHg 内。Goldmann 压平式眼压计是一直径为 3.06mm，面积为 7.354mm^2 的测压头，以可变的重量压平一定面积的角膜，根据所用的重量来测量眼压。

- 使用方法（图 7-4）：被检查眼角膜表面麻醉后，结膜囊内滴荧光素钠液，被检查者坐位于裂隙灯前，头部固定，注视前方，将压平式眼压计装于裂隙灯上，调好位置，照明光方向与观察方向成 60° 夹角。检查者将测压头平面正对角膜中央，慢慢推动裂隙灯，使测压头平面在角膜中部与角膜接触，并观察荧光素环。通过上下调整观察平面，使两个荧光素染色环半圆大小相等，位置对称，宽窄均匀。然后轻轻转动压平式眼压计的加压旋钮，使一个半圆的一端内缘与另一半圆的另一端内缘相切，此时读取旋钮旁的刻度，将读数乘以 10 即为眼压的毫米汞柱数，再乘以换算系数 0.133，即为眼压的千帕数。一般每眼测量 3 次后取平均值。GAT 测量眼压时要求角膜发生特定的变形（即压平角膜直径为 3.06mm 的圆形面积），因此它的设计只能在患者角膜满足条件（厚度 537μm、曲率半径 9.5mm）时才能测得准确。当角膜特性偏离这个标准值越多，该测量方法得到的结果偏差就越大。

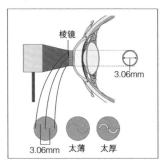
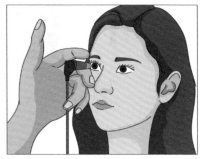

图 7-4 Goldmann 压平眼压计测量示意图

- （2）非接触式眼压计（图 7-5）
- 非接触式眼压计（non-contact tonometry, NCT）：也属于压平式眼压计的一种，其最大的特点是测量过程中不与角膜接触，而是通过气流压平角膜，无须麻醉，患者无痛感，无交叉感染的可能，因此这种方式更容易被患者接受。众多研究[21-23]证明，与 GAT 比较，NCT 在正常眼压范围内的测量值是可靠的，但当眼压大于 40mmHg 或小于 8mmHg 时，NCT 的测量误差明显增大。对于角膜异常或注视困难的患者也有较大的误差。其适用于

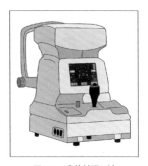

图 7-5 非接触眼压计

青光眼筛查和一些对于接触式眼压计抵触的患者，但对眼压过高或过低者，需用GAT再次进行检测。

- （3）其他类型的压平式眼压计
- Perkins压平式眼压计：这种眼压计为一种手持眼压计，以额部做支持，可在坐位、立位和卧床时进行眼压测量，特别适合于手术室、床边、小儿及不能在裂隙灯下检查的患者的眼压测量（图7-6）。如GAT一样，它也使用双棱镜来平分成像。使用可充电电池做光源，带有经钴蓝滤光片形成的两个蓝色照明光源，它也是通过旋转转盘来调节压平力，压力范围为1~52mmHg。在坐位和卧位，这种眼压计测出的眼压值与GAT所测值非常接近，但当眼压超过30mmHg时，所测值可能偏低。

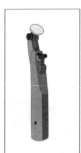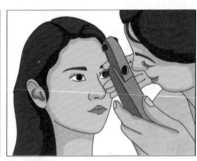

图7-6 Perkins压平眼压计测量示意图

- Tonopen笔式眼压计：这种眼压计由电池驱动为一种手持式含微电脑分析系统的电子眼压计。此眼压计的体积比较小，一般经过多次触碰角膜后得出平均值，且可以测量角膜损伤等疾病时的眼压值，使用范围广，有利于青光眼患者的筛查工作。但相较于GAT，其受中央角膜厚度影响大（图7-7）。Tonopen笔式眼压计容易携带，可以在病房甚至家庭中使用，也广泛应用于动物实验中。

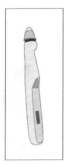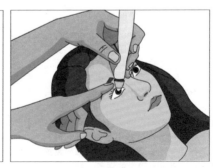

图7-7 Tonopen眼压计测量示意图

- 气动眼压计：是集气体与电子于一身的压力检测系统，它不但可以测量眼压，还可以进行房水动力学测定和眼内血管搏动测定。压平角膜所需的压力传递到测压装置。气动眼压计特别适用于有角膜疾患眼的眼压测量。气动眼压计在高眼压情况下所测眼压可能偏高或偏低，此时其准确率低于 GAT 和 Tonopen 眼压计。

- 眼部反应分析仪（ocular response analyzer，ORA）：是新近发明的喷气式非接触眼压计的改良。该眼压计读数也是依赖于喷出的气体压平一定范围的角膜所产生的力量，但是眼部反应分析仪在压平角膜的同时，进一步喷出一定量的气体，在压平角膜的基础上进一步利用气压压陷角膜，并测量其恢复压平状态的力量。

- 2.2.3 动态轮廓眼压计

- 动态轮廓眼压计（dynamic contour tonometry，DCT）是 2004 年开始应用于临床的一种新型眼压计，它根据 Pascal 的静水压力原理来设计的，DCT 由传感头、悬臂、支架、控制开关、液晶显示器、测量帽和无线打印机组成（图 7-8）。动态轮廓眼压计中心是一个有效直径小于 $0.25mm^2$ 的压力阻抗性的压力传感器，整个 DCT 检测头直径为 10.5mm，其直径与 GAT 检测头相似，但与之相比多了表面曲率及一体化的中央压力感受器。由于轮廓相匹配，角膜内外的正交力相符，压力感受器可不依赖角膜特性进行眼压测量，其以每秒钟 100 次的速率测量眼压，同时还可记录眼压在一次眼动脉搏动过程中的波动情况，并在测量结束时给出眼压脉动振幅值（ocular pulse amplitude，OPA）。从设计原理上看 DCT 消除了 GAT 测量眼压时常遇到的角膜厚度和硬度的影响，同时 DCT 可测量一次眼搏动期间眼压的变化幅度。研究[24]认为 OPA 值可能是推算眼血流量的重要参数，对于揭示青光眼发病机制中的血流动力学特征具有一定的意义。

- 2.2.4 其他类型眼压计

- iCare 回弹式眼压计：使用无菌探头轻触角膜，利用电磁感应回弹，探头触碰角膜后回弹减速越慢，则眼压越高。iCare 体积小巧，便于携带，且不需要麻醉，患者坐位卧位均可（图 7-9）。

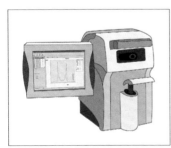

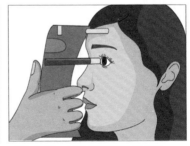

图 7-8 动态轮廓眼压计　　　　图 7-9 ICare 回弹式眼压计测量示意图

- 24 小时角膜接触式眼压计：目前已有关于植入式连续性眼压监测感受器的多篇报道。其主要可以分为眼内植入感受器和角膜接触式感受器两大类。目前这些方法还没有得到临床应用的检测，尚在试验阶段。

- 总之，眼压值对于青光眼的筛查和治疗监测有着非常重要的意义，但其测量准确性受很多因素影响，因此不能单一看测量值来判断患者的眼压值，而应结合患者临床表现和相关视神经检查来进行综合评估。

3. 影响眼内压测量的因素有哪些？

3.1 体位变化

- 体位对眼内压的测量存在影响，垂直体位转向卧位会引起眼内压的升高，报道的平均眼压改变为 0.3~6mmHg。体位对眼压测量的影响在青光眼患者中更大。当整个身体头朝下倾斜导致眼内压升高更多，在青光眼患者更明显。

3.2 用力的影响

- 用力可以导致眼压升高或降低。另外，有些紧张用力可以升高眼压，机制可能为升高的上巩膜静脉压和增加的眼外肌张力。因此，肥胖患者使用 Goldmann 眼压计测量眼压时可能造成人为的眼压升高，建议这种情况下使用 Perkins 眼压计测量。

3.3 眨眼和眼球运动

- 眨眼可以提高眼压 10mmHg，用力挤压眼睑可以升高眼压 90mmHg，故意开大睑裂可以升高眼压约 2mmHg。眼外肌的收缩也影响眼压，正常人向上注视时眼压升高，在水平注视位，眼压轻度升高。

3.4 全身麻醉

- 通常情况下，全身麻醉时眼压下降，除外三氯乙烯和氯胺酮，它们可引起眼压升高。因此，全身麻醉状态下测量婴幼儿和儿童眼压时，要考虑到该因素。为服用催眠镇静类药品的人群测量眼压时也要考虑到眼压可能会低于实际水平。

3.5 测量者因素

- 眼压计操作者在测量过程中也是很重要的环节。对于接触式眼压计，操作时需使用荧光素和麻醉剂，荧光素浓度不合适，或者麻醉不充分，均可使眼压测量的结果偏差。因此，测量眼压时，操作者一定要按照流程使用眼压计，减少测量造成的误差。

3.6 眼压计选择

- 不同类型眼压计在测量眼内压时会有差别。在角膜规则眼，Goldmann 压平式眼压计被认为是供其他眼压计进行比较的最标准的眼压计。Perkin 压平式眼压计最常被用来与 Goldmann 眼压计进行比较，两者差别小，均受角膜厚度的影响，尤其适用于婴幼儿和儿童，垂直和水平体位都很准确。气动眼压计与 Goldmann 眼压计相比较读数偏高，但十分接近，更适用于不规则角膜的眼压测量。非接触眼压计在正常眼压范围内与 Goldmann 眼压计结果相近，但是在较高眼压范围可靠性降低，角膜异常和注视不好时使用受限。可视化角膜生物力学分析仪是今年应用于临床的一种新型眼压计，其原理是利用气流压陷角膜，并用高速摄像机记录压陷角膜的形变过程，测量过程中不接触角膜，无须麻醉剂，不仅可以测得眼压，还可以获得 CCT 等角膜生物力学参数，且重复性好，可得到基于 CCT 校正后的眼压值，被认为是可以测得真实眼压值的工具。

3.7 中央角膜厚度

· Goldmann 指定的平均角膜厚度为 520μm，研究表明，偏离 520μm 每 10μm，眼压的平均误差是 0.7mmHg。近视眼的屈光手术使 CCT 变薄，影响眼压的测量，导致眼压测量值偏低。另外，角膜曲率也影响眼压的测量，角膜屈光力每增加 3 屈光度，眼压大约增加 1mmHg。不规则的角膜也会影响眼压的测量结果。某些疾病导致的角膜增厚可分为角膜胶原纤维增多和角膜水肿，前者引起的角膜增厚会导致测量值偏高，而后者的测量值偏低。

3.8 眼壁硬度

· 眼球壁对眼内容积改变所具有的抵抗力称为眼壁硬度。反应眼球壁在外力作用下眼内压的改变与眼内容积改变关系的数称为眼壁硬度系数。眼压测量的过程中，不可避免的伴随眼球内容积的变化，这一变化与眼壁硬度有密切的关系。目前临床所使用的眼压测量正常值标准，都是以正常眼壁硬度为依据的，正常人的眼壁硬度系数平均为 0.0215，当高于这一平均值时，测得眼压要比实际眼压高；当低于这一平均值时，测得眼压要比实际眼压低。事实上眼壁硬度在人群中的变异性是很大的，因此在眼压测量中充分考虑这一因素是非常重要的。

4. 目前所测量的眼压与真实的眼压一致吗?

· 眼内压是指眼球内容物作用于眼球壁的压力。要维持眼球轮廓，眼压必须要超过大气压。正常眼压高于环境大气压 1.33~2.793kPa（10~21mmHg）。因此其确切含义是指单位面积眼球壁受到的眼内容压力高于大气压的部分。准确测量眼内压的方法是用液压计直接测量法，即将液压计与前房接通进行测量，测得的眼压称为开放液压计眼压。

· 但是，直接测量法不能应用于临床，因此，临床上对眼压的测量，实际上只能应用一些间接的方法。常用的测量眼压的原理是通过加于角膜上的外力使角膜变平或者下陷，根据变平或下陷的程度与眼压的定量关系，换算出被测眼的眼压值。很明显，这种临床上常用的间接测量法所测得的眼压值，只是一个相对的近似值。

· 评价一个眼压计准确性的最精确的方法，是将它与通过插管和前房连接的压力计测出的眼压进行比较。这种方法常用于动物和尸体眼球，不能用于大规模人的研究。替代的方法是，将存在问题的眼压计与以往研究中已经证明最精确的眼压计进行比较。在角膜规则眼，Goldmann 压平式眼压计被认为是供其他眼压计进行比较的最标准的眼压计。然而即使是这个眼压计，固有的可变性也必须考虑在内。

- 目前，用于测量眼内压的设备很多，主要分为压陷式、压平式两种基本类型。不同的眼压计类型所测得的眼压值亦有差别，同时又受到不同干扰因素的影响。临床上常用的眼压计有 Goldmann 压平式眼压计、Schiotz 压陷式眼压计、iCare 回弹式眼压计、Tonopen 笔式眼压计、非接触式眼压计、PASCAL 动态轮廓眼压计和 Crovis ST 可视化角膜生物力学分析仪。

4.1 Schiotz 压陷式眼压计

- 其原理是利用砝码压陷角膜，计算砝码重量与压陷容积的关系，算出眼压值。它具有构造简单、使用方便、价格低廉等优点，在基层医院广泛使用。使用时需使用麻醉剂，且只能测卧位眼压，对于操作人员技术要求较高。此外，测得的眼压值受眼壁硬度的影响，当眼压计压在患者角膜上时，眼内容积发生改变，可能会造成人为眼压增高。对于对麻醉不适、角膜损伤、眼球震颤、眼球穿孔伤、眼壁硬度较低（如高度近视患者）等，不适宜用 Schiotz 眼压计测量。

4.2 Goldmann 压平式眼压计

- 目前测量眼压值的"金标准"，应用 Imbert-Fick 原理，即压平角膜特定面积时需要的外力等于眼内压。其测量结果相对准确，测量时需使用麻醉剂及荧光素钠染色，患者取坐位。中央角膜厚度可以影响其测量值，但尚未得出中央角膜厚度与测量值之间的准确联系，也未确定二者之间是否呈线性关系，很多研究者都计算出了各自的校正系数，但无统一的标准。Goldmann 测量的眼压值较为准确，适用于精确眼压的测量。当其他眼压计测出的眼压值差别较大时，可以此作为"金标准"。与 Schiotz 眼压计一样，由于它属于接触式眼压计，且需要麻醉和荧光素钠染色，对于这些药物过敏的患者不宜使用。同时，要注意中央角膜厚度对测量值的影响，特别是中央角膜厚度过厚和过薄的患者或测量眼压临界值时，要综合考虑，以免误诊。

4.3 iCare 回弹式眼压计

- 使用无菌探头轻触角膜，利用电磁感应回弹，探头触碰角膜后回弹减速越慢，则眼压越高。iCare 体积小巧，便于携带，且不需要麻醉，患者坐位、卧位均可。iCare 测量的眼压值略高于 Goldmann 压平式眼压计，当眼压 ≥ 23mmHg 或 ≤ 10mmHg 时 iCare 的测量值不准确，同样受中央角膜厚度的影响，但是相较于其他接触式眼压计，儿童对于 iCare 耐受程度较好，对于配合程度较差的患者可使用。由于 iCare 使用方便，对操作者要求不高，患者自己即可测量，有利于患者昼夜眼压动态监测。但是其测得的眼压值不完全准确，因此相对 Goldman 压平式眼压计而言数值较高，可能会误诊一些正常眼压为"高眼压"。

4.4 Tonopen 笔式眼压计

- 此眼压计的体积比 iCare 更小，一般经过多次触碰角膜后得出平均值，且可以测量角膜损伤等疾病时佩戴角膜接触镜后的眼压值，使用范围广，有利于青光眼患者的筛查工作。但其受中央角膜厚度影响更大，由于 Tonopen 是手持测量，且周边角膜厚度大于中央，若操作不标准，在周边角膜测量时，眼压值会偏大。

4.5 非接触式眼压计

- 属于压平式眼压计的一种，其最大的特点是测量过程中不与角膜接触，而是通过气流压平角膜。无须麻醉，患者无痛感，无交叉感染的可能，因此这种方式更容易被患者接受。但是与 Goldmann 比较，测量值更高，当眼压 ≥ 40mmHg 或 ≤ 8mmHg 时，其测量误差明显增大。对于角膜水肿的患者，这种差异还会增大。其适用于青光眼筛查和一些对于接触式眼压计抵触的患者，但对眼压过高或过低者，需用 Goldman 眼压计再次进行检测。

4.6 动态轮廓眼压计

- 利用帕斯卡定理设计出来的，有别于压陷式和压平式眼压计，由于设计原理不同，其测量不受中央角膜厚度、角膜曲率等角膜动力学因素的影响。并且测量的眼压值与 Goldman 有较好的相关性。在测量时，探头需接触角膜数秒，对于眼球震颤、弱视等患者不适合。

4.7 可视化角膜生物力学分析仪

- 近年应用于临床的一种新型眼压计，其原理是利用气流压陷角膜，并用高速摄像机记录压陷角膜的形变过程，测量过程中不接触角膜，无须麻醉剂，不仅可以测得眼压，还可以获得中央角膜厚度等角膜生物力学参数，且重复性较好，可得到基于中央角膜厚度校正后的眼压值和一系列角膜压陷参数，被认为是可以测得"真实"眼压值的工具。

- 综上，眼压值测量的准确性受到很多因素的影响，也没有一种眼压计是完美的，在眼压计的选择上应当综合考虑，避免误诊。

5. 眼压 24 小时波动有正常值吗？

- 眼压波动目前尚无公认的定义，一般指 24h 内眼压的变化及一段时间内眼压的变异性。正常眼压在一天 24 小时中是存在波动的，中华医学会眼科学分会青光眼学组规定眼压昼夜差 <5mmHg 为正常，>8mmHg 者为病理性眼压。

- 24h 眼压波动包括眼压峰值、谷值、峰值时期、平均眼压及眼压波动（眼压记录的最高值与最低值之差）。对于眼压峰值的出现时间，目前并没有一致的结果，有研究表明眼压峰值出现在清晨，而一些研究指出眼压在日间呈持续升高状态，更有研究指出夜间卧位状态眼压达到最高值。因此，昼夜眼压波动的节律分为四型。（1）清晨型：眼压在清晨 4-8

点达峰值，在日间或夜间达谷值。（2）日间型：日间眼压达峰值（正午或下午），最低在夜间或傍晚。（3）夜间型：眼压峰值出现在午夜到凌晨4点，最低眼压出现在日间。（4）平坦型：日眼压波动极小，不具备周期波动特点。

- 最近亦有研究表明，正常人双眼眼压存在不对称性波动[25]，这提示了节律中枢对双眼的调控并不完全同步，即眼压波动表现为单眼内波动性和双眼间不对称性。

- 大部分青光眼患者的24小时眼压波动无昼夜节律性且每天眼压波动幅度也不尽相同。Drance[26]观察到青光眼患者的昼夜眼压变化幅度是正常人的2~3倍，病情控制的POAG的日眼压波动为7.5mmHg，病情进一步发展的POAG日眼压波动为12.5mmHg。另外，Liu等[27]对未经治疗的早期青光眼患者昼夜眼压变化进行分析，发现无论坐位还是卧位，白天平均眼压均高于正常组，夜间卧位眼压显著高于白天坐位眼压，只是眼压从白天到夜间升高的幅度减小。正常眼压性青光眼（NTG）患者的眼压曲线在其平均眼压、波动性等方面与正常人生理状态基本一致。但NTG患者波动幅度较正常组大。多数患者24小时眼压波动>8mmHg。另外，NTG患者受体位改变影响可较正常人高出2~4 mmHg。Kano和Kuwayama[28]观察NTG患者的昼夜眼压变化，发现69.2%患者的眼压峰值出现在门诊就诊时间，眼压谷值最常出现在午夜时分，占患者总数的34.1%，这就提示超过30%的患者的眼压峰值出现在门诊诊疗时间之外。

6. 眼压的波动和血压波动是否存在关联?

- 一些流行病学研究发现血压升高可以引起眼压的升高。在蓝岭眼科研究[29]中发现当收缩期血压（SBP）小于110mmHg时双眼平均眼压为14.3mmHg，当SBP>200mmHg升至17.7mmHg，当舒张期眼压（DBP）<70mmHg双眼平均眼压为15.2mmHg，当DBP>120mmHg时双眼平均眼压升至18.6mmHg。SBP每升高10mmHg平均眼压升高0.28mmHg；DBP每升高10mmHg平均眼压升高0.52mmHg。在Egna-Neumarkt青光眼研究评估血压眼压关系，发现SBP、DBP与IOP的关系有统计学意义（$r>0.94$；$p<0.001$）。SBP升高10mmHg，眼压升高0.24mmHg；DBP升高10mmHg，眼压升高0.4mmHg。因此，眼压升高与高血压具有相关性。

- 关于IOP和BP关系的生理学意义及机制尚未明确，Bill[30]证实了SBP波动导致房水生成发生小的改变，可能与睫状体毛细血管血压升高有关。血压可能也影响巩膜浅层静脉压，从而调节房水流出。一些研究发现高血压与青光眼的发生发展有关。在蓝岭眼科研究[29]中高血压使青光眼患病率明显升高。另一些研究显示血压下降是青光眼发生和发展的一个重要的危险因素，特别是对于正常眼压性青光眼（NTG）患者来说是青光眼发生发展的危险因素。晚上血压波动大的患者与血压波动在正常范围的患者相比青光眼进展发生率更高。另一方面，有些研究者发现夜间血压轻度下降或者不下降与青光眼进展有关。根据 Anderson[31] 观点，当眼压升高相应静脉压升高时，动静脉压差减少，营养供应仅由血流自动调节保持。当自动调节能力受损时眼压升高可以引起缺血，或者是由于先天不足，或者是由血管痉挛所致。如果其他疾病导致自动调节能力已被运用，自动调节几乎没有能力应对额外升高的眼压，此时自动调节能力受损。

7. 习惯体位和传统体位测量眼压有何差异?

7.1 测量体位方面

- 目前传统体位的眼压监测方法采取昼夜均坐位的姿势，然而，人体的生理体位日间多保持直立位，夜间卧位。习惯性体位眼压测量依照人体生理活动设计出的眼压监测方法，日间依旧保持坐位明光测量，而夜间采取平卧位暗光测量。研究表明，平卧位下眼压较坐位升高 0.3~6mmHg。在健康人群，平卧位置的巩膜上静脉压比坐立位置的巩膜上静脉压要高，IOP 也会相应升高。

7.2 测量仪器方面

- 传统体位眼压监测推荐使用"金标准"Goldmann 压平式眼压计，也可使用各类公认的眼压计，但需要了解使用的眼压计与 Goldmann 压平式眼压计的测量差异，以供校准排除眼压计测量偏差的影响。习惯体位眼压监测，推荐使用电子压平式眼压计（Tonopen/Accupen, Mackay-Marg 压平式眼压计）。若使用推荐眼压计之外的设备，建议首次测量时的眼压与 Goldmann 眼压计测量出的眼压结果进行比对，测量差值作为其余时间点测量结果的参考；对于习惯体位眼压监测，若使用推荐之外的设备，建议首次测量时分别在坐位和平卧位与此类型眼压计进行比对，测量差值作为相同体位下其余时间点测量结果的参考。

7.3 测量时间方面

- 传统体位眼压监测，中华眼科学会青光眼学组暂定测量时间"5:00、7:00、10:00、14:00、18:00、22:00"；考虑到夜间眼压的测量需求及目前临床实施办法,可考虑测量时间为"2:00、5:00、7:00、10:00、14:00、18:00、22:00"或"2:00、5:00、7:00、10:00、14:00、18:00、22:00"。习惯性体位24小时眼压监测：根据在国际学术期刊上广泛采用的习惯体位测量时间点,建议每两个小时监测一次眼压,可考虑测量时间为"1:30、3:30、5:30、7:30、9:30、11:30、13:30、15:30、17:30、19:30、21:30、23:30"。

7.4 测量前准备

- 传统体位 24h 眼压监测：根据眼压监测的现行实施情况，传统方法下不强调受检者测量前的准备工作，但建议完成中央角膜厚度测量。习惯性体位 24h 眼压监测：该监测方案强调能够反映出接近人体生理节律的眼压波动情况，对测量前的准备工作要求较为严格，预先调整生物钟，增加测量结果的可比性，以及排除影响眼压波动的主观因素。测量前 1 周，受检者每天保持 8h 的关灯卧床睡眠时间（夜间／睡眠期间）。测量前一天开始，受检者不能饮酒，不能食用影响眼压的食物（禁饮酒、咖啡），完成中央角膜厚度的测量和记录。测量当日，受试者可以正常进食和饮水，但每次饮水避免在测量前半小时内，每次饮水量不得超过 500ml，以避免影响检测结果，注意每次饮水量及用餐时间并不固定。患者准备：对于需要了解治疗前基线眼压的患者，须经过降眼压药物的洗脱期；对于需要了解降眼压药物治疗期间的眼压波动，要求患者保持平时用药种类与数量，记录测量前 2 周内的用药情况。

8. 睡眠体位改变和眼压测量结果的关系是什么?

- 在日常生活中体位也不断发生变化，很多文献已证实眼压随体位改变而变化，认为测定体位眼压变化有助于青光眼，尤其是低眼压性青光眼的诊断。因而体位改变对眼压的影响在青光眼诊断及治疗中应值得重视。

- 在 20 世纪 50 年代中期以前，最早应用的眼压测量仪是压陷式 Schiotz 眼压计，只能在患者平卧位时才能进行测量，因受仪器自身的限制，体位与眼压之间的关系并没有被注意到。自从压平式眼压测量仪 Goldmann 眼压计的问世，患者测量姿势由平卧位改为坐位。所以在研究两种眼压计的关系时，发现了同一患者体位的改变造成眼压的变化，并开始对二种测量方法结果的关系进行了研究。但是，由于测量原理的差异和技术上的差别，很难分析出两组眼压和体位之间的关系。随着科技的发展，逐渐出现了手持式 Perkins 压平式眼压计、iCare 眼压计、气动眼压计等，不再受体位限制，测量结果也较精确，可以根据需要检查不同体位的眼压。目前，国际公认的眼压测量金标准是采用 Goldmann 压平式眼压计进行测量，而 Perkins 眼压计亦属于压平式眼压计，原理跟 Goldmann 压平式眼压计完全相同，具有相同的可靠性，目前临床上大多用 Perkins 眼压计进行体位改变对眼压影响的研究。

- 患者由坐位改为平卧位时眼压会升高，体位改变后一分钟内眼压就完成了相应变化过程，不随时间延长而改变，正常人一般会升高 0.3~6mmHg，在老年人群中明显，而年轻的成年人变化程度较小，POAG 患者一般变化更为显著，升高 1~9mmHg，而坐位与平卧位差值与性别、眼别之间无显著差异。

- 目前，由体位改变造成眼压变化这一现象的机制尚无明确解释，多种因素可以造成这一现象，而在诸多因素中，体位的变化可以引起多种流体静力学的变化，而这些变化可能是导致眼压升高的一个主要原因。

- 上巩膜静脉压在房水动力学中有着重要的意义，一般认为其正常值在 7.6~14.3mmHg 之间，并主要受体位变化的影响。平卧位时的上巩膜静脉压可以比坐位时升高 1~6mmHg，在头朝下时甚至可以升高至 17.8mmHg。上巩膜静脉压的这种变化可以直接影响眼压的变化。据估计，上巩膜静脉压每升高 1mmHg，眼压就会升高 0.8mmHg。上巩膜静脉压在一天之中大致保持恒定，当夜间睡眠时体位由坐位变为平卧位时，可以引起上巩膜静脉压的升高，进而引起眼压的升高。一旦上巩膜静脉压增高，眼内组织会经受短暂的充血，富含血管成分的脉络膜此时会膨胀，导致眼内流体力学的改变。上巩膜静脉压除受体位影响外，还可能与眶组织压、视网膜中心静脉压、胸内压等因素有关。

- 当人体从坐位改为平卧位时，静脉回心血量可增加30%，同时伴有眼动脉压的增高，这些可影响到眼的血液供应。有研究发现受检者从垂直坐位变平卧位时平均眼动脉压增加4.27mmHg，眼内压的增加接近3mmHg，考虑因体位改变造成全身血流量重新分配，脉络膜灌注量增加，眼灌注压增加，即体位改变（坐位改变平卧位）- 回心血量增加 - 头部供血增加 - 眼动脉压升高 - 脉络膜血供增加 - 眼灌注压 - 眼压上升。也有研究发现受检者从平卧位改坐位时，眼动脉压下降22%。眼动脉压的下降可以引起眼压的降低。这提示眼内压对体位变化反应的同时，眼动脉系统有一个更为明显的伴随反应。有研究表明，卧位15分钟后高血压患者比正常血压患者有明显的眼压升高，这可能解释为什么视网膜血管阻塞现象最常发生在早晨，可能与晨起时体位由平卧位改变为坐位时眼动脉压下降有关。

- 体位变化还可能引起眼内容积变化，由坐位改变为平卧位时，由于地心引力作用，头部血容量相对增多，眼灌注压的改变，眼内容积有所增加，眼静脉系统压力及眶内压均上升，引起眼内房水排出阻力增加，从而引起眼内压的上升。同时体位变化可以引起晶状体位置的改变，使前房深度发生变化，可能引起眼压的变化。

- 在体位发生变化时，血压在瞬间出现波动，但经过自身完善的神经 - 体液调节，迅速恢复到新的平衡状态。多数研究已经发现全身血压水平与眼压变化具有显著的直接相关性，同时发现较低的舒张期灌注压是原发型开角型青光眼的一个重要危险因素。

- 此外，体位变化时眼压发生变化是否与神经调节参与该过程有关，以及其如何参与的问题，现在的观点趋向于眼压神经调节中枢位于大脑皮质和间脑，但这些假说尚未得到完全证实。

9. 眼压的瞬时波动、24小时波动、中期波动和长期波动有什么临床意义？

- 眼压在青光眼的诊断及治疗中有着重要意义，眼压与青光眼性视神经损害有着密切的关系，然而眼压也和许多生物参数一样，处于波动之中，在对难治性开角型青光眼的干预研究中发现，眼压波动增加1mmHg，视野缺损发生概率增加30%，所以了解眼压的波动及规律对制定患者的治疗方案有着密切关系。

- 眼压的瞬间波动可以由眼外压力和眼内容物容积急剧改变所致，瞬目、眼睑禁闭和眼外肌的紧张、收缩可使眼压升高，幅度可达2~10mmHg，受压解除后，眼压立即可以恢复到正常，这可能与上睑回收入眼眶，增加眶容积有关。

- 体位的改变也可以造成眼血管床的血流静力学改变，站立位眼压较低，低头、卧位时眼压增高，两者可相差 3~5mmHg。体位对青光眼患者眼压影响更大，即使患者已经进行了小梁切除术，这种影响也依然存在。

- 运动也可以造成眼压瞬间改变，眼压升高或者降低取决于运动的性质。重体力劳动和剧烈体育运动可使眼压降低，长时间运动也可以降低眼压，这些现象目前尚没有确切的解释，可能与交感神经兴奋、胶体渗透压升高等因素相关。然而一些紧张性用力，如演奏管乐器、咽鼓管充气检查等可能造成眼压的升高，这些现象可能与巩膜上静脉压升高有关。

- 呼吸节律也会造成眼压的瞬间波动，吸气时眼压降低，呼气时眼压升高，一吸一呼，眼压可相差 2~5mmHg。眼压也可以随着心脏的收缩和舒张发生变化，收缩期眼压略高于舒张期。血压增高，眼压也可以增高，其

- 眼压在全天处于循环波动中，波动的幅度为 3~4mmHg，有研究表明，平均日眼压波动幅度超过 8mmHg，一般被认为是病理性的，曾有研究发现眼压昼夜波动最高可达到 30mmHg。所以，24 小时眼压监测对原发性开角型青光眼患者有着重要意义，避免单独一次测量没有发现眼压升高。眼压每日的循环模式被典型地描述为眼压高峰出现在早晨，但研究发现眼压的昼夜波动可能存在以下几种类型。一是下降型：正常人群中约有 50% 以上属于此类型，这一类型特点是眼压峰值出现在清晨，然后逐渐下降，夜间达到最低，午夜后又逐渐升高。二是上升型：约有 10% 的正常人属于此类型，在清晨时眼压最低，然后逐渐升高，峰值一般出现在黄昏时。三是双峰型：约占正常人的 6%，即在上午和下午各出现一个眼压的峰值。四是平坦型：此类型较少，约为 1.5%，在一天之内眼压没有明显的波峰和波谷出现。五是不规律型：可见于约 30% 左右的正常人，眼压的昼夜波动没有明显的规律。

- 许多研究指出，长期眼压波动是造成青光眼性损害的重要预后指标，有许多因素在人的一生中不同程度的持续不变地影响眼压。遗传因素虽然没有具体阐明，但是眼压在一般人群中受多基因多因素的影响，尤其是有家族史的患者。眼压也会随着年龄的增长而增高，可能与年龄增长后血压等全身因素的变化有关。在中青年人群中性别对眼压的影响不显著，但是在老年人中，女性随年龄增加而眼压升高比较明显。有研究观察指出，长期的眼压波动即使患者进行了青光眼小梁手术，也会造成视野进行性缺损，在 3 年的随访中眼压波动超过 2mmHg 的原发性开角型青光眼患者和慢性闭角型青光眼患者的视野缺损分别进展了 30% 和 28.6%，而眼压波动小于 2mmHg 的原发性开角型青光眼患者和慢性闭角型青光眼患者的视野缺损分别进展了 9.7% 和 10%，值得注意的是，两组患者的平均眼压都在 18mmHg 以下，而且没有统计学差异，所以，视野缺损的发生并不是在任意时间点而是与眼压长期波动相关，监测眼压的长期波动对患者有着重要的意义。

参考文献

[1] Leydhecker WK,Akiyama HG,Neumann. Intraocular pressure in normal human eyes. Klin Monbl Augenheilkd Augenarztl Fortbild,1958,133:662-670.

[2]   Qureshi IA, et al. Distribution of intraocular pressure among healthy Pakistani. Chin J Physiol,1996,39:183–188.

[3]   Fukuoka S,Aihara M,Iwase A, Araie M. Intraocular pressure in an ophthalmologically normal Japanese population. Acta Ophthalmol,2008,86:434–439.

[4]   Kawase K,et al. Ocular and systemic factors related to intraocular pressure in Japanese adults:the Tajimi study. Br J Ophthalmol,2008,92:1175–1179.

[5]   Abu-Amero K,Kondkar AA,Chalam KV. An Updated Review on the Genetics of Primary Open Angle Glaucoma. Int J Mol Sci,2015,16:28886–28911.

[6]   O'Brien JM,et al. Family History in the Primary Open-Angle African American Glaucoma Genetics Study Cohort. Am J Ophthalmol,2018.192:239–247.

[7]   Hashemi H,AH Kashi,Fotouhi A,Mohammad K. Distribution of intraocular pressure in healthy Iranian individuals:the Tehran Eye Study. Br J Ophthalmol, 2005,89:652–657.

[8]   Sihota RD,Tuli T,Dada V,Gupta M,Sachdeva M. Distribution and determinants of intraocular pressure in a normal pediatric population. J Pediatr Ophthalmol Strabismus,2006,43:14–18; quiz 36–37.

[9]   Sakalar YB,et al. Distribution of central corneal thickness and intraocular pressure in a large population of Turkish school children. Ophthalmic Epidemiol, 2012.19:83–88.

[10]   Qureshi IA. Intraocular pressure:a comparative analysis in two sexes. Clin Physiol,1997,17:247–255.

[11]   Leske MC,Connell AM,Wu SY,et al. Distribution of intraocular pressure. The Barbados Eye Study. Arch Ophthalmol,1997,115:1051–1057.

[12]   Zhou Q,et al. Intraocular pressure and its relationship to ocular and systemic factors in a healthy Chinese rural population:the Handan Eye Study. Ophthalmic Epidemiol,2012,19:278–284.

[13]   Kim MJ,Park KH,Kim CY,Jeoung JW,Kim SH. The distribution of intraocular pressure and associated systemic factors in a Korean population:the Korea National Health and Nutrition Examination Survey. Acta Ophthalmol, 2014,92:e507–513.

[14]   Quinn GE,JA Berlin,TL Young, S Ziylan,RA Stone. Association of intraocular pressure and myopia in children. Ophthalmology,1995,102:180–185.

[15]   Lee SM,Edwards MH. Intraocular pressure in anisometropic children. Optom Vis Sci,2000,77:675–679.

[16]   Chiquet C,et al. Changes in intraocular pressure during prolonged (7-day) head-down tilt bedrest. J Glaucoma, 2003,12:204–208.

[17]   Chung HJ,Hwang HB,Lee NY. The Association between Primary Open-Angle Glaucoma and Blood Pressure:Two Aspects of Hypertension and Hypotension. Biomed Res Int,2015,2015(2):827516.

[18]   Tomoyose E,et al. Intraocular pressure and related systemic and ocular biometric factors in a population-based study in Japan:the Kumejima study.

Am J Ophthalmol, 2010,150:279-286.

[19] W, W.A. AA. A, The Effects of Physical Exercises on Ocular Physiology: A Review. J Glaucoma, 2016,25:e843-e849.

[20] Zhu MM,et al. Physical exercise and glaucoma: a review on the roles of physical exercise on intraocular pressure control, ocular blood flow regulation, neuroprotection and glaucoma-related mental health. Acta Ophthalmol, 2018,96:e676-e691.

[21] Lisle C,Ehlers N. A clinical comparison of the Xpert non-contact tonometer with the Goldmann applanation tonometer after penetrating keratoplasty. Acta Ophthalmol Scand, 2000,78:211-215.

[22] Yildiz A,Yasar T. Comparison of Goldmann applanation, non-contact, dynamic contour and tonopen tonometry measurements in healthy and glaucomatous eyes, and effect of central corneal thickness on the measurement results. Med Glas (Zenica), 2018,15:152-157.

[23] Bang, S.P.C.E. LeeY.C. Kim. Comparison of intraocular pressure as measured by three different non-contact tonometers and goldmann applanation tonometer for non-glaucomatous subjects. BMC Ophthalmol, 2017,17:199.

[24] Willekens K,et al. Review on Dynamic Contour Tonometry and Ocular Pulse Amplitude. Ophthalmic Res, 2015,55:91-98.

[25] Realini, T,L. BarberD. Burton. Frequency of asymmetric intraocular pressure fluctuations among patients with and without glaucoma. Ophthalmology, 2002,109:1367-1371.

[26] Chisholm IA,Drance SM,Chauhan BC. The glaucoma suspect: differentiation of the future glaucoma eye from the non-glaucomatous suspect eye. 2. Visual field decay. Graefes Arch Clin Exp Ophthalmol,1989,227:110-113.

[27] Liu JH,Zhang X,Kripke DF,Weinreb RN. Twenty-four-hour intraocular pressure pattern associated with early glaucomatous changes. Invest Ophthalmol Vis Sci, 2003,44:1586-1590.

[28] Kano K,Kuwayama Y. Diurnal variation of intraocular pressure in normal-tension glaucoma. Nippon Ganka Gakkai Zasshi, 2003,107:375-379.

[29] Mitchell, P.A.J. LeeJ.J. WangbE. Rochtchina. Intraocular pressure over the clinical range of blood pressure: blue mountains eye study findings. Am J Ophthalmol, 2005,140:131-132.

[30] B, B.A. AA. A. Some aspects of aqueous hμmour drainage. Eye (Lond), 1993,7 (Pt 1):14-19.

[31] Pillunat, L.E.D.R. AndersonR.W. KnightonK.M. JoosW.J. Feuer. Autoregulation of hμman optic nerve head circulation in response to increased intraocular pressure. Exp Eye Res, 1997,64:737-744.

第二节 视盘与视网膜神经纤维层

1. 目前青光眼眼底评价方法有哪些?

- 眼底视神经检查在青光眼诊断及随诊中具有重要意义。目前青光眼眼底评价方法多样,包括彩色立体眼底照相(图7-10)、视网膜激光断层扫描(HRT)、偏振激光扫描仪(SLP)、相干光学断层扫描(OCT)等。

1.1 彩色立体眼底照相

- 标准的彩色眼底照相机可以通过改变相机自身的位置或者使用艾伦立体分离装置从两个不同角度获得序贯的立体照片,二者存在空间差异以显示视网膜图像视差,从而可以显示视杯的深度和视盘的轮廓。立体照相是记录青光眼患者视盘改变的标准方法,可以对视盘及其周围区域进行详细的评价。彩色立体眼底照相图像[1]参数的改变,如聚焦、立体视、图像质量、放大率、照相机的类型及观察者的经验均会影响结果的分析。对青光眼视神经损害进行评价时,需要将随诊的视神经照片与基线照片和前次的照片进行比较,避免照相因素导致的错误判断。更重要的是要结合患者的眼压、病程、视野及全身情况进行综合评价,提高对青光眼进展损害的正确诊断率。

1.2 海德堡视网膜激光断层扫描(HRT)(图7-11)

- HRT是共焦激光扫描检眼镜(CSLO),采用670nm半导体激光获得视盘和视盘周围视网膜的二维和三维图像[2]。参考平面自动设定在沿着颞侧轮廓线350°~356°之间的平均视盘旁视网膜厚度之后50μm,也可以进行修改。通过患者角膜曲率度数和校正镜头的度数来自动校正图像放大误差。视盘边缘需要根据视盘周围巩膜环内缘轮廓线进行人工定义[3]。HRT可以对青光眼视盘参数和神经纤维层厚度(实为视盘周围视网膜表面相对高度)进行客观、定量测量[4]。

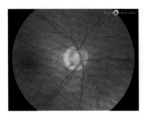
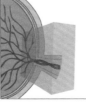
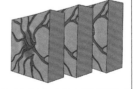

图7-10　彩色眼底照相　　　　图7-11　海德堡视网膜激光断层扫描

1.3 偏振激光扫描仪(SLP)(图7-12)

- SLP对视网膜神经纤维层的测量是基于偏振光的相位延迟。RNFL轴突内的微管呈束状平行分布,被认为具有双折射效应,可导致光线延迟性的改变，其延迟量应与轴突组织的数量成比例[5]。

- SLP 的测量结果受眼内其他具有双折射效应的组织干扰，黄斑病变、大的视盘周围萎缩斑及屈光度都可能对 SLP 的测量结果产生较大影响[6]，目前认为在屈光度为 −10~+5D 等效球镜范围内可获得较为可靠的图像。SLP 测量参数比较单一，不能测量视盘参数，目前在临床上应用趋于减少[7]。

1.4 光学相干断层扫描（OCT）（图7-13）

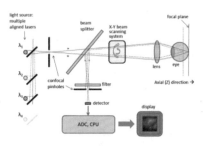

图7-12　偏振激光扫描仪原理图

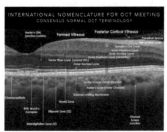

图7-13　光学相干断层扫描扫描各层解剖对应图

- OCT 技术能分辨活体视网膜各层组织结构。有研究表明[8]，OCT 检测的 RNFL 平均厚度与组织学厚度测量结果基本相同。目前 OCT 技术可以定量测量 RNFL（Retinal nerve fiber layer，RNFL）[9]、黄斑、视网膜神经节细胞及视盘参数，也可以用于筛板、房角、脉络膜等结构及视网膜血流的定性观察（图7-14,7-15）。

2. 什么是目前青光眼眼底评价的金标准?

- 目前青光眼诊断评价研究中缺乏统一的金标准。专业医师对彩色立体照相定性分析是青光眼诊断及检测进展的可靠方法。有人建议以彩色眼底照相作为诊断早期 POAG 的金标准，但是彩色眼底照相对观察者的要求较高，而且观察者间的一致性较差，很难实现定量检测，也不利于对检查进行纵向比较[10]。

- 正因为青光眼诊断评价研究中缺乏统一可靠的金标准，长期随访对于这些新设备、新指标的诊断效能评价就显得尤为重要。过去的二十年间，青光眼眼底检查设备处于硬件及软件快速更新和发展时期，使得长期临床随访研究开展困难，有关此类眼底检查设备的研究多以横断面研究为主，缺乏优质的长期随访观察研究[11]，因此就目前而言，把任何单一检测手段作为青光眼眼底评价的金标准都为时过早。

- 尽管如此，越来越多的研究结果已经表明，青光眼眼底图像分析技术在检测青光眼性视神经损害方面具有一定的临床应用价值，依靠这些图像分析设备得到的一些直接或间接结构参数在正常人和早期青光眼患者的初步诊断中有较高的敏感性和特异性，而且已有研究结果初步显示

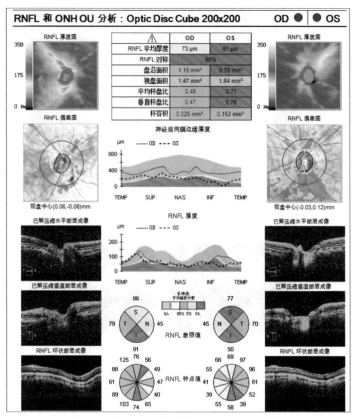

图 7-14 HD-OCT 神经纤维层（RNFL）和视盘扫描报告

OCT、HRT 在早期青光眼患者的随访观察中能比视野更早地反映出疾病的进展情况[12]。各国青光眼诊断共识和指南中也已推荐使用这些图像分析设备，作为青光眼早期视神经损害诊断的补充手段。

3. 眼底立体照相的优缺点是什么?

3.1 优点

- （1）照相与临床眼底检查所见相同，便于病情解释。
- （2）颜色真实、有立体感有助于区分视杯和视盘苍白区。
- （3）能较好地发现视盘出血、盘沿切迹和视盘周围萎缩区。
- （4）必要时可随时重复观察。

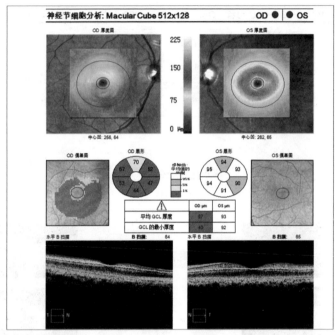

图 7-15　HD-OCT 神经节细胞分析（GCA）报告

- （5）是一种稳定的检查技术，是判断和监控青光眼结构损害的标准检查方法。
- （6）较成像设备价格便宜。

3.2 缺点

- （1）为定性而非定量描述。
- （2）不同观察者或同一观察者不同时间的评估可能存在差异，观察者需经过培训并有相当的阅片经验。
- （3）为获得准确的评估需高质量的照相，屈光间质的清晰度和患者的配合是获取高质量照相必备的条件。
- （4）照相难于发现轻微和弥漫的结构变化。
- （5）观察和解释照相需要特殊的立体镜辅助。
- 近年来，一些客观、定量的影像设备问世后经过不断改进，大大地提高了对青光眼结构改变的评估能力，在此情况下，如何看待眼底立体照相的应用价值呢？一些研究对眼底立体照相和定量成像设备技术进行了比较：
- Reus[13] 等邀请欧洲 11 个国家的 243 位普通眼科医生对 40 只正常眼

和 48 只不同严重程度的青光眼患者的眼底立体照相，判定哪些是青光眼，哪些是正常眼。同时对所有眼睛作了角膜补偿 GDx(GDx-VCC) 和海得堡视网膜断层扫描（HRT1），以比较眼科医生诊断和机器诊断的准确性。结果为眼科医生整体诊断的准确性为 80.5%（SD 6.8；范围 61.4%~94.3%）[14]。GDx-VCC 和 HRT1 的区分准确度分别为 93.2% 和 89.8%，观察者之间的一致性（K）介于 -0.3~1.0，平均为良（0.7）[15]。结论是眼科医生用眼底立体照相查出青光眼方面具有中等的能力，但个体间的差异很大，而绝大多数眼科医生用成像仪器在区分视盘性质方面做得较好。

- Vessani[14] 等比较普通眼科医生及青光眼专家用眼底立体照相和定量影像仪器检查区分青光眼和正常眼的能力，由 3 位普通眼科医生和 1 位青光眼专家，对 61 只青光眼和 57 只正常眼共 118 例的眼底立体照相进行评估，同时做相干光断层扫描（Stratus OCT）、HRT 3 和 GDx-VCC 检查。对每一影像技术构建 Receiver operating characteristic curves，并估算其在固定的特异性情况下的敏感度。比较这些曲线下面积 (aROCs) 并确定在立体照相分级和各种技术的最佳参数间的一致性（K）。结果是每种仪器的最佳参数有大的曲线下面积：Stratus-OCT RNFL=0.92；Status OCT 黄斑厚度 =0.82；GDx-VCC=0.91；HRT3 杯盘面积比值 =0.83；HRT3 青光眼概率数 =0.83。在用立体照相区分青光眼和正常眼方面，普通眼科医生曲线下面积为 0.8，较定量仪器差，而青光眼专家为 0.92，优于定量仪器[16]。联合应用主观检查和客观检查，可提高青光眼检出率，普通眼科医生提高 29.5%，青光眼专家为 19.7%。

- 自问世以来，眼底立体照相一直是青光眼性视盘和视网膜纤维层改变评估的金标准。尽管近年来影像技术的发展，显著地增强了我们在横向和纵向视盘和视网膜神经纤维层参数的定量评估能力，但眼底立体照相在全面评估视盘和视网膜神经纤维层结构，特别是观察青光眼患者视盘出血、盘沿切迹和局限性视网膜神经纤维层缺损方面仍具有不可替代的作用。彩色立体眼底照相对于早期和中期青光眼的敏感性较好，但当视野缺损更为严重时，视野检查监测病情变化更优。

4.HRT 是如何进行眼底评价的？HRT 评价眼底的优缺点是什么？

- 海德堡视网膜断层扫描仪（Heidelberg Retina Tomograph，HRT）是德国 Heidelberg 公司生产的一种自动化电子计算机控制的共焦激光眼底断层扫描系统。它以氦 - 氖激光作光源，激光束聚焦在视网膜上，在 0.5~1s 内由扫描镜的偏转得到连续 16~64 个层面的一系列二维平面图像。每一点的反射光由光敏探测器探测。在共焦光学系统中，如果光是由设定的聚焦面反射回来的，它就能够到达探测器被检测到。而焦平面以外的漫反射光则被高度抑制[17]。由于这一原理，二维共焦图像可被认为是焦平面处被检测目标的光学剖面图像。如果能够获得不同位置的一系列光学焦平面剖面图像，就组合得到一个层状三维图像。

这类三维图像的获取方式被称为激光断层扫描[18]。HRT 的扫描深度为 1.0~4.0mm，每个扫描平面间隔 0.0 625mm，扫描范围 15°×15°，受检者屈光度范围：−12D~+12D（球镜）、−6D~+6D（柱镜）。

• 获得质量合格的图像后，HRT 需要由检查者手动勾画出视盘边界（即巩膜环的内沿），在 HRT 检查报告中被命名为视盘轮廓线（contour），轮廓线一经生成，系统即自动设定一个参考平面来定义大部分参数，该平面位于颞侧 350°~356°，置于轮廓线的视网膜表面下 50μm 并与视盘旁的视网膜表面平行，理论上认为这一平面位于视网膜神经纤维层 (rentinal nerve fiber layer, RNFL) 的底部，据此，在 HRT 的测量结果中用 RNFL 表面相对于参考平面的高度差来代表 RNFL 厚度；把视盘范围内参考平面以下的部分定义为视杯，高于参考平面的结构被定义为盘沿[19]（图 7–16，7–17）。

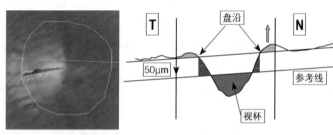

图 7–16　廓线和参考平面　　　　图 7–17　参考平面位置示意图

4.1 地形图

• 利用 HRT 的地形图可直观判断视杯的形态、大小、有无盘沿异常（如变窄或切迹等），根据以上信息初步判定有无青光眼的可能。地形图用三种颜色（红、蓝、绿）表示视盘表面的不同空间深度层次，红色处凹陷最深，蓝色为中间过渡区，绿色代表视盘表面最平浅的部分。红色代表的是参考平面以下的视盘部分，也是 HRT 所定义的视杯，蓝色和绿色为盘沿。地形图虽然直观，但其中存在一些缺陷，在判读结果时需要注意：（1）HRT–II 所定义的视杯是通过参考平面来确定的，而医生应用眼底镜等观察眼底时则是依据视杯颜色并结合细小血管的空间走行变化界定视杯，因此，两者是有差异的。（2）当视杯深度较浅，参考平面接近于视杯底部时，HRT 所显示的视杯往往会不同程度偏小，对于具有大而浅视杯的青光眼病例，容易造成漏诊。（3）早期青光眼病例，视杯扩大部分的压陷程度尚不深时，仅观察视杯（红色区）不易发现问题，所以有时需结合蓝色区来判断[20]（图 7–18）。

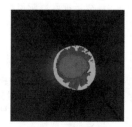

图 7–18　地形图

4.2 反射图

- 根据反射图提供的 6 分区 Moorfields 回归分析分类法得出的盘沿分析结果（以√、!、× 表示，分别代表正常、临界值、异常），可以对可疑青光眼病例进行快速的初步判断；除此之外，还可观察视盘周围的 RNFL，在取像质量较好时，局限性 RNFLD（视网膜神经纤维层缺损）在反射图中常常可以显示出来[21]。"盘沿分析结果"是一个统计学意义上的结果，对于临床应用而言，可能具有较高的灵敏度而特异度不足，因此，利用该项指标可很好地进行青光眼筛查，而在诊断时则需全面分析，如可疑区域（!或 ×）是否发生于早期青光眼的好发部位，有无大血管占位致盘沿变窄，以及与其他检查（如视野）是否吻合等，如果简单地根据 Moorfields 分类法诊断或排除青光眼，很容易造成误判，尤其容易误诊。另外，其数据库构成是：高加索人种、屈光度 −6D~ + 6 D、非倾斜视盘、视盘面积不大于 2.8mm^2（HRT– Ⅲ数据库把视盘面积范围扩充 1~3.6mm^2），不符合上述特征的人群在应用时会产生偏差[22]。（图 7–19）

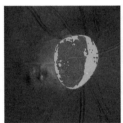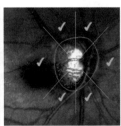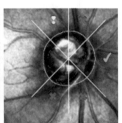

图 7–19　反射图

4.3 RNFL 高度曲线 （图 7–20）

- HRT 报告当中的绿色曲线代表轮廓线处 RNFL 的高度，用以反映沿视盘一周的 RNFL 厚度。因为正常眼 RNFL 的分布是上下方弓形区最厚，鼻颞侧较薄，因此 HRT 的曲线图形态为双峰曲线。青光眼性 RNFL 损害易发生于弓形区，尤其是颞上或颞下方，在曲线图上常表现为一侧或双侧峰值压低，较为直观，便于病情分析。但当视盘的空间构型属于异常时，生理性和青光眼性改变都有可能不符合上述描述，给诊断带来干扰。

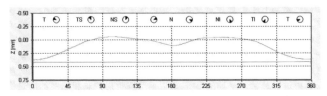

图 7–20　RNFL 高度曲线

4.4 参数结果部分

- HRT 从视盘、视杯到 RNFL，提供了非常全面的参数项目，便于病情的综合分析，但并非每一项都需要应用在每一个病例中，其中与青光眼诊断关系较为密切的是：rim volume、cup shape measure、height variation contour、mean RNFL thickness、RNFL cross sectional area 等。当发生青光眼时，上述数值都应变小，但反映的角度各不相同。其他参数可在某些情况下选择性应用，否则，参数太多反而容易带来困惑。

- 需要特别强调的是，当视盘明显倾斜、转位及变形，参考平面与视盘表面很难保持平行关系时，绝大部分结果都会与实际值产生较大偏差，这种情况多发生于高度近视及视盘异常等。实际上，视盘的轻度倾斜和转位也会影响参数结果，这是 HRT 测量原理的局限性所致[23]。另外，视盘轮廓线是人为标定的，划好视盘轮廓线后系统才能确定参考平面，因此，视盘轮廓线的划定准确与否也将影响到 HRT 的所有参数，应认真判别，必要时借助多种手段进行分析。

4.5 进展分析

- HRT-Ⅲ引入了进展分析软件以判断病情变化，用颜色来区分，比较直观；但是其结果的可信度依赖于随诊图像与基线者的吻合度。

- HRT 具有无须散瞳、快速成像以及无创等优点[24]，但图像质量受到屈光间质透明度的影响。HRT 能定量提供视盘的杯盘比值、盘沿面积和体积等结构参数，通过 HRT 的眼底扫描还可以得到多个图像结果，便于直观全面地对视盘以及视盘旁的 RNFL 进行分析，对青光眼视神经损害程度进行量化和分级，为青光眼诊断提供更多信息，并有利于科研及临床数据的标准化。但是，由于 HRT 测量的是视网膜表面相对于参考平面的高度而并非 RNFL 的厚度，因此，数据结果的准确性受视盘空间构型的影响较大，特别是对于近视眼人群。另外，HRT 所采用的正常人数据库，数量和人种均较为局限，影响了其结果分析时的可靠性。近年来的研究表明，HRT 在早期青光眼的诊断效能逊于 OCT[25]。

5.GDX 是如何进行眼底评价的？ GDX 评价眼底的优缺点是什么？

- 激光偏振光扫描仪（Scanning Laser polarimeter，SLP）是一种内设测量延迟装置的激光扫描眼底镜。视网膜神经纤维层(RNFL)具有双折射的特点，偏振物质将光波分为两种成分，以不同速度运行而产生延迟，其延迟量与 RNFL 厚度成比例，延迟被内置的检测器测出后转换为厚度，从而测得 RNFL 的厚度，研究表明 SLP 的 RNFL 检测有助于青光眼的早期诊断[26]。

- 然而，除 RNFL 外，眼前节（角膜和晶状体）也具有双折射作用，可能影响 RNFL 厚度测量的准确性。为分离出 RNFL 的双折射需要对前节的双折射进行补偿。早期的 SLP 是以前节双折射的轴和幅度的固定值来补偿的，没有考虑个体差异，因而影响了 RNFL 测量的准确性。新一代的

SLP 称为 GDx PRO(Carl Zeiss Meditec, Inc.Dublin, California, USA)，采用了可变的角膜补偿（Variable Corneal Compensation, VCC），可针对每一个个体用其自身的眼前节双折射进行补偿，从而提高了 RNFL 厚度的准确性。其所测量的 RNFL 可与青光眼患者的无赤光眼底照相匹配。

· GDx VCC 单次打印结果中包含了厚度图、偏差图、TSNIT 曲线、参数表、双眼对称性及神经纤维指数。每一扫描均与年龄匹配的标准数据库相比较，任何与正常范围有意义的偏离即标为异常。

5.1 厚度图

· 与厚度图同时显示的有一个眼底像，用来观察图像质量，看图像聚焦及照明状况，计算圆环是否恰当地位于视盘周围。

· 在厚度图中，RNFL 的厚度从薄到厚以从蓝色到红色来显示。图 7-21 为正常眼的厚度图，在上方和下方区域有黄色和红色，代表厚的 RNFL 区域；在鼻侧和颞侧为蓝色及绿色，代表薄的 RNFL 区域。

5.2 偏差图

· 偏差图为在厚度图中显示与正常之间的差异，揭示 RNFL 缺损的部位和程度（图 7-22）。偏差图分析了以视盘中心 20°×20°的 128×128 像素区域。为减少因个体解剖差异所产生的变异，将 128×128 像素厚度图平均分为 32×32 个方格，每一方格是 4×4 像素区域的平均数，称为超级像素(super pixels)，每一扫描，每一像素与年龄相匹配的标准数据库相比较，在正常范围以下的超级像素，根据其在正常状态的概率，标记为不同颜色，蓝色代表 RNFL 厚度低于标准数据库的第 5 百分位数（5th percentil），其含义为这个区域的 RNFL 厚度在正常范围的概率只有 5%。浅蓝色方格代表偏差低于 2%，黄色代表偏差低于 1%，红色代表偏差低于 0.5%。

5.3 TSNIT 图

· TSNIT 代表 Temporal-Superior-Nasal-Inferior-Temporal（颞侧-上方-鼻侧-下方-颞侧），显示沿着计算圆环 RNFL 的厚度（图 7-23）。

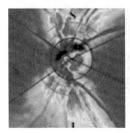
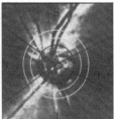
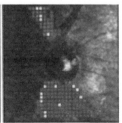

图 7-21 正常眼厚度图   图 7-22 青光眼的厚度图和偏差图

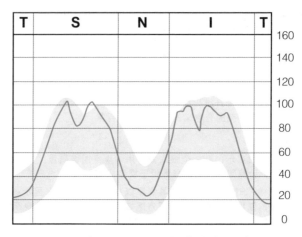

图 7-23　正常眼 TSNIT 图　阴影区表示某一年龄组的正常范围

在正常眼 TSNIT 图呈典型的双峰型，上方和下方测量值厚，鼻侧和颞侧薄。

- TSNIT 图表示被检眼真实数值的曲线，并伴有一个阴影区，代表该年龄95% 的正常范围[27]。正常眼的 TSNIT 曲线应在阴影区内。当有 RNFL 丢失时 TSNIT 曲线将落在阴影区下方，尤其是在上方和下方区域。在健康人双眼的 TSNIT 图对称，双眼曲线有重叠。但是在青光眼患者，一只眼 RNFL 丢失常较重，则两个曲线的重叠将较少。一只眼的曲线较另只眼者下沉，表明 RNFL 有丢失。

5.4 参数表

- TSNIT 参数是测量圆环内 RNFL 厚度值。这些参数自动地与标准数据库比较，并以正常概率将其定量。正常参数值标以绿色，异常值以其正常状态概率分别以不同颜色标示，所用的概率水平与偏差图相同，红色表示最严重的 RNFL 缺损。

- GDx 的计算圆环是一个固定的圆环，以视盘为中心，其外直径为 3.2mm，内直径为 2.4mm（图 7-24）。如需避开视盘周围萎缩，也可选择较大的圆环。

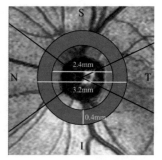

图 7-24　计算圆环

- TSNIT 的 4 个参数是：

- （1）TSNIT 平均值：整个计算圆

环 RNFL 厚度的平均值。

- （2）上方平均值：计算圆环上方 120° RNFL 的平均厚度。
- （3）下方平均值：计算圆环下方 120° RNFL 的平均厚度。
- （4）TSNIT 标准差：是双峰图型的峰谷差值。正常眼有高的峰谷差值，而青光眼的峰谷差值降低。结果代表 TSNIT 图的标准差值。

5.5 双眼对称性

- 以双眼的 TSNIT 峰谷差值测量左右眼间的对称程度。该值的范围是 −1 到 1，接近 1 时，表示对称性好。该参数很有用，因为在青光眼一眼病情常较对侧眼重。这种测量是从双眼的 TSNIT 曲线相关性得出的。

5.6 神经纤维指数 (nerve fiber indicater，NFI)

- NFI 是根据总体 RNFL 厚度所做的全眼球测量，它是应用神经网络计算的，用大量的正常眼及青光眼训练它，应用全部 RNFL 厚度图信息，使正常眼与青光眼之间的区别最佳化。NFI 不是像其他参数那样以概率标以颜色，而是一个绝对数。介于 1~100 之间，1~30 为正常，31~50 为可疑，51 以上为异常。临床研究表明，NFI 是区分正常眼与青光眼一个很好的参数。

- GD x ECC：大约 7% 的病例在 GD x VCC 影像中出现非典型的延迟模式，其来源尚不清楚，常发生在眼底色素较少、近视及老年人。在这些眼睛，SLP 影像的信号和噪声比率较差。一种新的算法：增强的角膜补偿（enhanced corneal compensation，ECC），可以增强对这些眼睛 RNFL 形态的评估。这种算法是基于在测量光线中，预置一种测量偏倚的装置，使仪器具有更敏感的探测范围，可以计算出这种偏倚，并从测量值中将其去除。有研究表明 ECC 除了能较好地评估 RNFL，还能比 VCC 更好地将青光眼和正常眼区分开。

- GPA：为了发现 RNFL 进行性变薄，GDx PRO 提供了 RNFL 改变自动检测方法，命名为指导性进展分析程序 (Guided Progression Analysis，GPA)。在 GPA 中有多种分析方法，可以决定改变的趋势和已发生的改变。第一次发现有统计学意义的改变被认为是可能的改变，数据显示为橘黄色。如果这种改变在下一次检测中被证实，则这种改变被认为是可能的，而标以红色。趋势分析用 3 种参数：TSNIT 平均值、上方平均值和下方平均值。以线图显示，列出数年的结果，并标出检查间隔的时间。在已发生变薄的分析中，以影像进展图和 TSNIT 进展图显示。

- 指导性进展分析程序可用于 GD x 进展检测[28]。根据所获图像数量多少，GPA 有两种运行模式：快速模式和扩展模式。快速模式需要获取基线水平及每次随访时的单幅图像。扩展模式需要每次随访时获取 3 幅图像。在快速模式中，在基线上出现了超出来源于一个样本总体并包括在 GDx 的标准数据库中变异范围的改变定为进展。在扩展模式中，超出由 3 幅基线图像计算得到的组内变异性的改变定为进展。

- 综上所述，GDx 的 RNFL 异常通过厚度图、偏差图、TSNIT 图和参数表现出来，通过每次扫描与正常数据库的比较，提供年龄相关的分析，可较准确地发现 RNFL 异常。偏差图是最重要的图形之一，它显示 RNFL 受损部位及严重程度。当有 RNFL 丢失时，在上方及下方区域将有更多的蓝色区，当这种丢失超过正常范围时，将呈现在偏差图上，丢失的程度用颜色的概率值在偏差图上表示出来。NFI 是一个较敏感的参数，其值大于 30，表明可能有 RNFL 丢失，大于 50 表明有 NFL 丢失。打印结果中厚度图、偏差图和 NFI 具有很好的相关性。但是在一些可疑的或特殊的病例，这三种成分也可能不一致。例如，当只有局限性 RNFL 缺损时，NFI 可能正常，而偏差图出现了局限性损害。因此对所有的病例，在作临床判断时，需综合考虑打印结果中的各项资料。

- GDx 评价眼底的优缺点：

- （1）优点：

- ① GDx(VCC 和 ECC) 在经 SAP、GPA、眼底立体照相已确定有进展的眼中，可检测出进展。

- ② 由于 GDx 的低变异性，在经标准技术检测表现为表面稳定的眼中，可以观察到 RNFL 厚度随时间的变化。

- ③ 快速模式和扩展模式 GPA 的有效性，使得不论每次随访获取图像数量的多少，与档案数据比较，均可判断进展情况。

- （2）缺点及注意事项：

- ① VCC 与 ECC 不能兼容，当改变所用仪器时，需要为 GPA 分析建立一个新的基线。

- ② 在使用 GDx VCC 时，非典型扫描模式的存在和波动，会混淆进展的检测。

- ③ 白内障或后囊混浊，会使 GDx 测量 RNFL 的准确性降低。为分析青光眼的进展，白内障术后需要建立术后基线。

- ④ LASIK 手术会影响 GDx 测量 RNFL 厚度的结果，必须重新进行角膜补偿测量。

- ⑤ 扫描区域内的视盘周围萎缩，可致 GDx 测量的 RNFL 厚度不准确。应使用更大的扫描环，以避开萎缩区。

6.OCT 如何进行眼底评价的？ OCT 评价眼底的优缺点是什么？

- 相干光断层成像（Optical Coherence Tomography，OCT）是目前国内外应用较广泛的计算机图像分析仪器。OCT 采用波长为 840nm 的近红外光，发出的低相干光传到 Michelson 干涉仪后被分成参照光束和扫描光束，扫描光束聚焦在患者的视网膜上，参照光束发射向参考镜平面。入射光束经视网膜不同结构反射后产生轴向深度各异的光束，这些反射光与经参考镜延迟后的参照光束在 Michelson 干涉仪重新合并，产生干涉信号，由光二极管接受，信号经电子处理器处理后，由计算机读取数据，对不同反射强度用不同的伪彩色进行标记和处理，形成高分辨率活体组织的 OCT 横断面图像，通过计算机系统的进一步处理，可以得到多个视盘及 RNFL 结构参数[29]。

- 目前最常用的四种频域 OCT 分别为 Cirrus HD-OCT（Carl Zeiss Meditec, Dublin, CA）、RTVue (Optovue Inc, Fremont, CA）、Spectralis OCT（Heidelberg Engineering, Heidelbeg, Germany）、Topcon 3D-OCT 2000（Topcon Corporation, Tokyo, Japan）。四种机器根据软件不同扫描模式略有不同，但均可得到视盘的 3D 扫描图像、视盘旁的神经纤维层厚度（retinal nerve fiber layer, RNFL）参数和黄斑区厚度参数。

- 下面以目前的 ZEISS Cirrus HD—OCT 5000 为例对扫描模式进行介绍。Cirrus HD-OCT 5000 与青光眼检查相关的扫描有视盘立方扫描和黄斑区视网膜神经节细胞复合体厚度扫描。视盘扫描模式是通过对视盘 6mm x 6mm 区域进行 200 x 200 线立方扫描，通过自动识别 Bruch's 膜的边界定义为视盘边界，并通过专利算法计算视盘边界内最小神经视网膜厚度的边界定义为视杯边界。通过自动视盘居中技术，取样以视盘中心为圆心，3.46mm 为直径的环形断层厚度，通过分层技术，获得一周神经纤维层厚度。可提供的视盘参数有 Disc Area（视盘面积）、Cup Area（视杯面积）、Rim Area（盘沿面积）、Rim Volume（盘沿容积）、Nerve Head Volume（视盘容积）、Cup Volume（视杯容积）、Cup/Disc Area Ratio（杯盘面积比）、Cup/Disc Vertical Ratio（垂直杯盘比）、RNFL Average Thickness on Diameter 3.46mm（3.46mm 处 RNFL 平均厚度）和视盘 6mm x 6mm 区域的神经纤维层厚度地形图（图 7-25）。 视盘周围 RNFL 环形厚度由以视盘中心为中心，3.46mm 为直径的环形取样点组成，顺序为颞侧、上方、鼻侧、下方再回到颞侧（TSNIT）。计算 RNFL 厚度值。并通过坐标图显示各位置的厚度结果，以及通过 4 象限及 12 象限显示各象限的平均厚度值。黄斑区视网膜神经节细胞复合体厚度扫描模式是通过黄斑立方扫描模式获得立方扫描数据（Cube 512 x 128 或 Cube200 x 200）。根据立方扫描结果计算黄斑区椭圆区（水平椭圆）的神经节细胞层和内丛状层两层厚度，称为神经节细胞分析（ganglion cell Analysis, GCA）。结果提供上方及下方的 GCA 厚度值（上下方分别分三个象限），以及 GCA 的厚度图，与正常数据库对比后用颜色提示（图 7-26）。GCA 进展分析（GPA）可显示 GCA 厚度随着时间改变的情况，图像通过自动黄斑居中功能进行居中。

- OCT 的优点是可以快速、定量、客观测量多个视盘参数和 RNFL 厚度，一般不需散瞳，对视网膜起类似活体组织病理检查的作用[30]。众多研究发现 OCT 测量 RNFL 厚度和视盘参数能够发现早期青光眼损害，包括视野未出现损害的 RNFL 缺损，研究报告 OCT 检查对于青光眼早期诊断具有中度敏感性和高度特异性，具有作为青光眼早期筛查工具的潜力。在与 HRT、GDxVCC 等青光眼眼底检查技术的比较中，有研究表明 OCT 测量的平均 RNFL 厚度诊断效能最高，分析 RNFL 厚度测量对青

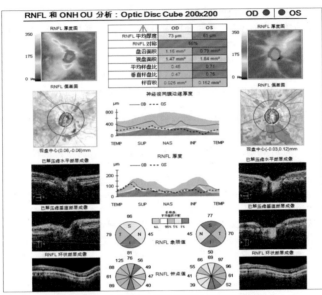

图 7-25　HD-OCT 神经纤维层（RNFL）和视盘扫描报告

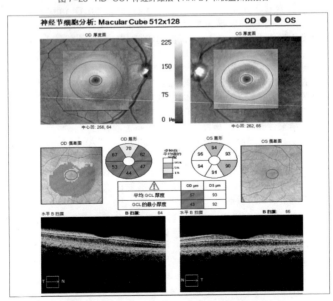

图 7-26　HD-OCT 神经节细胞分析（GCA）报告

光眼的诊断价值更具优势。因此对于青光眼的诊断效能，普遍认为 OCT 更胜一筹。有研究显示，在 OCT 所有参数中，平均 RNFL 厚度、上方和下方 RNFL 厚度特别是颞上方和颞下方 RNFL 厚度、黄斑区神经节细胞复合体、垂直杯盘比都是评价青光眼性视神经损害的较好的参数。

- 在 OCT 检测青光眼随访的应用中，目前的 OCT 系统可对结果进行进展分析，对多次扫描的 OCT 结果和基线进行比较，从而发现 RNFL 厚度的变化，判断病情是否进展，可以为临床工作提供一定的帮助。多项研究结果提示若使用前后一致的检查方法，OCT 检查从群体上表现出比目前其他临床检查更好的敏感性。还有随访研究发现，对可疑 POAG 和 POAG 患者行视野和 OCT 检查，经过 5 年随访，OCT 发现了更多的青光眼进展，是视野的 2 倍，提示 OCT 在随访中的作用可能优于视野 [31]。

- OCT 技术也存在着一定的局限性。目前由于各研究中的研究方法、研究对象、病变程度及样本量不同，对于青光眼早期诊断的最佳 OCT 测量参数尚存在不一致结果，仍需大量长期研究的进一步证实，在现阶段尚不能依靠 OCT 结果进行个体患者的青光眼早期诊断。OCT 的成像效果也在一定程度上受屈光间质影响，RNFL 测量会因视盘周围脉络膜萎缩改变而出现误差。研究结果显示 OCT 软件在辨认 RNFL 边界时在一些情况下可能发生错误，尤其是当 RNFL 反射率较低时，特别是青光眼患者中更有可能发生。一些青光眼早期诊断中至关重要的结构指标在正常人群中也存在着较大的个体差异，如杯盘比值、神经纤维层的厚度等，正常人和青光眼之间存在较大重叠、青光眼病变部位和损害方式具有多样性、各家 OCT 的正常人数据库也并不完善 [32]，最重要的是 OCT 仅能依据固化的数据库判断所测得的视盘和视网膜神经纤维层结构正常与否，并不能甄别所测得的异常是否源于青光眼性损害，因此对于青光眼的早期诊断仍需综合判断，不可单一依赖 OCT 检查结果。

7. 如何比较目前常用的视盘与视网膜神经纤维层定量评价方法？

- 目前应用于青光眼临床检查的视盘和视网膜神经纤维层的定量评估方法包括光学相干断层扫描（OCT）、共聚焦扫描激光眼底镜（CSLO）和扫描激光偏振仪（SLP）。其中 OCT 技术中，既往的时域 OCT（Time domain OCT）技术已经逐渐被频域 OCT(Spectral domain OCT) 技术和傅里叶 OCT(Fourier domain OCT) 技术取代，而扫频光源 OCT（Swept source OCT）技术由于更快的扫描速度，也已经在青光眼的临床检查中崭露头角 [33]。目前市场上有多家公司拥有更新技术的 OCT 产品，如 Cirrus HD-OCT（卡尔蔡司公司）、Spectralis OCT（海德堡公司）、RTVue-100 (Optovue 公司)、Topcon swept-source 3D-OCT 2000（拓普康公司）、OCT RS-3000(尼德克公司) 和 OCT-HS100（佳能公司）等。而 CSLO 技术的设备为海德堡公司的海德堡视网膜断层扫描仪（HRT），SLP 技术的设备为卡尔蔡司公司的 GDx VCC (variable corneal compensator)（图 7-25）。

- 在一个较早前的研究中，Bowd 等人比较了视野敏感度和通过 CSLO(HRT

II)、OCT(Stratus OCT)和SLP (GDx VCC)测量的RNFL厚度与视盘形态的相关性。结果显示,结构和功能的相关性,在使用Stratus OCT的组中最强,而在使用HRT II和GDx VCC的两组中是相似的。在另外一个研究中,Horn等人观察了局部视野缺损和使用SLP (GDxVCC)及频域OCT(Spectralis OCT)测量的青光眼性的视盘周RNFL缺损情况,并通过一个理论公式将两者相关性进行了比较。研究发现使用频域OCT测量到的数据比SLP测量的数据更接近理论的结构与功能的相关性,可能更真实地反应RNFL的厚度[34]。

- 在一个Meta分析的研究中,研究者发现诊断试验的比值比(diagnostic odds ratio,DOR)在OCT中最高为29.5,GDx为18.6,而HRT为13.9。与之类似,在另一Meta分析的研究中,研究者们的结论是OCT的青光眼诊断准确性最高,其次是GDx,再次是HRT[35]。在一个比较高眼压症发展成青光眼的危险性与三种技术测量的RNFL和视盘形态评估相关性的研究中,研究者们发现高眼压症患者发展成原发性开角型青光眼的危险性与OCT测量的RNFL数值显著相关,但与GDx和HRT的测量数据没有相关性[36]。

- 既往的研究显示,OCT技术,无论是在结构与功能的相关性研究还是青光眼诊断的准确性研究中,都略优于CSLO和SLP技术。而且OCT技术的不断发展和进步,也为临床医生对于青光眼的认识及青光眼的诊断随访提供更多新的信息,其更广阔的临床应用值得期待。

8. 血管造影OCT对青光眼诊断与随访有帮助吗?

- 青光眼是一类由于多种原因引起的眼压升高超过视神经耐受的程度而导致视野缺损和视神经损伤的疾病。虽然这种疾病的确切病因不清,但最主要的致病因素是眼压增高。降低眼压对于减缓疾病的发展是有作用的。但是,临床上确实有一些患者,眼压控制良好而疾病仍旧进展,因此有许多关于青光眼的非压力依赖学说。血管因素可能是造成青光眼的致病因素之一[37]。其中血压(blood pressure,BP)和眼灌注压(ocular perfusion pressure,OPP)的作用比较大。但是,关于血压与青光眼的关系是复杂而有争议的,有研究认为高血压是青光眼的危险因素,有研究认为低血压是青光眼的危险因素[38]。因此,在临床工作中,我们还需要持久地关注青光眼患者的血流情况,也需要更多的方法来研究青光眼患者的眼血流变化,其中以视盘周围的血流最为重要。

- 目前,临床上常用的检测青光眼患者血流的方法有眼底荧光血管造影,激光散斑血流仪和血管造影OCT (optical coherence tomography angiography,OCT-A) (图7-27)。

- OCT-A可以观察到视盘和视盘旁组织的微循环,最重要的是视盘旁放射状毛细血管(Radial peripapillary capillaries,RPCs)。RPCs是由神经纤维层内毛细血管床形成的独立的血管网,提供视神经节细胞轴索的血供。RPC血管网和青光眼关系密切,而OCT-A恰好可以提供RPC的定量分析。

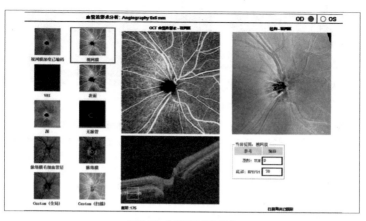

图 7-27 血管造影 OCT 报告

- 有研究表明，通过 OCT-A 的测量，青光眼患者的视盘及视盘旁组织的微血管密度低于正常人，无论是全层神经视网膜还是视神经纤维层。无论是开角型青光眼还是正常眼压性青光眼，患者的改变是类似的[39]。
- 此外 OCT-A 还可定量测量。有研究指出青光眼患者的视盘血管密度和颞侧血管密度分别比正常人下降了 24.7% 和 22.9%，并与视神经纤维层厚度、节细胞复合体、视野缺损和视野指数相关。对于单眼青光眼的患者，采用 OCT-A 进行双眼视盘旁血管密度的比较，结果同样提示我们，患者双眼存在着明显的视盘旁血管密度的差异，并与神经纤维层厚度和视野指数明确相关[40]。
- OCT-A 能够测得青光眼患者存在视盘和视盘旁组织的血流损害应该是确凿无疑的，但并不能说明这种血流损害与青光眼性视神经损害的因果关系，况且也不是所有研究都能发现青光眼患者神经视网膜和视盘旁组织的血流异于正常人[41]。眼血流和青光眼的相关性研究受限于目前的技术手段，还有很多研究工作需要开展。
- 由于 OCT-A 面世时间不久，目前研究成果以横断面研究为主，仍然缺乏大样本的随访数据。但是结合目前的研究成果和它的技术要点，我们有理由相信，OCT-A 会在青光眼的诊断和随访中发挥更加重要的作用。

9. 如何进行眼底改变的随访？

- 青光眼患者的眼底改变包括视杯扩大加深并伴盘沿切迹（或盘沿消失或盘沿出血），并有相应部位的视网膜神经纤维层缺损（图 7-28），当青光眼视盘凹陷扩大时，视盘的血管走行和形态可发生变化，如血管向鼻侧移位，血管呈屈膝状，环形血管暴露。目前对眼底改变的检查包括眼底立体照相、HRT、OCT、GDx 等图像分析技术。在随访中对眼底改

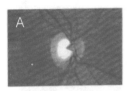

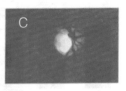

图 7-28 A 视杯扩大　　　　B 颞上盘沿出血　　　　C 下方盘沿消失

变进行正确评估，才能在临床中做出正确的判断并给出处理策略。

- 一旦确诊青光眼，患者就需要进行定期的随访，随访内容包括患者的眼压，视盘结构、视野检查。随访间隔要依据患者眼底损害严重程度（轻度、中度、严重），进展速度，眼压超过目标眼压的程度以及其他损害视神经的危险因素，患者的全身情况、预期寿命等决定患者的随访频率，病情越严重越需要频繁进行眼底的评估。具体随访间隔时间根据美国开角型青光眼指南而定（表 7-1）。每次随访中，均需对患者进行眼底改变的检查，即视神经损害的评估（眼底立体照相、HRT、OCT、GDx等图像分析技术），并进行视野检查。

表 7-1　青光眼患者的随访间隔

是否达到目标眼压	损害是否进展	病情已控制的时间（月）	合适的随访间隔（月）
是	否	≤ 6	6
是	否	> 6	12
是	是	–	1~2
否	是	–	1~2
否	否	–	3~6

- 最直接的眼底检查方法为直接检眼镜观察杯盘比的变化、杯盘比的增大，可显示青光眼的视神经损害，但此法受观察者的主观影响较大，且无法实现准确定量，不利于青光眼的随访中及时发现视神经损害进展。

- 彩色眼底立体照相则是一种简单、经济的结构性损害定性检查手段，可提供视盘的立体三维彩色图像。目前，有经验的专家判读眼底立体照相仍是公认的发现早期青光眼的视盘损害和 RNFL 缺损的可靠方法。近年来，北京市眼科研究所开发的眼底数码照相图像配准闪烁显示是监测早、中期青光眼性视神经损害进展的较好方法[42]。将患者 3 次随诊的眼底照片与基线眼底照片进行比较，首先采用不同时间眼底照片（盲法）叠加闪烁对比法观察是否发生了视神经进展，当闪烁对比法显示有明确视神经进展时，将随诊眼底照片与基线眼底照片分别进行（盲法）分级和比较，以证实视神经确实发生了进展。但彩色眼底照相仍只能定性判断，无法定量评估患者的视神经损害[43]。

- 随着计算机图像分析技术的发展，人们可以更加客观、精确地追踪视盘形态和视盘周围 RNFL 的细微变化，并定量进行分析。OCT 和 HRT 等设备均附带随访功能的软件，可对患者的多次定量检查结果进行评估，包括：① RNFL 的指导性进展分析（GPA）随访，可对 RNFL 进行多达 8 次的随访对比（图 7-29）；② GCA 的 GPA 随访，可对黄斑区视网膜神经节细胞复合体厚度进行多达 8 次的随访对比（图 7-30）。如 HRT3 的随访功能，包括：① TCA - 地形图变化概率分析，可将患者基线检查和随诊检查根据血管位置进行主动对位，并对比同一位置前后变化；② 立体参数变化随访：视盘的立体参数数值定量描述青光眼进展，标准化的立体参数数值能自动计算并显示随时间的变化趋势。目前的 OCT 系统也可对结果进行进展分析，对多次扫描的 OCT 结果和基线进行比较，从而发

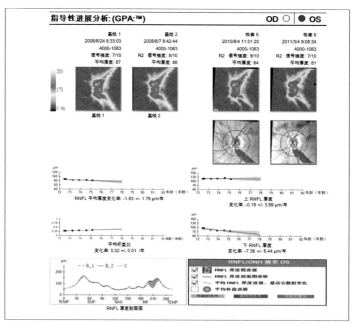

图 7-29　HD-OCT 的 RNFL 进展分析报告

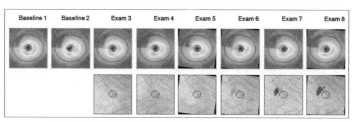

图 7-30　HD-OCT 的 GCA 进展分析界面

现 RNFL 厚度的变化[44]。从初步的研究结果来看,在青光眼患者的随访中,计算机图像分析技术因其可定量且具有较好的可重复性在随访监测青光眼患者视神经损害中有一定作用, 但这些图像分析技术目前普遍缺乏长期临床研究的评价结果, 仍需进一步地研究评价其作用[45]。

· 现阶段, 建议临床医生在青光眼眼底的随访中, 仍以眼底照相形态学检查为基础,注意结合患者的临床病史和眼压及视野改变,可将图像分析技术定量指标的长期变化作为参考指标, 这样将有助于更好地判定患者的病情进展情况。需要注意的是现阶段尚不能完全依赖这些定量指标来诊断青光眼, 更不能完全依赖这些设备的某项指标的变化来判断病情的进展,需要结合患者的病史及其他定性、定量检查结果,综合判断。

参考文献

[1] Bock R,Meier J,Ny ú l L G,et al. Glaucoma risk index:automated glaucoma detection from color fundus images[J]. Medical Image Analysis,2010,14(3):471–481.

[2] M MUTHU RAMA KRISHNAN,& LIVER FAUST. (2013). Automated glaucoma detection using hybrid feature extraction in retinal fundus images. Journal of Mechanics in Medicine& Biology, 2013(01), 471–479.

[3] Mardin,CY,Peters A,Horn,F,J ü nemann AG & Lausen B. Improving glaucoma diagnosis by the combination of perimetry and hrt measurements. Journal of Glaucoma, 2006,15(4),299–305.

[4] Nucci C, Mancino R, Martucci A,Bolacchi F, Manenti G & Cedrone C, et al. 3-t diffusion tensor imaging of the optic nerve in subjects with glaucoma:correlation with gdx-vcc, hrt-iii and stratus optical coherence tomography findings. British Journal of Ophthalmology,2012,96(7),976–980.

[5] Medeiros FA,Bowd C, Zangwill LM,Patel C & Weinreb RN. Detection of glaucoma using scanning laser polarimetry with enhanced corneal compensation. Invest Ophthalmol Vis Sci,2007,48(7),3146–3153.

[6] Donald L,Budenz,Anika Michael,Robert T,Chang,John McSoley & Joanne Katz. Sensitivity and specificity of the stratusoct for perimetric glaucoma. Ophthalmology,2005,112(1),3–9.

[7] Na Rae Kim,Eun Suk Lee,Gong Je Seong,Sung Yong Kang,Ji Hyun Kim & Samin Hong,et al. Comparing the ganglion cell complex and retinal nerve fibre layer measurements by fourier domain oct to detect glaucoma in high myopia. British Journal of Ophthalmology, 2011, 95(8),1115.

[8] Leite MT,Zangwill LM,Weinreb RN,Rao HL,Alencar LM & Sample PA, et al. Effect of disease severity on the performance of cirrus spectral-domain oct for glaucoma diagnosis. Invest Ophthalmol Vis Sci, 2010,51(8),4104–4109.

[9] Giovannini A,Amato G & Mariotti C. The macular thickness and volµme in glaucoma:an analysis in normal and glaucomatous eyes using oct. Acta Ophthalmolo gica,2010,80(Supplement 236),34–36.

[10] Sowka J. Glaucoma diagnosis. Optometry-Journal of the American Optometric Association, 2004,75(7), 417.

[11] Rao, H. L., Zangwill, L. M., Weinreb, R. N., Sample, P. A., Alencar, L. M., & Medeiros, F. A. Comparison of different spectral domain optical coherence tomography scanning areas for glaucoma diagnosis. Ophthalmology,2010,117(9), 1692–1699.e1.

[12] Grewal, D. S., Jain, R., Grewal, S. P., & Rihani, V. (2008). Artificial neural network–based glaucoma diagnosis using retinal nerve fiber layer analysis. European Journal of Ophthalmology, 2018(6), 915–921.

[13] Reus NJ, Lemij HG, Garvay–Health DF. Clinical assessment of Stereoscopic optic disc photographs for glaucoma: the European Optic Disc AssessmentTrial. Ophthalmology,2010,117:717–723

[14] Vessani RM, Moritz R, Batizl, et al. Comparison of quantitative imaging devices and subjective optic nerve assessment by general ophthalmologists to differentiate normal from glaucomatous eyes. J Glaucoma,2009,18:253–261.

[15] Stone RA. Ying G, Pearson DJ, et al. Utility of digital stereo images for optic disc evaluation. Invest Ophthalmol Vis Sci,2010,51:5667–5674.

[16] Jonas JB, Budde WM , panda–Jonas S. Ophthalmoscopic evaluation of the optic nerve head. Surv Ophthalmol,1999,43;293–320.

[17] Fingeret M etal. The Essential HRT Primer. San Ramon,CA:Jocoto Advertising Inc;2005

[18] Yamazaki Y, Yoshikawa K, Kunimatsu S, et al. Influence of myopic disc shape on the diagnostic precision of the Heidelberg Retina Tomograph[J]. Jpn J Ophthalmol, 1999,3(5):392–397.

[19] 乔荣华, 李美玉, 任泽钦, 等. 近视性屈光不正 HRT–11 视盘参数结果分析. 眼科研究, 2005，23 (1):89–91.

[20] Mardin, C.Y., et al. Preperimetric glaucoma diagnosis by confocal scanning laser tomography of the optic disc. Br J Ophthalmol, 1999,83(3): 299–304.

[21] Wollstein, G., D.F. Garway–Heath, and R.A. Hitchings, Identification of early glaucoma cases with the scanning laser ophthalmoscope. Ophthalmology, 1998,105(8): 1557–1563.

[22] Kamal, D.S., et al., Detection of optic disc change with the Heidelberg retina tomograph before confirmed visual field change in ocular hypertensives converting to early glaucoma. Br J Ophthalmol, 1999,83(3): 290–294.

[23] Tole, D.M., et al., The correlation of the visual field with scanning laser ophthalmoscope measurements in glaucoma. Eye (Lond), 1998,12 (Pt 4):686–690.

[24] Nakamura, H., et al., Scanning laser tomography to evaluate optic discs of normal eyes. Jpn J Ophthalmol, 1999,43(5): 410–414.

[25] Mardin, C.Y. and F.K. Horn, Influence of optic disc size on the sensitivity of the Heidelberg Retina Tomograph. Graefes Arch Clin Exp Ophthalmol, 1998,236(9): 641–645.

[26] Zangwill LM, Chang CF, Williams JM, et al. New Technologies for diagnosing and monitoring glaucomatous optic neuropathy. Optom Vis Sci, 1999,76:526–536.

[27] Grewal DS, Sehi M, Greenfield DS. Detecting glaucomatous progression using GDx with variable and enhanced corneal compensation using guided progression

analysis. Br J Ophthalmol,2011,95:502–508.

[28] Alencar LM, Zangwill LM, Weinreb RN, et al. Agreement for detecting glaucoma progression with GDx guided progression analysis, automated perimetry and optic disc photography. Ophthalmology,2010,117: 462–470.

[29] Michelessi M, Riva I, Martini E, Figus M, Frezzotti P, Agnifili L, Manni G, Quaranta L, Miglior S, Posarelli C, Fazio S, Oddone F. Macular versus nerve fibre layer versus optic nerve head imaging for diagnosing glaucoma at different stages of the disease: Multicenter Italian Glaucoma Imaging Study. Acta Ophthalmol,2018. doi: 10.1111/aos.13930. [Epub ahead of print]

[30] Verticchio Vercellin AC, Jassim F, Poon LY, Tsikata E, Braaf B, Shah S, BenDavid G, Shieh E, Lee R, Simavli H, Que CJ, Papadogeorgou G, Guo R, Vakoc BJ, Boμma BE, de Boer JF, Chen TC. Diagnostic Capability of Three–Dimensional Macular Parameters for Glaucoma Using Optical Coherence Tomography Volμme Scans. Invest Ophthalmol Vis Sci, 2018,59(12):4998–5010. doi: 10.1167/iovs.18–23813.

[31] Zheng YJ, Pan YZ, Li XY, Fang Y, Li M, Qiao RH, Cai Y. A new diagnostic model of primary open angle glaucoma based on FD–OCT parameters. Int J Ophthalmol, 2018,11(6):951–957. doi: 10.18240/ijo.2018.06.09.

[32] Fang Y, Pan YZ, Li M, Qiao RH, Cai Y. Diagnostic capability of Fourier–Domain optical coherence tomography in early primary open angle glaucoma. Chin Med J (Engl),2010,123(15):2045–2050.

[33] Lusthaus JA, Goldberg I.Investigational and experimental drugs for intraocular pressure reduction in ocular hypertension and glaucoma.Expert Opin Investig Drugs, 2016,25(10):1201–1208.

[34] Mitchell P., Lee A.J., Rochtchina E., Wang J.J. Open–angle glaucoma and systemic hypertension: the blue mountains eye study. J Glaucoma,2004,13:319–326.

[35] Orzalesi N., Rossetti L., Omboni S. Vascular risk factors in glaucoma: the results of a national survey. Graefes Arch Clin Exp Ophthalmol,2007,245:795–802.

[36] Leske M.C. Ocular perfusion pressure and glaucoma: clinical trial and epidemiologic findings. Curr Opin Ophthalmol,2009,20:73–78.

[37] A Popa Cherecheanu, G Garhofer, D Schmidl,et al.Ocular perfusion pressure and ocular blood flow in glaucoma. Curr Opin Pharmacol,2013,13(1): 36–42.

[38] Jia Y, Wei E, Wang X, et al. Optical coherence tomography angiography of optic disc perfusion in glaucoma. Ophthalmology. 2014,121: 1322–1332.

[39] Wang X, Jiang C, Ko T, et al. Correlation between optic disc perfusion and glaucomatous severity in patients with open–angle glaucoma:an optical coherence tomography angiography study. Graefes Arch Clin Exp Ophthalmol,2015,253: 1557–1564.

[40] Liu L, Jia Y, Takusagawa HL, et al. Optical coherence tomography angiography of the peripapillary retina in glaucoma. JAMA Ophthalmol. 2015,133: 1045–1052.

[41] Henkind P. Radial peripapillary capillaries of the retina. I. Anatomy: hμman and comparative. Br J Ophthalmol,1967,51: 115–123.

[42] AAO, American Academy of Ophthalmology, Primary Open-Angle Glaucoma PPP - 2015

[43] Rodriguez-Una I, Azuara-Blanco A. New Technologies for Glaucoma Detection. Asia Pac J Ophthalmol (Phila),2018. doi: 10.22608/APO.2018349. [Epub ahead of print]

[44] Hsia Y, Su CC, Wang TH, Yang CM, Huang JY. Long-term follow-up of retinal nerve fiber layer cleavages in glaucoma patients and suspects. Graefes Arch Clin Exp Ophthalmol, 2018,256(10):1945-1952. doi: 10.1007/s00417-018-4043-4.

[45] Lee WJ, Na KI, Ha A, Kim YK, Jeoung JW, Park KH. Combined Use of Retinal Nerve Fiber Layer and Ganglion Cell-Inner Plexiform Layer Event-based Progression Analysis. Am J Ophthalmol,2018. pii: S0002-9394(18)30447-1. doi: 10.1016/j.ajo.2018.08.007. [Epub ahead of print]

第三节 视野

1. 什么是视岛？如何理解？（图 7-31）[1-3]

- 视野是指人眼（单眼或双眼）平视前方时所能看到的全部空间。以视野中每一点视觉能力的强弱为海拔高度，以面积表示视野的范围，视野可以被描绘为一个三维空间的立于"盲海"中的视岛（island of vision）。视岛这一概念形象地体现出视野所包含的两层含义，一是视野的范围，二是视野中各位点的视觉敏感度。视网膜上每一位点在视岛中均有相对应的位置。黄斑中心凹对应的固视点光敏感度最高，为视岛的顶峰，越往周边视网膜的光敏感度越低，在视岛中对应的海拔也越低，生理盲点则在视岛顶峰的颞侧形成一个垂直的深洞。正常人视岛的鼻侧比较陡峭，颞侧较为平坦。

- 视岛上任何一点的垂直高度表示该点的视敏度，同一垂直高度各点的连线为视岛的等高线，在视野学上称之为等视线。等视线上各位点的光敏感度相同。

2. 动态视野和静态视野有什么区别？

- 动态视野：在恒定的背景照明下，将亮度、大小相同的视标从不可见区向可见区移动，直至被检查者能觉察到视标，记录该点的位置，这一位点为此子午线上此视标的等光敏感度点，各子午线上的等光敏感度点相连形成的线为该刺激强度视标的等视线，等视线及其内的区域就是用该视标测得的视野的范围，这种视野检查方法称之为动态视野检查。不同的面积、亮度、颜色的视标测得的视野各不同。用面积较大、亮度较强的视标测得的等视线范围较大，用较小、较暗视标测得的等视线范围较小，在视野图中后者被包含在前者之中。（图 7-32）

- 静态视野检查：在视野检查时，视野计的背景照明亮度、视标大小、视标位置和刺激持续时间等条件均已确定，只是通过不断改变视标的亮度直至找到患者每个检查位点所能看到的最低亮度来确定视网膜的光敏感度，此视标亮度即为该处的视网膜敏感度，这种视野检查方法为静态视野检查法。（图 7-33）

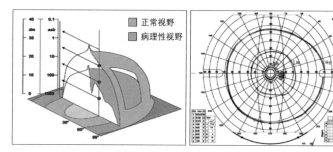

图 7-31 视岛剖面图　　　　　　图 7-32 动态视野结果图

- 动态及静态视野检查结果的表达方式也不相同。动态视野检查主要以等视线展示视野的范围，异常的动态视野结果表现为异常的等视线（周边视野缩小、鼻侧阶梯、扇形视野缺损等）及暗点（视野内部分区域视标不能被感知，该区域为暗点）。静态视野计检查结果主要呈现各位点的光敏感度，通过对这些点光敏感度的分析判断视野是否异常。

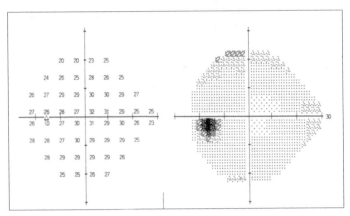

图7-33　静态阈值视野分贝图和灰度图

- 动态视野检查可以快速监测出视野范围缩小、偏盲及范围较大的显著视野缺损。但由于其为非定量检查，加上移动的光标较静态光标更容易被人眼感知，所以它无法精确地反映被检查者的视觉光敏感度，也无法检测到轻度的视野缺损，目前已逐渐被计算机自动静态视野计替代。后者除了可以定量显示每个位点的光敏感度，还可以经过机器内置的统计系统分析，提供更多的信息。目前最常用的静态视野计 Hμmphrey 视野分析仪，其软件中附带青光眼进展分析软件（GPA），方便临床医生快速分析青光眼患者随访中视野损害进展的情况。

3. 什么是短期波动？

- 短期波动（short-term flunctuation，SF）：同一次视野检查中（一般在 20 分钟内），某一固定检查点多次光敏感度测定值不同，称为短期波动。引起短期波动的因素很多。视野已经出现损伤的患者，短期波动较大；远离固视点的位点容易出现短期波动；疲劳效应也会引起短期波动；屈光不正、瞳孔大小、人工晶状体等都可能是短期波动的影响因素。一些配合较差的受检者（如存在欣快感或固视差），则短期波动增加。

4. 什么是学习效应？

- 许多受检者刚开始接触视野检查时，初次检查结果与第二次或之后的结果有明显差异，后者光敏感度更高、等视线范围更大。这种通过初期检查获得一定经验使以后的检查结果改善的现象称之为视野检查的学习效应。学习效应受许多因素影响，如受检者的年龄、接受能力及文化水平等。在初次检查前，检查者耐心地讲解检查步骤及注意事项可提高受检者的学习效率。大部分学者认为，受检者经过初次的双眼检查常可以完成学习，但对那些初次视野检查光敏感度很低的患者，学习过程可能更长。因此，在确立基线视野之前，至少应该让受检者每眼完成一次视野检查训练，确立基线视野时要认真分析视野检查结果，以免受学习效应的影响（图7-34）。

5. 什么是疲劳效应？

- 如果视野检查的时间过长，受检者因为疲劳，检查结果不稳定，视野检查的短期波动增加，此种现象称之为疲劳效应（fatigue effect），一般认为，一只眼的检查时间不应该超过 15~20 分钟 ，否则检查结果容易不可靠。

6. 静态视野为什么常选择 30°范围？

- 视野整体上以 30°为界分为中央视野和周边视野。既往的动态检查法重在侧向二维的周边等视线范围，即颞侧 90°、下方 70°、鼻侧 60° 和上方 50°，而现代的静态检查法重在正前方向上第三维的微差光灵敏度。视野检查目的不同，需用不同的检查方式。静态检查类型有三：筛选检查、阈值检查和特殊职业检查。需要说明的一点是，现代自动视野计中同时内置了相同于经典手动 Goldmann 视野计动态检查模式（Goldmann Kinetic Perimetry, GKP）的自动检查程序，需用时可以直接打开应用。

- 临床诊断采用阈值检查，阈值检查的直接目的实际上是测量各个检测位点上光灵敏度的高低。中央视野的灵敏度相比于周边视野，生理上更为重要，而且变异较小，检查过程的稳定性更佳，结果的准确性更高而且

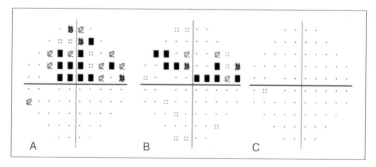

图 7-34　同一患者不同时间所做的三次视野结果（A、B、C 按时间顺序排列），可以看到重复学习以后暗点逐渐减少，第三次视野结果中已无明显暗点。

意义更大；同时，临床上青光眼视野检查的大量资料统计分析表明，除非晚期，早期和中期视野损害发生和累及的范围基本限于中央视野。例如，Hμmphrey 视野计专门开发的早期诊断程序"青光眼半视野对比检测（Glaucoma Hemispherical Test, GHT）"，其上下各自 5 个分区均对称地位于 30°范围内。所以，无论 Hμmphrey 视野计，还是 Octopus 视野计，一般临床情况下常规默认的"单视野分析"或"七合一"检查结果的打印格式，检查范围均为中央视野 30°。

· 视野检查的可靠性受制于主客观诸多因素的影响，检查时间越长带来的不利影响越大（"疲劳效应"），检查过程的可靠性是检查结果可靠性的前提。因此，将周边视野暂时省略以便缩短检查时间，是出于提高检查可靠性的一项重要考虑。另外，在保证可靠性的前提下，Hμmphrey 视野计的瑞典交互式阈值测定算法（Swedish Interactive Thresholding Algorithm, SITA）和 Octopus 视野计的趋势导向检查法（Tendency Oriented Perimetry, TOP）等快速检查策略的开发和应用，都是基于同一理由。

· 临床上以中央 24-2 程序为默认程序也是出于这一原因，青光眼半视野对比检查（GHT）的上下共计 10 个分区中，上方、颞侧和下方三个方向上均为 24°，但鼻侧依然保留 30°以便适合鼻侧阶梯状暗点的检查需要。

7.10 度视野检测主要适合哪些患者？

· 10°视野检测是 Hμmphrey 视野计和 Octopus 视野计中阈值检测模式中央 10-2 的检查范围。以 Hμmphrey 视野计为例，中央 10-2 模式于中央 10°范围内检测位点分布以 2°为间隔，共计 68 个位点；而常规的中央 30-2 或中央 24-2 两种检查模式中位点分布以 6°位为间隔。所以，对需要细致了解和评价中央小范围内视野功能及其损害程度、例如晚期青光眼管状视野累及等情况下，需用中央 10-2 模式对其进行细致检查，方可反映其功能或损害程度。

· 根据视野计自身对各种检查程序选择的推荐，中央 10-2 视野检查的适用对象主要为眼底黄斑疾病和晚期青光眼，此外还有视神经（例如轴性或中毒性）病变的患者。

8.24-2 和 30-2 视野检查策略有什么区别？

· 中央 24-2 和中央 30-2 是 Hμmphrey 视野计阈值检查中两种最为常用的检查模式和单视野分析检查结果的打印格式，适用对象没有什么重要的差别，均为青光眼、眼底病、神经眼科和一般检查。区别在于程序设计上二者的检测范围略有不同。中央 30-2 的检测范围为全周均为30°，整个范围内安排均匀分布的 76 个检测位点（包括生理盲点 2 个位点）；而中央 24-2 的检测范围仅鼻侧为 30°，其他颞侧和上下三个方向均为 24°，整个范围内安排均匀分布的 54 个检测位点（包括生理盲点 2 个位点）（图 7-35，图 7-36）。

- 由此可见，中央24-2相比于中央30-2，除了鼻侧2个位点之外，最外一周的22个位点被省略。但青光眼半视野对比检查（GHT）上下半侧各自5个分区均依然包含在中央24-2的检查范围内，同时可以节省22个位点的检测时间。

- 另外，Octopus视野计也有中央24-2和中央30-2两种检测模式的设置。但一般临床上，Octopus视野计"七合一"打印格式下检查结果给出的是G1/G2检查模式，检查范围也为中央视野30°，但检测位点的安排类似于极坐标的分布方式，不同于中央24-2或中央30-2类似于直角坐标的方式。

9. 视野检查前为什么要验光？

- 视野检查过程的可靠性首先要求患者对视野屏中心固视目标有相对良好的固视能力，球形视野屏的半径为30cm，相当于近距离用眼的距离。

- 因此，视野计要求进行中央视野检查或者全视野中央部分视野检查时，所有患者均须经专用测试矫正镜（trial lenses）予以近视力或原有屈光不正的屈光矫正。矫正镜屈光度的计算分为视野计自动计算和视野检查

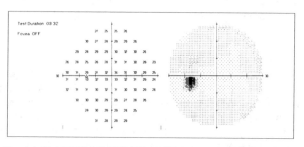

图7-35　中央30-2阈值检查模式原始数值图和数值灰度图。其中，原始数值图显示76个检测位点的分布及其光敏感度（dB）

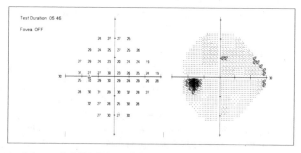

图7-36　中央24-2阈值检查模式原始数值图和数值灰度图。其中，原始数值图显示54个检测位点的分布及其光敏感度（dB）

师人工计算两种。无论哪种计算方法，均须提前知道患者的远视力和年龄，验光的目的正是了解患者的屈光性质和屈光状态，以便参考年龄准确计算测试矫正镜的屈光度。

- 人工计算矫正镜屈光度时，下述方法可供参考：对于散光，柱镜 ≤ 0.25D 时可以忽略不计，柱镜 <1.25D 采用等效球镜予以转换，柱镜 ≥ 1.25D 时予以完全柱镜充分矫正。对于远视、正视和近视的患者，分别给予需要使用的球镜屈光度。对于年轻的近视眼患者，如果固视光目标模糊，需要另加负屈光力镜片；许多 30~40 岁的患者不一定需要充分矫正。

- 重要的是，检查开始前必须确认患者通过矫正镜能够清晰地看到视野屏的固视光。

10. 静态视野检查的质量控制参数包括哪些？

- 视野检查过程是一个患者与视野计的人 – 机对话过程，质量控制是保障视野检查结果可靠性的前提。其质控的误差来源涉及人 – 机两方面诸多影响因素，现代自动视野计的检查过程中，除了视野检查师对患者和视野计进行全程监控之外，视野计自身对患者检查的反应或应答情况同时进行自动监控和记录。

- 除了患者年龄、屈光及其矫正和瞳孔等因素之外，静态视野检查的质控参数主要指视野计提供的可靠性指数，可以帮助视野检查师和临床医生解读检查结果时确定患者反应的可靠性。

- Hμmphrey 视野计检查报告的可靠性指数包括固视丢失、假阳性错误和假阴性错误三项（图 7-37）。可靠性指数的计算依据患者不正确应答的次数相比于所进行的捕捉试验的次数，按照分数或百分数的形式给出。固视丢失为比值形式，如 3/10，而假阳性率和假阴性率为百分数。视野计本身推荐的可接受标准分别为：SITA 标准和 SITA 快速的正常界限对固视丢失是 20%、对假阳性错误是 15%，对 SITA 检查的假阴性没有限制。任何一个可靠性指数超出正常数据库所采用的可靠性界限时，视野计于相应指数计分的后面自动打印双叉提示符号（"XX"）。统计分析包 STATPAC 的检查结果包括的信息还有固视丢失过多时给出"检查可靠性低"、假阳性超出界限时给出"假阳性过高"。

Fixation Monitor: Gaze/Blind Spot	Stimulus: III, White	Pupil Diameter:	Date: 2014-10-22
Fixation Target: Central	Background: 31.5 ASB	Visual Acuity:	Time: 14:45
Fixation Losses: 0/14	Strategy: SITA-Fast	RX: +2.00 DS DC X	Age: 42
False POS Errors: 0 %			
False NEG Errors: 7 %			
Test Duration: 04:52			

图 7-37 Hμmphrey 视野计检查报告的可靠性指数

- 注视跟踪也是一种提供可靠性信息的质控形式，以线样图打印于整个检查报告的正下方，有助于确定整个检查过程中患者固视的稳定性。注视跟踪的影响因素：瞳孔很小或过大、眼睑松垂、睫毛较长、测试眼镜屈光力较高、频繁眼动或眨眼、屈光间质混浊、虹膜颜色很深、干眼、眼窝深陷。

- 需要说明的两点，一是如果检查结果只有固视丢失一项给出双叉符号"XX"，而患者固视确保良好，此时问题或许不在患者的可靠性、而在生理盲点位置的异常。二是假阴性高反应率常见于可靠性完全正常、但视野异常的患者中，中晚期青光眼中假阴性标准可以适当放宽，尤其晚期青光眼中视野计往往自动提示"N/A（不适用）"。

- 另外，青光眼半视野对比检查（GHT）的主要目的是确认青光眼视野特征性的局部视野损害，但也能给出"普遍敏感度降低（GENERAL REDUCTION OF SENSITIVITY）"或"敏感度异常升高（ABNORMALLY HIGH SENSITIVITY）"的提示。

- 临床上，可靠性虽差但STATPAC分析正常的结果有可能是正常的；可靠性差而且STATPAC分析超出正常界限的结果需要谨慎分析。

- 对于Octopus视野计，捕捉试验的假阳率和假阴率均以分数形式表示，此外还有一项可靠性因子（Reliability Factor，RF）反映二者的综合情况，其计算方法为二者分子之和除以二者分母之和，以数值小于15%为可靠性较好。

- 无论何种类型的视野计，许多患者都存在所谓"学习效应"的现象。因此，对于所有首次视野检查的患者，均建议予以重复检查。

11. 如何理解视野指数 MD、PSD、VFI？

- 临床上最常用的三个总体视野指数（Global visual index）包括平均缺损（MD）、模式标准差（PSD）和视野指数（Visual field Index，VFI）。MD是总偏差数值图中数值的加权平均值，0代表与正常无偏差，而负值越大代表视野丢失越严重。VFI是MD的加强版，受白内障的影响更少，对中心视野的变化通过加权计算也更为敏感，能与神经节细胞的丢失更好地对应。正常视野的VFI数值接近100%，而视野盲的VFI数值接近0%。PSD主要描述的是局限性的视野丢失，它在正常视野、视野普遍敏感度下降及盲视野的情况下较低，而在中等到进展期的局限性视野丢失时最高。在诊断上，这些指数往往没有概率图那么有用，而更多地用于随访监测。（图7-38）

```
GHT
Outside Normal Limits


VFI    48%


MD    -17.98 dB P<0.5%
PSD   13.59 dB P<0.5%
```

图7-38 临床最常用的总体视野指数

11.1 平均缺损（Mean Deviation，MD）

- MD为受检眼光敏感度与同年龄正常

人标准参考视野相比的光敏感度之差的平均值，反映全视网膜光敏感度有无下降及平均下降程度，正常人平均缺损在 0 上下离散。如果偏差远超出正常人群标准，则会计算"P"值。例如，如果 $P<2\%$，则表示正常人群中 MD 大于此测试的相应值的人低于 2%。P 值的类别包括 $P<10\%$、$P<5\%$、$P<2\%$、$P<1\%$ 和 $P<0.5\%$。较大的 MD 可能表示患者的整个阈值较低；也可能是视野的一部分出现明显缺损，而其他部分无缺损（这时候 MD 代表的是二者总和后平均的缺损水平，类似于一个班级考试后全班的平均分），因此 MD 只能反映整体的普遍缺损情况，无法辨别局部的缺损。要明确 MD 所代表的实际缺损情况必须要结合总体偏差图和模式偏差图一起进行分析。

11.2 模式标准差（Pattern Standard Deviation，PSD）

- PSD 是去除了年龄和屈光间质的影响后的受测视野与标准参考视野间的偏差。它反映的是由局部视野缺损所引起的视野的不规则性。较小的 PSD 表示视岛平滑，没有明显的局部缺损。较大的 PSD 表示视岛不平滑，可能是由于患者变异或局部视野缺损所致。明显在正常范围之外的 PSD 值后有相应的 P 值显示，P 值类别与 MD 相同。视野中每个点都有普遍的敏感性下降可以不影响视岛整体的平滑程度，PSD 值可以不高，相反，在视野中有一个明显的暗点，可能会表现出较高的 PSD 值。

- MD 和 PSD 分别代表了整体和局部的视野缺损，二者的不同变化可反映视野的不同缺损情况。MD 和 PSD 都正常属于正常视野；MD 降低而 PSD 正常，提示普遍性的敏感度降低，局部的缺损不明显；MD 正常而 PSD 降低，提示仅有局部的缺损，临床上较有意义；MD 和 PSD 都降低，提示视野缺损较严重，普遍敏感度下降同时还有局部的缺损，但在整体视野缺损严重时，由于整个视岛的敏感度都降得非常低，PSD 值反而会变小。PSD 这样的非线性变化特征一定程度限制了它的应用，不能直接作为很好的分期或进展的分析指标。

- MD 和 PSD 两个指数只能对视野进行概括性地判断，并不用于临床诊断，而是用于随访中追踪检测的指标，同时在科研中可用于对疾病病程进行不同阶段的分组。

11.3 视野指数（Visual field Index，VFI）

- 由于既往的视野指数难以准确、全面地反映视网膜的实际功能状态和青光眼视野损害具体程度，研究者又开发了新的视野指数（VFI）来反映患者总体的视功能。VFI 是对每个患者视野状态相对于正常同年龄进行敏感度校正后加权平均计算得出的百分比值。因此，一个完全正常的视野 VFI 是 100%，而视野全盲——视野计最亮的视标也看不到——VFI 为 0。由于 VFI 是模式偏差图中有统计意义的位点才纳入计算，因此对于视野结果的分析不会受到白内障的影响。

- VFI 设计为反映视网膜神经节细胞的丢失状况，因此，考虑到视网膜神经节细胞在视网膜中心的密度更高，它将中央视野 30°内检测位点从内到外划作 5 个环形分区（图 7-39），从中央到周边每个分区权重系数逐渐降低进行加权计算。经加权的 VFI 体现了视网膜中央位点比周边位点更重要的特点，是评价视功能变化的一项更好的指标。中央区的视野缺损对 VFI 的影响要比周边的视野缺损更大。

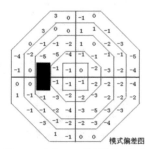

图 7-39　中心 30-2 视野计算 VFI 时按距离固视点远近将所有位点分为不同权重的分区

- VFI 除了能直观、简便地反映视野损害，还能够通过回归分析预测未来几年视功能的发展趋势。

- VFI 的线性回归分析需要至少 2 年时间随访 5 次以上（即适用条件为随访时间 ≥ 2 年，检测次数 ≥ 5 次）。当患者在同一检测策略下进行了至少 5 次检测时，GPA 就可以进行 VFI 的线性回归分析，并且计算患者的进展速率，以年进展百分率来表示，并附上了可信区间和斜率估计值（图 7-40）。

- （1）VFI 坐标系：横轴代表年龄，纵轴代表 VFI。回归直线包括实线和虚线两段。实线部分表示患者随访期间视野 VFI 随着年龄增加而实际降低的趋势和程度，虚线部分表示按照目前的发展速率（随访计算所得到的斜率）在未来 5 年内视野损害可能发生的进展。但这只是可能的损害，如果患者病情变化，进展速率加快，实际损害就会重于原先的预测。

- （2）VFI 柱状图：与 VFI 坐标图相对应，从上到下分为 3 个部分：空白区对应于回归直线的实线部分，即截至末次随访时患者视功能已丢失的部分。散点区：对应于回归直线的虚线部分，即未来 5 年内患者视功能可能丢失的部分。斜线区：5 年后患者还残留的视功能。

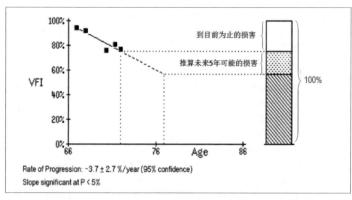

图 7-40　GPA 概要报告中 VFI 回归分析的基本内容

- （3）回归斜率及显著性: 计算得到患者的视野进展速率（回归直线斜率），以年进展百分率来表示，并附上了可信区间和回归斜率的显著性。例如，本例进展速率的 95% 可信区间为（–3.7±2.7）%/ 年，斜率的显著性（Slope Significant）显示为 $P < 5\%$。

- VFI 线性回归分析进行这样的推测是希望能够有助于在治疗中提示是否需要进行适当的调整，以降低将来进展的危险，研究显示这种前瞻性的推测是相当准确的。与 MD 线性回归分析相比较，VFI 最大的优势就是使用了模式偏差概率图，更少地受到白内障或白内障手术的影响，能够更真实地反映患者的视功能变化。

12.GPA 如何分析视野进展？ [3-9]

- 临床上一系列视野检测结果的稳定性是非常重要的，但要确定视野缺损的真正进展也是十分困难的，并且需要一定临床经验。异常的视野检测结果在重复检测中会产生更大的变异，更难发现真实的视野改变。随访视野的改变中实际上包含着多种成分，即真实的进展、重复测量的变异，也即随机性的长期波动，甚至系统性的测量误差。真正的进展应当是排除系统误差后超出随机波动预期范围外的改变（图 7-41）。

- GPA 是一种用于 Humphrey 视野分析仪的软件包，旨在通过计算分析有统计学意义的视野变化，帮助医生确定青光眼患者的视野缺损进展并进行定量分析。GPA 最早的全称是 Glaucoma Progression Analysis（青光眼视野进展分析），后来软件升级 GPA-II 能自动排除有学习效应的基线视野，又加入了 VFI 视野指数分析，改称为 Guided Progression Analysis（指导性进展分析），缩写还是 GPA。此软件可用于 SITA Standard（SITA 标准）、SITA Fast（SITA 快速）和 Full Threshold（全阈值）检查，但不可用于 SITA-SWAP 检查。

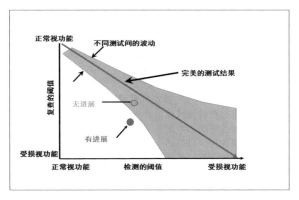

图 7-41　GPA 所反映的是正常阈值波动范围以外的视功能变化，必须是可重复的变化。

- GPA 选用 2 次视野检测结果作为基线，判断视野是否有进展采用的是早期青光眼诊断试验（Early Manifest Glaucoma Trial，EMGT）的标准：用 SITA 或全阈值策略进行检测，连续 3 次视野中有 3 点以上在同一位点出现大于长期波动的恶化定义为真正的视野进展。但 GPA 是基于模式偏差概率图分析的，因此不受白内障或屈光不正导致的普遍敏感度下降影响，而且 VFI 增加了中央位点的权重，能更好地反映视网膜神经节细胞丢失和视功能损伤。

- 新的 GPA 分析策略中有两种分析：青光眼改变概率图（Claucoma Change Probability Maps，GCPMs）和 VFI 趋势分析。它将随访视野的事件分析与趋势分析相结合，通过二者相互补充来帮助医师判断和定量分析青光眼患者视野的进展。事件分析用于评估视野中是否存在任何有统计学意义的恶化，而趋势分析的则用于定量视野出现改变的速率，并可根据进展速率来评估未来几年中视功能丢失的风险。

12.1 GPA 的事件分析

- 在 GPA 的两种分析中，GCPMs 是用来识别青光眼是否有进展。它们显示超出大多青光眼患者常规检测变异度的视野改变区域，具有显著统计学意义的可重复性改变可能与青光眼进展有关。

- GPA 提供了一个简易表达的事件分析，称为 GPA 警示（GPA Alert）。根据 EMGT 的标准，GPA 图中使用了一组简单的符号，为青光眼进展提供了直观的指标。每个随访视野模式图的各点的变化与基线值进行比较，没有出现有统计学意义的改变时标记为"●"；如果视野模式图中某点变化超出了具有相同损害的受试者数据库中 95% 的范围（$P<0.05$），该点就会用"△"（空心三角形）标记出来，以表明发生了明显的变化；如果在第二次随访中该点相对于基线值继续显著下降，则标记为"▲"（半黑三角形），第三次出现就会被标记为"▲"（全黑三角形）。"X"则表示基线视野损害较大，无法做出进展评估（图 7-42）。

- 如果在两个连续的随访测试中有 3 个或更多的位点阈值出现有统计学意义的明显下降，则 GPA 软件会自动发出警告：Possible Progression（疑似进展）。如果在 3 个连续的后续测试中有 3 个或更多的相同点较之基准现有统计学意义的明显变化，则 GPA 软件会发出警告：Likely Progression（极可能的进展）。（图 7-43，图 7-44，图 7-45）

- GPA 的事件分析强调的是与基线视野相比出现恶化的检测位点，这种恶化大大超过了有视野检测经验的青光眼患者中可见的典型随机变异。因此，基线视野的选择就非常重要。Humphrey 视野计中基线视野的选择将学习效应考虑在内，可自动去除有学习效应的首次视野检测，但为了保证结果的准确性，最好能够手动选择或验证基线视野的自动选择是否可靠。要得到 GPA 的分析结果，至少需要 3 次可靠的测试：2 次基线和 1 次随访检查，每一次随访与 2 个基线平均阈值比较，额外的随访与基线和 2 个最近的随访结果比较，才能得出结论。

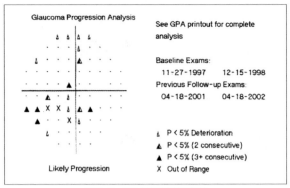

图 7-42 GPA 警示符号和警示语

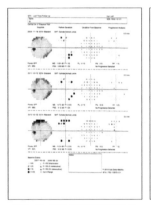
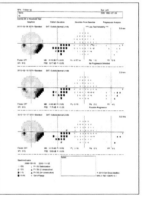

图 7-43 GPA 提示极有可能进展　　图 7-44 GPA 提示没有进展

12.2 GPA 的趋势分析

- GPA 新增加的 VFI 回归分析是一种趋势分析，用来判断患者的视野是在以一个非常危险的速率快速进展，还是进展缓慢而无须进行更多的干预。

- 要进行 VFI 的线性回归分析需要至少 2 年时间随访 5 次以上（即适用条件为随访时间 ≥ 2 年，检测次数 ≥ 5 次）。当患者在同一检测策略下进行了至少 5 次检测时，GPA 就可以进行 VFI 的线性回归分析（详见 11.3），并且计算患者的进展速率，以年进展百分率来表示，并附上了可信区间和斜率估计值。

- 与 MD 线性回归分析相比较，VFI 最大的优势就是使用了模式偏差概率图，更少地受到白内障或白内障手术的影响，能够更真实地反映患者的

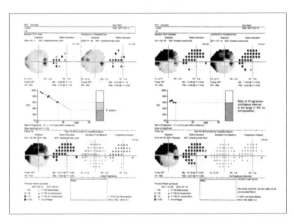

图7-45　左图显示2004年至2011年的随访中视野缺损明显加重，VFI下降趋势显著。患者2010年开始规律药物治疗，之后如果还按照原来初次视野作为基线，下降的趋势并没有改变，这与实际情况不符，需要调整GPA基线。从右图调整后的GPA中可以看到，将GPA的基线视野调整为加强药物治疗以后的视野，视野进展的趋势变得非常平缓

视功能变化。有研究对比了患有白内障的青光眼患者、没有白内障的青光眼患者和已经接受了白内障摘除手术的青光眼患者的MD，在没有白内障的患者中两种方法得到的进展速率相差不大。

13. 视野有哪些分级方法？[10-13]

- 视野检查是现代青光眼诊断、治疗、疗效评价和随访的核心，而根据视野缺损程度进行分级对评估青光眼损害程度至关重要。现代视野分级方法多种多样、各有优劣，了解不同方法的优缺点，有利于临床工作中选用合适、简单而又准确的分级系统来评估视野缺损程度。

13.1 基于视野损害形态的分级方法

- 青光眼的视野缺损形态具有特征性，如早期常见旁中心暗点、鼻侧阶梯，进展期可形成弓形暗点、环形暗点，晚期剩余管状视野、颞侧视岛等。
- Aulhorn和Karmeyer将动态视野检测的青光眼视野缺损分为五级（表7-2，图7-46）[1]。此方法简便，临床可用性强，不需要统计学复杂分析，因此被广泛应用，且在许多现代视野分析方法中得到沿用。

表 7-2 Aulhorn&Karmeyer 视野分级方法

Ⅰ级：视野仅出现相对缺损。
Ⅱ级：视野出现点状、片状暗点或弓形绝对暗点，不与生理盲点相连。
Ⅲ级：与生理盲点相连的弓形绝对暗点，伴或不伴有鼻侧向周边扩展。
Ⅳ级：环形暗点或半环状暗点伴残存中央视岛。
Ⅴ级：中央视岛丢失，仅残留颞侧视野。

- 青光眼视野缺损的形态和发展遵循视网膜神经纤维的分布和行径，因此，青光眼结构与功能损害之间、视野改变和神经纤维伤位置间具有对应性。基于视野缺损形态的方法可直观地反映青光眼损害发展的特征性变化，也可与视野定量分析方法结合，反映神经纤维层受损的位置和程度。此类方法在临床进行个体评估时简单实用，但无法对多次视野或多个患者及不同研究间大样本进行比较。要更好地评估青光眼视野损害程度必须建立视野量化分级，目前此类方法虽有很多，但尚缺乏公认、统一的标准。

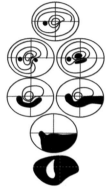

图 7-46 Aulhorn & Karmeyer 分级

13.2 半定量视野分级方法

- 自动视野计静态阈值检测应用后，有学者开始将视野缺损形态与参数值结合，进行视野半定量分析。Hodapp、Parrish 和 Anderson 根据 Hμmphrey 视野计 30-2 全阈值检测程序的模式偏差概率图，以两个条件为标准，将视野缺损分为 3 级（H-P-A 法）（表 7-3）：一是视野缺损程度，将模式偏差概率图中缺损位点的数量及平均缺损（Mean Deviation，MD）作为标准；二是缺损位点与固视点的距离。H-P-A 法定义了诊断为青光眼性视野缺损的最低标准，在决定何时进行青光眼治疗及如何进行治疗方面作用显著。但此系统要求对每个视野都进行精确分析，耗时费力，因此多用于回顾分析。

表 7-3　H-P-A 视野分级方法

诊断为青光眼性视野缺损的最低标准：
①两次视野检查 GHT 均为"超出正常界限"；
②或连续两次视野检查中青光眼视野缺损的典型部位出现 ≥ 3 个非边缘区缺损位点，模式偏差图上缺损位点 P<5%，且其中 1 点 P<1%；
③或连续两次视野的 CPSD<5%。

具体分级	MD 值	模式偏差图		中心 5°范围内位点改变
		缺损度 P < 5%	缺损度 P < 1%	
早期缺损	< −6dB	< 18 点	< 10 点	光敏度均 ≥ 15dB
中度缺损	< −12dB	< 37 点	< 20 点	光敏度均 >0dB，仅一个半视野中有光敏度 < −15dB 的位点
严重缺损	< < −12dB	≥ 37 点	≥ 20 点	至少一个位点光敏度 < 0dB，两个半视野均有位点光敏度 < −15dB

- Brusini 等[14] 提出新的青光眼分级系统（Glaucoma Staging System，GSS）（图 7-47），根据 Humphrey 视野计的 24-2/30-2 程序或 Octopus 视野计的 G1/G1X/G2 程序，以 MD 为横轴，CPSD 为纵轴，用曲线将视野缺损分为 6 级，两斜线分为 3 组。上方区域是以 MD 降低为主的弥漫性视野缺损，下方则是以 PSD 增加为主的局限性缺损，中间区域为混合性缺损。GSS 将视野缺损的严重程度考虑在内，对视野进行快速分级，在评估视野结构缺损及监测视野进展方面也有一定作用。后来他们又发布了改进版 GSS 2[15]（Enhanced Glaucoma Staging System，eGSS），GSS 2 经过计算重新得出视野分级曲线，0-1 期间

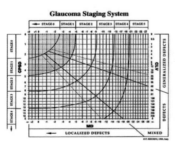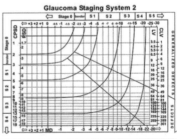

图 7-47　GSS 2 分级系统

新增"边缘期",还增加了 PSD、LV 两个参考值。GSS 与 GSS2 仅利用 MD、CPSD 等数值即可在图表中得出一个坐标点,从而快速、准确地对视野进行分级;该系统将视野缺损形式分为弥漫性、局限性及混合性,临床工作中可以此对视野做出初步分析。

- 青光眼半视野检测(Glaucoma Hemifield Test, GHT)把上、下半视野分为 5 个相应区域,将上半视野中出现的局部缺损与下半视野中对应镜像区域的缺损进行对比,具有较高的敏感性和特异性,结果分为 5 类:超出正常界限、普遍敏感性降低、临界状态、异常高敏感性和正常范围。青光眼早期视野缺损主要为旁中心暗点、鼻侧阶梯,由于水平合缝上下方神经纤维在功能上相互独立,视野水平经线上下缺损度常不一致,缺损很少跨越水平合缝,早期用 GHT 进行上、下半视野对比,容易得出两者的区别,当两者差异 > 1% 或任两簇对应位点的总体缺损度 P > 0.5% 时均划为"超出正常界限";而晚期上、下半视野差异并不明显,GHT 分级的敏感性降低。GHT 易发现损伤较轻的局限性缺损,主要用于检测青光眼早期视野异常,但其并未将青光眼早期可能出现的轻度弥漫性敏感度下降考虑在内;GHT 并未完全区分局限性与混合性视野缺损,它们均被划为"超出正常界限",其分析结果缺乏一定精准性。

13.3 定量视野分级方法

- 进展期青光眼干预研究(Advanced Glaucoma Intervention Study, AGIS)基于 Humphrey 视野计 24-2 阈值检测程序下总体偏差图中的正常阈值缺损深度和数量(表 7-4),评分 0(正常)至 20(最差)。周边位点变异较大,而中央位点较小,周边位点至少降低 9dB 才有意义,而旁中央降低 5dB 即有意义(图 7-48)。每个半视野最高评分为 9 再加上、下 2 个鼻侧区域,共 20 分,分为 5 级:0 分 = 正常视野,1~5 分 = 轻微视野缺损,6~11 分 = 中等视野缺损,12~17 分 = 严重视野缺损,18~20 分 = 绝对期视野缺损。AGIS 评分用来评估和监测青

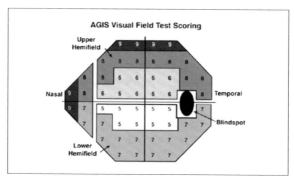

图 7-48 AGIS 评分系统示意图。图中数值表示视野各区域位点的缺损度较正常值降低至少达到图中所示数值才有意义,纳入 AGIS 评分

光眼患者病情变化的准确性得到认同，但由于计算的复杂性，对初学者来说仍然困难且耗时，在日常的青光眼随机临床诊断中并不适用。

表7-4　AGIS 评分方法

AGIS 评分范围从 0~20 分（1 簇指至少 3 个相邻位点）：

鼻侧 6 个位点中至少 1 簇缺损位点构成鼻侧缺损，位点可跨越水平中线。

鼻侧区域水平中线上方或下方有 1 个以上缺损位点，而中线对侧区域没有缺损，构成鼻侧阶梯。

半侧视野出现 1 簇缺损位点形成半视野缺损，上 / 下半视野中存在至少 1 簇缺损。

缺损位点具体评分：

（1）鼻侧缺损或鼻侧阶梯，加 1 分；如鼻侧区域 6 个位点中的 4 个及以上阈值降低 >12dB，再加 1 分。

（2）半视野缺损中有 3~5 个缺损位点，加 1 分；6~12 个位点，加 2 分；13~20 个位点，加 3 分；若多于 20 个位点，加 4 分。

（3）若半侧视野中缺损位点一半以上阈值降低 ≥ 28dB，加 5 分；≥ 24dB，加 4 分；≥ 20dB，加 3 分；≥ 16dB，加 2 分；≥ 12dB，加 1 分；每个半侧视野最多加 5 分。

（4）若半侧视野没有 1 簇缺损位点，但包括至少 2 个相邻位点，且其中 1 点阈值降低 > 12dB，加 1 分。

- 美国 2015 年 PPP 中推荐中，青光眼损伤的严重程度也是主要根据视野来进行分级的。分级的要点中，确定的视盘 / 视网膜神经纤维层损伤都是必需的，而视野损伤程度的不同决定了青光眼的损伤级别。轻度：标准自动视野计检测视野正常；中度：上 / 下半视野出现损伤，但不侵及固视点 5°范围；重度：上下半视野均出现损伤，和（或）至少有一侧半视野侵及固视点 5°以内；无法确定：缺乏可靠的视野结果。这一方法明确了靠近中央固视点的损害权重大于周边损害，但是青光眼损害中有早期就波及中央的，也有晚期还保留中央 5°视野较好的，也有一定的局限。

- 理想的视野缺损分级方法应该是标准化、客观、可重复、简单易用，可同时用于临床分析和科研，能应用于所有视野计，能提供视野缺损的形态、类型、位置和深度等特征，与结构性损伤有高度一致性，能监测随访中视野的微小改变，能做成软件用于日常临床工作。目前使用的方法中，基于视野损害形态的分级方法简便，临床可用性强，不需要统计学的复杂分析，但其只适用于已出现明确的青光眼性视野损害的病例；半定量方法可以简单、快速对视野进行分级，但弊端在于缺少具体的参数值，不宜直接进行对比分析，而较适用于临床诊疗中对青光眼视野的分级，如 GSS2 分级；定量分级方法虽然耗时、较难掌握，但能得出具体的量化指标，可以此进行统计学分析和进展分析，因此常用于长期随访和研究，如 AGIS 分级，其与 GSS2 的视野分级效果相当。很多学者还在不断致力于改进和研究新的视野分级方法，将视野分析与临床的各种检查、体征结合起来综合分析可能是较理想的研究方向。

参考文献

[1] 袁援生，钟华．视野学基础知识．袁援生，钟华主编．现代临床视野检测．北京：人民卫生出版社，2015：19-33.

[2] 袁援生，钟华．视野检查的基本原理．袁援生，钟华主编．现代临床视野检测．北京：人民卫生出版社，2015：34-41.

[3] 袁援生，陈晓明．视野检查．李美玉主编．青光眼学．北京：人民卫生出版社，2004：182-262.

[4] Bengtsson B, Heijl A. A visual field index for calculation of glaucoma rate of progression. Am J Ophthalmol, 2008,145(2):343-353.

[5] Rao HL, Jonnadula GB, Addepalli UK, et al. Effect of cataract extraction on Visual Field Index in glaucoma. J Glaucoma,2013,22(2):164-168.

[6] Spry PG, Johnson CA. Identification of progressive glaucomatous visual field loss. Surv Ophthalmol, 2002,47:158-173.

[7] Brusini P. Monitoring glaucoma progression. Prog Brain Res,2008,173: 59-73.

[8] Ng M, Sample PA, Pascual JP,et al. Comparison of Visual Field Severity Classification Systems for Glaucoma. J Glaucoma,2011,29: 1-11.

[9] Ernest PJ, Viechtbauer W, Schouten JS, et al. The influence of the assessment method on the incidence of visual field progression in glaucoma: a network meta-analysis. Acta Ophthalmol, 2010.

[10] Susanna R Jr, Vessani RM. Staging glaucoma patient: why and how? Open Ophthalmol J,2009, 17: 59-64.

[11] Heijl A, Bengtsson B, Chauhan BC, et al. A comparison of visual field progression criteria of 3 major glaucoma trials in early manifest glaucoma trial patients. Ophthalmology, 2008,115: 1557-1565.

[12] Brusini P, Johnson CA. Staging functional damage in glaucoma: review of different classification methods. Surv Ophthalmol,2007,52: 156-179.

[13] Ang GS, Mustafa MS, Scott N, et al. Perimetric progression in open angle glaucoma and the Visual Field Index (VFI). J Glaucoma, 2011,20(4):223-227.

[14] Brusini P. Estimating glaucomatous anatomical damage by computerized automated perimetry. Acta Ophthalmol Scand Suppl, 1997,224:28-29.

[15] Brusini P, Filacorda S. Enhanced Glaucoma Staging System (GSS 2) for classifying functional damage in glaucoma. J Glaucoma, 2006,15:40-46.

第四节 视觉电生理

1. 什么是视觉电生理检查技术?

- 人类对波长在 400nm~750nm 范围的电磁波(可见光)敏感。在可见光的条件下,视网膜感光细胞首先将光信号(物理信号)转化为生物信号,在视网膜各层细胞中传递、整合后,经视神经传到视觉中枢,形成视觉。在视觉信息传递过程中,每一步传递都伴随着生物电活动。[1] 视觉电生理检查技术就是通过记录和观察视觉形成过程中视网膜、视路及视中枢电信号的变化,来判断视网膜和视神经的功能状况,从而为临床各类疾病的诊断提供客观依据。

- 视觉电生理检查是一种客观性检查方法,检查结果不受被检查者的智力和反应时间等因素影响。

- 由于青光眼的靶细胞是视网膜神经节细胞[2],因此,应用于青光眼视功能检查的视觉电生理检查方法主要有图形视觉诱发电位(Pattern Visual Evoked Potentials, P-VEP),分离格栅视觉诱发电位(Isolated Check VEP, IC-VEP)和图形视网膜电图(Pattern Elertroretinogram, P-ERG)。

2. 图形视觉诱发电位(P-VEP)

- P-VEP 是以一定的对比度和空间频率构成的图形作为视刺激诱发出的视皮层电位变化。主要反映黄斑部神经节细胞至视中枢形觉信号的传递和视皮层的活动。P-VEP 的波形较稳定,变异小,是目前常用的模块。

2.1 记录方法

- 2.1.1 刺激方式

- 刺激方式为翻转棋盘格或光栅条纹。根据刺激频率可以分为瞬态 VEP 和稳态 VEP。临床上通常采用瞬态刺激方式记录图形 VEP。据报道青光眼失代偿的早期,首先是低空间频率的图像 VEP 异常,进而所有空间频率的图像 VEP 全部受损。有学者报道[3],稳态 VEP 可能对青光眼更敏感。

- 2.1.2 电极及安装

- VEP 采用 Ag-AgCl 皮肤电极记录,皮肤阻抗小于 5kΩ,其中作用电极安装在枕粗隆上 2cm 处之皮肤上(Oz),相关电极装在额部正中(Fz)或双耳上缘线头顶正中央(Cz),接地电极装在耳垂或额头正中(Fz)(图 7-49)

- 2.1.3 分析方法

- 分析时,常以 P100 的峰时和幅值作为主要参数(图 7-50)。每台设备都会有正常值范围,超出正常值范围还需双眼比较,双眼比较甚至比与正常值比较更有意义。

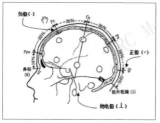

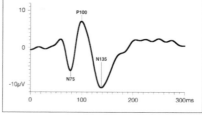

图 7-49 电极安装示意图   图 7-50 图形 VEP 示意图

2.2 青光眼的 P-VEP 变化

- 青光眼典型的 PVEP 改变表现为峰时延迟和幅值下降，而且青光眼的视野缺损越大，峰时和幅值的改变越明显。有学者研究显示[4]，没有视野缺损的早期青光眼可记录到异常的 PVEP，但也有研究表明部分已有明确视野缺损的青光眼患者（约 20%），PVEP 仍可正常。因此有学者提出[5]用分离格栅等技术提高 VEP 对青光眼的敏感性。

3. 分离格栅视觉诱发电位（IC-VEP）

- 分离格栅视觉诱发电位（IC-VEP）是在传统图形视觉诱发电位（PVEP）基础上开发的新技术。它的工作原理遵循 PVEP，即通过图形刺激信号，记录、处理和分析受检者所产生的视觉诱发电位（VEP）信号，为视觉功能评估和视神经病变提供判断依据。

- 由于青光眼早期特征性的病理生理学改变包括视网膜神经节 M 细胞的丢失，IC-VEP 通过分离格栅技术可选择性刺激 M 细胞，并且通过测量中央 12 度范围内 M 细胞通路的信号水平，有利于发现外周视野未出现明显异常改变的早期青光眼患者。有研究报道，该技术对早期原发性开角型青光眼诊断的敏感性、特异性均超过 80%，准确率超过 90%，优于 PVEP。由于 IC-VEP 针对特定通路，对青光眼更有针对性，检查耗时较短，对检查者要求相对较低，具有重要的临床价值[6]。

3.1 记录方法

- 3.1.1 刺激方式
- 采用分离格栅图形刺激方式，可灵活构建时间频率、空间频率及对比度的变化，区分刺激不同细胞通路，针对视网膜神经节 M 细胞通路，刺激采用稳态正弦波调制的小方格低空间频率、亮对比度、高时间频率变化。
- 3.1.2 电极及安装
- 同 PVEP。
- 3.1.3 分析方法
- IC-VEP 引入了 T2 多元分析的方法。它是一种对存在多个变量因素数据分析的方法，特别适合对稳态诱发电位信号进行分析，其敏感性高，能够辨识更小的信号，需要的数据段较少，效能非常高，最后通过极坐标图（图7-51）处理更直观，易于理解。以信号水平与背景噪声的相对比值（SNR）来判断所刺激的视网膜神经节M细胞通路是否正常。

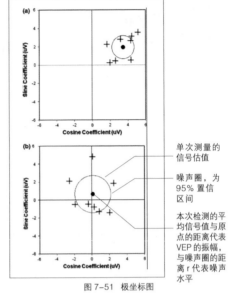

单次测量的信号估值

噪声圈，为95%置信区间

本次检测的平均信号值与原点的距离代表VEP的振幅，与噪声圈的距离r代表噪声水平

图7-51　极坐标图

3.2 青光眼的IC-VEP改变

- 当 SNR>1（噪声圈不经过原点），显示获得明显的可测信号，意味 VEP 信号探测成功，预示视神经通路无障碍；当 SNR ≤ 1（噪声圈经过原点），显示 VEP 信号弱，甚至无法区分 VEP 信号和噪声（自发脑电信号等），意味 VEP 信号探测失败，预示视神经通路存在损害，可能与青光眼损害相关。

4. 图形视网膜电图（P-ERG）

- P-ERG 主要反映了视网膜神经节细胞的功能和黄斑区视网膜的功能，还可以结合 PVEP 来区分病变发生在视网膜还是后面的视通路。因此对青光眼的诊断有一定价值[7]。

4.1 记录方法

- 4.1.1 刺激方式

- P-ERG 的刺激图像通常是黑白棋盘格或光栅条纹，和 PVEP 刺激图形类似。根据刺激频率不同也可分为瞬态 P-ERG 和稳态 P-ERG(SS-PERG)。P-ERG 本身信号较弱，瞬态 P-ERG 信号更弱，对于无法获得波形的，可改用稳态 P-ERG，这是因为稳态 PERG 信号可与噪音完全分离，采集信号更强。

- 也正是由于 P-ERG 信号较弱，对图形刺激器的要求非常高，要求在图形黑白翻转时，不存在闪烁光，且响应时间达到微秒级。而目前传统电生理，所用的 LCD 刺激器都有闪烁光，且响应时间长，结果不够准确。鉴于以上原因，P-ERG 的临床应用受到限制。而目前已经有使用 OLED 刺激器的电生理仪问世，它解决了闪烁光和响应时间的问题，使结果更加稳定可靠。

- 4.1.2 电极及安装
- P-ERG 记录电极不能影响观察，因此通常用 DTL 碳纤维电极记录，一端固定在内眦部外，另一端固定在外眼角与太阳穴之间的皮肤上，再与皮肤电极通过导电膏连接后，与放大器相连接。但由于 DTL 电极来源受限，成本高，不易固定，不能单次使用，又不能彻底消毒，因此受检者有致眼部感染的风险。目前，已经有通过皮肤电极检测 P-ERG 的方法，金属丝在睑缘边缘，不需放到眼睛里，不存在引起眼部感染的风险。参考电极和接地电极为 Ag-AgCl 皮肤电极。参考电极置于前额正中或同侧外眦部皮肤，地极可安装在前额正中或耳垂上。
- 4.1.3 分析方法
- 瞬态 P-ERG 波形由 N35、P50、N95 三个波形组成（图 7-52）。P-ERG 波形起源于后极部视网膜神经节细胞，与视网膜黄斑区功能密切相关。稳态 P-ERG，同样引入了 T2 多元分析的方法，以信噪比 SNR 值来判断。

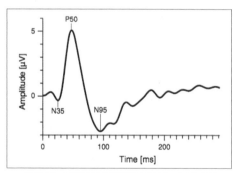

图 7-52　正常瞬态图形视网膜电图（P-ERG）波形

4.2 青光眼的 P-ERG 改变

- 青光眼疾病会导致瞬态 P-ERG 的 P50 幅值下降，峰时延长，N95 波消失或峰时延长。研究已证实 P-ERG 在反映早期青光眼视功能损害上比 P-VEP 更敏感。稳态 PERG，一般 SNR 值大于 1 为正常，SNR 值小于等于 1 为异常。

5. 视觉电生理的发展

- 视觉电生理学检查技术是公认的客观性视功能检查方法，是无创性检查，至今在临床上应用已经有 60 多年历史[8]。近年来，视觉电生理技术应用于青光眼辅助诊断方面，也取得了长足进步。但视觉电生理检查结果可能会受多种因素影响，使其临床应用受到限制。这些因素包括检测环境中光线、距离等；检查者对视力的矫正、电极安放位置以及与皮肤充分接触等；受检者的固视、注意力集中等。目前，市面上已经有视觉电生理设备针对以上的影响因素做了改进，外观一体化，屏蔽了检测环境且固定了检测距离；电极安放用头夹，简单快捷，且易于固定和与皮肤充分接触；操作屏设有监视画面，可随时观察到受检者的配合情况，以便及时纠正提醒[9]。这些措施的应用使得视觉电生理的使用方便、快捷，且检测结果更加稳定可靠，为视觉电生理的广泛普及和应用奠定了基础。随着视觉电生理技术的进一步发展，必然会为临床，特别是青光眼的辅助诊断带来更大的价值。

参考文献：

[1]　Yoseph Glovinsky etal. Retinal Ganglion Cell Loss Is Size Dependent in Experimental Glaucomal [J]. Invest Ophthalmol Vis Sci, 1991.

[2]　Tiande Shou etal.Differential Dendritic Shrinkage of α and β Retinal Ganglion Cells in Cats with Chronic Glaucoma[J]. Invest Ophthalmol Vis Sci, 2003.

[3]　Yasemin Budak etal. Retinal Ganglion Cell Death, Glaucoma-Basic and Clinical Concepts，2011.

[4]　Ileana Soto et al. Retinal Ganglion Cell Loss in a Rat Ocular Hypertension Model Is Sectorial and Involves Early Optic Nerve Axon Loss[J]. Invest Ophthalmol Vis Sci ,2011.

[5]　Vance Zemon et al.Novel electrophysiological instrμment for rapid and objective assessment of magnocellular deficits associated with glaucoma[J]. Docμmenta Ophthalmologica,2008.

[6]　李海生，潘家普主编.视觉电生理的原理与实践 [M].上海：上海科学普及出版社，2000.

[7]　李美玉主编.青光眼学 [M].北京：人民卫生出版社，2004.

[8]　吴乐正，吴德正主编.临床视觉电生理学 [M].北京：科学出版社，1999.

[9]　蓝育青，刘嫣芬，葛坚，等.几种视觉电生理检查对原发性开角型青光眼早期诊断的意义 [J].中国实用眼科杂志，2001，19（1）：47-50.

第八章

青光眼的临床评价

第一节 原发性开角型青光眼

1. 中国人和西方人的 POAG 有什么不同特征?

- 青光眼是世界首位不可逆性致盲眼病，随着全球人口老龄化，青光眼患病率呈逐年增长的趋势。在 40~80 岁人群中，2020 年将有 7600 万人罹患青光眼，至 2040 年，数量将高达 11 180 万[1]。POAG 患者到 2020 年，将可能达到 6550 万[2]。在 Quigley 等的研究中，2020 年 POAG 患者将占原发性青光眼的 74%，其中 590 万人将因此致盲[3]。研究 POAG 对世界范围内的防盲治疗具有重要意义。

- 我国和西方在 POAG 发病的危险因素上很相似，家族史和年龄都是居于前位的高危因素。年龄调整后的性别因素、视盘出血、中央角膜厚度（CCT）、中高度近视、心血管疾病和糖尿病等代谢性疾病也影响着 POAG 的发生，但是这些危险因素不能在所有研究中都表现出与 POAG 的相关性，比如基于上海浦东人口的调查显示，POAG 与糖尿病无统计相关性[4]。尽管年龄是 POAG 的高危因素，POAG 患病率随年龄增长，但不同人种患病率增长速度不同，西班牙人高于白种人，亚洲人相对较慢[5]。平均 CCT 在不同种族中也略有不同，中国人较白人略厚[6]。

- 正常眼压性青光眼（NTG）是 POAG 的亚型之一，诊断较为困难。NTG 患者出现进行性青光眼视神经病变和相对应的视野缺损，但是眼压却始终在统计学规定的正常范围内，高估眼压在 POAG 中的作用，缺乏完整的视野检查可能导致误诊率增高。我国 NTG 患病率要高于西方，在欧洲人中，NTG 的患病率占 POAG 的 30%~38.9%，而邯郸地区的研究中，NTG 占 POAG 患者的 90% 以上[7]，广州荔湾地区为 85%[8]。一项基于美国不同人群的研究显示，亚裔人种 POAG 患病率高于白人，其中中国人患 NTG 的比例占亚裔之首[9]。除了患病率差异，亚洲人种 NTG 在临床特征上可能与西方略有不同，在一项针对韩国人与白人的研究中，在视野缺损相同时，韩国 NTG 患者 CCT 更薄，视盘变化更明显，视网膜神经纤维层更厚[10]。

- 然而，我国对 POAG 的诊断率较西方低。在上海浦东地区眼病研究中，POAG 的未诊断率为 88.89 %，其中 NTG 患者中诊断率更低，只有 4%[4]。邯郸眼病研究也显示，只有少于二十分之一的 POAG 患者得到正确的诊断[7]。Fotis Topouzis 通过对希腊塞萨洛尼基市眼病研究结果的分析，认为该地区至少半数的青光眼病例未被诊断[11]。POAG 诊断率过低，将导致中晚期 POAG 患者增多，个人和社会的经济负担增加。我国远低于西方的 POAG 诊断率提示，提高民众对 POAG 的防治意识，增加政府对 POAG 的重视程度，使 POAG 患者可以早期诊断早期治疗，已经刻不容缓。

- 我国和西方患病率不同可能是由于人种不同导致基因突变位点差异。调控 POAG 病理过程的基因异常，如在氧化应激通路中起重要作用的谷胱甘肽 s- 转移酶（Glutathione S-transferase, GST) 基因，*GSTM1* 基因 null 基因型在东亚和 POAG 呈明显统计学相关，而在高加索和拉丁人种中无相关性[12];调控眼部组织发育的基因异常,如参与弹性组织生成的赖氨酰氧化酶(the lysyl oxidase-like 1, LOXL1)基因,主要有3个可能和POAG相关的SNPs(single nucleotide polymorphism,SNP),在亚洲人群主要是rs1048661,而在高加索人群主要是rs3825942[13];与POAG危险因素相关的基因,如和近视相关MYOC基因,在白种人中Q368X突变和POAG明显相关,亚洲人则是T353I突变[14]。还有一些研究的检测对象主要欧洲人,缺乏全球大数据,尚不能证明POAG的发病是否有种族特异性,有待进一步的多中心研究,如与青光眼视神经变性相关的基因CDKN2B-AS1和SIX1/SIX6的SNPs,与欧洲人POAG具有相关性[15]。然而,单个基因导致的POAG不到所有POAG的10%[16],推测POAG的发病是由于多基因及环境因素共同作用。

- 综上所述,我国和西方人POAG有许多不同,其原因可能是致病基因和遗传易感性的差异,同时,身处环境和社会因素也可能起到一定作用,产生这种差异的原因还有待进一步的临床多中心研究。

2.POAG是否需要筛查?如何看待POAG筛查?

- POAG是一种慢性、进行性的视神经病变,病理性高眼压是造成视神经损伤的重要因素之一。其特征是获得性的视神经萎缩与视网膜神经节细胞及其轴突丢失,且无其他可能引起上述病变的眼部及全身疾病,眼压升高时房角始终保持开放。

- 早期的流行病学调查显示,PACG患病率远远高于开角型青光眼,然而近些年来,在黑龙江宾县[17]、河北邯郸市农村[7]、北京市城郊和农村[18]、上海市浦东区[4]、广州市荔湾区[8]这几个相对大型的流行病学调查中,POAG患病率依次为0.7%、1.0%、2.5%、2.85%和2.1%,PACG患病率依次为1.4%、1.6%、1.5%、0.5%和1.0%,这说明局部地区POAG患病率明显上升,已经超过PACG,这可能是由于以下几个原因:第一,近年来POAG诊断标准改变,ISGEO分类削弱了POAG诊断对眼压的依赖;第二,现代辅助诊断技术的发展提高了POAG诊断率;第三,人口老龄化和生活习惯改变,使具有中老年、近视及心血管疾病等POAG危险因素的患者数量增加,但无论原因如何,POAG患病率的升高必须得到足够的重视。

- 相较于PACG发作时明显的临床症状和体征,POAG发病更隐匿,病情逐步进展,是名副其实"视力的小偷"。很多患者直到出现显著的视力下降和(或)视野缺损才去医院就诊,此时青光眼往往已经进展至中晚期,而青光眼性视神经损伤呈不可逆性,即使采取合理有效的降眼压治疗,其视力和视野也难以恢复正常,给患者心理和生理带来极大的痛苦。一部分患者由于常规体检或者因眼部其他不适去医院就诊,偶然发现眼压或眼底异常,经建议转入专科治疗,一般预后尚可。此外,仅有少数患者,因为阳性家族史或对青光眼有一定认识,主动去医院进行青光眼筛查,这类患者得到早期诊断和治疗的可能性最大。总而言之,大部分患者都在出现明显视物障碍或眼底变化时才得到明确诊断,错失了在疾病早期得到诊断和治疗的机会。关于 POAG 的筛查，可以从"Who、what、how"3 个方面考虑。

2.1 谁应进行 POAG 筛查?

- POAG 的发病机制复杂，任何人都有可能患病。个人或单位组织的定期体检应该包括眼科检查，可以进行视力、裂隙灯、眼底检查和眼压测量。40 岁以上或有高危因素者，建议去有青光眼专科的医院进行青光眼的筛查，甚至定期随访观察。

- 这些危险因素包括：青光眼家族史（最有力的影响因素，一级亲属中的发病率比普通人高 10%），中高度近视，代谢性疾病（糖尿病、甲状腺疾病等），心血管疾病（血压、血液流变学、眼部血液循环障碍等），高眼压症的患者。

2.2 POAG 青光眼的筛查包括什么?

- 开角型青光眼诊断相对复杂，除了注意鉴别诊断，还要留意正常眼压性青光眼和高眼压症，因此，筛查项目应包括基本眼部检查（视力、裂隙灯、眼压和房角检查）以及评估视神经损伤的检查（视野、眼底视盘和神经纤维层检查），必要时测量中央角膜厚度和多次眼压测量。

- 在临床筛查的过程中，可以根据实际情况选择筛查方法，例如，难以进行房角检查时，利用裂隙灯观察前房深度粗略评估房角是否开放；因压平式眼压计操作烦琐或患者不耐受，选择非接触眼压计进行眼压测量；设备条件有限不能进行神经纤维层检查或视野检查时，建议可疑青光眼患者去上级医院或眼专科医院，进一步检查以明确诊断等。

2.3 如何开展 POAG 筛查?

- 开角型青光眼筛查有两种方式，一种是医疗机构对一定范围内的居民进行大规模的被动筛查，另一种是患者眼部不适或者有意识地至医院就诊的主动筛查。第一种筛查目标是筛查出确诊的 POAG 患者，并将疑似病例送往有青光眼专科的医院进一步诊断和治疗，在患者尚无自觉症状时早诊断、早治疗，减少了患者的痛苦，也降低了家庭和社会的经济成本，而且，对仪器设备和医务人员要求较低，避免了医疗资源浪费。但是，我国人口基数大，被动筛查难以全面覆盖，如何确定适合我国现状的筛查方法和模式仍任重道远。

- 中国人口占世界首位，如此庞大的人口基数导致我国青光眼患者人数众多，尤其近年来 POAG 患病率不断升高。青光眼作为视神经不可逆性损伤导致的严重致盲眼病，目前的治疗主要是通过降低眼压而减轻视神经的损害，尚无确切有效的视神经保护和再生治疗，这提示我们早诊断、早治疗是十分有意义的。因此，最佳的筛查方式是患者在无眼部症状时主动就医，这需要提高民众对青光眼，尤其是 POAG 的认识，应该积极进行青光眼疾病防治宣传和教育，使有危险因素的患者主动于医院就诊。同时，也需要提升基层医院对 POAG 的诊治水平，利于患者早诊断、早治疗。

- 所以，对民众进行积极的青光眼教育，建立完善的筛查机制，在更大的范围内展开 POAG 的筛查是必要且迫切的。

3. 可疑青光眼

3.1 如何界定可疑青光眼？

- 可疑青光眼在此系可疑原发性开角型青光眼的简称，包括眼压可疑及视神经可疑两个方面。

- 眼压可疑主要是指高眼压症患者，即眼压超过 21mmHg，视神经形态正常，房角开放，可除外其他继发性眼压升高因素者。高眼压症患者仅少数可发展为青光眼，需对其定期复查。复查时除眼压外，重点是监测有无视神经形态的改变。复查的频率根据存在的危险因素情况而定，高危者如眼压持续超过 28mmHg、眼压升高合并高度近视、糖尿病等可每 3 个月复查一次，其他患者可 6~12 个月复查一次。详细见"高眼压症"一节。此外，糖尿病、缺血型视网膜中央静脉阻塞合并眼压轻度升高者也属于可疑青光眼。

- 视神经可疑通常是指在眼科查体或筛查时偶然发现的视神经可疑青光眼性改变[19-21]，包括多种情况，如视盘大视杯、盘沿可疑变窄、视网膜神经纤维层可疑缺损、双眼视杯大小不对称、视盘线状出血、一眼诊断为 POAG 另一眼视神经正常的眼、Sturge-Weber 综合征、病理性近视眼视盘可疑、年轻人单眼视神经不全萎缩等[22]。

- 多数正常人垂直 C/D 值 <0.6，但少部分正常人 C/D 值超过 0.6，对此类人通过随访检查，无视杯进行性扩大者，属于生理性大视杯(图 8-1)，可以排除青光眼[23]。

- 正常中等大小视盘的人其盘沿宽度符合"ISNT 原则"，即盘沿下方(I)最宽，依次为上方(S)、鼻侧(N)，颞侧(T)最窄。青光眼盘沿变窄首先发生在颞下方或颞上方，判断这两个部位盘沿是否变窄，可采用与鼻侧盘沿宽度比较的方法，当颞下方或颞上方盘沿窄于鼻侧时，属于青光眼改变[24]。当然，应与视盘发育异常尤其是视盘缺损畸形进行鉴别。

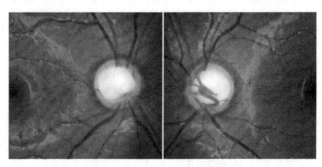

图 8-1 男性，10 岁，双眼视盘大视杯

后者视盘异常大，盘沿与视网膜神经纤维层改变呈非进行性。

- 视网膜神经纤维层可疑主要是指小视盘同时存在颞下或颞上方视网膜神经纤维层变薄者。高血压、糖尿病患者出现的孤立性或多发性视网膜神经纤维层裂隙状缺损不在此范畴[25]。

- 多数正常人双眼视杯大小对称（图8-2），当双眼 C/D 值相差超过 0.2 时，较大 C/D 值的眼属于可疑青光眼。

- 视盘出现线状出血者通常是出现青光眼视神经损害的先兆，对此应密切随访。

3.2 POAG 高危人群有哪些?

- 目前普遍认为的 POAG 高危人群包括：

- （1）老龄者：主要指 50 岁以上的人。POAG 患病率随着年龄增长而增高。这在拉丁美洲后裔及非洲后裔更为明显，73~74 岁及 75 岁以上的美籍非洲人 POAG 患病率分别达 5.7%、23.2%。

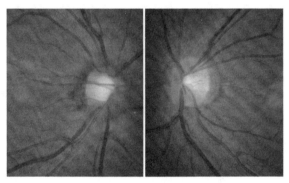

图8-2 女性, 26 岁, 双眼视杯大小不对称

- （2）青光眼家族史者：POAG 患者的一级亲属（父母、兄弟姐妹、子女）患 POAG 的风险是其他人的 2.9 倍。

- （3）眼压升高及高眼压症患者：眼压 >21mmHg 是 POAG 视神经损害最重要的危险因素。多中心临床试验"高眼压症治疗研究（Ocular Hypertension Treatment Study，OHTS）"结果显示，对高眼压症未治疗组青光眼的发生率（9.5%）为治疗组（4.4%）的 2 倍，未治疗的高眼压症每年约 2% 发展为青光眼。对于高眼压症患者如果伴有其他危险因素者应予以治疗。眼压 22~29mmHg 者、30~34mmHg 者患 POAG 的风险是眼压低于 15mmHg 者的 12.8、39 倍[26]。

- （4）近视眼患者：有研究显示，近视眼者是无近视者患 POAG 风险的 1.6~3.3 倍。高度近视眼患 POAG 概率是正视眼的 7.56 倍[4]。

- （5）糖尿病患者：有研究显示，**糖尿病患者 POAG 患病率是无糖尿病者的 2.12 倍** [27]。
- （6）中央角膜厚度较薄者：正常成年人中央角膜厚度约为（530±30）μm[12]。其每减少 40μm，发生青光眼的相对危险度增加 70%，即是角膜厚度正常者风险的 1.7 倍。薄角膜是高眼压症发展为 POAG 的独立危险因素，但其是否为发生青光眼性损害的危险因素之一尚有争议。
- （7）非洲后裔：有研究显示，黑种人 POAG 的患病风险约是白种人的 6 倍（5~8 倍） [28]。

3.3 可疑青光眼需要治疗吗？如何治疗？

- 可疑青光眼一般不需要治疗 [29]。通常每 6~12 个月复查眼底照相一次即可，有条件的单位应进行眼底像图像配比，即将前一次或既往的眼底像与目前的眼底像进行图像配准、比较，观察有无盘沿及视网膜神经纤维层等的变化。当怀疑盘沿变窄及视网膜神经纤维层变薄或缺损时，可通过 SD-OCT 检查及标准化自动视野检查（如 Humphrey 或 Octopus 定量视野检查）进行印证，以便及时做出青光眼的诊断，并适时进行处理。眼压检查是必要的。对于存在危险因素者，尤其是眼压较高（如超过 28 mmHg）时，除每 3 个月一次眼底照相检查外，可适当给予降眼压滴眼剂 [26,30]。

3.4 可疑青光眼的随访时间多长能够排除 POAG？

- 除非能够排除青光眼的诊断，否则，理论上可疑青光眼患者需要长期进行随访。从可疑青光眼到明确的青光眼有时需要很长的时间，极个别患者出现视神经进展与停止进展的间断性变化。

4. 高眼压性原发性开角型青光眼

4.1 高眼压性 POAG 有哪些临床特点？

- 高眼压性 POAG 是指由病理性高眼压〔≥ 2.79kPa（21mmHg）〕引起特征性视盘损害和视野缺损，而且前房角开放的青光眼 [29]。其发病隐匿，进展缓慢，多数患者无自觉症状。随着病情的发展，部分患者有轻度的眼胀、视物疲劳或视物模糊，少数患者可有虹视、头痛。晚期患者视野严重受损，可出现夜间视力下降和行动不便。少数患者直至单眼失明仍可无任何自觉症状。眼部体征如下：
- （1）视力：中心视力甚至可保持在仅余管状视野的晚期。合并有近视的患者可表现为屈光度不断加深。
- （2）眼压：眼压升高 ≥ 2.79kPa（21mmHg），早期的眼压改变可能仅在 24 小时中的某一时段表现为眼压升高，或 24 小时眼压波动大〔最高和最低相差 ≥ 1.07kPa（8mmHg）〕，而随着病情进展可发展为持续性高眼压。早期诊断上提倡应用 Goldmann 压平眼压计进行测量 [31]。
- （3）前房深度和前房角：前房深度正常，高眼压下前房角仍然开放。

- （4）视盘改变：视盘在形态上表现为盘沿变窄，多伴有切迹出现和视盘凹陷扩大，即杯盘比（C/D）扩大，正常人杯盘比 ≤ 0.3，若杯盘比 ≥ 0.6，视盘表面的视网膜血管的走行和形态也发生了变化，则要高度怀疑青光眼，同时需要注意与生理性大视杯进行鉴别[23]。

- （5）青光眼视网膜神经纤维层缺损：视网膜神经纤维层变薄通常出现在视野缺损以前。常见的视网膜神经纤维层的缺损有：局限性萎缩，首先发生在颞上或颞下方弓形纤维，并且以颞下方弓形纤维受损更为常见，呈现"梳发状改变"，随损害的加重可逐渐发展为楔状缺损和扇形缺损；弥漫性萎缩，即视网膜神经纤维层弥漫性变薄，颜色变暗；混合性萎缩，兼有局限性视网膜神经纤维层缺损和弥漫性视网膜神经纤维层萎缩的表现[32]。

- （6）视野损害：纤维束性视野损害是青光眼视野损害的特征性改变。一般根据青光眼视野缺损的程度分为早期、进展期和晚期。早期视野缺损多表现为旁中心暗点，在自动视野计阈值检查中表现为局限性视网膜光敏感度下降。10%~15% 的早期青光眼由于颞侧水平线上或下方的神经纤维束损害不对称而造成鼻侧等视线压陷，从而形成鼻侧阶梯。进展期视野损害可呈现典型的神经纤维束性视野缺损，旁中心暗点进一步发展互相融合形成弓状暗点。晚期青光眼视野大部分丧失，仅残存 5°~10° 中心视岛或颞侧视岛，最后视力完全丧失而失明[33]。

4.2 如何个性化选择治疗方案?

- 高眼压性 POAG 主要的治疗方法包括药物治疗、激光治疗和手术治疗，最佳的治疗方案是根据患者的眼压和视功能损害，以及患者的依从性和实际经济情况，在衡量治疗的风险与收益后，制订个性化的治疗方案[34]。治疗前首先确认基础眼压水平，评估视野和视神经损害程度；考虑患者的期望值和生活质量，以及治疗费用和卫生经济，确定目标眼压，全面评估治疗的风险和收益。目前为止，病理性高眼压仍是造成青光眼性视神经损害的唯一被确认的因素，眼压是延缓青光眼进展的唯一证实可控危险因素[35]。因此，目标眼压是个性化青光眼治疗的核心。

- 目标眼压是指能阻止青光眼损害或将疾病进展速度降到最低的眼压上限。目标眼压是一个范围，在这个眼压范围里，青光眼性视神经病变和视野损害的进程将得到控制。以基础眼压为标准，当青光眼视神经损害处于早期阶段，治疗后眼压应降低 20%~30%，目标眼压应控制在 18mmHg 以下；对于进展期，治疗后眼压应降低 40% 左右，眼压应控制在 15mmHg 以下；对于晚期，治疗后的目标眼压应控制在 10~12mmHg。治疗过程中目标眼压范围是动态的，应根据病情进展情况不断地进行重新评估并修正。

- 通常药物→激光→滤过手术是高眼压性 POAG 治疗所遵循的原则，滤过手术往往是应用最大耐受量药物或激光后仍然无法控制眼压时才进行，但是仍需根据不同病例、不同眼压水平、视功能损害程度、不同个体的依从性、卫生经济条件，选择个体化的治疗方案。微创青光眼手术（microinvasive glaucoma surgery，MIGS）包括 Schlemm 管成形术，内路小梁切开术（小梁消融术），小梁网分流装置植入（包括 iStent 、Cypass、Hydrus、 GMS 植入手术、XEN 凝胶支架等）等（图 8-3）。这些无滤过泡的内引流手术，避免了术后滤过泡的产生；通过降低小梁网组织及 Schlemm 管内壁房水流出阻力，而增加房水经传统引流通路的流出量，优点在于安全、微创、组织损伤小，为青光眼手术治疗提供了新的术式选择。但目前这些新的手术方式的临床应用价值及远期手术疗效还有待更多研究。

4.3. 什么情况下选择药物治疗？

· 高眼压性 POAG 患者初始治疗除非存在禁忌证，否则药物治疗仍是目前首选治疗方法，用药原则一般是从低剂量的局部药物治疗开始，如不能控制眼压，再增加药物浓度或联合用药。《我国原发性青光眼诊断和

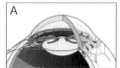 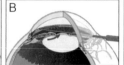 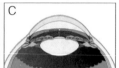

Schlemm 管成形术　　　　　小梁消融术　　　　小梁网分流装置植入（iStent）

图 8-3　微创青光眼手术

治疗专家共识》（2014 年）[36] 推荐的局部降眼压药物包括：前列腺素衍生物、β 肾上腺素能受体阻滞剂、α₂ 肾上腺素能受体激动剂、局部碳酸酐酶抑制剂、拟胆碱能类药物。治疗青光眼的一线降眼压药物选择标准包括：具有良好的降眼压效果，达到预期靶眼压的高反应率；保持平稳的眼压，减少眼压波动；与其他药物具有良好的协同作用；局部和全身的不良反应少；依从性高，患者能持续应用；具有良好的性价比和潜在的神经保护作用。欧美国家及《我国原发性青光眼诊断和治疗专家共识》（2014 年）推荐前列腺素类药物为抗青光眼一线用药。前列腺素类药物主要通过增加葡萄膜巩膜途径房水外流达到降眼压目的。该类药物滴药一次降眼压效果可维持 24~36 小时，降压幅度大，可达 25%~35%，可以保持昼夜眼压稳定，局部及全身不良反应小，因而前列腺素类药物的处方量在逐年增加。

· 制订治疗方案时应根据每个青光眼患者的 24 小时眼压曲线、视盘视野损害程度，确定靶眼压水平选择单一或者联合药物治疗。一般单药治疗降眼压效果在基础眼压的 40% 以内，若患者基础眼压不太高（如 30mmHg 以下），可考虑单药治疗。若患者基础眼压比较高（如 35mmHg 以上），单药治疗仍不能达到正常眼压，需考虑联合治疗。此外，联合用药的一般原则：（1）不使用两种同一类作用机制的药；（2）当一线药物作用消失，先更换药物比增加药物更好；（3）如果一种联合用药方案效果不满意，更换成另一种联合用药方案；（4）联合用药的

目的是达到目标眼压，避免过度用药；（5）如果药物治疗不能达到目标眼压，及时激光及手术治疗。理想的联合用药最好能用不同降眼压机制的药物。联合用药可优先选择固定复合制剂，固定复合制剂较非固定联合制剂的好处在于：减少点药次数，增加患者用药依从性，减少眼表与防腐剂的接触引起的眼表损伤。大多数青光眼滴眼液中添加的防腐剂，长期应用会带来较多眼表损害，包括眼表的烧灼感、异物感、干眼症、结膜充血等。这些损害会使青光眼患者依从性下降而影响疗效，因而对长期联合用药的青光眼患者应同时加用眼表保护剂。

4.4 什么情况下首选手术？

- 对于高眼压性 POAG，一般认为只有在药物或激光治疗不能满意控制眼压时才采取手术治疗，但是由于滤过性手术治疗比药物或激光治疗更能获得理想的目标眼压，所以对于无法坚持和忍受长期的药物治疗，或依从性差、随访条件差、视功能损害中重度的患者，如我国偏远地区定期随访困难或者药物治疗依从性差的患者，可尽早或首选手术治疗。此外，从降低眼压的程度上来说，通过手术治疗可获得更低眼压水平，眼压波动较小，可能更有利于维持或减少视神经结构和功能损害及进展，这也是手术治疗与药物和激光治疗比较的突出优点。目前广泛应用的手术方式仍然是小梁切除术。随着抗代谢药物和巩膜瓣可松解缝线或激光缝线拆除技术的应用，小梁切除术已发展成一种复合性手术。高眼压性 POAG 的病例常由于年轻，筋膜囊增厚，术后的增殖反应较重，术中需使用抗代谢药物如氟尿嘧啶或丝裂霉素 −C 以抑制术后滤过道成纤维细胞的增殖，以提高手术成功率。新的手术如非穿透小梁切除术、黏小管扩张术、Schlemm 管成形术、小梁网分流装置植入术和准分子激光小梁切开术等，以及各种新型的房水引流植入物手术（房水引流阀、房水引流钉、超微青光眼金质分流器等），则具有安全、微创、组织损伤小的优点。尽管新的 MIGS 手术其临床应用价值及远期手术疗效还有待更多研究以明确，但也可为手术治疗提供选择。

4.5 高眼压性开角型青光眼可以使用激光治疗吗？

- 目前临床上高眼压性 POAG 主要的激光治疗术式是选择性激光小梁成形术（selective laser trabeculoplasty，SLT）。《我国原发性青光眼诊断和治疗专家共识》（2014 年）建议 SLT 作为部分 POAG 的首选治疗，美国、欧洲青光眼指南也建议将 SLT 作为原发性开角型青光眼（POAG）及高眼压症（OHT）的初始治疗方式[29]。
- SLT 的原理是利用激光的热凝固效应和光化学效应，改善房水流出易度，增加房水外流，其机制主要包括两方面：（1）机械理论：激光成形术提高了小梁网的张力，防止 Schlemm's 管塌陷，从而提高房水外流。（2）生化理论：激光成形术提高了小梁网细胞的分化并聚集在激光斑周围，提高了小梁网区域金属蛋白酶的活力，促进了细胞外基质的转化，从而提高房水外流。目前倾向于 SLT 的降压机制包括机械和生化双重效应[37]。SLT 治疗适应证有：① POAG 和高眼压症（OHT）初始治疗的选择；②替代治疗：已用药物控制眼压的 POAG，希望通过 SLT 治疗减少用药 [38]；③联合治疗：最大量药物无法理想控制眼压而患者又不愿接受滤过性手术治疗时，可联合 SLT 治疗；④辅助治疗：对于小梁切除术后需要药物治疗控制眼压的患者，可考虑行 SLT 辅助治疗；⑤部分继发性开角型青光眼的治疗，如假性剥脱性青光眼等。

- SLT 经典的治疗模式的范围是 180°，但该治疗范围降压幅度较小，目前 SLT 常用治疗范围为 360°，期望提高降压效果。SLT 治疗参数：倍频 Nd:YAG 激光（532nm），光斑大小为 400μm，脉冲持续时间为 2~10 纳秒，脉冲能量 0.4~1.0mJ，在小梁网上连续射击，每象限 25 个光斑。

- SLT 治疗原发性开角型青光眼优势在于：可选择性作用于富集黑色素的小梁网细胞；消除了激光对于小梁网的热损伤及由此引起的瘢痕化；可以重复治疗，不会引起进一步的损伤；操作简单、耐受性好。SLT 能安全、有效地降低眼压，降压幅度约等同于单药治疗。临床使用时注意病例的选择，对基线眼压 > 30mmHg 的患者一般不宜选择 SLT 作为唯一治疗方法，但 SLT 对基线较高的患者可能有更高的降压幅度 [39]。

4.6. 高眼压性青光眼随访需要注意什么？

- 青光眼是终身性疾病，需要长期进行追踪观察，首先要注意复查时间的问题，对于高眼压性 POAG 患者，药物治疗的患者待眼压控制正常后，可每 2~3 个月复查一次；行滤过手术后的患者术后早期每周复查一次，1 个月后每两周复查一次，若眼压稳定 2 个月后可每月复查一次，半年后每两个月复查一次。复查时要注意患者病史、眼压、视力、滤过泡、眼底、视野的情况。

- （1）病史：注意随访期间眼部及全身的其他疾病及用药史，注意眼科药物的种类、用法及不良反应。

- （2）眼压：每次复查必须测量眼压，通过眼压情况评价药物治疗或手术效果，并根据眼压情况调整治疗及确定观察时间。对于眼压控制不理想者，需定期测量 24 小时眼压，并密切观察视功能变化。

- （3）视力：一般 1~2 个月测量一次视力。对于视力不佳的青光眼患者，需验光，检查矫正视力。当患者合并其他眼病如白内障、葡萄膜炎、眼底疾病时，应判断视力损害与青光眼的关系。

- （4）视盘及视网膜神经纤维层：根据眼压控制情况选择每 6~12 个月进行眼底照相，并与前一次照相进行对比，或者可行 OCT 或 HRT 检查，定量测量视网膜神经纤维层厚度及视盘结构参数。

- （5）视野：眼压控制满意的情况下，一般每 6~12 个月检查一次视野，眼压控制不良的患者，应 2~3 个月检查一次视野，对于血压偏低或不稳定者，或血液黏度较高者，需密切注意眼压和视野的变化。

- （6）滤过泡：滤过泡常分 4 型（图 8-4a，图 8-4b，图 8-4c，图 8-4d）[40]，Ⅰ、Ⅱ型滤过泡为功能滤过泡，Ⅲ、Ⅳ型滤过泡是非功能滤过泡。Ⅲ、Ⅳ型滤过泡患者术后瘢痕化，眼压控制不良，需采用进一步的降眼压措施，如药物、

　　激光或再次手术，应密切随访，观察患者眼压、视功能情况。

- （7）晶状体：青光眼滤过手术可导致晶状体浑浊加重，也可影响患者的晶状体悬韧带，因此在术后随访时需高度注意晶状体浑浊和不全脱位的可能性，若有则应及时处理。

5. 正常眼压性青光眼

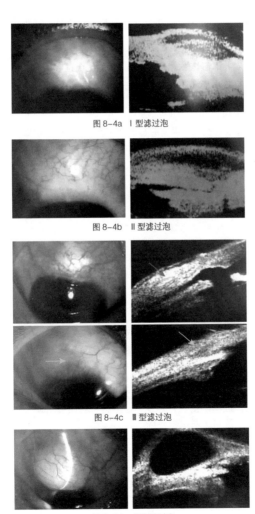

图 8-4a Ⅰ型滤过泡

图 8-4b Ⅱ型滤过泡

图 8-4c Ⅲ型滤过泡

图 8-4d Ⅳ型滤过泡

5.1 什么是正常眼压性青光眼?

- 正常眼压性青光眼（NTG）是广义的 POAG 的一个亚型，与高眼压型 POAG 类似，以进行性青光眼视神经病变和相对应的视野缺损为特征，没有其他引起视神经病变的原因，房角正常开放，但是眼压却始终在统计学规定的正常范围内 [41]。

5.2 正常眼压性青光眼有哪些发病学说（机制）?

- 眼压升高一直以来被认为是 POAG 的主要致病机制，但是对于 NTG，更为关注的是非眼压依赖的致病机制。很多研究试图搞清 NTG 致病机制中眼压依赖机制和非眼压依赖机制分别占的比重，结果却大相径庭。其实，眼压依赖机制和非眼压依赖机制在 NTG 的致病过程中都非常重要 [42]。

- 5.2.1 眼压依赖机制　支持的依据主要有三：组织学证据；降眼压治疗对 NTG 有效；流行病学调查结果（NTG 患者的眼压值虽然在统计学规定的正常范围内，却高于正常人）。

- 5.2.2 非眼压依赖机制　尽管眼压致病因素对于 NTG 很重要，但是目前公认的是：眼压并非是 NTG 的唯一致病因素。研究提示，相对于高眼压型的 POAG，非眼压依赖因素在 NTG 发病机制中起到重要作用。主要包括以下几方面：

- （1）视盘的结构 – 生物力学因素

- （2）跨筛板压力梯度增加 [43-47]

- （3）伴有系统性相关异常：①局部血管调节功能障碍如偏头痛、系统性低血压、甲襞壁微循环异常 [48-51]；② BMI 较低 [52-54]；③全身激素水平异常：雌激素 [55-56]。

- （4）自身免疫因素

- （5）遗传因素

5.3 正常眼压性青光眼如何诊断?

- NTG 的诊断标准依据患者出现的眼底青光眼性的视神经和视网膜神经纤维层结构改变，以及相对应的视野缺损，房角正常开放，这和高眼压型 POAG 基本类似，不同的是 Goldmann 压平式眼压测量值始终不高于正常人群眼压值的 95% 区间，即 21mmHg 以下。另外需特别注意排除引起视神经病变的其他疾病。早期诊断十分重要，但是早期的 NTG 患者缺乏症状，近年来出现各种视神经结构和功能检测辅助手段的相关研究，以期能够帮助早期诊断 NTG [57]。

- 5.3.1 NTG 的视神经结构改变和视野缺损的特征　青光眼视神经结构改变包括视盘盘沿组织的不规则变薄、视盘旁视网膜神经纤维层的缺损、视盘的浅层出血等，早期最先发生在视盘的颞下和颞上象限；视野损害包括旁中心暗点、鼻侧阶梯，以及 Bjerrum 区域的暗点、弓形暗点，晚期环形暗点、颞侧视岛等。经常呈现上下半侧视野损害轻重的不对称性。但是和高眼压性 POAG 相比，NTG 还具备一些独特的结构特征，例如：

视盘的浅层出血更多见；早期患者视盘盘沿组织颞下象限更薄、杯盘比更大；视盘旁脉络膜视网膜萎缩 β 带面积较大；更值得重视的是，视网膜神经纤维层缺损位置更靠近黄斑中心、范围更宽，视野缺损也更靠近中心注视点、更局限[58]。

- 除此之外，研究表明，NTG 患者中眼压较低者（lowteen）较眼压较高者（highteen）的视网膜神经纤维层缺损部位更靠近黄斑中心凹；伴有高度近视的 NTG 患者较伴有中低度近视者视网膜神经纤维层缺损范围更广，也更接近黄斑中心凹[59]。

- 5.3.2 频域 OCT 的应用 频域 OCT 检测视盘旁视网膜神经纤维层厚度，与正常眼数据库进行比较，自动判断出缺损的范围和程度，其诊断青光眼的敏感性和特异性均在 90% 以上。

- 另外频域 OCT 能够分层计算视网膜的各层厚度，青光眼在早期即可发生黄斑部的节细胞的死亡，频域 OCT 通过检测节细胞的细胞体及其轴突（神经纤维层）和（或）树突（内丛状层），以节细胞复合体（GCC）等参数来检查青光眼的结构改变，有助于早期青光眼的诊断。

- 需要注意的是，OCT 结果容易受到其他因素的影响，只能作为临床诊断的参考，NTG 的诊断还需要综合其他临床表现。对于高度近视眼，OCT 容易出现假阳性结果，在临床上要注意辨别。

- 5.3.3 关于眼压 NTG 患者的眼压虽然在正常范围以内，但是却高于正常人群。从严格意义上说，NTG 的诊断最好在进行 24 小时眼压检测后确立，但是在实际临床工作中，对每个病例实施可能有诸多困难；而且，仅仅根据某个特定眼压数值来区分高眼压型 POAG 和 NTG，临床上意义也不太大，因为治疗大同小异，无须太过鉴别诊断。但是，未治疗时基线眼压的多次测量却非常重要，因为这代表该 NTG 患者青光眼视神经病变发生和进展时的眼压水平，如果眼压一直处于这个水平，该患者的视神经病变很可能将继续持续恶化，所以应该在病情允许的情况下，在治疗开始之前，在不同的时间点多次测量基线眼压，可以在一天之内，也可以在数天内的不同时间点进行，为今后的降眼压治疗、目标眼压的确立提供重要依据。

- 中央角膜厚度（CCT）会影响眼压测量值，部分 NTG 患者的 CCT 比正常人薄，导致眼压测量值低于实际眼压值，因此需要对每例 NTG 患者测量 CCT，如果 CCT 薄于正常人，一方面说明其实际眼压高于眼压测量值；另一方面，CCT 薄的患者青光眼视神经病变容易进展恶化，治疗应该更加积极。

5.4 与非青光眼视神经病变如何鉴别？

- NTG 患者眼压不高，在诊断时特别需要和其他原因引起的视神经病变相鉴别，鉴别的要点依然是依据视神经的改变是否具有上述的青光眼结构性损害特征和相对应的青光眼视野损害特征。需要鉴别的主要有：

- 5.4.1 缺血性视神经病变 前部缺血性视神经病变的早期表现为视力的

突然下降，并出现边界清楚的上方或者下方的水平性半侧视野缺损，也可能出现弓形暗点、中心暗点，甚至向心性视野缩小，但是一般不会进一步加重；视盘的表现与青光眼不同，视盘水肿苍白可伴有边缘的火焰状出血，但是晚期视盘苍白萎缩，并可能伴有视盘凹陷。

- 5.4.2 颅内疾患及中毒性视神经病变　正常人视盘生理凹陷的特征之一是凹陷区＝苍白区的范围；青光眼视盘是凹陷区先于苍白区扩大，所以凹陷区＞苍白区；而对于颅内疾患以及中毒性视神经病变，早期患者的眼底改变不明显，一旦病情恶化，往往表现为视神经萎缩，并且凹陷区＜苍白区。颅内疾患视野损害的表现依据颅内病变的位置而不同，如果出现不对称性视野缺损，其特征为垂直性半侧视野缺损偏盲，而不是青光眼性的水平性半侧视野缺损。中毒性视神经病变的视野表现为中心暗点，向心性视野缩小等。对于年轻患者、早期就出现视力明显下降者、视盘盘沿苍白者、视野出现垂直偏盲倾向者，建议进行颅脑影像学检查等进行排查。

- 5.4.3 视盘发育不良　各种视盘发育不良的视盘盘沿形态表现各异。其中鼻侧视神经发育不全的表现为鼻上方或者鼻侧视盘盘沿变薄、相对应区域的视网膜神经纤维层缺损，以及颞下方或者颞侧视野缺损。

- 5.4.4 Leber 遗传性视神经病变　患者初始时出现单眼视力下降，急性期视盘充血水肿、视盘及周围血管扩张蛇行，有时伴有浅层出血。晚期视盘苍白萎缩，有时伴有视盘大凹陷。对侧眼同时受累或者延后数月或者数年发病。

5.5 正常眼压性青光眼如何治疗？

- NTG 是一类眼压在统计学正常范围而发生青光眼特征性视神经及视功能损害的疾病。东亚地区和我国 NTG 患病率占 POAG 近 80% 左右[43]，近些年许多研究发现 NTG 中约 60%~70% 患者存在相对低颅压，由于较低颅压可造成跨筛板压力增高，增高的跨筛板压力梯度是造成这类患者视神经损害的危险因素[44-47]。另外一些研究发现低 BMI 和低颅压相关[52-54]，同时发现 NTG 进展者有相当一部分患者伴有系统性相关异常，包括系统性低血压[48, 49]、甲皱壁微循环异常[50, 51]、雌激素下降[55, 56]等。另外有学者发现 NTG 不进展者 38% 伴有筛板局灶性缺损，且这部分患者具有较低基线眼压，提示筛板局灶性缺损可能沟通眼内和筛板后视神经鞘间隙达到眼颅压力再平衡，从而阻止视野进展[60]。根据目前研究结果总结和分析，可将 NTG 分为 3 种类型并分别采取以下治疗方案。

- （1）有视野进展 NTG 不伴系统性相关异常：可给予药物降眼压治疗，将眼压在基线水平上降低 30%[61, 62]；若通过药物治疗不能延缓疾病进展，则考虑手术治疗，将眼压继续降低至 8~12mmHg。通过降低眼压可以降低跨筛板压力梯度，起到保护视神经作用，从而延缓疾病进展。

- （2）有视野进展 NTG 伴有系统性相关异常：应给予纠正系统性相关异常治疗，如增加 BMI（营养疗法），药物改善微循环异常（银杏叶提取物、钙离子拮抗剂等），补充雌激素（在妇科医生指导下使用）等。

在纠正系统性异常基础上，如仍不能延缓进展，再考虑降低眼压治疗。

- （3）视野进展缓慢或不进展 NTG：通过 OCT 检查，观察是否有筛板局灶性缺损，若确定有且可以沟通眼内和筛板后蛛网膜下腔间隙，则不需要治疗，随访观察；如疑似或无筛板局灶性缺损，则需要密切随访观察，发现有进展时可以参考（1）、（2）进行治疗。

- 另外，可以使用一些对视神经有支持营养的药物，尽管目前确切有效的药物不多。降低眼压治疗方案如下：

- 5.5.1 滴眼液药物的降眼压治疗 通常治疗从单药开始，判断降眼压的幅度，必要时联合第二种或者第三种降眼压滴眼液。虽然 CNTGS 中 NTG 患者眼压下降幅度标准是 30%，但是实际临床操作有时存在难度，但即使药物治疗达不到 30% 的降眼压幅度，也有一定的治疗效果，临床可以首先以 20% 的降幅作为目标眼压。

- 首选是前列腺素衍生物，通过促进葡萄膜巩膜途径的房水排出降低眼压，因此降眼压幅度只与脉络膜上腔压力（约 4mmHg）有关，而不受巩膜表层静脉压（8~10mmHg）的影响，因此更适合眼压不高的 NTG 的降眼压治疗，其对 NTG 的降眼压幅度为 13%~28%，使用单药眼压降幅 30% 以上者为 5%~20%，值得注意的是，另有约 10% 的 NTG 患者眼压降幅 <10%，需要临床上进行用药前后的仔细眼压对比，及时调整用药。另外，该类药夜间降眼压效果明显，有利于 24 小时眼压波动的控制，研究显示 NTG 患者的眼压波动是仅次于眼压和视盘出血的导致病情进展的危险因素，因此选择控制眼压波动的药物非常重要。

- 肾上腺素 β 受体阻滞剂滴眼液是另一类常用于 NTG 单药治疗的药物，通过减少房水产生降低眼压，因此受到巩膜表层静脉压（8~10mmHg）的影响，对 NTG 的降眼压幅度为 13%~21%，但是夜间降眼压效果差。

- 肾上腺素 α₂ 受体激动剂和局部碳酸酐酶抑制剂滴眼液的单独用药，对 NTG 的降眼压幅度分别约为 16% 和 17%。另外，美国的 LoGTS 多中心研究 [63] 显示和噻吗洛尔比较，溴莫尼定能抑制 NTG 视野的恶化，但由于因溴莫尼定过敏而造成在研究过程中病例脱失过多，难以下肯定的结论 [64]。

- 对于眼压下降不满意者，需要在单药治疗的基础上联合用药。有研究显示对于 NTG，前列腺素衍生物联合肾上腺素 β 受体阻滞剂滴眼液进一步的眼压下降幅度为 15%，联合局部碳酸酐酶抑制剂滴眼液进一步的眼压下降幅度为 11%。目前联合用药提倡使用固定联合制剂，在保持疗效的同时，能够减少防腐剂对眼表的不良反应，并且能够减少滴眼次数，从而提高患者用药的依从性。

- NTG 患者的眼血循环障碍是重要的致病因素之一，视神经的血灌注压取决于血压、眼压及局部的血管调节作用。因此在选择药物时，必须考虑这些因素。有观点认为肾上腺素 β 受体阻滞剂和肾上腺素受体激动剂因素会降低心率和血压，从而降低眼灌注压，对 NTG 不利，但是需要更多的研究来证实。

- 5.5.2 激光治疗　选择性激光小梁成型术（SLT）作为一种非侵入性的安全的治疗方法，可用于 NTG 降眼压的初始治疗或者追加治疗。一项为期 3 年的研究结果显示，42 例 NTG 患者接受 SLT（全周照射）作为初始治疗，激光前眼压为（15.8±1.8）mmHg，3 年后眼压为（13.5±1.5）mmHg；若以眼压下降 20% 为成功，3 年的成功率为 40%，视野稳定的占 82.4%。另有研究报告，SLT 能够减少 24 小时眼压波动。

- SLT 不良反应轻微，可能仅有结膜充血不适、一过性轻微眼压升高。相当一部分患者随时间推移降眼压作用逐渐减弱至消退，但是 SLT 可以重复治疗。

- 5.5.3 手术治疗（见下节）

5.6 正常眼压性青光眼是否可以选择手术治疗?

- 当最大量药物和激光治疗不能达到理想的降眼压效果（多数患者需要降至 10mmHg 左右或以下）、视野仍然进展有可能危及患者生活质量，或者患者不能耐受或接受药物治疗时，可以选择手术治疗来进一步降低眼压。假定目标眼压为 20% 的降幅，未治疗时的基线眼压为 18mmHg、15mmHg、12mmHg 的 NTG，需要将眼压降至 14.4mmHg、12mmHg、9.6mmHg，目前基本上只有小梁切除术联合使用抗代谢药物如丝裂霉素 C（MMC）才可能比较长期维持如此低的眼压。多项研究报道小梁切除术能够明显减缓 NTG 患者的视野进展。该术式将房水引流至球结膜下来降低眼压，使用抗代谢药物抑制球结膜瘢痕形成、防止瘢痕堵塞引流通道，来维持长期较低的眼压水平。有研究表明，NTG 眼接受小梁切除术联合使用 MMC 后，眼压能够下降 30%~40%，视野进展率从术前的 MD-1dB/ 年下降至 -0.3~-0.4dB/ 年 [65]。

- 手术治疗 NTG 有利有弊，一方面当最大量药物治疗眼压仍然不能满意下降时，往往选择小梁切除术联合使用抗代谢药物，以期达到足够低的眼压来延缓视野的进展；而另一方面随之而来的是低眼压相关并发症的发生率，甚至有致盲危险的滤过泡相关眼内感染的发生率的明显升高，因此对于滤过手术的选择需要慎重。其他根据患者不同的需要可以选择的术式有：Express 引流钉植入术、非穿透性滤过手术、单纯白内障手术、青光眼微创手术等，但缺乏对于 NTG 疗效的系统研究。

5.7 如何制定正常眼压性青光眼的随访计划?

- CNTGS 和 EMGT 多中心研究结果显示 [62]，未治疗的 NTG 视野进展的速度分别为 -0.41dB/ 年和 -0.36dB/ 年，并且存在个体差异。日本的某项研究，对接受随访或者治疗的 382 例 NTG 患者平均观察 13.3 年，根据视野结果按照 WHO 失明标准推算，单眼失明者 10 年内有 5.8%±1.3%、20 年内有 9.9%±1.9%；双眼失明者 10 年内有 0.3%±0.3%、20 年内有 1.4%±0.8%。即 10 例 NTG 中有 1 例在 20 年内单眼失明，所以 NTG 需要治疗和随访。

- NTG 的治疗需要制定目标眼压，一般可以以 20% 作为初始目标，进而努力达到 30% 的降眼压幅度，以延缓视野的进展。这需要进行长期随访监测，特别是患者在首诊后的 2 年内，需要较频繁的复查，以了解个体患者病情进展的速度。对于病情稳定的患者可以 3~12 个月复查一次。随访复查的内容需要包括 Goldmann 压平眼压、眼底视盘视网膜神经纤维层、OCT 检查、视野等，特别需要注意视盘盘沿缺失范围的扩大、视盘出血、视盘周围视网膜神经纤维层缺损范围扩大等等，一旦发现这些病情进展的征象，需要增加随访频度，并调低目标眼压。利用全自动视野计可进行定期视野检查结果的趋势性分析，以帮助调整治疗方案。

5.8 正常眼压性青光眼与高眼压型 POAG 有哪些异同点？

- 如前所述，NTG 是广义的 POAG 的一个亚型，除了眼压不高以外，与高眼压型 POAG 类似，都是以进行性青光眼视神经病变和相对应的视野缺损为特征，但是两者间确实存在一些不同之处[41]。例如：对于 NTG 患者，视盘的浅层出血更多见；早期患者视盘盘沿组织颞下象限更薄、杯盘比更大；视盘旁脉络膜视网膜萎缩 β 带面积较大；更值得重视的是视网膜神经纤维层缺损位置更靠近黄斑中心、范围更宽。近年来频域 OCT 研究结果显示，和高眼压型 POAG 相比，NTG 虽然视网膜神经纤维层缺损相似，但是黄斑部节细胞复合体（GCC）减少明显，筛板厚度较薄（筛板结缔组织支撑作用弱、节细胞轴突更易受损害）。但也有另一些研究没有得出类似的结果。

- NTG 眼的视野损害也和高眼压型 POAG 存在差异：NTG 的视野缺损更深更局限，也更靠近中心固视点，早期就可出现接近中视中心的旁中心暗点。

- 综上所述，NTG 和高眼压型 POAG 在视神经结构和视野损害方面虽然相似，但或多或少存在一些差异，进一步的异同确认需要进行两组人群完全配对的研究来阐明。

6. 高眼压症

6.1 什么是高眼压症？

- 高眼压症是在 POAG 的诊治过程中，经过数十年的临床实践经验逐步被深入认识到的一种特殊临床现象。高眼压症是指经过多次眼压测量，眼压值均超过正常统计学上限，即大于 21mmHg，同时房角正常开放，且长期随访未发现青光眼性视神经改变或视神经纤维层的损害，也不伴有视野缺损，并没有造成眼压升高的继发性因素，如类固醇类药物的应用、葡萄膜炎病史及新生血管形成等。

- 高眼压症不等同于青光眼，但部分高眼压症可以转归发展成青光眼。

6.2 临床有何特点？

- 高眼压症患者通常没有症状，一般通过眼压测量时发现。应排除高眼压症发病的高危因素，如青光眼家族史、外伤、类固醇类药物的应用、种族等因素。基础眼压值高和高龄与高眼压症的发病密切相关。高眼压症多见于 40 岁以上人群。

- 高眼压患者的眼压测量需要注意测量误差。眼压测量受多种因素影响，其中最主要的因素是角膜厚度（CCT），CCT 越厚，测得眼压越高[66]，此外还有角膜生物力学因素（CH、CRH）等，也会影响眼压测量的准确性。

- 需要注意的是，无论是高眼压症还是 POAG，一般都是双侧性的，两眼的诊断应该一致，但可以存在程度的差异。对一眼已有明确的青光眼性视盘和（或）视野损害者，另一眼即使仅眼压升高而未出现视盘和（或）视野的损害情况下，也应诊断为青光眼而不是高眼压症。

6.3 高眼压症应该如何随访？

- 高眼压症可以转归发展成青光眼，因此应对高眼压者进行密切随访和观察。当高眼压症被确诊后每 2~3 个月复查 1 次，当病情稳定后每 6 个月到 1 年复查 1 次。随访内容包括监测视力、24 小时眼压变化、视野变化及视神经结构改变（包括杯盘比、视盘形态、视网膜神经纤维层缺损、出血等）。应用三维视盘照相以明确视神经各层结构状况，通过计算机分析 OCT 中视神经纤维层变化。同时作为初始资料，与以后的监测数据进行对比分析。

- 除了视野损害以外，青光眼的早期还可有其他视功能的异常，包括：(1) 空间 / 时间对比敏感度下降；(2) 辨色力下降，尤其是蓝、黄色觉受累较早、较重；(3) 电生理中图形 ERG 振幅下降、图形 VEP 峰潜时延迟等。近年来的倍频视野 (FDP)、短波长视野 (SWAP) 检查和多焦电生理 (MERG) 等对青光眼的早期视功能评价。这些检查也可以作为高眼压症者的随访监测内容。

- 如果在随访中观察到视盘出血，通常被认为是高眼压症向开角型青光眼过渡的征兆，视盘出血大多位于视盘的上下极，下极更为多见，应考虑到高眼压症发生了转归。目前还没有高眼压症向开角型青光眼转化的精准预测性指标。

6.4 高眼压症需要治疗吗？

- 高眼压症是青光眼的高危因素，因此应将高眼压症者视为可疑青光眼患者，密切随访观察，在此期间可以不用治疗。但对于同时伴有危险因素的高眼压症者（有青光眼家族史、高度近视、糖尿病等），也可以考虑治疗观察，可酌情给予药物治疗，但一般不主张激光或手术治疗。如果给予药物治疗，还要权衡利弊，选择适宜的降眼压药物，并且尽可能地将眼压降到正常统计学范围以内，或将基础眼压降低 30% 左右为宜。

- 如果随访观察发现高眼压症者的视野发生变化及视神经改变时，说明高眼压症发生了转归，应按青光眼给予治疗。

6.5 高眼压症和高眼压型 POAG 的异同点？

- 高眼压症仅仅表现为患者眼压值超过正常统计学上限，经随访视盘及视野、视神经结构等检测均无损害。高眼压的发展一般表现为缓慢的临床过程。通过长期观察，绝大多数高眼压者的眼压稳定甚至还有下降的趋势，这与POAG的缓慢进行而加重形成鲜明对照。高眼压型POAG除眼压升高（大于21mmHg），房角也是开放的，但同时存在青光眼性视盘损害和（或）视网膜神经纤维层缺损，以及青光眼性视野缺损。

参考文献

[1] Barkana Y, Dorairaj S. Re: Tham et al.: Global prevalence of glaucoma and projections of glaucoma burden through 2040: a systematic review and meta-analysis (Ophthalmology, 2014,121:2081-90)[J]. Ophthalmology, 2015, 122(7):e40-e41.

[2] Kapetanakis V V, Chan M P Y, Foster P J, et al. Global variations and time trends in the prevalence of primary open angle glaucoma (POAG): a systematic review and meta-analysis[J]. British Journal of Ophthalmology, 2016, 100(1):86-93.

[3] Quigley HA, Broman AT. The number of people with glaucoma worldwide in 2010 and 2020.[J]. Digest of the World Core Medical Journals, 2006, 90(3):262-267.

[4] He J, Zou H, Lee R K, et al. Prevalence and risk factors of primary open-angle glaucoma in a city of Eastern China: a population-based study in Pudong New District, Shanghai.[J]. Bmc Ophthalmology, 2015, 15(1):1-9.

[5] Stein J D, Kim D S, Niziol L M, et al. Differences in Rates of Glaucoma among Asian Americans and Other Racial Groups, and among Various Asian Ethnic Groups[J]. Ophthalmology, 2011, 118(6):1031-1037.

[6] Aghaian E, Choe J E, Lin S, et al. Central corneal thickness of Caucasians, Chinese, Hispanics, Filipinos, African Americans, and Japanese in a glaucoma clinic[J]. Ophthalmology, 2004, 111(12):2211-2219.

[7] Liang Y B, Friedman D S, Zhou Q, et al. Prevalence of primary open angle glaucoma in a rural adult Chinese population: the Handan eye study[J]. Invest Ophthalmol Vis Sci, 2011, 52(11):8250-8257.

[8] He M, Foster P J, Ge J, et al. Prevalence and clinical characteristics of glaucoma in adult Chinese: a population-based study in Liwan District, Guangzhou.[J]. Invest Ophthalmol Vis Sci, 2016, 47(7):2782.

[9] Stein J D, Kim D S, Niziol L M, et al. Differences in Rates of Glaucoma among Asian Americans and Other Racial Groups, and among Various Asian Ethnic Groups[J]. Ophthalmology, 2011, 118(6):1031-1037.

[10] Kim J M, Jeoung J W, Bitrian E, et al. Comparison of clinical characteristics between Korean and Western normal-tension glaucoma patients.[J]. American Journal of Ophthalmology, 2013, 155(5):852-857.

[11] Topouzis F, Wilson MR, Harris A, et al. Prevalence of open-angle glaucoma in Greece: the Thessaloniki Eye Study[J]. American Journal of Ophthalmology, 2007, 144(4):511-519.e1.

[12] Lu Y, Shi Y, Yin J, et al. Are glutathione S-transferase polymorphisms (GSTM1, GSTT1) associated with primary open angle glaucoma? A meta-analysis.[J]. Gene, 2013, 527(1):311-315.

[13] Wu M, Zhu X Y, Ye J. Associations of polymorphisms of LOXL1 gene with primary open-angle glaucoma: a meta-analysis based on 5,293 subjects[J]. Molecular Vision, 2015, 21:165-172.

[14] Cheng J W, Cheng S W, Ma X Y, et al. Myocilin Polymorphisms and Primary Open-Angle Glaucoma: A Systematic Review and Meta-Analysis[J]. Plos One, 2012, 7(9):e46632-e46632.

[15] Wiggs J L, Yaspan B L, Hauser M A, et al. Common Variants at 9p21 and 8q22 Are Associated with Increased Susceptibility to Optic Nerve Degeneration in Glaucoma[J]. Plos Genetics, 2012, 8(4):e1002654.

[16] Fan B J, Wang D Y, Lam D S, et al. Gene mapping for primary open angle glaucoma.[J]. Clinical Biochemistry, 2006, 39(3):249-258.

[17] Sun J, Zhou X, Kang Y, et al. Prevalence and risk factors for primary open-angle glaucoma in a rural northeast China population: a population-based survey in Bin County, Harbin[J]. Eye, 2011, 26(2):283-291.

[18] Wang Y X, Xu L, Yang H, et al. Prevalence of glaucoma in North China: the Beijing Eye Study.[J]. American Journal of Ophthalmology, 2010, 150(6):917-924.

[19] 李建军, 徐亮, 王亚星, 等. 青光眼视神经损害的远程筛查标准（征求意见稿）[J]. 眼科, 2015（3）: 152-152.

[20] 李建军. 在人群中筛查青光眼的意义及实施方案[J]. 眼科, 2014（1）: 71-72.

[21] 李建军, 徐亮. 注重近视眼患者的青光眼机会性筛查[J]. 眼科, 2016（1）: 6-8.

[22] 李建军, 徐亮, 杨桦, 等. 远程青光眼筛查时单张眼底像的价值[J]. 国际眼科纵览, 2015, 39（3）.

[23] Dias D T, Ushida M, Sousa M C, et al. Eyes with Suspicious Appearance of the Optic Disc and Normal Intraocular Pressure: Using Clinical and Epidemiological Characteristics to Differentiate Those with and without Glaucoma[J]. Plos One, 2016, 11(7):e0158983.

[24] Dave P, Shah J. Applicability of ISNT and IST rules to the retinal nerve fibre layer using spectral domain optical coherence tomography in early glaucoma.[J]. British Journal of Ophthalmology, 2015, 99(12):1713.

[25] Khaw P T, Shah P, Elkington A R. ABC of Eyes: Glaucoma—1: Diagnosis[J]. Bmj British Medical Journal, 2004, 328(7431):97-99.

[26] Kass M A, Heuer D K, Higginbotham E J, et al. The Ocular Hypertension Treatment Study: a randomized trial determines that topical ocular hypotensive medication delays or prevents the onset of primary open-angle glaucoma.[J]. Arch Ophthalmol, 2002, 120(6):701-713.

[27] Mitchell P, Smith W, Chey T, et al. Open-angle glaucoma and diabetes: the Blue Mountains eye study, Australia[J]. Ophthalmology, 1997, 104(4):712.

[28] Racette L, Wilson M R, Zangwill L M, et al. Primary Open-Angle Glaucoma in Blacks: A Review[J]. Survey of Ophthalmology, 2003, 48(3):295-313.

[29] Jr P B, Lim M C, Mansberger S L, et al. Primary Open-Angle Glaucoma Suspect Preferred Practice Pattern(®) Guidelines[J]. Ophthalmology, 2016,

123(1):112–151.

[30] Gordon M O, Beiser J A, Brandt J D, et al. The Ocular Hypertension Treatment Study: baseline factors that predict the onset of primary open–angle glaucoma.[J]. Arch Ophthalmol, 2003, 120(6):714.

[31] Tielsch J M, Katz J, Sommer A, et al. Hypertension, perfusion pressure, and primary open–angle glaucoma. A population–based assessment[J]. Archives of Ophthalmology, 1995, 113(2):216.

[32] 夏翠然，徐亮，杨烨. 高眼压性和正常眼压性原发性开角型青光眼视神经损害特征的比较 [J]. 中华眼科杂志，2005，41（2）：44–48.

[33] Yousefi S, Sakai H, Murata H, et al. Asymmetric Patterns of Visual Field Defect in Primary Open–Angle and Primary Angle–Closure Glaucoma[J]. Investigative Ophthalmology & Visual Science, 2018, 59(3):1279.

[34] Kwon Y H, Fingert J H, Kuehn M H, et al. Primary Open–Angle Glaucoma[J]. New England Journal of Medicine, 2004, 363(9422):1711–1720.

[35] Traverso CE, Walt JG, Kelly SP, et al. Direct costs of glaucoma and severity of the disease: a multinational long term study of resource utilisation in Europe.[J]. Br J Ophthalmol, 2005, 89(10):1245–1249.

[36] 中华医学会眼科学分会青光眼学组 . 我国原发性青光眼诊断和治疗专家共识 [J]. 中华眼科杂志，2014，44（5）：862–863.

[37] Gulati V, Fan S, Gardner B J, et al. Mechanism of Action of Selective Laser Trabeculoplasty and Predictors of Response[J]. Investigative Ophthalmology & Visual Science, 2017, 58(3):1462–1468.

[38] Keyser M D, Belder M D, Belder J D, et al. Selective laser trabeculoplasty as replacement therapy in medically controlled glaucoma patients[J]. Acta Ophthalmologica, 2017.

[39] Pillunat K R, Spoerl E, Elfes G, et al. Preoperative intraocular pressure as a predictor of selective laser trabeculoplasty efficacy[J]. Acta Ophthalmologica, 2016, 94(7):692–696.

[40] 张秀兰，王宁利 . 图解临床青光眼诊治 . 北京：人民卫生出版社，2014：190–191

[41] Shields M B. Normal–tension glaucoma: is it different from primary open–angle glaucoma?[J]. Current Opinion in Ophthalmology, 2008, 19(2):85–88.

[42] Killer H E, Pircher A. Normal tension glaucoma: review of current understanding and mechanisms of the pathogenesis[J]. Eye, 2018, 32(5).

[43] Zhao Jing,Solano Marisse Masis,Oldenburg Catherine E et al. Prevalence of normal tension glaucoma in the Chinese population: A systematic review and meta–analysis[J]. Am. J. Ophthalmol, 2018, undefined: undefined.

[44] Ren Ruojin,Jonas Jost B,Tian Guoghong et al. Cerebrospinal fluid pressure in glaucoma: a prospective study[J]. Ophthalmology, 2010, 117: 259–266.

[45] Berdahl JP, Fautsch MP, Stinnett SS, Allingham RR. Intracranial pressure in primary open angle glaucoma, normal tension glaucoma,and ocular hypertension: a case–control study. Invest Ophthalmol Vis Sci,2008;49(12):5412‐5418.

[46] Wang Ningli,Xie Xiaobin,Yang Diya et al. Orbital cerebrospinal fluid space in glaucoma: the Beijing intracranial and intraocular pressure (iCOP) study[J]. Ophthalmology, 2012, 119: 2065-2073.e1.

[47] Liu Hanruo,Yang Diya,Ma Teng et al. Measurement and Associations of the Optic Nerve Subarachnoid Space in Normal Tension and Primary Open-Angle Glaucoma[J]. Am. J. Ophthalmol, 2018, 186: 128-137.

[48] Muthu Krishnan Vallinayagam,Datta Gulnar Pandian,Vasudev Anand Rao et al. Ocular and Systemic Risk Factors and Correlation with Glaucomatous Damage in Normal Tension Glaucoma[J]. Cureus, 2018, 10: e2638.

[49] Raman Pushpa,Suliman Nurull Bahya,Zahari Mimiwati et al. Low nocturnal diastolic ocular perfusion pressure as a risk factor for NTG progression: a 5-year prospective study[J]. Eye (Lond), 2018, 32: 1183-1189.

[50] 田佳鑫，李猛，辛晨，等．原发性开角型青光眼患者甲皱襞微循环的观察和分析 [J]. 眼科，2018

[51] Flammer Josef,Konieczka Katarzyna,The discovery of the Flammer syndrome: a historical and personal perspective[J]. EPMA J,2017,8: 75-97.

[52] Ren R, Wang N, Zhang X, Tian G, Jonas JB. Cerebrospinal fluid pressure correlated with body mass index. Graefe's archive for clinical and experimental ophthalmology = Albrecht von Graefes Archiv fur klinische und experimentelle. Ophthalmologie,2012,250(3):445-446. doi: 10.1007/s00417-011-1746-1. PubMed PMID: 21814821.

[53] 于静，桑景荭，王怀洲，等．原发性开角型青光眼患者的中医体质特征研究 [J]. 中国中医眼科杂志，2016，（5）：298-301

[54] Pasquale Louis R,Willett Walter C,Rosner Bernard A et al. Anthropometric measures and their relation to incident primary open-angle glaucoma[J]. Ophthalmology,2010,117: 1521-1529.

[55] Shin Yong Un,Hong Eun Hee,Kang Min Ho et al. The Association between Female Reproductive Factors and Open-Angle Glaucoma in Korean Women: The Korean National Health and Nutrition Examination Survey V[J]. J Ophthalmol,2018,2018: 2750786.

[56] Hulsman C A,Westendorp I C,Ramrattan R S et al. Is open-angle glaucoma associated with early menopause? The Rotterdam Study[J]. Am. J. Epidemiol,2001,154: 138-144.

[57] 王宁利，瞿国平．正常眼压性青光眼诊断中存在的问题 [J]. 眼科，2005，14(2)：9-10.

[58] Gutiérrez C, Fernándezdearévalo B, Villada Casaponsa J R. Normal-tension glaucoma.[J]. Ophthalmology, 2002, 109(1):3.

[59] Greenfield D S, Liebmann J M, Ritch R, et al. Visual field and intraocular pressure asymmetry in the low-pressure glaucoma treatment study[J]. Ophthalmology, 2007, 114(3):460-465.

[60] Sawada Yu,Araie Makoto,Kasuga Hitomi et al. Focal Lamina Cribrosa Defect in Myopic Eyes With Nonprogressive Glaucomatous Visual Field Defect[J]. Am. J. Ophthalmol,2018, 190: 34-49.Louis B. Cantor. Factors that predict the benefit of lowering intraocular pressure in normal-tension glaucoma[J]. American

Journal of Ophthalmology, 2003, 136(5):820-829.

[61] Krupin T, Liebmann J M, Greenfield D S, et al. The Low-pressure Glaucoma Treatment Study (LoGTS) study design and baseline characteristics of enrolled patients[J]. Ophthalmology, 2005, 112(3):376-385.

[62] Anderson DR, Normal Tension Glaucoma Study. Collaborative normal tension glaucoma study[J]. Current Opinion in Ophthalmology, 2003, 14(2):86-90.

[63] Krupin T, Liebmann J M, Greenfield D S, et al. A Randomized Trial of Brimonidine Versus Timolol in Preserving Visual Function: Results From the Low-pressure Glaucoma Treatment Study[J]. American Journal of Ophthalmology, 2011, 151(4):671-681.

[64] Naito T, Fujiwara M, Miki T, et al. Effect of trabeculectomy on visual field progression in Japanese progressive normal-tension glaucoma with intraocular pressure < 15 mmHg[J]. Plos One, 2017, 12(8):e0184096.

[65] 吴玲玲,铃木康之,新家真.角膜厚度与高眼压症及青光眼的眼压[J].中华眼科杂志,2000,36（6）：438-441.

[66] Damji K F, Muni R H, Munger R M. Influence of corneal variables on accuracy of intraocular pressure measurement[J]. Journal of Glaucoma, 2003, 12(1):69.

第二节 原发性闭角型青光眼

1.PACG 有几种表现形式?

- PACG 是指前房角拥挤、周边虹膜和小梁网发生接触，堵塞房水外流的一种青光眼类型，在亚洲人群中最为常见[1-4]。主要危险因素包括：年龄增长、女性、亚洲人种及遗传因素等[5-9]。近年来随着检查仪器及测量方法的进步，越来越多的临床研究发现：眼前段结构狭窄、短眼轴、远视、晶状体拱高增加（晶状体较厚或晶状体位置前移）、周边虹膜肥厚、前房宽度小、前房面积小等均为 PACG 的危险因素[10-11]。

- 我国传统分类，原发性闭角型青光眼有如下两种表现形式：原发性急性闭角型青光眼、原发性慢性闭角型青光眼。

1.1 原发性急性闭角型青光眼（图 8-5）

- 根据临床发展规律分为临床前期、前驱期（先兆期）、急性发作期、间歇缓解期、慢性期和绝对期。

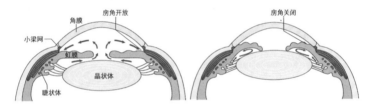

图 8-5 原发性急性闭角型青光眼发生机制

- （1）临床前期：指具有闭角型青光眼的解剖结构特征，包括浅前房、窄房角等等，尚未发生青光眼的患眼，存在着急性发作的危险，对侧眼可有闭角型青光眼发作史或有急性闭角型青光眼的家族史。眼部检查可表现一些急性闭角型青光眼的解剖学特点，暗室激发试验可呈阳性表现。

- （2）前驱期：患眼有轻度眼痛，视力减退，虹视伴有鼻根部和眼眶部酸痛感等，检查可发现睫状充血、角膜轻度混浊、前房浅、瞳孔略开大，伴有眼压轻度升高，虹膜与小梁网组织部分粘连。常常出现于劳累或情绪波动后，症状轻微，可自行缓解。

- （3）急性发作期：起病急，眼压突然升高，房角大部分或全部关闭，症状有剧烈眼痛、视力急剧下降伴同侧头痛、恶心呕吐。查体可见：结膜睫状或混合充血，结膜水肿，角膜混浊，角膜后 KP（+），前房极浅，房闪和前房漂浮物（+），晶状体前囊表面可见青光眼斑。

- （4）间歇缓解期：急性闭角型青光眼发作后，自然缓解或经药物治疗后，房角可重新开放，眼压恢复正常，在此期间可保持长时间稳定（数月至数年），也可短时间（如几天）内再次发作。反复发作后，房角可以形成局部小范围的粘连，但大部分房角仍处于开放状态，眼压仍保持正常范围。

- （5）慢性期：常因急性发作期没有缓解，房角关闭过久，周边虹膜与小梁网发生粘连关闭，眼压持续升高，直至出现青光眼性视神经损害，例如，视盘凹陷和萎缩，视野逐渐受损、缩窄。此期可由急性发作期未能控制、间歇缓解期或临床前期长期滴用缩瞳药发展而来。

- （6）绝对期：长期高眼压持续过久，视神经组织已遭受严重损伤，视力降至无光感称为绝对期，可因眼压过高或角膜变性而剧烈疼痛。

1.2 原发性慢性闭角型青光眼

- 同样是由于周边虹膜与小梁网发生粘连关闭所致，特点为房角粘连为逐步进展，眼压水平为逐渐升高，因此没有眼压急剧升高的相应症状与体征，但视盘形成凹陷，视神经逐渐受损萎缩，根据视野受损程度分为早期、进展期和晚期。

2. 我国对 PACG 研究的贡献是什么？

2.1 开展流行病学研究

- 我国学者在 PACG 的流行病学方面做了大量工作，尤其是 ISGEO 标准发布后，国内开展了多项采用国际标准的流行病学研究，推动了国际化的进程。在北京、上海、广东广州、河北邯郸、云南大理、黑龙江哈尔滨、内蒙古通辽进行了基于 ISGEO 标准的 PACG 流行病学调查[12-19]。ISGEO 将传统的 PACG 分成 3 类：PACS、PAC、PACG，提出视神经损害是青光眼不可缺少的诊断依据。国内眼科流行病学研究资料显示，青光眼的发病谱系，尤其是原发性青光眼的构成比正在发生改变，原发性开角型青光眼（POAG）的构成比逐渐增大，而 PACG 仍是我国原发性青光眼的主要致盲原因。荔湾眼病研究显示，在 50 岁及以上人群中各型青光眼患病率高达 3.8%，其中 PACG 患病率为 1.5%，而 PACS 为 10.2%，所引起的致盲危险为 POAG 的 3 倍以上[20]。我国 PACG 患病率与其他人种不同，临床特征也与其他人种存在差异，资料显示在激光虹膜周边切除术后，19.4% 房角仍未开放、59% 残留 ≥ 1 个象限的房角同位关闭[21]。

2.2 制定诊疗指南

- 在诊疗指南的制定上，中华医学会眼科学分会青光眼学组 1987 年制定了《原发性青光眼早期诊断的初步建议》，2005 年以美国青光眼建议工作模式为基础，结合我国青光眼临床工作需要，制定了《中国青光眼临床工作指南（2005）》，2008 年重新讨论并制定了《我国原发性青光眼诊断和治疗专家共识（2008）》，2014 年进一步更新制定了《我国原发性青光眼诊断和治疗专家共识（2014）》，为我国原发性青光眼的临床诊断与治疗提供了更为全面、简洁的工作指导[22-24]。此外，暗室激发试验是为诊断 PACG 而设计的激发试验，旨在从可疑的浅前房、窄房角患者中筛查出具有房角关闭风险的高危患者。由于传统暗室激发试验的准确性并不高，我国学者对其进一步改良，提高了诊断的敏感性和特异性，并制定了 3 分钟暗室激发试验的标准化操作规范[25, 26]。改良的 PACG 暗室激发试验，即 3 分钟暗室激发试验操作规范如下：

- （1）适应证和禁忌证
- 适应证：浅前房、窄房角患者以及其他可疑原发性房角关闭患者。
- 禁忌证：① 已经明确诊断的闭角型青光眼患者；② 全身状态不宜进行暗室激发试验者。
- （2）试验前准备
- 需停用各种降眼压或影响瞳孔直径的药物至少 1 周。
- （3）操作方法及程序
- ① 在明室环境安静状态下，使用 Goldmann 眼压计测量眼压，记录为暗室激发试验前眼压；
- ② 关闭房间光源，在暗室环境下静坐 3 分钟，采用超声生物显微镜（UBM）或前节 OCT 进行房角检查，若巩膜突被虹膜根部遮挡，则判定为房角关闭；
- ③ 进行传统暗室激发试验，时间为 1 小时，试验过程中患者需保持清醒、睁眼状态；
- ④ 暗室激发试验后，使用 Goldmann 眼压计测量眼压，记录为暗室激发试验后眼压。
- （4）试验阳性结果判定标准
- 3 分钟暗室环境前节 OCT 或 UBM 检查发现房角关闭（标注房角关闭的象限范围），且暗室激发实验前、后眼压差 ≥ 8mmHg。

2.3 提出 PACG 诊断分型

- 在疾病特征与诊断分型上，我国学者联合美国学者对比了中美两国人群眼部特征的差异，发现在窄房角人群中，中国人前房深度和宽度比高加索人种更小；并发现房角镜下房角关闭的独立预测因素是晶状体矢高（LV）、虹膜面积和性别[27]。此外，中国人虹膜厚度更厚，虹膜面积更大，这可能是中国女性比男性更好发闭角型青光眼的原因之一[28]。王宁利等依据超声生物显微镜（Ultrasound Biomicroscopy，UBM）提出新的PACG 分类方法，将 PACG 分为三型：单纯性瞳孔阻滞型、单纯性非瞳孔阻滞型和多种机制共存型，并认为大部分慢性 PACG 存在多种机制。这有力地推动了对 PACG 临床分型和诊断的进展。

2.4 开展影像学研究

- 由于 PACG 与解剖学异常密切相关，因此对于 PACG 发病机制的研究主要集中在解剖学基础上。我国学者进行了大量的影像学研究，发现 PACG 患者具有前房浅、眼轴短、晶状体厚、晶状体前表面曲率大、晶状体相对位置靠前等特点，并提出脉络膜膨胀和虹膜吸收水分障碍可能也是引起 PACG 的重要原因[29-32]。针对 AS-OCT，开发出简便、可靠的半自动分析软件 ZAAP（Zhongshan Angle Assessment Program），并在世界范围内得到广泛使用[33]。采用 UBM 研究 APAC 患者中睫状体形态的变化发现，与正常人比较，APAC 患者患眼和对侧眼的睫状体更薄，并更向前旋转，提示睫状体异常在 APAC 发生和进展中起重要作用[34]。

- 在以人群为基础的大型流行病学调查邯郸眼病研究中，王宁利等利用 AS-OCT 对我国北方农村人群中 PACS、PAC/PACG 眼在生理性瞳孔散大（明室下 - 暗室下）及药物性瞳孔散大（明室下 - 散瞳后）前、后的虹膜动态变化进行了一系列的研究。结果发现 PACS 眼在生理性瞳孔散大后的虹膜容积以及在药物性瞳孔散大后的虹膜面积和虹膜容积的减小程度均小于正常眼[35]；并发现 PAC/PACG 眼在生理性瞳孔散大后虹膜面积的减小程度也小于正常眼[36]。这些研究结果均提示在原发性房角关闭性疾病这一多因素疾病的发病机制中，虹膜的动态变化发挥了重要作用，这对于阐明房角关闭的病理机制提供了新的线索[35, 36]。该团队进一步利用 AS-OCT 图像将纳入该研究的 PACS 和 PAC/PACG 眼的房角关闭机制分为了瞳孔阻滞型、睫状体前位型和周边虹膜肥厚型，并对不同房角关闭机制的虹膜动态变化进行了探究。发现在生理性和药物性瞳孔散大后，虹膜面积的变化在三种不同房角关闭类型眼中存在差异，其中在瞳孔阻滞型的虹膜面积减小程度最小。提示虹膜动态变化这一危险因素在不同房角关闭机制亚型中发挥的作用程度不同，在瞳孔阻滞型所起的致病作用最为明显[37]。

- 广州的团队采用 EDI-OCT 和 SS-OCT 技术发现，除了短眼轴、前节拥挤征、晶状体位置靠前等都因素外，动态调节中虹膜和脉络膜的变化也是 PACG 疾病的危险因素[29-32]。

2.5 开展分子生物与遗传学研究

- 在分子遗传学方面，我国学者联合新加坡学者首次通过分子生物学技术证实了控制眼解剖参数发育的相关基因在 PACG 发病中的作用，发现了位于 ABCC5 基因内的一个序列多态性 rs1401999 与中央前房深度（ACD）相关联[38]。另外，国内外联合的全基因组关联分析（genome-wide association study, GWAS）研究，发现了 PACG 的多个风险基因位点，详见下文"PACG 的遗传学特征"。

- 在分子生物学方面，广州的研究人员发现小鼠眼压急速、持续性、大幅度升高开启了 TLR4 基因，激活 caspase-8 蛋白，进而触发生成了通常帮助哺乳动物对抗微生物感染的一些炎症蛋白，这是急性青光眼的重要发病机制。他们进一步证实了通过抑制 TLR4 基因或 caspase-8 蛋白可以阻止急性青光眼小鼠视网膜神经节细胞的死亡，这为寻找急性青光眼的有效治疗靶点提供了新思路[39-41]。

2.6 开展干预性临床研究

- 在闭角型青光眼的治疗方面,我国学者应用 UBM 对 PAC 和 PACG 患者行激光虹膜周切的疗效进行了观察,发现 2/3 的 PAC 和 PACG 患者术后仍存在前房角接触性关闭,其中约一半来源于高褶虹膜患者,此外周边虹膜肥厚、虹膜根部前移也是重要的因素 [42]。广州的团队开展了眼科领域内最大的单中心随机对照临床研究——中山闭角预防试验(Zhongshan angle closure prevention trial, ZAP),观察了可疑房角关闭的自然病程,并对比了 LPI 在预防 PACS 进展中的疗效和安全性,发现 PACS 在 LPI 术后房角显著变宽,一直维持到 6 个月,但 18 个月后房角又逐渐变窄,无治疗组更为明显 [43, 44]。我国学者研究并推广了超声乳化白内障摘除联合后房型 IOL 植入术在合并白内障的闭角型青光眼中的治疗,在指南中做了规范。我国香港人群的随机对照临床试验显示,早期超声乳化白内障摘除术比激光虹膜周切术治疗 APAC 效果更佳,并提出合并白内障的 APAC 且眼压 >55mmHg,早期白内障摘除术是一个明确预防眼压再次上升的治疗手段 [45]。我国学者还比较了超声乳化摘除术联合房角分离术与传统小梁切除术治疗合并白内障的闭角型青光眼的疗效和安全性,取得了较好的效果 [46]。这些研究为 PACG 疾病的诊疗提供了高水平的证据。

3. 国外 PACG 研究的贡献是什么?

3.1 开展流行病学研究

- 通过对不同地区人群 PACG 发病情况统计,得出以下结论:
- (1)世界上 40 岁以上成年人 PACG 发病率约 0.7%,至 2020 年全世界约有 2100 万人患有 PACG [47];
- (2)不同人种 PACG 的发病率不同,因纽特人、亚洲人的发病率最高,高加索及非洲人种的发病率最低 [48, 49];
- (3)年龄增长、女性为 PACG 的危险因素 [50, 51];
- (4)根据基于视野损伤的程度及小梁网阻塞的程度,将房角关闭分为 3 个不同进展阶段:PACS、PAC、PACG [52]。

3.2 制定新的 PACG 分类方法

- 目前国内常用的分类方法主要基于症状及临床表现而分为急性或慢性。以上方法没有考虑房角关闭的程度或视神经损伤的程度。例如,患者急性闭角型青光眼发作后可形成慢性 PACG。同样,慢性 PACG 患者也可能急性发作。最新的 PACG 的诊断分类提供了一个全新的、统一的标准。该分类主要基于视野损伤的程度及小梁网阻塞的程度将患者分为 PACS、PAC、PACG。PACS 指疾病早期,只存在房角狭窄但尚未发现其他异常的情况。PAC 是指患房角关闭伴眼压升高,但是尚未出现视野损害。只有患者的视野检查记过出现了明显的青光眼性视神经损伤时,才会被诊断为 PACG。

3.3 开展遗传学研究

- 通过 GWAS 研究，国外研究者鉴定出了多个与 PACG 发病相关的基因位点[53, 54]，详见下文"PACG 的遗传学特征"。

3.4 开展闭角型青光眼临床研究

- 3.4.1 对各类降眼压药物的降压效果、不良反应进行了大量临床研究[55]，针对不同药物的降压效果及不良反应给出了相应的临床使用建议。

- 药物是治疗闭角型青光眼的首要武器，尽管有时单独依靠药物无法控制病情。药物联用可以更有效地降低眼内压，但是同时要考虑到药物的配伍禁忌。常用的降眼压药物机制主要包括：

- （1）房水生成抑制剂：β 受体抑制剂、α_2 受体激动剂及碳酸酐酶抑制剂都可以有效地减少房水生成和分泌。

- （2）缩瞳剂：毛果芸香碱通过收缩瞳孔使虹膜远离小梁网，开大房角。对于急性闭角型青光眼，该药物有很好的治疗效果。

- （3）前列腺素衍生物：前列腺素衍生物通过增加葡萄膜 – 巩膜途径的房水外流降低眼内压。对于房角尚未完全关闭的患者有一定效果，但是并不作为闭角型青光眼的常规用药。

- 3.4.2 研究 LPI 的安全性及有效性[55]　LPI 是目前治疗 PACG 的标准方法。该方法可有效减轻瞳孔阻滞（图 8-6）。尽管 PACG 发病因素多种多样（晶状体因素、虹膜因素等），瞳孔阻滞仍是最主要的因素。LPI 可作为安全、有效的预防急性发作的措施。尽管 LPI 的风险较低，但是 LPI 是否适用于所有房角狭窄的患者尚未可知。近期研究表明，LPI 可以有效地扩大房角和降低眼压，可作为早期 PACG 的治疗措施。但是其长期效果尚不尽人意。研究表明，一旦房角发生广泛粘连或青光眼性视神经损伤已经发生，LPI 的治疗效果将大打折扣。

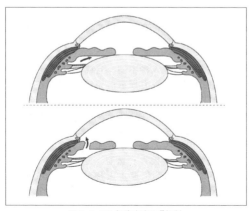

图 8-6　LPI 解除瞳孔阻滞机制

- 临床上 PACG 患者抗青光眼术后或 LPI 术后眼压再次升高的现象被称为残余性青光眼，在亚洲人特别是中国人中较常见。抗青光眼术后眼压再次升高的情况通常会持续一段时间，并需要进一步的治疗。手术是 PACG 患者 LPI 后眼压依然不降的最佳治疗方法。然而，PACG 的手术时机选在何时尚未有统一标准。PACG 手术术式的选择也存在争议，滤过性手术、白内障手术或者联合手术都有其各自的优点及缺点。

- 3.4.3 证明了在疾病早期，透明晶状体摘除术比 LPI 术对于预防疾病进展效果更好[56]。

- 一项纳入了 419 例 PAC/PACG 患者的多中心随机对照临床研究表明，早期透明晶状体摘除相比于 LPI 能更有效地降低眼内压并提高患者术后生活质量。行透明晶状体摘除的患者，术后随访期间平均眼内压比接受 LPI 的患者低 1.18mmHg。并且，透明晶状体摘除治疗的成本效益较高。该研究表明，透明晶状体摘除有望取代 LPI 成为 PAC 及早期 PACG 的一线治疗方案。

4. 中国人 PACG 和西方人有何不同？

4.1 人种和 PACG 的关系

- 不同人种 PACG 患病率的差异：PACG 是亚洲人群最常见的青光眼类型。胡铮和赵家良教授在我国北方地区进行了 PACG 人群调查，发现 40 岁以上人群的 PACG 患病率为 1.37%，提示我国 PACG 的患病率是国外白色人种的 10~15 倍[57]。在东亚和东南亚进行的 PACG 流行病学调查研究发现，该地区华人及与华人血统相近民族的人群中，PACG 的患病率高于当地土著人。

- 另外，我国曾对数个地区和民族的 PACG 患病率进行调查。赵家良等对西藏的调查结果提示，西藏的 PACG 患病率 20 岁以上为 0.08%，40 岁以上为 0.15%；西藏藏族地区的 PACG 患病率明显比北京市顺义地区的汉族人低。与广东省斗门县的流行病学调查结果比较，50 岁以上人群的 PACG 患病率，我国南部为 0.85%，北部为 1.99%。

4.2 我国 PACG 的临床特征

- 我国 PACG 患病率与其他人种不同，且临床特征也有差异。我国 60% 的 PACG 属慢性型，晚期视力损害前无症状[58]。在周边虹膜切除术或激光虹膜切开术后，仍有 13% ~40% 的患者暗室激发试验呈阳性，其中部分患者有进行性的房角关闭或反复发作的房角关闭。

- 基于以上流行病学和临床研究结果，我们认为我国人种（亚洲蒙古人种）或有相关遗传因素的人种，是发生 PACG 的高危因素，特别是慢性 PACG 发生的重要危险因素。然而，亚洲蒙古人种 PACG 的病因学和发病机制尚不清楚，如为何蒙古人种对 PACG 易感？为何蒙古人种 PACG 主要表现为慢性型，且房角关闭主要呈爬行性关闭？为何我国部分 PACG 患者行周边虹膜切除术或虹膜切开术后，反复发生房角关闭，或缓慢进行性房角粘连关闭？

4.3 我国 PACG 的解剖学基础

- 4.3.1 PACG 的解剖结构特征 PACG 的多数易感因素与个体眼内结构相关。Congdon 等[59] 测定了中国人、白人和黑人的各种眼生物指标和屈光状态。结果显示 3 类人群的前房深度和眼轴并无显著不同，白人比中国人有更高的远视率，而中国人的角膜曲率显著比白人和黑人小。其中角膜曲率小是唯一能解释我国 PACG 发生率高的因素。角膜曲率小使前房和房角拥挤，房角狭窄而易于关闭。王宁利教授曾用 UBM 证实了这种眼前段结构的拥挤现象[60]。将正常眼与慢性 PACG 眼和急性 PACG 眼比较，可见这种解剖特征呈逐渐进行性改变。

- 4.3.2 窄房角与 PACG 的发生率 对不同种族人群中 PACG 患者的调查显示，浅前房、窄房角（易关闭房角）是 PACG 患者的易感因素。用房角镜检查，6.4% 的蒙古人种有危险窄房角，7.4% 的中国人有窄房角，文献报道美国人窄房角率为 0.8%～5.0%，爱斯基摩人的窄房角率最高。根据以上数据，认为不同种族的窄房角率不同，就如同 PACG 的患病率不同；且上述研究显示，仅有约 10% 解剖学上为窄房角的人将发生房角关闭。研究曾随访了 485 例浅前房患者，结果 1～6 年内这些患者的房角关闭率分别为 1.0%、1.4%、2.4%、3.3%、3.5% 和 7.6%[61]。

4.4 我国 PACG 的房角关闭机制

- 详见下文"PACG 房角关闭机制"。

5.PACG 房角关闭机制有哪些？

- 任何引起周边虹膜向前膨隆或者堆积堵塞小梁网的因素，均可导致房角关闭，总的来说可以概括为两方面的作用力[62]：（1）对虹膜向"前推"的作用力，包括晶状体因素（晶状体脱位、晶状体体积增大），瞳孔阻滞因素（虹膜膨隆），虹膜后粘连（导致前后方房压力差），睫状体因素（睫状体旋、睫状体水肿、囊肿、肿瘤等），脉络膜因素（脉络膜增厚、脉络膜上腔渗漏），眼部手术（巩膜扣带术、玻璃体腔气体膨胀）；（2）对虹膜向"前拉"的作用力，包括周边前粘连（炎症）、新生血管性青光眼、眼前段发育异常（ICE 综合征、先天性无虹膜）、上皮内侵等。房角关闭后，小梁网引流房水受阻，进而眼压升高。

- 原发性闭角型青光眼房角关闭机制多由上述作用力（1）中的因素占主导，事实上，原发性闭角型青光眼房角关闭多是由多种机制共同存在，而非单一因素造成[60, 63]（表 8-1）。

5.1 瞳孔阻滞因素

- 在原发性闭角型青光眼房角关闭机制中最为常见。正常的房水循环中存在相对性瞳孔阻滞作用，正常情况下，该阻力可被房水循环克服，房水从后房流至前房。而当各种因素造成瞳孔阻滞加重时，后房房水引流受阻，

表 8-1　原发性房角关闭的不同机制

原发性房角关闭机制	瞳孔阻滞	高褶虹膜	晶状体拱高增加	周边虹膜肥厚	睫状体前旋
病因	虹膜瞳孔缘与晶状体前表面相对阻滞，造成前后房压力差异，虹膜向前膨隆	虹膜根部虹膜皱褶增厚，导致虹膜小梁网接触	增厚的晶状体以及陡峭的晶状体前表面，致使虹膜向前推，房角变窄	周边部虹膜体积以及虹膜面积变大，致使周边房角狭窄	睫状突前旋，推动周边虹膜向前，致使房角变窄
房角镜检查	虹膜前膨隆，周边前房较中央更浅	虹膜平坦，中央前房深，周边前房浅，周边虹膜呈波浪状房角堆积	中央以及周边前房一致性变浅	中央以及周边前房一致性变浅	周边前房较中央更浅
AS-OCT/UBM	虹膜向前膨隆	中央前房深，周边前房浅，虹膜根部与前房角靠近，无虹膜膨隆	晶状体体积变大，推动虹膜向前移动，		睫状沟消失

压力升高，导致周边虹膜向前膨隆进而引起周边房角关闭，小梁网阻塞，眼压升高[64]。已有研究表明，当瞳孔轻度散大（4~5mm）时，瞳孔阻滞力最大，而虹膜的活动度在闭角型青光眼患者与正常人中有较大的区别。

5.2 非瞳孔阻滞因素

- 5.2.1 虹膜因素　虹膜本身的解剖结构异常，也是引起房角狭窄或者房角关闭的重要原因。高褶虹膜构型的患者，具有正常的中央前房深度，虹膜平坦，但是周边前房浅，房角狭窄，主要原因是此类患者周边虹膜呈波浪状向房角处堆积，在房角入口处，周边虹膜陡然向后转折（呈屈膝状转折），形成狭窄的房角结构[65]。另外一种异常虹膜解剖结构为周边虹膜肥厚，表现为距离虹膜根部500μm处，虹膜厚度异常增厚，有研究表明，原发性闭角型青光眼患者周边虹膜较正常人厚[60]。

- 5.2.2 睫状体因素　炎症等因素引起的睫状体水肿或者睫状体肿瘤等造成睫状体向前推虹膜，进而引起房角关闭都为继发因素。而因睫状体本身结构异常，如睫状体肥厚，睫状体位置前旋，推动虹膜向前膨隆，关闭周边房角，也是原发性房角关闭的一个重要因素[60]。

- 5.2.3 晶状体因素　由于晶状体增厚或者位置前移导致虹膜平面前移，进而引起房角关闭。已有研究表明，原发性闭角型青光眼患者晶状体较同龄对照组厚，同时晶状体拱高大，相对位置靠前，提示晶状体在原发性房角关闭中起着重要的作用[66, 67]。随着年龄的增加，晶状体厚度每年增厚21μm，这也解释了前房深度随着年龄增加而变浅的原因。另外，随着年龄增加，晶状体悬韧带松弛，晶状体位置前移，也是重要的因素。虽然目前还没有检测手段能够直接检测晶状体悬韧带松弛，但是根据临床上原发性闭角型青光眼患者做白内障手术时，往往存在悬韧带松弛，从侧面证明悬韧带功能异常是引起晶状体前移的重要因素。

- 5.2.4 脉络膜因素　随着光相干断层扫描（OCT）技术的进展，活体测量脉络膜厚度成为可能。我国学者张秀兰教授等发现，在各亚型闭角型青光眼中，脉络膜厚度都比正常人厚，提示脉络膜增厚可能是房角关闭发生的一个重要因素[68-70]。

- 对于房角关闭的检查，目前有 UBM、OCT、房角镜检查[71]。房角镜可以识别虹膜小梁接触是同位房角关闭还是房角粘连。长期的同位房角关闭将导致周边房角粘连（PAS），进而导致小梁网功能性损伤，因此，PAS 的存在是慢性房角关闭的重要特征[72]；UBM 可以清晰地显示包括前房、房角、睫状体、悬韧带等眼前段结构，可以不受屈光介质浑浊的影响，但是 UBM 检查是接触性的[73]；AS-OCT 穿透性比 UBM 弱，可以清晰显示眼前段结构，但是对于睫状体以及悬韧带的显示不清晰，其优点是检查非接触[74, 75]。

6.PACG 有遗传学特征吗？

6.1 PACG 存在遗传基础

- 既往研究结果表明 PACG 有遗传基础。第一，PACG 患病率在不同种族中不同，例如，白人为 0.4%[76]，中国人种为 1.4%[77]，在爱斯基摩人中为 2%~8%[78, 79]；第二，PACG 在患者的一级亲属中更普遍[80]；第三，浅前房和窄房角（两者都是 PACG 的关键特征）的遗传度分别约为 93% 和 49%[81]。

6.2 目前发现的 PACG 相关风险基因

- GWAS 技术的广泛应用使得在全基因组范围内找出存在的序列变异，即单核苷酸多态性（SNP），从中筛选出与疾病相关的 SNPs 成为可能。

- 第一项由新加坡眼科研究所发起的 PACG 的研究中共纳入来自亚洲的 1854 例 PACG 患者和 9608 名健康志愿者，通过 GWAS 分析确定了 3 个新的闭角型青光眼风险基因，分别是 PLEKHA7（突变位点 rs11024102）、COL11A1（突变位点 rs3753841）、PCMTD1 和 8 号染色体 ST18 之间的突变位点 rs1015213[82]。这项工作是首次从全基因组的角度来研究 PACG 的遗传学机制。

- 第二项 GWAS 研究发现 ABCC5 (rs1401999) 与眼轴长短及 PACG 发病密切相关[38]。

- 最新一项由 Tin Aung 和王宁利教授牵头的更大规模的 GWAS 研究[40] 共纳入了包括来自亚洲、澳大利亚、欧洲、北美和南美的 10 503 例 PACG 患者及 29 567 名正常人，除了验证了上述发现的 3 个闭角型青光眼基因之外，又发现了 5 个新的闭角型青光眼风险基因位点，分别是 EPDR1 rs3816415、CHAT rs1258267、GLIS3 rs736893、FERMT2 rs7494379 以及 DPM2-FAM102A rs3739821。

- 另外，一项 Meta 分析研究[83] 确认了 8 个基因 / 基因座的多态性可作为闭角型青光眼的遗传标志，其中 3 个（COL11A1、PLEKHA7 和 PCMTD1-ST18）在先前的全基因组关联研究中已被验证，另外 5 个（HGF、HSP70、MFRP、MMP9 和 NOS3）是在候选基因研究中鉴定出来的。

6.3 PACG 风险基因的相关机制研究

- 这些 GWAS 研究揭示了细胞连接与胶原代谢、乙酰胆碱代谢、糖基化改变、锌指蛋白激活与转录抑制等通路可能在 PACG 的发病中起作用，为 PACG 的遗传发病机制研究提供了重要的线索，然而更为重要的后续的功能学研究亟待开展。

- 以下详细介绍目前已发现的 PACG 风险基因的相关机制研究。

- PLEKHA7 编码包含家族 A 成员 7 的蛋白质 pleckstrin 的同源结构域，其是连接相邻细胞上皮细胞之间的黏附连接的细胞质组分，以抵抗强收缩力和维持组织结构[84]。PLEKHA7 桥接跨膜钙黏素（如 E-钙黏蛋白），到细胞内微管网络，以调节细胞间液渗透性[85]。它表达在虹膜、睫状体、小梁网和脉络膜，特别是在血房水屏障结构上，包括后虹膜上皮、非色素性睫状上皮，以及虹膜和睫状体微血管。因此，推测 PLEKHA7 可能与 PACG 中的异常流体动力学相关[82, 86]。此外，PLEKHA7 在虹膜中表达，并可能影响其体积，是 PACG 的风险因素[87, 88]。

- *COL11A1* 编码 XI 型胶原的 2 个 α 链中的 1 个。*COL11A1* 的突变引起眼、口面、听觉和骨骼异常，例如，Stickler 综合征 2 型、马歇尔综合征和纤维软骨形成。在这些疾病中，非进行性轴向近视是异常眼部特征。而已知 PACG 与远视特征相关，如较短的眼轴和拥挤的前段[89]。此外，*COL11A1* 在小梁网中表达，可调节房水流出[82]。

- *SNP* (rs1015213) 落在 *PCMTD1* 和 *ST18* 之间的基因间区，其生物学效应尚不清楚。

- *ABCC5*，也称为 *MRP5*，它在大多数人体组织中表达，包括角膜[90]、视网膜色素上皮和视网膜[91]。与 PACG 相关的眼结构如虹膜、睫状体和晶状体中也有 *ABCC5* 表达。然而，它在 PACG 发病中的确切作用尚不清楚。*ABCC5* rs1401999 与浅前房之间的显著关联提示其在眼生长，特别是眼前段生长中的作用。一项斑马鱼研究表明 *ABCC5* 可能通过调节细胞内 cGMP 水平在眼睛发育中发挥积极作用。与人 *ABCC5* 共有 73% 氨基酸序列同一性的斑马鱼 *ABCC5* 在发育中的眼晶状体中高度表达。值得注意的是，内源性 *ABCC5* 活性被阻断可阻碍发育，产生小眼球，以及体长和胚胎色素沉积的整体减少[92]。*ABCC5* 敲除小鼠已经建成，但并未观察它们的眼睛[93]。因此，*ABCC5* 在哺乳动物眼球发育中的作用仍有待探索，并且需要在模式生物体中进一步详细研究。

- *EPDR1* 编码糖基化的 II 型跨膜蛋白，称为 ependymin-related 1。它可能在细胞黏附中具有作用，因为其类似于原细胞黏附素和室管膜蛋白[94]。*EPDR1* 的 *SNP* (rs16879765) 已显示与挛缩症，一种结缔组织的遗传性疾病显著相关[95]。

- *SNP* rs3739821 位于 *DPM2* 和 *FAM102A* 之间的基因间区域，其中 *FAM102A* 的功能尚待继续研究。*DPM2* 的突变与糖基化先天缺陷相关[96]，可导致严重的神经病变表型。*FAM102A* 的表达水平对 β 雌二醇敏感以外[97]，其邻近的 *PIP5KL1* 基因被报道可能参与细胞增殖及肿瘤发生[98]。

- *CHAT* 基因位于染色体 10 上，编码胆碱乙酰转移酶。这是负责神经递质乙酰胆碱合成的酶，其在瞳孔收缩中起作用。抗胆碱能药物可以通过瞳孔扩张和随后的瞳孔阻滞，造成闭角发作[99, 100]。因此，影响乙酰胆碱代谢的基因的遗传变异很可能影响罹患 PACG 的风险。

- *FERMT2* 编码的 *PLEKHC1* 蛋白质是细胞外基质的组件，因此可以在细胞黏附中起作用。*PLEKHC1* 属于与 *PLEKHA7* 相同的 pleckstrin 蛋白家族，而 *PLEKHA7* 的基因多态性与 PACG 的易感性也显著相关。*FERMT2* 和 *EPDR1*、*PLEKHA7* 在全基因组显著关联，强烈提示细胞黏附过程在 PACG 发病机制中可能起重要作用。

- *GLIS3* 是 Krüppel 样锌指蛋白中类 GLI 亚家族的成员之一[101]。有研究表明 *GLIS3* 突变可导致新生儿糖尿病和先天性甲状腺功能减退[102]。已经观察到靠近 *GLIS3* 的 *SNP* 标志与欧洲人中的 1 型糖尿病（rs7020673）[103]，及东亚人中的 2 型糖尿病（rs7041847）[104]显著相关。这些 *SNP* 独立于与 PACG 相关的 *GLIS3* rs736893。

这些研究提示一些目前尚未知的代谢途径可能参与 PACG 的发病机制。

- *HGF* 编码肝细胞生长因子，其作为无活性多肽由间充质细胞分泌。它被 *HGF* 激活因子在 Arg-494 处切割以产生 α 和 β 链[105]。这两条链通过二硫键连接以形成活性异源二聚体蛋白。活化的 HGF 结合其跨膜受体 c-Met[106]。c-Met 是在 Tyr-1349 和 Tyr-1356 位置自体磷酸化的原癌酪氨酸激酶[107]。这两个磷酸化过程调控多种下游通路，包括上皮细胞增殖、运动[108]、形态发生和血管生成[109]。已报道 *HGF SNP* 与屈光不正（远视和近视）[110]和圆锥角膜[111]的关联。人类小梁细胞表达功能性 HGF 受体[112]，并且在青光眼房水中 *HGF* 的表达增加[113]。*HGF* 的变化可能导致前段的形态学变化和异常房水调节，增加 PACG 的风险。此外，*HGF* 在兔视网膜色素上皮细胞中的过表达可导致视网膜脱离[114]。*HGF* 还参与 PACG 中的视网膜神经节细胞的存活，其可通过增加神经元存活和轴突再生来保护视网膜神经节细胞[115]。

- *MFRP* 编码的卷曲相关蛋白家族的多肽可影响胎儿期和出生后的眼生长[116]。*MFRP* 涉及眼轴长度调节[117, 118]，及其突变导致小眼球[116, 119]和色素性视网膜炎[120]。部分的 *MFRP* 多肽序列与卷曲家族的 *CRD* 结构域同源，因此猜测其可能涉及 Wnt 信号通路[121]。序列比对显示人 MFRP 中的 Val-136 对应于小鼠 *MFRP* 参考序列中的 Met-142。在人和小鼠中，MFRP 作为双顺反子转录物与 C1q- 肿瘤坏死因子 5（*C1QTNF5*，也称为"*CTRP5*"）共转录[122, 123]。*C1QTNF5* 突变已在迟发性视网膜变性中被发现[122]。*MFRP* 和 *C1QTNF5* 彼此相互作用，并在视网膜色素上皮细胞和睫状体中表达。rs3814762 可能引起早期眼结构的异常变化，增加闭角型青光眼易感性。

- *HSPA1A*（也称为"*HSP70-1*"）属于热休克蛋白 70（HSP70）家族，其帮助新合成的蛋白质或错误折叠的蛋白质进行折叠[121-124]。HSP70 家族涉及多种细胞过程，如蛋白质生物合成、保护蛋白质组免受应激，以及从聚集物中回收蛋白质[125]。HSP70 蛋白质的表达在应激，缺氧或损伤时被触发。一些 HSP70 蛋白从不同基因座转录，但编码相同的蛋白序列，其可以在转录水平上被差异化地调节[121]。*SNP* rs1043618 位于 *HSPA1A* 的 5' 非翻译区，可下调 *HSPA1A* 表达。*HSPA1A* 的 CC 基因型与冠心病、帕金森病和 *HSPA1A* 表达的下调相关[126, 127]。HSP70 与 MMP9 的转录激活相关，通过核因子 κB 和激活蛋白 -1 介导[128]。

- *MMP9* 是降解变性胶原和 IV 型胶原的内肽酶，可影响细胞外基质重塑。在眼发育期间破坏细胞外基质重塑的 *MMP9* 变体可能导致眼轴短。与 rs3918249[129]高度连锁不平衡的 *MMP9 SNP* rs17576 位于保守的明胶酶特异性纤连蛋白 II 型结构域的编码序列中，决定了 *MMP9* 的胶原亲和力[130]，被发现与沙眼发生的高风险相关[131]。脊髓盘相关疾病与 *MMP9* 和 *COL11A1* 的互作有关，可能与 PACG 相关[132]。因为 *HSP70* 控制 *MMP9* 的表达，所以 PACG 的发生可能与 *HSP70*、*MMP9*

和 *COL11A1* 介导的途径相关 [128]。

- 一氧化氮合酶3（*NOS3*）产生活性自由基一氧化氮，其是神经传递、血管张力调节、血管舒张和凋亡中的生物学介质。它涉及不同的神经变性疾病，包括青光眼和糖尿病性视网膜病变。已报道的一氧化氮在原发性青光眼患者的视神经乳头血管中的堆积提示了青光眼神经病变与 *NOS3* 过表达的相关性 [133]。*NOS3* 已显示可介导基质金属蛋白酶激活 [134]。*NOS3* 表达和一氧化氮产生可增强 *MMP9* 活性 [135]，提示了 *MMP9* 相关通路在 PACG 发病机制中的可能作用。

- 目前 PACG 遗传相关研究尚处于初级阶段，由于没有良好的天然 PACG 动物模型，同时利用 GWAS 等研究发现的相关风险基因尚未造出成功的 PACG 转基因动物模型，因此这些风险基因在 PACG 发病中的作用仍没有直接的证据。多种基因改变可能参与 PACG 的发生，仍需大量研究以揭示 PACG 遗传方面的相关机制。

- 基于 PACG 遗传机制研究的深入及基因检测技术的发展，意味着人们今后可通过基因检测提早发现 PACG 的致病风险，从而做到早发现早干预。

7. 什么是急性 PACG 发作三联征?

- 急性原发性闭角型青光眼（Acute Primary Angle Closure Glaucoma, APACG）发作的三联征分别是角膜后色素沉着、青光眼斑和虹膜节段性萎缩。一般出现在眼压急剧升高且持续时间较长的情况下 [136, 137]。

- 急性发作时，眼压常在 50mmHg 以上，超过了虹膜小动脉的血压，当高眼压持续的时间较长时，可引起局限性的 1~2 条放射状虹膜血管闭塞，造成相应血液供应区域的虹膜出现缺血，出现特征性扇形（图 8-7）。

- 角膜后色素沉着是由于虹膜色素颗粒脱落，随着房水流动，黏附于角膜内皮后，形成色素性角膜后沉着物（图 8-8）。

- 晶状体前囊下可呈现灰白色斑点状、粥斑样的混浊，称为青光眼斑（图 8-9）。在组织切片中，这些混浊斑是前部上皮细胞或晶状体纤维的坏死物 [138, 139]。青光眼斑的发生被认为是高眼压所造成的晶状体营养障碍

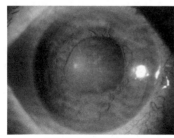
图 8-7 虹膜节段性萎缩

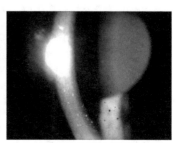
图 8-8 角膜后色素沉着

的结果[140]。早期可表现为片状，随着眼
压下降，片状混浊可出现部分区域变透明，
结果呈现为斑点状或粥斑样的混浊。由于
青光眼斑倾向于沿晶状体纤维分布，因此
常呈放射状。病情轻者只出现少数散在小
点，呈不规则排列。

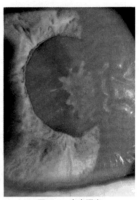

图8-9 青光眼斑

- 随着年龄的增加，青光眼斑可被透明皮质
  推向深层。所以根据混浊斑的深度可以大
  概估计发作距今所经历的时间。青光眼斑
  几乎都发生在瞳孔区，不出现于晶状体后
  皮质及被虹膜遮盖的晶状体前面。值得一
  提的是，有些引起急性眼压升高的继发性
  青光眼也可能出现这样的混浊斑，如外伤
  致急性眼压升高。

- 急性 PACG 发作三联征具有重要的临床意义，这些体征不一定全部出现。
  但这些体征一旦出现，一般会终身存在，即使眼压下降也不会消失[141, 142]。
  因此，临床上凡看到上述体征，结合其他临床特征，即可证明患者曾有过急
  性闭角型青光眼大发作。故对急性闭角型青光眼的诊断、鉴别、判定预后都
  有着特殊的价值。

8. 慢性 PACG 会急性发作吗？怎么与急性 PACG 鉴别？

- 慢性闭角型青光眼的房角粘连是由点到面逐步发展的，其眼压水平也随
  着房角粘连范围的缓慢扩展而逐步上升。2/3 以上的患者有反复小发作的
  病史，主要症状比较轻微，包括眼胀不适、视力稍模糊、虹视等。
  另外不到 1/3 的患者则无任何症状[137, 138, 140]。但是有少部分的慢性
  PACG 患者在缓慢发生房角关闭的基础上，可以在内因或外在诱发因
  素作用下，突然发生大范围的急性房角关闭，导致眼压的急剧升高，出
  现与 APACG 急性大发作时相似的临床症状和体征。急性发作时眼压的
  急剧升高会导致角膜水肿，使房角和眼底均难以观察[140, 142]，故而慢
  性 PACG 急性发作和急性 PACG 大发作难以区分。有研究发现，在发
  作持续时间 ≤ 24h、24h~168h (7d) 和 > 168h (7d) 的患者中，慢性
  PACG 急性发作分别占 12.5%、9.4% 和 29.4%。

- 反复小发作的慢性 PACG 可依据病程、眼压、症状、前房角及视神经的
  改变易于与急性 PACG 相鉴别。但是对于容易混淆的慢性 PACG 急性
  发作和急性 PACG 大发作的患者，可用青光眼性的视神经损害来区分两
  者。急性 PACG 大发作前眼压正常，视神经无青光眼性损害；而慢性
  PACG 由于病程较长，常常在急性发作前就已经发生了视神经的青光眼
  性损害。因此，当青光眼急性发作高眼压持续时间在 7 天以内时，可以
  将杯盘比（C/D）作为两者的判断标准，如 C/D ≥ 0.6 或两眼 C/D>0.2
  可诊断为慢性 PACG 急性发作，C/D ≤ 0.6 则可以诊断为急性 PACG
  大发作。同时，慢性 PACG 急性发作一般较急性 PACG 大发作具有更

大范围的虹膜周边前粘连，而且其眼轴较急性 PACG 大发作长。[143]

9.PACG 存在 24 小时眼压波动的特点吗?

- PACG 的患者存在 24 小时眼压波动的特点，且眼压的波动范围可能会较正常人大[144]。有研究对比了 PACG 患者、原发性房角关闭（PAC）患者、可疑房角关闭（PACS）患者和正常受试者的短期眼压波动，发现 PACG 患者的白天眼压波动最大为（5.44±2.4）mmHg，其次是 PAC 患者为（4.53±2.33）mmHg，PACS 患者和正常受试者最低为（3.76±1.24）mmHg[145]。有研究进一步发现，在 24 小时动态眼压测量中，18:00~01:00 及 03:00~11:00 这两个时间段内，进展期患者眼压波动范围比静止期患者更大，提示 PACG 的进展与这两段时间的眼压波动存在较大的关联；同时，大多数 PACG 患者眼压出现夜间峰值，在晨间下降，而在白天会进一步下降[146]。

- 总的来说，刚开始时，慢性 PACG 的眼压升高是发作性的[140, 142]。开始的发作具有明显的间隔时间，晚上仅持续数小时，在睡前达到最高峰，充分睡眠和休息后即可自然缓解。早期的慢性 PACG 的患者，在两次发作之间，测量眼压是正常的，24 小时眼压差也在正常范围以内。但是进展期病例由于反复发作，虹膜根部与小梁面直接接触造成小梁组织损伤。另一方面，由于前房角持续关闭，发作时间长了往往引起不同程度的周边虹膜前粘连，因而它的眼压渐渐升高，在间歇期也不能恢复至正常眼压水平。

- 对于 PACG 术后患者，小梁切除术后白天的眼压波动幅度较激光周边虹膜切开术（LPI）的 PACG 或 PAC 患者的波动幅度要小，与正常人及接受了 LPI 的 PACS 患者的眼压波动幅度相似。因此从临床角度看，小梁切除术在控制眼压波动方面或许要比 LPI 更好。而且，眼压波动和更高的峰值眼压及平均眼压成正相关。[147]

- 对于急性 PACG，有研究发现，尽管患眼急闭发作行 LPI 后，其眼压仍高于正常对照眼的眼压，但眼压波动范围两者差别不大，而且眼压波动曲线也没有显著差别[148]。

10.PACG 与 POAG 有哪些相同和不同点?

10.1 PACG 与 POAG 的相同点

- 10.1.1 最重要的危险因素　青光眼是一种慢性进展性疾病，以视神经节细胞损害和视神经纤维轴突的丢失为特征。目前还没有一个因素是证明可以明确导致青光眼发生，但报道了一些与青光眼发生有关的危险因素，其中，最重要的危险因素是眼内压[149]。

- 10.1.2 治疗目标　青光眼治疗目标是将眼压控制在目标眼压 / 靶眼压[150]，减少、延缓或者阻断青光眼患者视神经的损害，令患者"视力年"长于"寿命年"。根据患者的眼压、视野和眼底损害程度，结合医院条件和医师经验，可选择药物、激光及手术治疗。

- 10.1.3青光眼性视神经损害的眼部临床特点[151] 视网膜神经纤维层的进展性丢失；特征性的视神经乳头凹陷（视杯）的改变；出现对应的视野损害。

- 10.1.4损害发生部位 视野缺损出现时显示为弓形，可说明损害部位发生在视神经乳头和筛板处[152]。组织病理学结果显示原发性损害，损害部位可能存在于视神经节细胞[153]和神经胶质细胞（包括星形胶质细胞[154]、Müller细胞）。

- 10.1.5损害发生的细胞机制 有证据表明青光眼神经节细胞死亡是通过细胞凋亡发生的[155]。细胞凋亡一般是指机体细胞在发育过程中或在某些因素作用下，通过细胞内基因及其产物的调控而发生的一种程序性细胞死亡。触发凋亡机制产生的因素有：炎症反应、缺血、神经毒性（谷氨酸盐神经毒性、一氧化氮中毒）、氧化应激、线粒体功能障碍和神经营养因子缺失。

10.2 PACG 与 POAG 的不同点

- 10.2.1发病机制[63]

- （1）PACG：对原发性闭角型青光眼而言，房水流出减少是造成眼压升高的原因。机制如下：

- ① 瞳孔阻滞理论：当患者存在眼前段解剖结构拥挤的解剖基础时，在各种诱因的作用下瞳孔阻滞加重，后房压力持续升高，导致周边虹膜向前隆起而与房角处的角膜内皮面接触（图8-10），将导致房角关闭、小梁网阻塞，从而引起眼压的升高。

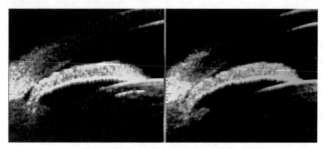

图8-10 超声生物显微镜检查显示周边虹膜向前膨隆，瞳孔阻滞。

- ② 非瞳孔阻滞理论：有一部分原发闭角型青光眼患者，虽然房角没有发生器质性的粘连闭合，但周边虹膜切除术却无法控制眼压，这类患者是高褶虹膜综合征（plateau iris syndrome）[156]，患者具有正常的中央前房深度、虹膜面相对平坦、往根部堆积，但周边前房变浅，窄房角或房角关闭（图8-11），在周边虹膜切除术后仍可能因为自发性或散瞳等因素引起房角关闭、眼压升高；另外，还有一部分患者尽管早期眼压控制好，瞳孔阻滞解除后房角开放，但是远期却发生进行性的房角粘连闭合。

- ③ 晶状体阻滞：部分原发性闭角型青光眼患者在周边虹膜切除术后，由于晶状体增厚或位置前移导致虹膜平面前移，进而与房角处的角膜内皮相贴，引起房角关闭，这种机制称为晶状体阻滞。

- ④ 虹膜因素：原发性闭角型青光眼患者的虹膜较正常人曲率更大，即虹膜膨隆明显，厚度更厚，面积更大。虹膜动态变化的异常也可能在原发性闭角型青光眼的发生中起一定的作用。此外，位于虹膜内的瞳孔开大肌和瞳孔括约肌也在闭角型青光眼的发病机制中起一定的作用。

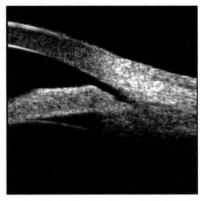

图 8-11　超声生物显微镜检查显示虹膜根部堆积，虹膜高褶。

- ⑤ 脉络膜因素：脉络膜厚度增加、脉络膜脱离可能与闭角型青光眼的发生有关。对于二者因果关系的争论迄今仍在继续。

- （2）POAG：原发性开角型青光眼则是小梁网功能障碍，房水流出阻力增加导致眼压升高。机制如下：

- ① 小梁组织局部病变：小梁细胞功能异常和细胞外基质成分和代谢的异常是其主要的改变。

- ② 小梁后阻滞：即房水流经小梁组织后的 Schlemm 管到集液管和房水静脉部位的病变，包括巩膜内集合管周围细胞外基质异常和表层巩膜静脉压升高。

- ③ 血管 – 神经 – 内分泌或大脑中枢对眼压的调节失控引起。

- ④ 跨筛板压力差增大导致筛板向后弯曲变形变，视盘凹陷加深，杯盘比增大，导致青光眼病变发生发展。

- 10.2.2 疾病与基因关系

- （1）PACG：原发性闭角型青光眼的发病与种族有关[157]，可能受某种基因影响。

- （2）POAG：原发性开角型青光眼的发生具有明显的遗传倾向[158]。在遗传学上表现为复杂特性，具体包括：常染色体隐性、常染色体显性和多因子遗传三个类型。

- 10.2.3 疾病危险因素

- （1）PACG

- ① 解剖因素：眼轴较短、前房较浅而晶状体较厚的人更易发生房角关闭[159]。

- ② 人口统计学因素：原发性闭角型青光眼与人种、年龄和性别密切相关，年龄越大患病率越高[160]，女性患病率也高于男性。

- ③ 其他危险因素：脾气暴躁、喜怒无常及易激动、过度疲劳、近距离用眼、职业和高血压病、吸烟嗜酒等可能与原发性闭角型青光眼发病相关，也有学者认为原发性闭角型青光眼还与日照、气候、太阳黑子、上呼吸道感染等相关。

- （2）POAG[161]

- ① 高眼压症：高眼压症中原发性开角型青光眼患病率高于一般人群，不同眼压水平中开角型青光眼患病率不同，眼压水平越高则患病率越高。

- ② 年龄：随年龄的增大原发性开角型青光眼的患病率也逐渐增加，40岁以上年龄段的人群原发性开角型青光眼的患病率明显增加。

- ③ 种族：原发性开角型青光眼的患病率有较明显的种族差异。

- ④ 遗传因素：原发性开角型青光眼具有遗传倾向，一般认为属多基因遗传。

- ⑤ 近视：尤其是高度近视患者原发性开角型青光眼的患病率也高于正常人群，原因可能与高度近视患者眼轴拉长使巩膜和视神经的结构发生改变，导致其对眼压的耐受性和抵抗力降低有关。

- ⑥ 皮质类固醇：皮质类固醇与原发性开角型青光眼的发病机制的关系尚不完全清楚，但已知皮质类固醇可影响小梁细胞的功能和细胞外基质的代谢。

- ⑦ 心血管系统的异常：原发性开角型青光眼患者中血流动力学或血液流变学异常的发生率较高，常见的疾病有糖尿病、高血压、心或脑血管中风病史、周围血管病、高黏血症、视网膜中央静脉阻塞、偏头痛、血管舒缩功能异常等原因可能与影响视乳头的血液灌注有关。

- 10.2.4 眼底早期改变

- （1）PACG：早期PACG眼底和视功能可表现正常。

- （2）POAG：早期出现视神经结构损害[162]（视盘凹陷和视网膜神经纤维层缺损、视网膜节细胞丢失，青光眼的主要病理过程是神经节细胞轴索的丢失，当轴索丢失后盘沿神经组织量减少，导致盘沿和视乳头凹陷的改变）和视功能损害（视野缺损和其他视功能指标异常）。通常视功能损害出现得较结构损害晚。

- 10.2.5 房角状态

- （1）PACG：原发性闭角型青光眼房角呈现：入口狭窄，周边虹膜膨隆或根部堆积，房角镜下可见 N Ⅳ（仅见 Schwalbe 线，不见房结构），需要动态房角镜检查判断是否存在房角粘连和粘连闭合范围。

- （2）POAG：原发性开角型青光眼房角具有和正常人一样的外观：房角入口宽，虹膜平坦，可见全部房角结构。

- 10.2.6 治疗首选

- （1）PACG：激光治疗或手术治疗。

- （2）POAG：首选药物治疗。

11. 如何诊断 PACG？

11.1 PACG 分类

- PACG 分为下述三类[163]：
- 11.1.1 原发性可疑房角关闭 房角镜检查虹膜 – 小梁网接触范围超过 270°，但无周边虹膜前粘连，且眼压、视盘及视野正常。
- 11.1.2 原发性房角关闭 房角镜检查虹膜 – 小梁网接触范围超过 270°，伴有眼压升高（>21mmHg）和（或）周边虹膜前粘连，但视盘及视野正常。
- 11.1.3 原发性闭角型青光眼 房角镜检查虹膜 – 小梁网接触范围超过 270°，伴有眼压升高及视神经、视野损害。

11.2 临床诊断

- 11.2.1 房角关闭的临床表现
- （1）房角关闭在不同时期表现不同，可表现为慢性病程无症状[164]，也可表现为急性发作性。
- （2）在发展为青光眼视神经损害之前，患者可能仅表现为原发性可疑房角关闭或者原发性房角关闭。
- （3）无症状的原发性闭角型青光眼是房角关闭性青光眼的主要形式，在视野范围严重受损后才会出现症状，伴有视力下降。
- （4）通常双眼发病，但双眼疾病程度不一致。
- 11.2.2 急性房角关闭发作 急性房角关闭发作是眼科急症，发作时会出现以下症状和体征[165]：
- （1）眼痛、眼红，伴同侧头痛、恶心、呕吐。
- （2）急性视物模糊或虹视。
- （3）高眼压：急性发作期眼压升高是突然发生的。一般在 40mmHg 以上。
- （4）浅前房和房角镜下房角关闭：其中房角关闭是本病最重要的体征之一。当眼压下降角膜混浊消退后可行房角镜检查。
- （5）角膜雾状水肿：由于眼压突然升高使角膜内皮功能受到破坏、房水进入角膜实质层和角膜上皮层，引起角膜水肿所致（图 8–12）。
- （6）睫状充血或混合充血：开始为轻度的睫状充血，继而出现混合充血（图 8–12）。
- （7）瞳孔散大固定：由于眼压升高超过动脉灌注压水平时可导致瞳孔括约肌麻痹或部分括约肌萎缩，结果出现瞳孔散大，这是青光眼与虹膜睫状体炎的重要鉴别体征之一。
- （8）青光眼斑：严重的急性闭角型青光眼可以引起晶状体改变，在瞳孔区内的晶状体前囊下可见瓷白色或乳白色混浊斑点，称之为青光眼斑。青光眼斑的发生被认为是高眼压下造成的晶状体营养障碍的结果。青光眼斑对急性闭角型青光眼的诊断特别是回顾性诊断有一定价值。

- （9）另一眼眼前节检查具有浅前房（图 8-13），房角镜下检查有窄房角[166]。

- 11.2.3 眼压测量　眼压的统计学正常参考范围（均值 ± 2 个标准差）是 10~21mmHg，代表 95% 正常人群的生理性眼压范围，但这一眼 = 压范围并不一定适用于所有个体[167, 168]。

- 11.2.4 青光眼性视神经损害[163]

- （1）视乳头 C/D>0.6，或者双眼 C/D 不对称，且相差 >0.2；

- （2）临床检查发现视盘的盘沿变薄、视网膜神经纤维层缺损或视网膜神经节细胞丢失；

- （3）重复测量可得到可靠的青光眼视野损害。视野检查由 Carl Zeiss 公司 Hμmphery 自动视野计 SITA- 标准策略 30-2 或 24-2 完成。检测中，检测点显示"outside normal limits"并有连续三个临近点的 Pattern Deviation 为 5% 的概率损害，并具有以下特点：①早期和进展期病例中出现沿水平中线的视野不对称；②早期和进展期病例出现视野损害主要为中周部；③相邻损害点聚集；④至少两次检查具有可重复性；⑤无法用其他疾病解释视野缺损；⑥检查结果可靠（如假阳性率 <20%，固视丢失率 <10%），视野结果能够解释受检者的视功能状态。

- 11.2.5 房角镜检查[169]

- （1）何为原发性房角关闭？

- 虹膜小梁网接触可以分为房角同位关闭和粘连闭合两种。房角同位关闭指静态下房角镜检查可见周边虹膜与后部小梁网接触，动态房角镜下房角开放。若动态下房角镜下周边部虹膜与小梁面相贴为房角粘连闭合。

- （2）房角镜检查[170]

- 在暗室及低照明条件下，一手持着接触镜，另一手调校裂隙灯。

- 调整裂隙光带（约 1mm 宽）轻度偏中心（从一侧约 15° 角方向投照，使其聚焦到接触镜的反射镜的镜面上）。

- 局部表面麻醉后，放置房角镜，让患者向前方注视。

- 通过角膜光学楔顶点来确认全周四个象限的 Schwalbe 线位置。静态下

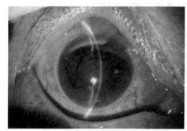 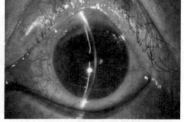

图 8-12　右眼急闭发作，睫状充血，角膜雾状水肿。　　图 8-13　急闭发作对侧眼同样具有浅前房特征。

若未见巩膜突,可行动态性房角镜检查(若可见巩膜突,则判断房角开放)。

- 若房角窄为 Ⅲ ~ Ⅳ 级,动态下不存在房角粘连:
- 无眼压升高,无视神经、视野损害者,诊断为原发性可疑房角关闭。
- 伴有眼压升高,但视神经、视野正常者,诊断为原发性房角关闭(房角同位关闭)。
- 伴有眼压升高及视神经、视野损害者,诊断为原发性闭角型青光眼。
- 若动态下存在房角粘连:
- 伴或不伴眼压升高,无视神经、视野损害者,诊断为原发性房角关闭者(粘连性房角关闭)。
- 伴有眼压升高,且视神经、视野有青光眼损害者诊断为原发性关闭型青光眼。

12. PACG 治疗策略是什么?

12.1 原发性可疑房角关闭

- 教育患者关于急性房角关闭发生的症状和预兆,以及让患者坚持随访,避免急性房角关闭的发生[171]。如果可疑性房角关闭进一步产生了房角粘连 (原发性房角关闭),则可根据房角关闭发生机制进行相应的激光治疗 (激光周边虹膜成形术、激光周边虹膜切开术)。事实上大部分原发性可疑房角关闭者即使不予治疗也不会进展为原发性房角关闭[172]。
- 根据房角关闭的发生机制选择治疗方式。最常见的房角关闭机制是瞳孔阻滞,激光周边虹膜切开可以有效地防止急性房角关闭发生[173]。因为激光周边虹膜切开术的不良反应相对较小,所以目前可作为很多原发性房角关闭疑似者的治疗方式。
- 另有些需要行激光周边虹膜切开术的原发性可疑房角关闭者包括:需要行散瞳眼底检查者[174];服用可以导致瞳孔散大的药物者;随访不佳或者疾病意识低,无法认识急性房角关闭发生的症状的患者;无法或者难以在急性房角关闭发生时及时得到眼科诊治的患者。
- 约三分之一原发性可疑房角关闭者 (高褶虹膜综合征),即使行激光周边虹膜切开术后发现周边前房无加深,房角无增宽,也可再施激光虹膜成形术,加深周边前房[175]。
- 如果患者合并有影响视功能的白内障,可以选择行白内障手术替代激光周边虹膜切开术[176]。相较于其他白内障手术 (白内障囊外摘除术、小切口白内障手术),优选超声乳化白内障吸出术。

12.2 原发性房角关闭

- 根据不同的房角关闭机制,建议采取不同的早期治疗方法。通常首选激光周边虹膜切开术。若尚未控制到目标眼压,则需要增加局部降眼压药物。如果眼部检查发现房角拥挤或者存在虹膜高褶,则需要行激光虹膜成形术。

12.3 原发性闭角型青光眼 [177]

- 首选激光或手术治疗。

- 12.3.1 未合并白内障者

- （1）小梁切除术：急性或慢性前房角关闭，前房角粘连关闭范围 >180°、药物无法控制的眼压或视神经损伤较重者，应选择滤过性手术如小梁切除术。

- （2）周边虹膜切除或激光虹膜切开：早期瞳孔阻滞性慢性闭角型青光眼可施行周边虹膜切除术或激光虹膜切开术，术后根据眼压情况酌情加用药物治疗。

- （3）激光虹膜成形术／透明晶状体摘除术：如术前已诊断为非瞳孔阻滞性或混合机制性所致慢性闭角型青光眼可同时施行激光虹膜切开联合虹膜成形术；如已施行周边虹膜切除或激光虹膜切开术，术后周边前房变化不明显，甚至无变化，房角仍狭窄，散瞳条件下周边虹膜向房角方向堆积，阻塞房角，对这类病例，应再做氩激光周边虹膜成形术，使周边虹膜离开房角，增加房角宽度，避免房角进行性的关闭，并需做长期定期随访及房角检查。有一部分早期病例在行周边虹膜切除术后周边虹膜仍膨隆，并表现和晶状体前表面一致性膨隆则应考虑有晶状体阻滞的参与，可行透明晶状体摘除术 [178]。

- 12.3.2 合并影响视力的白内障者

- 房角粘连闭合未超过 3/4，若局部使用 ≤ 1 种降眼压药物，且青光眼性视神经损害呈早期，可选择超声乳化白内障吸出联合人工晶状体植入术或超声乳化白内障吸出联合人工晶状体植入术及术中行房角分离术。若局部使用 > 1 种降眼压药物，青光眼性视神经损害呈进展期，可行小梁切除联合超声乳化白内障吸出人工晶状体植入术。

- 房角粘连闭合超过 3/4，行小梁切除联合超声乳化白内障吸出人工晶状体植入术。若眼压控制不良，可选择青光眼引流阀植入、第二次小梁切除术或增加局部药物（所选择的药物与急性闭角型青光眼相似）。

12.4 原发性急性房角关闭

- 原发性急性房角关闭治疗的目的：快速降低眼压，解除瞳孔阻滞，评估和治疗对侧眼，预防进展为慢性闭角型青光眼。

- 12.4.1 快速降低眼压

- 应先选用高渗剂如 20% 甘露醇静脉滴注，可同时口服碳酸酐酶抑制剂。另外可供选用的高渗剂还有 50% 甘油盐水（合并糖尿病者可选用同异山梨醇）及尿素等。

- 眼局部使用缩瞳剂，如 1% 的毛果芸香碱滴眼液，开始应用缩瞳剂时间隔时间要短些，甚至可以间隔 5~15 分钟滴 1 次，连续用药 4 次后改成间隔 30 分钟 1 次，连续 2 次，以后减成每 2~4 小时 1 次。值得提出的是，当眼压高造成眼部严重缺血状态时，因瞳孔括约肌缺血对缩瞳药可不敏感，反复滴用缩瞳药可能并不能达到解除瞳孔阻滞、开放房角的作用。应在快速降眼压后使用缩瞳药，从而有可能达到开放房角的目的。

- 眼局部降眼压药物：使用 β 肾上腺素能受体阻滞剂 [0.5% 的噻吗洛尔（Timolol）]、选择性 α_2 肾上腺素能受体激动剂 [0.2% 的溴莫尼定（Brimonidine)] 或局部应用的碳酸酐酶抑制剂 [1% 的布林佐胺（Brinzolamide）]。

- 眼局部抗炎药物：对于准备行手术的患者更为重要，一般局部应用抗生素 – 糖皮质激素混合眼液。如患者眼部炎症反应明显则需全身应用糖皮质激素，但要注意患者的全身情况是否允许应用糖皮质激素。

- 注意辅助治疗：如果患者便秘可给予硫酸镁 30g 溶于 60ml 水中口服，即可达到通便作用又有降压作用。患者如果疼痛剧烈，可注射 0.5ml 吗啡，即可以止痛，又有缩瞳作用，对于开放已闭塞的房角有辅助作用。如果患者烦躁不安而失眠时，可给予来巴比妥或氯丙嗪使其充分休息，以利于青光眼的治疗。

- 前房穿刺术：局部和全身用药眼压不降者可行前房穿刺术，可以暂时性降低眼压。注意眼压下降后继续使用缩瞳药以开放房角。

- 12.4.2 解除瞳孔阻滞 [179]

- （1）激光虹膜切除术：行激光虹膜切除术时最好采用氩激光联合 Nd：YAG 激光。另外，当周边前房极浅，不易行激光周边虹膜切除术，先采用氩激光行虹膜成形术加深周边前房，再行激光周边虹膜切除术 [180]；当行激光周边虹膜切除术后发现周边前房无加深，房角无增宽，可再施激光虹膜成形术，加深周边前房。

- （2）周边虹膜切除术：急性闭角型青光眼的临床前期、先兆期及缓解期是行周边虹膜切除或激光虹膜切开术的适应证。目前激光周边虹膜切开术有取代手术周边虹膜切除的趋势，但在以下情况仍可选择周边虹膜切除术：① 房角关闭 1/2 左右，眼压在正常值上限，如果行激光周边虹膜切除术，可能由于脱落的色素加重残余房角小梁的损害，激光术后眼压升高，这种情况可选择周边虹膜切除术；② 激光虹膜穿孔失败或激光孔反复被堵塞；③ 周边角膜混浊，不利于行激光周边虹膜切除术；④ 患者由于身体其他原因不能配合激光手术。

- （3）晶状体摘除术：近来临床医生越来越关注晶状体在 PACG 发病机制中的作用，国外研究表明单纯白内障超声乳化摘除联合人工晶状体植入术能完全解除瞳孔阻滞及房角拥挤，从而安全有效的治疗药物无法控制的 PACG（包括部分原发性急性房角关闭者），且改善患者视力 [13, 181, 182]。EAGLE-study 表明，透明晶状体摘除可以替代虹膜周边切除术，作为原发性闭角型青光眼的一线治疗方式 [55]。目前越来越多的临床医生推荐急性房角关闭的患者发作眼都应尽可能行晶状体摘除术，若术后眼压不控制再行滤过性手术。

- 12.4.3 评估和治疗对侧眼 [183]

- （1）激光周边虹膜切开术，周边虹膜切除术。
- （2）根据房角关闭发生机制给予相应治疗。
- 12.4.4 预防进展为慢性闭角型青光眼
- 预防急性房角关闭（图 8-14）进展为慢性闭角型青光眼是这类患者防盲的关键。但既往文献报道，即使及时得到以上处置，仍有 50% 左右的患者的眼压无法控制需要继续药物或手术治疗，15.3%~35.0% 左右的患者最终需要行小梁切除术[184-188]，其手术成功率也较慢性闭角型青光眼的成功率明显降低，仅为 40%~56.2%[184, 189]。分析其原因如下：（1）急性房角关闭发作后房部存在明显的缺血再灌注损伤[190-192]，炎症反应是房角关闭及小梁切除手术失败的主要原因；（2）急性发作过的眼，尤其是眼压仍未控制的眼，无论行何种手术治疗，都将存在着手术风险，手术造成的炎症及并发症导致的创伤，都有可能加重房角粘连及滤过泡的瘢痕化。因此，如何在急性发作后尽可能地减轻炎症以及在眼压控制下摘除白内障而不发生并发症成了预防进展为慢性闭角型青光眼的关键。针对这类患者可采取的措施如下：
- ① 在白内障术前尽最大的可能降眼压：继续最大量药物治疗及前房穿刺降眼压。若仍不控制，可考虑行小剂量的经巩膜睫状体光凝术。此睫状体光凝术并非为了破坏睫状体最终降眼压，而是在充血的睫状体制造 5~6 个爆破性损伤，造成睫状体的浅脱离，从而暂时地降眼压，为白内障手术创造一个眼压平稳、眼部充血减轻的时间窗（一般可持续 5~10 天）。同时为避免睫状体光凝进一步加重炎症造成房角关闭，光凝术中可前房注入曲安奈德 0.5~1mg。然后在 5~7 天后行白内障手术。（图 8-15）
- ② 若药物能控制，但房角存在较大范围粘连或瞳孔存在粘连，行白内障手术时为避免术中分离粘连导致术后纤维素性的渗出，进而使得房角或瞳孔再次粘连，可白内障手术结束时前房注入 1mg 曲安奈德控制炎症。
- 对于白内障术后房角仍存在较大范围关闭（>3/4）的患者，即使眼压正常也应定期随访。主要可行以下随访检查：眼前段光学相干断层扫描仪（AS-OCT）、超声生物显微镜（UBM）、房角镜、Humphrey 视野随访、Heidelbery 视网膜断层扫描仪（Heidelbery Rrtinal Tomography，HRT）/ 相干光断层扫描（Optical coherence tomograpty，OCT）/ 激光偏振扫描仪。值得提出的是，急性房角关闭时视神经多为水肿状态，视盘变苍白及视神经纤维层变薄在发作后一段时间才逐渐表现出来，因此早期即使眼压得到控制也可能观察到视

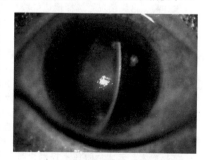

图 8-14　急性闭角型青光眼发作期，使用最大量降眼压药物，眼压仍 >30mmHg，结膜睫状体充血明显、角膜上皮水肿、前房浅和瞳孔散大。

神经缺损进展，这类患者则更应该关注眼压及房角情况，以排除眼压升高导致的视神经损伤的进展。

13.PACG 如何随访？

- 由于原发性闭角型青光眼是一类慢性，可以造成视功能不可逆损害的疾病，发病较隐蔽，病程缓慢，患者可无明显自觉症状，所有对于原发性闭角型青光眼患者的长期随访非常重要。

13.1 初始评估及随访评估目标如下：

- （1）明确前房角状态及发生房角关闭的机制；
- （2）明确青光眼性视神经损害情况；
- （3）评估房角关闭或者青光眼病情进展的危险因素；
- （4）随访结构和功能进展；
- （5）评估治疗方案是否充足，可根据眼压测量和前房角情况评估；
- （6）评估眼部合并症（如白内障）的严重程度；
- （7）评估患者个人身体状况，特别是某些可能会与青光眼治疗，或与青光眼治疗的不良反应有相互作用的系统性疾病。

13.2 初始评估比较复杂，包括以下几项：

- 13.2.1 病史
- 流行病学资料：年龄、性别、种族；
- 眼部外伤史；
- 症状：间歇性眼部疼痛 / 头痛伴随眩光 / 虹视；
- 家族史；
- 随访间期眼部及全身用药史，特别是与青光眼相关的药物和激素。
- 13.2.2 检查

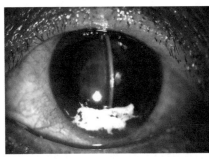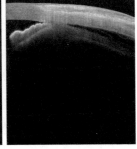

图 8-15　图 8-14 中患眼行睫状体光凝 + 前房注射 1mg 曲安奈德术后 1 天（光凝能量 2200mW，持续时间 2000ms，共 6 点，均闻及爆破音），眼前节像可见睫状充血、角膜水肿明显减轻，前房安静（左图）。OCT 上可见各象限均存在睫状体浅脱离（右图）。

- 眼前段裂隙灯检查；
- 眼压测量：首选 Goldmann 压平眼压计；
- 房角镜检查：动态下房角检查可以鉴别房角同位关闭和房角粘连；
- 视盘和视网膜神经纤维层检查。
- 13.2.3 进一步检查
- 功能性检查：自动静态周边视野检查；
- 视盘及视网膜神经纤维层结构性检查：视盘照相、激光共聚焦扫描检眼镜、相干光断层扫描仪（OCT）、激光偏振扫描仪；
- 眼前房角结构性检查：房角镜照相、Retcam 图像采集、前段相干光断层扫描（AS-OCT）、超声生物显微镜（UBM）。

13.3 随访取决于初始评估情况

- 13.3.1 原发性可疑房角关闭者 [172]
- 患者应接受急性房角关闭的症状及预兆的相关教育。
- 随访可选择：观察、激光周边虹膜切开术或激光虹膜成形术。
- 若激光治疗后房角开放，则随访监测眼压、房角状态和视野变化。
- 13.3.2 原发性房角关闭 [193]
- 应予患者足够的知识教育，建议行激光周边虹膜切开术或激光虹膜成形术。
- 局部使用降眼压药物。
- 对于存在广泛房角粘连或小梁网组织损害的患者，激光周边虹膜切开术后可能出现眼压升高。
- 对于患者眼压测量，视神经结构和功能的评估需要更短的时间间隔。
- 若在患者在随访期间，出现了青光眼性视神经损害，应按照 PACG 予以相应的治疗。
- 13.3.3 急性房角关闭
- 对于急性闭角型青光眼急性发作期患者，在局部频滴缩瞳眼液、局部用降眼压药物、全身用脱水药物后 2 小时，需复查患者眼压情况。
- 若眼压没有下降趋势，继续观察 2 小时，若眼压仍未下降，需视患者情况决定是否需行前房穿刺等治疗。
- 若眼压有下降趋势，继续用药，24 小时内复查眼压、视力、房角等情况，以决定进一步治疗方案。
- 13.3.4 原发性闭角型青光眼
- （1）激光周边虹膜切开术，激光周边虹膜成形术后
- 早期：复查患者视力、眼压、前房炎症、晶状体、眼底等情况。
- 长期：观察视力、眼压、前房角、视野、眼底情况。
- （2）周边虹膜切除术后

- 早期：观察患者视力、眼压、手术切口、前房、虹膜周切口、晶状体情况，除了测量视力和眼压外，需注意手术切口是否存在渗漏、前房是否有积血及炎症、虹膜周切口是否通畅、晶状体位置及混浊程度。
- 长期：观察视力、眼压、前房角、视野、眼底情况。
- （3）白内障手术后
- 早期：观察患者视力、眼压、手术切口、前房深度、前房炎症、瞳孔、虹膜及眼底情况。
- 长期：观察视力、眼压、前房角、视野、眼底情况。
- （4）青光眼滤过术后
- 早期：观察视力、眼压、滤过泡、前房深度、前房炎症、瞳孔、虹膜、晶状体及眼底情况。
- 长期：观察视力、眼压、前房深度、瞳孔大小、晶状体、视野、眼底及观察其滤过泡情况（注意滤过泡的颜色、形态）。
- （5）随访项目
- ① 视力：闭角型青光眼患者常合并远视，对于视力不佳的青光眼患者，需验光，详细检查矫正视力。当患者合并其他眼病如白内障、葡萄膜炎、黄斑病变、视神经病变等，或近期视力明显下降时，应该检查视力，以判断视力损害与青光眼的关系，不致延误治疗。特别是当眼压已控制在目标眼压范围内，而视力又有进行性下降时，应该做进一步检查，查明视力下降的原因。
- ② 眼压测量 [194]：测量眼压可以了解药物治疗或手术后眼压控制的情况，并根据眼压水平调整用药及确定观察时间。
- ③ 视野：青光眼治疗的目标就是控制眼压，保护视神经，使视功能不再进一步恶化 [195]。视野检查是了解视功能的重要手段。视野检查不是青光眼每次复查的项目，眼压控制在正常的情况下，一般每6~12个月检查一次视野。
- ④ 眼底情况：每次复查都应仔细观察眼底视乳头情况 [196]，双目间接眼底镜观察较直接眼底镜观察更准确，不但可立体地评价视杯大小、深浅、有无切迹、有无出血，还可观察视乳头周围视网膜神经纤维层有无缺损。如果有条件的话，可以行视乳头和视网膜神经纤维层照相、OCT、GDx或HRT检查，定量测量视网膜神经纤维层厚度及视盘结构参数。
- ⑤ 前房深度和瞳孔大小：对于已确诊为恶性青光眼、长期用缩瞳剂或滤过术后患者，在复查时应注意观察前房深度和瞳孔大小。
- ⑥ 前房角：部分闭角型青光眼患者行周边虹膜切除术或白内障超声乳化吸出术后在随访过程中出现眼压升高，其原因有很多，房角是其中一个非常重要的因素。
- ⑦ 滤过泡：青光眼小梁切除术后，滤过泡 [197] 常规分为四型，Ⅰ、Ⅱ型滤过泡为功能性滤过泡，Ⅲ、Ⅳ型滤过泡是非功能性滤过泡。此外，还应注意滤过泡的颜色，当发现滤过泡颜色变灰黄或混浊，前房炎症加重、房水闪辉阳性时，应考虑滤过泡感染的可能，需紧急处理，全身及局部抗炎抗感染治疗，查找致病病原体，寻找敏感药物，以挽救患者的视功能。

参考文献

[1] Congdon N,Wang F,Tielsch JM. Issues in the epidemiology and population-based screening of primary angle-closure glaucoma. Survey of ophthalmology,1992,36(6):411-423.

[2] Quigley HA,Broman AT. The number of people with glaucoma worldwide in 2010 and 2020. The British journal of ophthalmology,2006,90(3):262-267.

[3] Seah SK,Foster PJ,Chew PT,Jap A,Oen F,Fam HB,et al. Incidence of acute primary angle-closure glaucoma in Singapore. An island-wide survey. Archives of ophthalmology,1997,115(11):1436-1440.

[4] Bourne RR,Sukudom P,Foster PJ,Tantisevi V,Jitapunkul S, Lee PS, et al. Prevalence of glaucoma in Thailand: a population based survey in Rom Klao District, Bangkok. The British journal of ophthalmology,2003,87(9):1069-1074.

[5] Foster PJ, Baasanhu J, Alsbirk PH, Munkhbayar D, Uranchimeg D, Johnson GJ. Glaucoma in Mongolia. A population-based survey in Hovsgol province, northern Mongolia. Archives of ophthalmology,1996,114(10):1235-1241.

[6] Foster PJ, Devereux JG, Alsbirk PH, Lee PS, Uranchimeg D, Machin D, et al. Detection of gonioscopically occludable angles and primary angle closure glaucoma by estimation of limbal chamber depth in Asians: modified grading scheme. The British journal of ophthalmology,2000,84(2):186-192.

[7] Devereux JG, Foster PJ, Baasanhu J, Uranchimeg D, Lee PS, Erdenbeleig T, et al. Anterior chamber depth measurement as a screening tool for primary angle-closure glaucoma in an East Asian population. Archives of ophthalmology,2000,118(2):257-263.

[8] Foster PJ, Alsbirk PH, Baasanhu J, Munkhbayar D, Uranchimeg D, Johnson GJ. Anterior chamber depth in Mongolians: variation with age, sex, and method of measurement. American journal of ophthalmology,1997,124(1):53-60.

[9] Alsbirk PH. Anterior chamber depth in Greenland Eskimos. I. A population study of variation with age and sex. Acta Ophthalmol (Copenh),1974,52(4):551-564.

[10] Foster PJ, Johnson GJ. Glaucoma in China: how big is the problem? The British journal of ophthalmology,2001,85(11):1277-1282.

[11] Foster PJ, Buhrmann R, Quigley HA, Johnson GJ. The definition and classification of glaucoma in prevalence surveys. The British journal of ophthalmology,2002,86(2):238-242.

[12] He J, Zou H, Tong X, et al. Prevalence of primary glaucoma among adults aged 50 years or above population in Huamu community: a cross-sectional survey in Shanghai, 2011. Zhonghua Yan Ke Za Zhi, 2014, 50:349-354.

[13] He M, Foster P J, Ge J, et al. Prevalence and clinical characteristics of glaucoma in adult Chinese: a population-based study in Liwan District, Guangzhou. Invest Ophthalmol Vis Sci, 2006, 47:2782-2788.

[14] Liang Y, Friedman D S, Zhou Q, et al. Prevalence and characteristics of primary angle-closure diseases in a rural adult Chinese population: the Handan Eye Study. Invest Ophthalmol Vis Sci, 2011, 52:8672-8679.

[15] Pan C W, Zhao C H, Yu M B, et al. Prevalence, types and awareness of glaucoma in a multi-ethnic population in rural China: the Yunnan Minority Eye Study. Ophthalmic Physiol Opt, 2016, 36:664-670.

[16] Qu W, Li Y, Song W, et al. Prevalence and risk factors for angle-closure disease in a rural Northeast China population: a population-based survey in Bin County, Harbin. Acta Ophthalmol, 2011, 89:e515-e520.

[17] Song W, Shan L, Cheng F, et al. Prevalence of glaucoma in a rural northern china adult population: a population-based survey in kailu county, inner mongolia. Ophthalmology, 2011, 118:1982-1988.

[18] Wang Y X, Xu L, Yang H, et al. Prevalence of glaucoma in North China: the Beijing Eye Study. Am J Ophthalmol, 2010, 150:917-924.

[19] Zhong H, Li J, Li C, et al. The prevalence of glaucoma in adult rural Chinese populations of the Bai nationality in Dali: the Yunnan Minority Eye Study. Invest Ophthalmol Vis Sci,2012, 53:3221-3225.

[20] He M, Foster P J, Ge J, et al. Prevalence and clinical characteristics of glaucoma in adult Chinese: a population-based study in Liwan District, Guangzhou. Invest Ophthalmol Vis Sci, 2006, 47:2782-2788.

[21] He M, Friedman D S, Ge J, et al. Laser peripheral iridotomy in primary angle-closure suspects: biometric and gonioscopic outcomes: the Liwan Eye Study. Ophthalmology,2007, 114:494-500.

[22] 中华医学会眼科学分会青光眼学组. 我国原发性青光眼诊断和治疗专家共识（2014 年）. 中华眼科杂志, 2014：382-383.

[23] 中华医学会眼科学分会青光眼学组，中华医学会中华眼科杂志编辑委员会. 我国原发性青光眼诊断和治疗专家共识. 中华眼科杂志, 2008, 44：862-863.

[24] 中华医学会眼科学分会青光眼学组.《中国青光眼临床工作指南》（2005）. 中华眼科杂志, 2005, 41：1140-1143.

[25] 北京医学会眼科学分会青光眼诊治新技术共识小组. 三分钟暗室激发试验的机制和标准化操作规范探讨. 中华眼科杂志, 2015, 51：167-169.

[26] Li D, Wang N, Wang B, et al. Modified dark room provocative test for primary angle closure. J Glaucoma, 2012, 21:155-159.

[27] Wang Y E, Li Y, Wang D, et al. Comparison of factors associated with occludable angle between american Caucasians and ethnic Chinese.

Invest Ophthalmol Vis Sci,2013, 54:7717-7723.

[28] Wang D, He M, Wu L, et al. Differences in iris structural measurements among American Caucasians, American Chinese and mainland Chinese. Clin Experiment Ophthalmol,2012, 40:162-169.

[29] Huang W, Wang W, Gao X, et al. Choroidal thickness in the subtypes of angle closure: an EDI-OCT study. Invest Ophthalmol Vis Sci,2013,54:7849-7853.

[30] Wang W, Zhou M, Huang W, et al. Does acute primary angle-closure cause an increased choroidal thickness? Invest Ophthalmol Vis Sci, 2013, 54:3538-3545.

[31] Zhou M, Wang W, Ding X, et al. Choroidal thickness in fellow eyes of patients with acute primary angle-closure measured by enhanced depth imaging spectral-domain optical coherence tomography. Invest Ophthalmol Vis Sci, 2013, 54:1971-1978.

[32] Zhou M, Wang W, Huang W, et al. Is increased choroidal thickness association with primary angle closure? Acta Ophthalmol, 2014, 92:e514-e520.

[33] Console J W, Sakata L M, Aung T, et al. Quantitative analysis of anterior segment optical coherence tomography images: the Zhongshan Angle Assessment Program. Br J Ophthalmol, 2008, 92:1612-1616.

[34] Wang Z, Chung C, Lin J, et al. Quantitative Measurements of the Ciliary Body in Eyes With Acute Primary-Angle Closure. Invest Ophthalmol Vis Sci, 2016, 57:3299-3305.

[35] Zhang Y, Li SZ, Li L, He MG, Thomas R, Wang NL. Quantitative Analysis of Iris Changes After Physiologic and Pharmacologic Mydriasis in a Rural Chinese Population. Invest Ophthalmol Vis Sci, 2014, 55:4405-4412.

[36] Zhang Y, Li S Z, Li L, et al. Dynamic Iris Changes as a Risk Factor in Primary Angle Closure Disease. Invest Ophthalmol Vis Sci, 2016, 57:218-226.

[37] Zhang Y, Li S Z, Li L, et al. Quantitative analysis of iris changes following mydriasis in subjects with different mechanisms of angle closure. Invest Ophthalmol Vis Sci, 2015, 56:563-570.

[38] Nongpiur M E, Khor C C, Jia H, et al. ABCC5, a gene that influences the anterior chamber depth, is associated with primary angle closure glaucoma. PLoS Genet, 2014, 10:e1004089.

[39] Vithana E N, Khor C C, Qiao C, et al. Genome-wide association analyses identify three new susceptibility loci for primary angle closure glaucoma. Nat Genet, 2012, 44:1142-1146.

[40] Khor C C, Do T, Jia H, et al. Genome-wide association study identifies five new susceptibility loci for primary angle closure glaucoma. Nat Genet, 2016, 48:556-562.

[41] Chi W, Li F, Chen H, et al. Caspase-8 promotes NLRP1/NLRP3 inflammasome activation and IL-1beta production in acute glaucoma. Proc Natl Acad Sci U S A, 2014, 111:11181-11186.

[42] Yan Y J, Wu L L, Wang X, et al. Appositional angle closure in Chinese with primary angle closure and primary angle closure glaucoma after laser peripheral iridotomy. Invest Ophthalmol Vis Sci, 2014, 55:8506-8512.

[43] Jiang Y, Chang D S, Foster P J, et al. Immediate changes in intraocular pressure after laser peripheral iridotomy in primary angle-closure suspects. Ophthalmology, 2012, 119:283-288.

[44] Jiang Y, Chang D S, Zhu H, et al. Longitudinal changes of angle configuration in primary angle-closure suspects: the Zhongshan Angle-Closure Prevention Trial. Ophthalmology, 2014, 121:1699-1705.

[45] Lam D S, Leung D Y, Tham C C, et al. Randomized trial of early phacoemulsification versus peripheral iridotomy to prevent intraocular pressure rise after acute primary angle closure. Ophthalmology, 2008, 115:1134-1140.

[46] Tang Y,Qian S,Wang J,et al. Effects of combined phacoemulsification and viscogoniosynechialysis versus trabeculectomy in patients with primary angle-closure glaucoma and coexisting cataract. Ophthalmologica, 2012, 228:167-173.

[47] Quigley HA, Broman AT. The number of people with glaucoma worldwide in 2010 and 2020. Br J Ophthalmol ,2006,90:262-267.

[48] Day AC, Baio G, Gazzard G, et al. The prevalence of primary angle closure glaucoma in European derived populations: a systematic review. Br J Ophthalmol ,2012,96:1162-1167.

[49] Congdon N, Wang F, Tielsch JM. Issues in the epidemiology and population-based screening of primary angle-closure glaucoma. Surv Ophthalmol,1992,36:411-423.

[50] Papaconstantinou D, Georgalas I, Kourtis N, et al. Lens-induced glaucoma in the elderly. Clin Interv Aging,2009,4:331-336.

[51] Seah SK, Foster PJ, Chew PT, et al. Incidence of acute primary angle-closure glaucoma in Singapore. An island-wide survey. Arch Ophthalmol,1997,115:1436-1440.

[52] Foster PJ, Buhrmann R, Quigley HA, Johnson GJ. The definition and classification of glaucoma in prevalence surveys. Br J Ophthalmol ,2002,86:238-242.

[53] Vithana EN, Khor CC, Qiao C, et al. Genome-wide association analyses identify three new susceptibility loci for primary angle closure glaucoma. Nat Genet ,2012,44:1142-1146.

[54] Khor CC, Do T, Jia H, et al. Genome-wide association study identifies five new susceptibility loci for primary angle closure glaucoma. Nat Genet,

2016,48:556-562.

[55] Marchini G, Chemello F, Berzaghi D, Zampieri A. New findings in the diagnosis and treatment of primary angle-closure glaucoma. Prog Brain Res,2015,221:191-212.

[56] Azuara-Blanco A, Burr J, Ramsay C, et al. Effectiveness of early lens extraction for the treatment of primary angle-closure glaucoma (EAGLE): a randomised controlled trial. Lancet, 2016,388:1389-1397.

[57] Hu CN (1989) [An epidemiologic study of glaucoma in Shunyi County, Beijing]. Zhonghua Yan Ke Za Zhi,25:115-119.

[58] Zhou WB (1988) [Treatment of primary chronic angle-closure glaucoma]. Zhonghua Yan Ke Za Zhi,24:10-13.

[59] Congdon NG, Youlin Q, Quigley H, Hung PT, Wang TH, et al. (1997) Biometry and primary angle-closure glaucoma among Chinese, white, and black populations. Ophthalmology,104: 1489-1495.

[60] Wang N, Ouyang J, Zhou W, et al. [Multiple patterns of angle closure mechanisms in primary angle closure glaucoma in Chinese]. Zhonghua Yan Ke Za Zhi,2000,36(1): 46-51, 5, 6.

[61] Hung PT, Chou LH (1979) Provocation and mechanism of angle-closure glaucoma after iridectomy. Arch Ophthalmol ,97: 1862-1864.

[62] American Academy of Ophthalmology Glaucoma Panel. Preferred Practice Pattern® Guidelines. Primary Angle closure. American Academy of Ophthalmology. 2010,San Francisco, CA.

[63] Nongpiur ME, Ku JY, Aung T. Angle closure glaucoma: a mechanistic review. Curr Opin Ophthalmol,2011, 22(2): 96-101.

[64] Anderson DR, Jin JC, Wright MM. The physiologic characteristics of relative pupillary block. Am J Ophthalmol,1991,111(3): 344-350.

[65] Ritch R, Tham CC, Lam DS. Long-term success of argon laser peripheral iridoplasty in the management of plateau iris syndrome. Ophthalmology,2004,111(1): 104-108.

[66] George R, Paul PG, Baskaran M, et al. Ocular biometry in occludable angles and angle closure glaucoma: a population based survey. Br J Ophthalmol,2003,87(4): 399-402.

[67] Nongpiur ME, He M, Amerasinghe N, et al. Lens vault, thickness, and position in Chinese subjects with angle closure. Ophthalmology,2011,118(3): 474-479.

[68] Zhou M, Wang W, Huang W, et al. Is increased choroidal thickness association with primary angle closure. Acta Ophthalmol,2014,92(7): e514-520.

[69] Huang W, Wang W, Gao X, et al. Choroidal thickness in the subtypes of angle closure: an EDI-OCT study. Invest Ophthalmol Vis Sci,2013,54(13): 7849-7853.

[70] Zhou M, Wang W, Ding X, et al. Choroidal thickness in fellow eyes of patients with acute primary angle–closure measured by enhanced depth imaging spectral–domain optical coherence tomography. Invest Ophthalmol Vis Sci,2013,54(3): 1971–1978.

[71] Friedman DS, He M. Anterior chamber angle assessment techniques. Surv Ophthalmol,2008, 53(3): 250–273.

[72] Jiang Y, Chang DS, Zhu H, et al. Longitudinal changes of angle configuration in primary angle–closure suspects: the Zhongshan Angle-Closure Prevention Trial. Ophthalmology,2014,121(9): 1699–1705.

[73] Gazzard G, Friedman DS, Devereux JG, Chew P, Seah SK. A prospective ultrasound biomicroscopy evaluation of changes in anterior segment morphology after laser iridotomy in Asian eyes. Ophthalmology,2003,110(3): 630–638.

[74] Aung T, Nolan WP, Machin D, et al. Anterior chamber depth and the risk of primary angle closure in 2 East Asian populations. Arch Ophthalmol,2005,123(4): 527–532.

[75] Nolan WP, See JL, Chew PT, et al. Detection of primary angle closure using anterior segment optical coherence tomography in Asian eyes. Ophthalmology,2007,114(1): 33–39.

[76] Day AC, Baio G, Gazzard G, et al. The prevalence of primary angle closure glaucoma in European derived populations: a systematic review. BRIT J OPHTHALMOL,2012,96:1162–1167.

[77] Cheng JW, Cheng SW, Ma XY, Cai JP, Li Y, Wei RL. The prevalence of primary glaucoma in mainland China: a systematic review and meta-analysis. J GLAUCOMA, 2013,22:301–306.

[78] VANRENS G, ARKELL SM, CHARLTON W, DOESBURG W. PRIMARY ANGLE–CLOSURE GLAUCOMA AMONG ALASKAN ESKIMOS. DOC OPHTHALMOL,1988,70:265–276.

[79] Congdon N, Wang F, Tielsch JM. Issues in the epidemiology and population–based screening of primary angle–closure glaucoma. SURV OPHTHALMOL,1992,36:411–423.

[80] AAO. Angle–closure glaucoma. Basic and Clinical Science Course, American Academy of Ophthalmology (Ed.),2011–2012.

[81] Tu YS, Yin ZQ, Pen HM, Yuan CM. Genetic Heritability of a Shallow Anterior Chamber in Chinese Families with Primary Angle Closure Glaucoma. OPHTHALMIC GENET,2008,29:171–176.

[82] Vithana EN, Khor CC, Qiao C, et al. Genome–wide association analyses identify three new susceptibility loci for primary angle closure glaucoma. NAT GENET,2012,44:1142–1146.

[83] Rong SS, Tang FY, Chu WK, et al. Genetic Associations of Primary Angle-Closure Disease: A Systematic Review and Meta–analysis. OPHTHALMOL

OGY,2016,123:1211-1221.

[84] Pulimeno P, Bauer C, Stutz J, Citi S. PLEKHA7 Is an Adherens Junction Protein with a Tissue Distribution and Subcellular Localization Distinct from ZO-1 and E-Cadherin. PLOS ONE, 2010,5.

[85] Lee MC, Chan ASY, Goh SR, et al. Expression of the Primary Angle Closure Glaucoma (PACG) Susceptibility Gene PLEKHA7 in Endothelial and Epithelial Cell Junctions in the Eye. INVEST OPHTH VIS SCI,2014,55:3833-3841.

[86] Tian BH, Geiger B, Epstein DL, Kaufman PL. Cytoskeletal involvement in the regulation of aqueous humor outflow. INVEST OPHTH VIS SCI,2000,41:619-623.

[87] Quigley HA, Silver DM, Friedman DS, et al. Iris Cross-sectional Area Decreases With Pupil Dilation and its Dynamic Behavior is a Risk Factor in Angle Closure. J GLAUCOMA,2009,18:173-179.

[88] Narayanaswamy A, Zheng C, Perera SA, et al. Variations in iris volume with physiologic mydriasis in subtypes of primary angle closure glaucoma. Invest Ophthalmol Vis Sci,2013,54:708-713.

[89] George R, Paul PG, Baskaran M, et al. Ocular biometry in occludable angles and angle closure glaucoma: a population based survey. BRIT J OPHTHALMOL, 2003,87:399-402.

[90] Karla PK, Quinn TL, Herndon BL, Thomas P, Pal D, Mitra A. Expression of multidrug resistance associated protein 5 (MRP5) on cornea and its role in drug efflux. J Ocul Pharmacol Ther, 2009,25:121-132.

[91] Stojic J, Stohr H, Weber BH. Three novel ABCC5 splice variants in human retina and their role as regulators of ABCC5 gene expression. BMC MOL BIOL,2007,8:42.

[92] Long Y, Li Q, Li J, Cui Z. Molecular analysis, developmental function and heavy metal-induced expression of ABCC5 in zebrafish. Comp Biochem Physiol B Biochem Mol Biol,2011,158:46-55.

[93] de Wolf CJ, Yamaguchi H, van der Heijden I, et al. cGMP transport by vesicles from human and mouse erythrocytes. FEBS J ,2007,274:439-450.

[94] Gregorio-King CC, McLeod JL, Collier F, et al. MERP1: a mammalian ependymin-related protein gene differentially expressed in hematopoietic cells. GENE,2002,286:249-257.

[95] Dolmans GH, Werker PM, Hennies HC, et al. Wnt Signaling and Dupuytren's Disease. NEW ENGL J MED,2011,365:307-317.

[96] Barone R, Aiello C, Race V, et al. DPM2-CDG: A muscular dystrophy-dystroglycanopathy syndrome with severe epilepsy. ANN NEUROL,2012,72:550-558.

[97] Wang DY, Fulthorpe R, Liss SN, Edwards EA. Identification of estrogen-responsive genes by complementary deoxyribonucleic acid microarray

and characterization of a novel early estrogen-induced gene: EEIG1. MOL ENDOCRINOL ,2004,18:402-411.

[98] Shi L, Zhao M, Luo Q, et al. Overexpression of PIP5KL1 suppresses cell proliferation and migration in human gastric cancer cells. MOL BIOL REP,2010,37:2189-2198.

[99] Lachkar Y, Bouassida W. Drug-induced acute angle closure glaucoma. CURR OPIN OPHTHALMOL, 2007,18:129-133.

[100] Mandak JS, Minerva P, Wilson TW, Smith EK. Angle closure glaucoma complicating systemic atropine use in the cardiac catheterization laboratory. CATHETERIZATION AND CARDIOVASCULAR DIAGNOSIS,1996,39:262-264.

[101] Kim YS, Nakanishi G, Lewandoski M, Jetten AM. GLIS3, a novel member of the GLIS subfamily of Kruppel-like zinc finger proteins with repressor and activation functions. NUCLEIC ACIDS RES,2003,31:5513-5525.

[102] Senee V, Chelala C, Duchatelet S, et al. Mutations in GLIS3 are responsible for a rare syndrome with neonatal diabetes mellitus and congenital hypothyroidism. NAT GENET,2006,38:682-687.

[103] Barrett JC, Clayton DG, Concannon P, et al. Genome-wide association study and meta-analysis find that over 40 loci affect risk of type 1 diabetes. NAT GENET, 2009,41:703-707.

[104] Cho YS, Chen CH, Hu C, et al. Meta-analysis of genome-wide association studies identifies eight new loci for type 2 diabetes in east Asians. NAT GENET,2011,44:67-72.

[105] MIYAZAWA K, SHIMOMURA T, KITAMURA A, KONDO J, MORIMOTO Y, KITAMURA N. MOLECULAR-CLONING AND SEQUENCE-ANALYSIS OF THE CDNA FOR A HMmAN SERINE PROTEASE RESPONSIBLE FOR ACTIVATION OF HEPATOCYTE GROWTH-FACTOR - STRUCTURAL SIMILARITY OF THE PROTEASE PRECURSOR TO BLOOD-COAGULATION FACTOR-XII. J BIOL CHEM,1993,268:10024-10028.

[106] BOTTARO DP, RUBIN JS, FALETTO DL, et al. IDENTIFICATION OF THE HEPATOCYTE GROWTH-FACTOR RECEPTOR AS THE C-MET PROTOONCOGENE PRODUCT. SCIENCE,1991,251:802-804.

[107] PONZETTO C, BARDELLI A, ZHEN Z, et al. A MULTIFUNCTIONAL DOCKING SITE MEDIATES SIGNALING AND TRANSFORMATION BY THE HEPATOCYTE GROWTH-FACTOR SCATTER FACTOR-RECEPTOR FAMILY. CELL,1994,77:261-271.

[108] BUSSOLINO F, DIRENZO MF, ZICHE M, et al. HEPATOCYTE GROWTH-FACTOR IS A POTENT ANGIOGENIC FACTOR WHICH STIMULATES ENDOTHELIAL-CELL MOTILITY AND GROWTH. J CELL BIOL ,1992,119:629-641.

[109] Colombo ES, Menicucci G, McGuire PG, Das A. Hepatocyte growth factor/

scatter factor promotes retinal angiogenesis through increased urokinase expression. INVEST OPHTH VIS SCI ,2007,48:1793-1800.

[110] Veerappan S, Pertile KK, Islam AF, et al. Role of the hepatocyte growth factor gene in refractive error. OPHTHALMOLOGY 2010, 117:239-245.

[111] Sahebjada S, Schache M, Richardson AJ, Snibson G, Daniell M, Baird PN. Association of the Hepatocyte Growth Factor Gene with Keratoconus in an Australian Population. PLOS ONE,2014,9.

[112] Wordinger RJ, Clark AF, Agarwal R, et al. Cultured human trabecular meshwork cells express functional growth factor receptors. INVEST OPHTH VIS SCI,1998,39:1575-1589.

[113] Hu DN, Ritch R. Hepatocyte growth factor is increased in the aqueous humor of glaucomatous eyes. J GLAUCOMA,2001,10:152-157.

[114] Jin M, Chen YX, He S, Ryan SJ, Hinton DR. Hepatocyte growth factor and its role in the pathogenesis of retinal detachment. INVEST OPHTH VIS SCI,2004,45:323-329.

[115] Toenges L, Ostendorf T, Lamballe F, et al. Hepatocyte growth factor protects retinal ganglion cells by increasing neuronal survival and axonal regeneration in vitro and in vivo. J NEUROCHEM ,2011,117:892-903.

[116] Sundin OH, Dharmaraj S, Bhutto IA, et al. Developmental basis of nanophthalmos: MFRP is required for both prenatal ocular growth and postnatal emmetropization. OPHTHALMIC GENET,2008,29:1-9.

[117] Sharmila F, Abinayapriya, Ramprabhu K, Kumaramanickavel G, R RS, Sripriya S. Genetic analysis of axial length genes in high grade myopia from Indian population. Meta gene,2014,2:164-175.

[118] Sundin OH, Leppert GS, Silva ED, et al. Extreme hyperopia is the result of null mutations in MFRP, which encodes a Frizzled-related protein. P NATL ACAD SCI USA,2005,102:9553-9558.

[119] Nowilaty SR, Khan AO, Aldahmesh MA, Tabbara KF, Al-Amri A, Alkuraya FS. Biometric and Molecular Characterization of Clinically Diagnosed Posterior Microphthalmos. AM J OPHTHALMOL ,2013,155:361-372.

[120] Ayala-Ramirez R, Graue-Wiechers F, Robredo V, Amato-Almanza M, Horta-Diez I, Zenteno JC. A new autosomal recessive syndrome consisting of posterior microphthalmos, retinitis pigmentosa, foveoschisis, and optic disc drusen is caused by a MFRP gene mutation. MOL VIS,2006,12:1483-1489.

[121] MILNER CM, CAMPBELL RD. STRUCTURE AND EXPRESSION OF THE 3 MHC-LINKED HSP70 GENES. IMMUNOGENETICS,1990,32:242-251.

[122] Hayward C, Shu XH, Lennon A, et al. Mutation in a short-chain collagen gene, CTRP5, results in extracellular deposit formation in late-onset retinal degeneration: a genetic model for age-related macular degeneration. HMm MOL GENET,2003,12:2657-2667.

[123] Kameya S, Hawes NL, Chang B, Heckenlively JR, Naggert JK, Nishina PM. Mfrp, a gene encoding a frizzled related protein, is mutated in the mouse retinal degeneration 6. HMm MOL GENET,2002,11:1879–1886.

[124] Brocchieri L,de Macario EC,Macario AJL. hsp70 genes in the hμman genome: Conservation and differentiation patterns predict a wide array of overlapping and specialized functions. BMC EVOL BIOL,2008,8.

[125] Clerico EM, Tilitsky JM, Meng W, Gierasch LM. How Hsp70 Molecular Machines Interact with Their Substrates to Mediate Diverse Physiological Functions. J MOL BIOL, 2015,427:1575–1588.

[126] He M, Guo H, Yang X, et al. Functional SNPs in HSPA1A Gene Predict Risk of Coronary Heart Disease. PLOS ONE,2009,4.

[127] Wu YR, Wang CK, Chen CM, et al. Analysis of heat–shock protein 70 gene polymorphisms and the risk of Parkinson's disease. HMm GENET,2004,114:236–241.

[128] Lee K, Kim YM, Kim DY, et al. Release of heat shock protein 70 (Hsp70) and the effects of extracellular Hsp70 on matric metal loproteinase–9 expression in hμman monocytic U937 cells. EXP MOL MED,2006,38:364–374.

[129] Awadalla MS, Burdon KP, Kuot A, Hewitt AW, Craig JE. Matrix metalloproteinase–9 genetic variation and primary angle closure glaucoma in a Caucasian population. MOL VIS, 2011,17:1420–1424.

[130] BANYAI L, PATTHY L. EVIDENCE FOR THE INVOLVEMENT OF TYPE–II DOMAINS IN COLLAGEN BINDING BY 72–KDA TYPE–IV PROCOLLAGENASE. FEBS LETT,1991,282:23–25.

[131] Natividad A, Cooke G, Holland MJ, et al. A coding polymorphism in matrix metalloproteinase 9 reduces risk of scarring sequelae of ocular Chlamydia trachomatis infection. BMC MED GENET,2006,7.

[132] Nakki A, Battie MC, Kaprio J. Genetics of disc–related disorders: current findings and lessons from other complex diseases. EUR SPINE J,2014,233:S354–S363.

[133] LIPTON SA,CHOI YB,PAN ZH,et al. A REDOX–BASED MECHANISM FOR THE NEUROPROTECTIVE AND NEURODESTRUCTIVE EFFECTS OF NITRIC–OXIDE AND RELATED NITROSO–COMPOUNDS. NATURE,1993,364:626–632.

[134] Iwakura A, Shastry S, Luedemann C, et al. Estradiol enhances recovery after myocardial infarction by augmenting incorporation of bone marrow-derived endothelial progenitor cells into sites of ischemia–induced neovascularization via endothelial nitric oxide synthase–mediated activation of matrix metalloproteinase–9. CIRCULATION, 2006,113:1605–1614.

[135] Dμmont O, Loufrani L, Henrion D. Key role of the NO–pathway and matrix

metalloprotease-9 in high blood flow-induced remodeling of rat resistance arteries. ARTERIOSCL THROM VAS,2007,27:317-324.

[136] 施殿雄 . 实用眼科诊断 . 上海：上海科学技术出版社，2005.

[137] 刘家琦，李凤鸣，吴静安，朱秀安 . 实用眼科学，北京：人民卫生出版社，2010.

[138] 李美玉 . 青光眼学（精）. 北京：人民卫生出版社，2004.

[139] 赵桂秋，孙为荣 . 眼科病理学 . 北京：人民卫生出版社，2014.

[140] 李凤鸣，谢立信 . 中华眼科学 . 北京：人民卫生出版社，2014.

[141] 葛坚，王宁利 . 眼科学，第 3 版 . 北京：人民卫生出版社，2015.

[142] 葛坚 . 临床青光眼，第 3 版 . 北京：人民卫生出版社，2016.

[143] 李思珍，梁远波，王宁利，等 . 急性发作的原发性闭角型青光眼中慢性闭角型青光眼的构成比及治疗效果 . 眼科，2015（4）：234-239.

[144] Gazzard G, Foster PJ, Devereux JG, et al. Intraocular pressure and visual field loss in primary angle closure and primary open angle glaucomas. The British journal of ophthalmology,Jun 2003,87(6):720-725.

[145] Baskaran M, Kµmar RS, Govindasamy CV, et al. Diurnal intraocular pressure fluctuation and associated risk factors in eyes with angle closure. Ophthalmology,Dec 2009,116(12):2300-2304.

[146] Tan S, Yu M, Baig N, Chan PP, Tang FY, Tham CC. Circadian Intraocular Pressure Fluctuation and Disease Progression in Primary Angle Closure Glaucoma. Investigative ophthalmology & visual science,Jul 2015,56(8):4994-5005.

[147] Liang YB, Xie C, Meng HL, et al. Daytime fluctuation of intraocular pressure in patients with primary angle-closure glaucoma after trabeculectomy. Journal of glaucoma,Jun-Jul 2013,22(5):349-354.

[148] Park HS, Kim JM, Shim SH, et al. Diurnal intraocular pressure changes in eyes affected with acute primary angle closure and fellow eyes after laser peripheral iridotomy. Japanese journal of ophthalmology,Sep 2015,59(5):318-324.

[149] Mao LK, Stewart WC, Shields MB. Correlation between intraocular pressure control and progressive glaucomatous damage in primary open-angle glaucoma. Am J Ophthalmol,1991,111(1):51-55.

[150] Heijl A, Leske MC, Bo B, Hyman L, Bengtsson B, Hussein M. Reduction of intraocular pressure and glaucoma progression: results from the Early Manifest Glaucoma Trial. Archives of Ophthalmology,2002,120(10):1268.

[151] Van Buskirk EM,Cioffi GA. Glaucomatous optic neuropathy. J Glaucoma,1992,113(4):447-452.

[152] Quigley HA, Addicks EM. Regional Differences in the Structure of the Lamina Cribrosa and Their Relation to Glaucomatous Optic Nerve Damage. Archives of Ophthalmology, 1981,99(1):137-143.

[153] Nuschke AC, Farrell SR, Levesque JM, Chauhan BC. Assessment of retinal

ganglion cell damage in glaucomatous optic neuropathy: Axon transport, injury and soma loss. Exp Eye Res,2015,141:111-124.

[154] Hernandez MR, Miao H, Lukas T. Astrocytes in glaucomatous optic neuropathy. Prog Brain Res,2008,173(173):353-373.

[155] Wax MB, Tezel G. Neurobiology of glaucomatous optic neuropathy: diverse cellular events in neurodegeneration and neuroprotection. Mol Neurobiol,2002,26(1):45-55.

[156] Kµmar RS, Tantisevi V, Wong MH, et al. Plateau iris in Asian subjects with primary angle closure glaucoma. Archives of Ophthalmolo gy,2009,127(10):1269-1272.

[157] Congdon N, Wang F, Tielsch JM. Issues in the epidemiology and population-based screening of primary angle-closure glaucoma. Surv Ophthalmol,1992,36(6):411.

[158] Budde WM. Heredity in primary open-angle glaucoma. Curr Opin Ophthalmol, 2000,11(2):101-106.

[159] Alsbirk FH. Anatomical risk factors in primary angle-closure glaucoma. International Ophthalmology,1992,16(4):265-272.

[160] He M, Huang W, Zheng Y, Alsbirk PH, Foster PJ. Anterior Chamber Depth in Elderly Chinese : The Liwan Eye Study. Ophthalmolo gy,2008,115(8):1286-1290.

[161] Actis AG, Versino E, Brogliatti B, Rolle T. Risk Factors for Primary Open Angle Glaucoma (POAG) Progression: A Study Ruled in Torino. Open Ophthalmology, Journal,2016,10(1):129-139.

[162] Polaczek-Krupa B, Grabska-Liberek I. Evaluation of the significance of some diagnostic parameters in making an early diagnose of primary open-angle glaucoma. Medical Science Monitor International Medical Journal of Experimental & Clinical Research,2012,18(7):456-460.

[163] Foster PJ, Buhrmann R, Quigley HA, Johnson GJ. The definition and classification of glaucoma in prevalence surveys. Brit J Ophthalmol,2002,86(2):238.

[164] Ang LP, Aung T, Chua WH, Yip LW, Chew PT. Visual field loss from primary angle-closure glaucoma: a comparative study of symptomatic and asymptomatic disease. Ophthalmology,2004,111(9):1636-1640.

[165] Seah SK, Foster PJ, Chew PT, et al. Incidence of acute primary angle-closure glaucoma in Singapore. An island-wide survey. Archives of Ophth almology,1997,115(11):1436-1440.

[166] Bain WE. The fellow eye in acute closed-angle glaucoma. Brit J Ophthalmol,1957,41(4):193-199.

[167] Colton T, Ederer F. The distribution of intraocular pressures in the general population. Surv Ophthalmol,1980,25(3):123-129.

[168] David R, Zangwill L, Stone D, Yassur Y. Epidemiology of

intraocular pressure in a population screened for glaucoma. Brit J Ophthalmol,1987,71(10):766-771.

[169] Alward WLM, Longmuir RA. Color Atlas of Gonioscopy. American Academy of Ophthalmology, 2nd edition. 2008.

[170] Barkana Y, Dorairaj SK, Gerber Y, Liebmann JM, Ritch R. Agreement between gonioscopy and ultrasound biomicroscopy in detecting iridotrabecular apposition. Archives of Ophthalmology,2007,125(10):1331-1335.

[171] Sng CC, Aquino MC, Liao J, et al. Pretreatment anterior segment imaging during acute primary angle closure: insights into angle closure mechanisms in the acute phase. Ophthalmology,2014,121(1):119-125.

[172] Thomas R, Parikh R, Muliyil J, Kumar RS. Five-year risk of progression of primary angle closure to primary angle closure glaucoma: a population-based study. Acta Ophthalmologica Scandinavica,2003,87(4):450-454.

[173] Ang LP, Aung T, Chew PT. Acute primary angle closure in an Asian population: long-term outcome of the fellow eye after prophylactic laser peripheral iridotomy. Ophthalmology,2000,107(11):2092-2096.

[174] Caglar C, Yasar T, Ceyhan D. Topiramate induced bilateral angle-closure glaucoma: low dosage in a short time. Journal of Ocular Pharmacology & Therapeutics the Official Journal of the Association for Ocular Pharmacology & Therapeutics,2012,28(2):205-207.

[175] Ritch R, Tham CC, Lam DS. Long-term success of argon laser peripheral iridoplasty in the management of plateau iris syndrome. Ophthalmology,2004,111(1):104-108.

[176] Ephrem M, Peterson JR, Feldman RM, et al. Comparing Laser Peripheral Iridotomy to Cataract Extraction in Narrow Angle Eyes Using Anterior Segment Optical Coherence Tomography. Plos One,2016,11(9):e162283.

[177] Friedman DS, Foster PJ, Aung T, He M. Angle closure and angle-closure glaucoma: what we are doing now and what we will be doing in the future. Clinical & Experimental Ophthalmology 2012,40(4):381-387.

[178] Azuara-Blanco A, Burr J, Ramsay C, et al. Effectiveness of early lens extraction for the treatment of primary angle-closure glaucoma (EAGLE): a randomised controlled trial. Lancet,2016,388(10052):1389.

[179] Chang HL, You IC, You RK. Phacoemulsification versus Laser Peripheral Iridotomy in Early Treatment of Acute Primary Angle-Closure Glaucoma. Journal of the Korean Ophthalmological Society,2016,57(2):290.

[180] 彭大伟，张秀兰，余克明，金陈进. 激光周边虹膜成形术联合周边虹膜切除术治疗高褶虹膜型青光眼. 中华眼科杂志, 1997, 33：165-168.

[181] Jacobi PC, Dietlein TS, Lüke C, Engels B, Krieglstein GK. Primary phacoemulsification and intraocular lens implantation for acute angle-closure glaucoma 1. Ophthalmology,2002;109(9):1597-603.

[182] Roberts TV, Francis IC, Lertusµmitkul S, Kappagoda MB, Coroneo MT. Primary phacoemulsification for uncontrolled angle-closure glaucoma. J Cataract Refract Surg, 2000;26(7):1012-1016.

[183] Choi D, Baek S, Lee KW. Long-Term Intraocular Pressure Outcome in Fellow Eyes with Angle-Closure Glaucoma after Laser Iridotomy and Phacoemulsification. Journal of the Korean Ophthalmological Society,2016,57(5):815.

[184] Sawada A, Aoyama A, Yamamoto T, Takatsuka N. Long-term therapeutic outcome of acute primary angle closure in Japanese. Jpn J Ophthalmol,2007, 51(5): 353-359.

[185] Krupin T, Mitchell KB, Johnson MF, Becker B. The long-term effects of iridectomy for primary acute angle-closure glaucoma. Am J Ophthalmol,1978, 86(4): 506-509.

[186] Buckley SA, Reeves B, Burdon M, et al. Acute angle closure glaucoma: relative failure of YAG iridotomy in affected eyes and factors influencing outcome. Br J Ophthalmol,1994, 78(7): 529-533.

[187] Aung T, Ang LP, Chan SP, Chew PT. Acute primary angle-closure: long-term intraocular pressure outcome in Asian eyes. Am J Ophthalmol ,2001, 131(1): 7-12.

[188] Playfair TJ, Watson PG. Management of acute primary angle-closure glaucoma: a long-term follow-up of the results of peripheral iridectomy used as an initial procedure. British Journal of Ophthalmology,1979, 63(1): 17-22.

[189] Aung T, Tow SL, Yap EY, Chan SP, Seah SK. Trabeculectomy for acute primary angle closure. Ophthalmology,. 2001,108(6):1008.

[190] Huang W, Chen S, Gao X, et al. Inflammation-related cytokines of aqueous hµmor in acute primary angle-closure eyes. Invest Ophthalmol Vis Sci,2014,55(2): 1088-1094.

[191] Kong X, Liu X, Huang X, Mao Z, Zhong Y, Wei C. Damage to the blood-aqueous barrier in eyes with primary angle closure glaucoma. Molecular Vision,2009,16: 2026.

[192] Takai Y, Tanito M, Ohira A. Multiplex cytokine analysis of aqueous hµmor in eyes with primary open-angle glaucoma, exfoliation glaucoma, and cataract. Investigative Ophthalmology & Visual Science,2012,53(1): 241-247.

[193] Jr PB, Jr HL, Moroi SE, et al. Primary Angle Closure Preferred Practice Pattern(®) Guidelines. Ophthalmology,2015,123:1-40.

[194] Chen YY, Sun LP, Thomas R, et al. Long-term intraocular pressure fluctuation of primary angle closure disease following laser peripheral iridotomy/iridoplasty. Chin Med J,2011,124(9):3066‐3069.

[195] Bhardwaj N. The impact of surgical intraocular pressure reduction on visual function using various criteria to define visual field progression. J Glaucoma,2013,22(8):632.

[196] Leung CK, Cheung CY, Lin D, Pang CP, Lam DS, Weinreb RN. Longitudinal variability of optic disc and retinal nerve fiber layer measurements. Invest Ophth Vis Sci,2008,49(11):4886–4892.s

[197] Jampel HD, Solus JF, Tracey PA, et al. Outcomes and bleb–related complications of trabeculectomy. Ophthalmology,2012,119(4):712–722.

第三节 眼术后继发性青光眼

1. 什么是眼术后继发性青光眼?

- 眼部手术，特别是内眼手术后引起的继发性眼压升高或青光眼。

2. 白内障术后继发青光眼

2.1 术后早期短暂眼压升高

- 白内障术后可有短暂的眼压升高，前房角开放，一般不超过 48 小时。最常见的原因是黏弹剂残留。其他原因包括色素、炎症碎屑、少量皮质残留、前房出血等。经过对症治疗眼压下降，不留下永久损害。
- 预防：手术操作轻柔，结束时尽量彻底清除眼内碎屑、黏弹剂、出血等。
- 治疗：对症，降眼压药物。

2.2 前房角开放眼压持续升高

- 白内障术后眼压持续升高而房角开放的原因及治疗：
- （1）患者原已患青光眼。降眼压药物或抗青光眼手术治疗。
- （2）术后糖皮质激素性青光眼。停用糖皮质激素，部分患者眼压能下降，否则需要降眼压药物或抗青光眼手术治疗。
- （3）新生血管性青光眼（房角开放期）。降眼压药物或抗青光眼手术治疗。预后不良。
- （4）UGH 综合征 [1]（白内障术后葡萄膜炎合并青光眼与前房积血综合征）：常见于前房型人工晶状体。随着人工晶状体质量改进及手术技巧提高，UGH 综合征已明显减少。取出激惹的人工晶状体，眼压往往能控制，但是若人工晶状体攀直接损伤房角，即使去除人工晶状体，青光眼仍将持续存在，需降眼压药物或抗青光眼手术治疗。
- （5）持续眼内炎症，小梁网炎症水肿，血 – 房水屏障破坏，炎细胞堵塞小梁网等。消炎、降眼压治疗。
- （6）色素播散：通常由于人工晶状体位置不正或放于睫状沟所致。降眼压药物治疗，必要时取出或置换人工晶状体。
- （7）前房内玻璃体。见于后囊破裂、悬韧带断裂的患者。可用降眼压药物治疗，部分患者需要行前部玻璃体切割手术。

2.3 前房角关闭眼压持续升高

- 白内障术后眼压持续升高而房角关闭的原因及治疗：
- （1）瞳孔阻滞：为白内障术后闭角型青光眼最常见原因。气泡、人工晶状体位置异常、前房型人工晶状体、晶状体囊膜、玻璃体都可以导致瞳孔阻滞。治疗：部分患者经 YAG 激光治疗可以缓解，关键是要解除瞳孔阻滞的病因。

- （2）瞳孔闭锁：术后严重的炎症、渗出或出血可导致瞳孔闭锁。多见于糖尿病患者。治疗：散瞳、消炎，必要时 YAG 激光切开渗出膜、虹膜。
- （3）囊袋阻滞：囊袋阻滞综合征是连续环形撕囊术的一种并发症。由于连续环形撕囊术（CCC）开口被晶状体核或人工晶状体光学面机械性阻塞导致晶状体囊袋形成一密闭的液性腔，并发眼压升高。预防：避免撕囊口太小。治疗：Nd：YAG 激光后囊打孔。
- （4）睫状环阻滞：少见，房水迷流，临床表现为全前房变浅，眼压升高。治疗：散瞳，Nd：YAG 激光切开后囊和玻璃体前界膜或前段玻璃体切割。
- （5）人工晶状体位置不正：取出或置换人工晶状体。
- （6）上皮植入性囊肿：通常发生在外伤障、ECCE 切口愈合不良的患者。治疗：手术切除囊肿。
- （7）新生血管性青光眼（房角关闭期），属于疾病终末期，往往已无光感，治疗的目的是缓解疼痛。

3. 玻璃体视网膜术后继发青光眼

- 眼压升高是玻璃体视网膜手术的常见并发症。随着视网膜玻璃体手术的广泛开展和复杂性手术的日趋增多，这一类的继发性青光眼越来越引起临床上的重视。可以是急性的（术后早期），也可以是慢性的（术后半年以上）；可以是开角的，也可以是闭角的，或兼有两种因素。往往机制复杂，治疗棘手。关键在于找到导致眼压升高的原因，尽可能解除病因。

3.1 玻璃体视网膜术后闭角型青光眼

- （1）睫状体原因：炎症、静脉回流不畅等因素导致睫状体充血、水肿、前旋，房角关闭，房水迷流。常见于视网膜脱离巩膜环扎术、巩膜外加压术或 2 种以上联合术式，以及全视网膜光凝术等，尤其巩膜外加压范围较大较深压迫或损伤涡静脉者。治疗：睫状肌麻痹剂、局部或全身使用皮质类固醇或非甾体抗炎药、对症消炎。
- （2）瞳孔阻滞：多见于无晶状体眼硅油眼。无晶状体眼术后前房残留的全氟化碳液体也可阻塞下方虹膜周切孔，导致瞳孔阻滞。治疗：无晶状体眼硅油导致瞳孔阻滞者应激光或手术下方虹膜周边切除，纤维渗出膜造成的瞳孔阻滞，可激光或手术切除来解除。
- （3）房角粘连新生血管性青光眼（房角关闭期）：由于原发病如糖尿病视网膜病变等导致虹膜新生血管，虹膜增殖膜造成房角粘连关闭，眼压升高继发青光眼。
- （4）晶状体 - 虹膜隔前移：视网膜玻璃体手术中的气体注入过多过快，尤其是膨胀气体，可顶推整个晶状体 - 虹膜隔前移，关闭房角；硅油注入术注入过多硅油也可顶推整个晶状体 - 虹膜隔前移。首先药物降压，在药物治疗无效时，应及时采用手术方法处理。在膨胀气体填充术的病例可穿刺放出部分气体。
- （5）周边虹膜前粘连：视网膜玻璃体手术后长期的葡萄膜炎症可导致

周边虹膜前粘连继发闭角型青光眼。治疗：局部或全身使用皮质类固醇或非甾体抗炎药、药物降压，药物无效进行手术治疗。

- （6）眼前段解剖异常：术前就存在的闭角型青光眼眼前段解剖结构特征的眼，术后散瞳和俯卧位，可诱发急性闭角型青光眼的大发作。治疗：药物降压，药物无效手术。

3.2 玻璃体视网膜术后开角型青光眼

- （1）小梁网病变：小梁炎症、各类细胞阻塞小梁网。治疗：药物降压，药物无效手术。滤过性手术，由于球结膜瘢痕化，小梁切除术的成功率较低，选择房水引流物植入术成功率稍高。睫状体破坏性手术是最后的治疗选择，包括睫状体冷凝和眼内镜睫状体光凝术。
- （2）新生血管性青光眼（房角开放期）
- （3）血影细胞青光眼
- （4）术后糖皮质激素性青光眼
- （5）眼内填充物所致：气体、硅油过多，惰性气体膨胀，硅油乳化堵塞小梁网。
- （6）原患开角型青光眼或外伤房角后退

4. 角膜移植手术后继发青光眼

- 穿透性角膜移植术后早期及晚期继发青光眼都常见且难治。因为角膜原因，影响眼压测量的准确性，眼底检查也较困难。高眼压损害角膜植片内皮细胞的功能，是仅次于植片排斥反应导致角膜移植失败的主要原因。无晶状体眼、术前存在的青光眼、联合手术、大植片角膜移植、角膜炎的活动期施行穿透性角膜移植术、角膜溃疡穿孔、前房消失作急诊角膜移植术等是常见危险因素 [2]。
- 临床表现往往不典型，临床上如角膜移植术后患者出现术眼胀疼、头痛、视力下降，尤其伴有恶心、呕吐时，要注意发生穿透性角膜移植术后青光眼的可能，如有角膜上皮水肿、植片隆起、缝线崩脱、伤口裂开、前房变浅或形成不良、瞳孔阻滞，或术后长期出现角膜痿及环状虹膜前粘连者，特别要警惕青光眼的发生。
- 由于眼表角膜和泪膜的原因，Goldmann 压平式眼压计和非接触眼压计不适合这类患者眼压测定，压陷式 Schiötz 眼压计可用于这类病例的眼压测量，但结果欠准确，笔式 Tono-pen 眼压计较为适合用于角膜移植术后的眼压测量。
- 由于角膜瘢痕及水肿等原因限制了房角结构的观察，UBM 可以较为满意地检测手术后眼前段包括角膜、虹膜、前房、虹膜角膜角、后房、睫状体及晶状体等的形态结构及其相互关系。
- 发病机制主要有以下几种：
- （1）房角关闭：严重的炎症导致虹膜广泛前粘连、周边前粘连，引起房角关闭。

- （2）瞳孔阻滞：严重的炎症导致瞳孔膜闭、无晶状体眼玻璃体阻塞瞳孔。
- （3）手术因素：植片缝合不严或缝线结扎不紧致前房形成不良或因术后角膜弯曲度变扁平，周边前房变浅。常规的缝合方法有可能引起虹膜角膜角受压迫，导致术后眼压升高。
- （4）术后糖皮质激素性青光眼
- （5）原有青光眼存在
- （6）前房内黏弹剂留存
- （7）小梁网组织萎陷，因为后弹力膜切断使小梁网前方失去支持，而晶状体的摘除，悬韧带张力的消失，使小梁网后方也失去支持，从而使小梁网萎陷，房水排出受影响。
- 穿透性角膜移植术后青光眼的治疗除了控制眼压、阻止视神经视功能的损害外，对维持角膜植片透明和减少其他术后并发症也极其重要。因青光眼的发生机制不同，且又伴有原来眼病变的影响，治疗常需要综合考虑。首先要针对青光眼的发生机制进行治疗，同时积极地、及时地控制眼压。
- 首先选择抗青光眼药物治疗，主要是抑制房水的生成。慎用拟胆碱能药，因为有破坏血－房水屏障功能、加重眼部炎症和角膜植片免疫排斥反应的危险。
- 经药物治疗失败的穿透性角膜移植术后青光眼病例应采用手术降眼压。因眼前段炎症和结膜条件差，往往影响滤过手术的成功率。

参考文献

[1] Aonμma H,Matsushita H, Nakajima K, et al. Uveitis-glaucoma-hyphema syndrome after posterior chamber intraocular lens implantation. Japanese Journal of Ophthalmology, 1997, 41(2):98-100.

[2] 谢立信，史伟云. 穿透性角膜移植术后继发性青光眼的临床分析. 中华眼科杂志，2000（2）：116-118.

第四节 青光眼睫状体炎综合征

1. 什么是 PSS？

- 青光眼睫状体炎综合征（PSS），亦称青光眼睫状体炎危象，是一种特殊形式的伴有青光眼的前葡萄膜炎。该病 1948 年由 Posner 和 Schlossman[1] 首先以单侧反复发作的伴有睫状体症状的青光眼综合征为名进行了临床报道，因而又称为 Posner-Schlossman Syndrome(PSS)。

2. 哪些因素与 PSS 的发病相关？

- 很多因素曾被认为与 PSS 的发病相关，如过敏、疲劳、紧张、下丘脑和神经血管功能紊乱、前房角发育异常、抵抗力下降、感染等。较多研究结果提示眼内前列腺素水平异常与 PSS 发病有一定关系 [2, 3]。近年研究结果表明，疱疹属病毒感染可能是不少 PSS 患者的病因 [4-6]，但抗病毒治疗的效果尚未得到广泛认同。

3. PSS 的典型临床表现有哪些？

- 对大多数病例而言，PSS 总是反复同一只眼发作；双眼发病者不常见。
- PSS 导致反复的发作性的眼压升高，眼压水平可升至 40~60mmHg；高眼压通常持续 1~14 天，偶有 1 个月者，2 个月者罕见。发作后的间歇期可长达 2 个月到 2 年。
- 大多数患者的临床症状不明显，仅有轻度不适感。
- 视力通常正常，发作时可因角膜水肿出现视物模糊。
- 发作时瞳孔可轻度扩大但对光反射保持正常；从不发生虹膜后粘连。
- KP 一般在眼压升高的前、后 1~2 天内出现，1~25 个；其形态为灰白色羊脂状；主要分布在角膜的中下方但有时会隐匿在小梁网上；眼压回归正常后数天到 1 个月内消失；前房闪辉征阴性，没有或极少的浮游细胞；玻璃体腔无炎性细胞。
- 不管眼压正常还是升高，前房角都是开放的。
- 大多数病例的视盘视野正常，但在急性发作期，可出现可复性血管扩张暗影。
- 和眼压相似，患眼发作期房水流畅系数（C值）降低，间歇期恢复正常；间歇期内各种青光眼激发试验结果为阴性。
- 依照眼压升高和 KP 的表现，PSS 的发作可分为三种类型：高眼压型（眼压很高，KP 少甚至无）、KP 型（眼压轻度升高，KP 出现快，数量多且持续时间长）和中间型。

4. 典型的 PSS 患者双眼两期的眼压与 C 值的动态变化有何特点？其临床意义如何？

- 典型的 PSS 患者发作期患眼眼压升高，明显高于对侧眼，而 C 值下降，低于对侧眼；间歇期双眼眼压及 C 值均正常，但患眼眼压低于对侧眼，

C 值高于对侧眼，双眼两期的眼压、C 值皆呈交叉现象；合并 POAG 的 PSS 则同原发性青光眼一样，无交叉现象。因此可认为：眼压和 C 值的交叉现象是单纯的 PSS 的临床特征之一，观察有无交叉现象有助于单纯的 PSS 与原发性青光眼及 PSS 合并原发性青光眼的鉴别诊断。

5. PSS 是否只会单眼发病？双侧性 PSS 患者有何特点？

- PSS 可双眼发病。双侧性 PSS 比单侧性 PSS 的损害多而重，这种差别并非病程长短所致，可能是双侧性 PSS 在本质上与 POAG 有着更多的联系。这种联系包括两个方面，一是眼压调节功能不全，部分病例易合并 POAG，二是视神经对高眼压的抵抗力低下，因而单纯 PSS 反复发作也可造成严重损害。

6. 高龄患者诊断 PSS 时应注意哪些事项？

- 高龄 PSS 患者多数病情复杂，常伴有白内障、AMD 等老年性眼病，易漏诊、误诊。应特别注意以下两种情况：（1）因高龄患者急性虹膜睫状体炎的临床症状相对较轻，合并眼压升高时容易误诊为 PSS；诊断时首先要注意询问病史，观察 KP 形态和房水闪辉情况，更要注意观察眼压与 KP 的关系及其动态变化；（2）高龄 PSS 发作时，部分患者会出现眼部胀痛、视物模糊等症状，易被误诊为急性闭角型青光眼；有些急性闭角型青光眼可伴发较重的炎症，有时也易被误诊为 PSS。因此诊断时要特别仔细地检查，PSS 患者的前房深度正常，房角始终开放；而闭角型青光眼的前房变浅、房角关闭。当 PSS 的 KP 不易被找到时，易被误诊为开角型青光眼。

7. PSS 是否会导致视神经损伤？

- PSS 预后不可过于乐观，长期反复发作亦可导致 POAG 一样的最终结局，及时有效的治疗必不可少。PSS 的视野损害特点：（1）较原发性青光眼的视野损害少而轻；（2）发生旁中心暗点、弓形暗点、环形暗点的概率较原发性青光眼少，而发生鼻侧视野缺损和视野向心性缩小的概率较大；（3）视野损害起始于中央者较少，起始于周边者较多。PSS 发生视野损害与以下因素有关：（1）一般情况：①年龄较大、病程较长，而发作期平均眼压无显著差别。这提示 PSS 每次发作的高眼压对视神经的损害具有积累效应；②双眼发病者发生视野损害的概率更大。（2）眼压情况：虽然有损害组与无损害组的发作期平均眼压值无显著差别，但有损害组间歇期的平均眼压较高，24 小时眼压异常及缺乏眼压交叉现象者较多。以上提示这些患者间歇期内眼压调节功能亦不健全。眼压交叉现象是单纯性 PSS 病例之特征性表现，这一现象丧失则意味着尚有 PSS 发作之外的其他因素。

8. PSS 导致青光眼性视神经损害的临床途径有哪些？

8.1 单纯 PSS 反复发作时的高眼压的积累效应

- 临床特点：年龄大、病程长、发作频繁、发作持续时间较长、眼压较高；

除青光眼性视神经损害外，即使到了损害的晚期，也完全符合 PSS 的典型临床表现；有的病例后期可出现虹膜异色（患眼色淡）。

- 治疗原则：高度重视对每一次发作的治疗，必须及时有效地控制眼压。发作过度频繁、损害很重并且不断进展的患者，应考虑手术治疗。手术方式及时机：发作过度频繁、眼压高但炎症轻者予 Ahmed 阀门或 EX-press 引流钉植入术（间歇期或发作期）；发作频度不高、发作时眼压高且炎症较重者，间歇期内予小梁切除术或发作期内予 Ahmed 阀门或 EX-press 引流钉植入术。

8.2 PSS 反复发作损害小梁引起继发性开角型青光眼

- 临床特点：病程早期完全符合 PSS 的主要临床特点。病程后期患眼可能出现不同程度的视神经损害；发作期患眼眼压显著升高，间歇期内眼压也不正常，缺乏 PSS 的眼压交叉现象。对侧眼眼底、视野和发作期及间歇期内眼压正常。年龄大、病程长、发作频繁、发作持续时间较长、视野损害较重。

- 治疗原则：发作期及时降压、抗炎，但激素使用时间不能太长，尽量选用升眼压作用较小的激素，如露达舒等。根据间歇期眼压升高的程度及特点，选用降眼压药物（不用缩瞳药，可用 PGA）；根据间歇期药物控制眼压情况及损害情况，考虑手术或其他治疗（SLT、小梁切除术、Ahmed 阀门或 EX-press 引流钉植入术）。

8.3 合并原发性开角型青光眼：

- 临床特点：多数患者 PSS 发作于同一只单眼，少数患者双眼交替或同时发作。保持单眼 / 双眼发作性眼压升高伴轻度睫状体炎（Kp 符合 PSS 特点）、高低眼压时前房角均开放（多为宽角）等 PSS 的基本临床特征，但病程初期即双眼经常眼压异常，平均眼压较高但 PSS 发作时眼压更高，眼压波动较大，无眼压交叉现象，双眼 / 单眼损害，视野损害较重，PSS 发作眼的损害比对侧眼更重。

- 治疗原则：药物治疗基本同 POAG 但发作期可短期使用激素，不用缩瞳药及前列腺素类药物（间歇期内使用前列腺素类药物效果良好）。手术治疗的适应证与 POAG 相同，但穿透性手术应在 PSS 发作的间歇期内进行；发作期可行非穿 / 插管 / 钛钉等手术。ALT、SLT 及 PNT 等治疗未见报道，但至少应在 PSS 发作的间歇期内进行。

8.4 合并原发性闭角型青光眼：

- PSS 和 PACG 都是国人常见眼病，二者合并的情况并不罕见。诊断必须符合两个基本条件：一是具备 PSS 的基本临床特征，二是虽然当前检查前房浅、房角窄甚至关闭，但曾经或 PACG 治疗后 PSS 发作时前房角是开放的。多数为年轻时为典型 PSS 但房角偏窄，随年龄增长进一步变窄而后出现 PACG；少数为 PACG 治疗后前房角开放但发现 PSS 发作。

- 临床特点：一眼有典型的 PSS 发作病史，双眼前房浅，房角为窄角或闭角；PSS 多单独发作，极少与 PACG 同时发作。PACG 病程初期，符合典型 PSS 的主要临床特征，PSS 发作时前房角开放，间歇期双眼眼压可正常，有眼压交叉现象；PACG 病程后期 PSS 发作期眼压比间歇期眼压高，发作眼比对侧眼高，但间歇期双眼眼压可高于正常，眼压交叉现象不明显。年龄较大、病程较长，视野损害程度较重。

- 治疗原则：药物 / 激光 / 滤过性手术，依 PACG 的病情而定。激光治疗：（1）适应证与一般的 PACG 相近，但检查和激光治疗都应在 PSS 的间歇期进行；（2）眼压变化仍呈现典型的交叉现象者，激光治疗的效果较好；（3）切孔一定要穿透，孔径不能太小；（4）术后激素及降眼压治疗要充分；（5）术后要重视对继续发作的 PSS 的治疗，注意观察眼压及其动态变化，必要时及时施行外引流手术。

9. PSS 可合并哪些眼部疾病？

- PSS 可以合并虹膜异色、病毒性角膜炎、缺血性视乳头病变、Fuchs 角膜内皮营养不良、孔源性视网膜脱离及年龄相关性和并发性白内障等眼部疾病。

10. PSS 能使用前列腺素类降眼压药物吗？

- PSS 发作时不用这类药物。对于那些合并 POAG、PACG（治疗后前房角已开放）及因小梁网损伤导致的继发性开角型青光眼的患者，间歇期可以使用前列腺素类降眼压药物。

参考文献

[1]　Posner A,Schlossman A. Syndrome of glaucomato-cyclitic crises. American journal of ophthalmology,1948,31(6):735.

[2]　Qing-Hua H U,Min H U,Luo X L, et al. Changes of aqueous humor PGE_2 concentration in Posner-Shlossman syndrome. Journal of Clinical Ophthalmology,2014.

[3]　李美玉 . 青光眼学 . 北京：人民卫生出版社 , 2004：387

[4]　Yamamoto S,Pavan-Langston D,Tada R,et al. Possible role of herpes simplex virus in the origin of Posner-Schlossman syndrome. American Journal of Ophthalmology,1995,119(6):796.

[5]　Blochmichel E,Dussaix E,Cerqueti P, et al. Possible role of cytomegalovirus infection in the etiology of the Posner-Schlossmann syndrome. International Ophthalmology,1987,11(2):95.

[6]　Choi C Y,Kim M S, Kim J M,et al. Association between Helicobacter pylori infection and Posner-Schlossman syndrome. Eye,2010,24(1):64-69.

第五节 剥脱综合征继发青光眼

1. 什么是剥脱综合征？

- 剥脱综合征（exfoliation syndrome，XFS）是一种世界范围内的以基底膜代谢紊乱，产生白色纤维样或头皮屑样物质，沉积在眼部、心、肝、肺、肾、膀胱、脑膜、皮肤等全身多个组织器官为特征的年龄相关性疾病。

2. 什么是剥脱综合征性青光眼？

- 眼前段有可见的剥脱物质、典型的青光眼性视神经病变及相对应的视野缺损即可诊断剥脱综合征性青光眼（exfoliation glaucoma，XFG），多为开角型青光眼，少数为闭角型青光眼。

3. XFS 与 XFG 的关系？

- XFS 是发生青光眼的独立高危因素，发病率 0.44%~15.2%，当青光眼已经发生，XFS 将会加速青光眼性损害的进展。Layden[1] 将 XFS 与青光眼的关系分为三型：（1）XFS 而无青光眼；（2）双眼 XFS，一眼有青光眼；（3）双眼青光眼而一眼有 XFS。

4. XFS 的流行病学特点包括哪些？

- XFS 在世界范围内均有发生，发病率可从 0%~29%[2-4]，并没有发现 XFS 增加心脑血管死亡率的风险，我国 XFS 的发病率 0.2%~5.82%[5]。有 / 无青光眼的 XFS 患病率变异很大，可能与种族，民族，年龄，地理环境，样本量大小，研究人群（以人口为基础、以医院为基础），诊断标准不同等有关 [6]。
- XFS 的发生与年龄密切相关，随年龄增长呈上升趋势，尤其 60 岁以后显著升高。
- 是否具有性别差异，仍具有争议。
- 环境因素：居住在高纬度，增加阳光照射（水或雪上工作者、夏天长时间户外活动），低温环境，高咖啡及低叶酸摄入可增加发病率。
- 遗传因素：XFS 患者后代到中年时，结膜组织中发现剥脱样物质，证明了该病遗传因素的存在。呈多种遗传形式：常染色体显性遗传（伴有不完全外显率）、线粒体遗传、多因子遗传。
- 双眼不对成性：双眼发病时间及程度呈不对称性，单眼受累者，另一眼可在几年内受累，也可终身不受累，单眼 XFS，27% 的 5 年内、38% 的 10 年内、71% 的 12 年内发展为双眼 XFS。

5. XFS 的发病机制是什么？

- XFS 是年龄相关的细胞外基质代谢紊乱性疾病，广泛的细胞外基质、基底膜弹性纤维过度生产和异常交联导致弹性组织变性，引起纤维状细胞外物质蓄积为特征的眼内及眼外组织改变。

- 位于 15q24.1 的赖氨酸氧化酶样基因 1（*LOXL1*）的 3 个单核苷酸多态性（SNPs）——rs1048661、rs3825942、rs2165241 以及 *CACNA1A* 位点的 SNP（rs4926244）与 XFS/XFG 密切相关，*LOXL1* 属于赖氨酸氧化酶家族，其功能是催化胶原蛋白和弹性蛋白的共价交联，参与弹性纤维形成、维持和重塑，对细胞外基质的形成和修复非常重要。*CACNA1A* 基因编码 P/Q 型电压依赖性钙离子通道 α1 亚型，决定细胞信号传导、细胞 – 细胞之间传导、囊泡运输、肌肉收缩和基因调节。
- 越来越多的研究表明细胞途径在 XFS 发病机制中的重要性，包括：转化生长因子（TGF– β1）信号传导、基质金属蛋白酶（MMPs）/ 金属蛋白酶类组织抑制剂（TIMPs）功能、同型半胱氨酸代谢、氧化应激、自噬炎症细胞因子等。

6. XFG 的发病机制是什么？

- 来源于小梁内皮细胞及其他部位细胞产生的剥脱物质或者色素颗粒阻塞房水流出通道，或者小梁组织退行性变（小梁网间隙塌陷、小梁细胞损伤及数量减少等）引起吞噬功能下降，导致房水动力学异常，眼压升高，从而引起青光眼。
- 弹性纤维的改变增加了筛板对眼压的易感性。

7. 眼内剥脱物质产生的部位有哪些？

- 剥脱物质由角膜内皮细胞、小梁内皮细胞、虹膜、睫状体上皮细胞、晶状体上皮细胞、血管内皮细胞等眼内多个部位产生，随房水循环并沉积于眼内组织表面。

8. XFS 的临床表现是什么？

- 结膜：通常无异常，但电镜发现结膜组织中存在典型的剥脱样物质，同时还发现杯状细胞形态改变，从而影响泪膜的稳定性。
- 角膜：角膜内皮细胞层可见剥脱物质或者色素沉着，角膜内皮细胞密度下降、细胞数量减少及细胞形态改变。
- 虹膜和瞳孔：瞳孔缘可见灰白色剥脱物沉着；瞳孔缘轮状色素缺失；瞳孔直径较小，且较难散大。
- 前房角：小梁网剥脱物或色素增加，色素分布不均匀且无明显界限，其数量与眼压升高成正相关，但与青光眼性损害的程度无相关性。
- 晶状体：灰白色剥脱物质沉积在晶状体前表面是最典型的诊断特征，散大瞳孔后呈现 3 个典型区域：中央盘区、中间透明区、周边颗粒区；周边区是最可靠的诊断体征；但剥脱物质的多少与眼压升高无相关性。
- 睫状体和悬韧带：睫状突和悬韧带上有剥脱物质覆盖，使得悬韧带较脆弱，易造成晶状体不全脱位或全脱位。
- 玻璃体：白内障术后，玻璃体前表面可见剥脱物质。

9. XFS 的诊断及鉴别诊断是什么?

- 典型瞳孔缘及晶状体前表面灰白色剥脱物质沉着，瞳孔缘色素皱褶消失，前房角小梁网色素过度沉着。如果患者眼部情况允许，应散瞳仔细检查晶状体周边情况，以明确诊断。
- 需鉴别的有 PDS 和真性晶状体剥脱（囊膜剥离疾病），前者多见于年轻近视患者，角膜后部 Krukenberg 梭形色素沉着，虹膜周部呈轮辐状裂隙样透照缺损，前房角可见均匀致密暗棕色环形色素带；后者有眼外伤、高温作业病史，裂隙灯检查可见透明薄膜从晶状体前囊膜剥脱，游离端卷曲，通常不伴有眼压升高。

10. XFG 的治疗原则是什么?

- XFG 的治疗原则与 POAG 相同，根据患者的眼压、视野和视神经损害程度，选择不同的药物、激光和手术治疗，将眼压降低至目标眼压，预防青光眼性损害的进展。但是 XFG 患者对药物治疗的反应较差，对激光治疗长期效果较差，更需要手术治疗。

11. XFG 的药物治疗有哪些?

- 常用药物有 β 肾上腺素能受体阻滞剂，α_2- 肾上腺素能受体激动剂、碳酸酐酶抑制剂、前列腺素类衍生物、拟胆碱能类药物。根据患者目标眼压的需要，选择单一或者联合药物治疗。单独用药不能达到目标眼压，可联合不同作用机制的药物治疗。

12. XFG 的激光治疗有哪些?

- 氩激光小梁成形术（ALT）、选择性激光小梁成形术（SLT）可作为 XFG 早期患者的首选治疗方法，也可作为替代治疗方法用于药物治疗依从性较差、不愿进行药物治疗、药物治疗发生了不良反应的患者，还可作为补充治疗方法用于药物、激光、手术治疗后未能达到目标眼压的患者。最初有显著的降压疗效，但长期效果欠佳[7]。
- 虹膜激光周边切除术对窄房角或房角关闭小于 180°的 XFG 患者，可减少相对瞳孔阻滞。
- 经巩膜睫状体光凝术是治疗 XFG 晚期的安全有效的方法之一。

13. XFG 的手术治疗有哪些?

- 对已经发生严重视神经、视野损害的 XFG 患者，对药物或激光治疗不能控制病情进展或不能耐受药物治疗的，应考虑青光眼滤过性手术（小梁切除术）治疗，根据患者年龄、眼部情况，术中、术后选择应用抗代谢药物（如丝裂霉素 C、5- 氟尿嘧啶）可减少滤过手术失败风险。
- 小梁抽吸术通过灌注 / 抽吸手柄以一定的负压吸除小梁网堆积的色素颗粒与剥脱物质，从而减少房水外流阻力，可有效降低 XFG 患者的眼压。
- 深层巩膜切除术治疗 XFG 同样有效。
- 不伴有青光眼的 XFS 患者行超声乳化白内障吸除术后眼压较术前明显下

降，与术前眼压、术中抽吸时间及灌注有关；即使伴有眼压升高，但没有视神经缺损的 XFS 患者行超乳后，仍可控制眼内压和减少日间波动。

- 眼压较高，并发生严重视神经、视野损害的 XFS 白内障患者，可行超声乳化白内障吸除联合小梁切除术。

- 对于难以建立有效的滤过通道而致常规滤过手术失败、玻璃体切除术后等眼部情况复杂的难治性晚期患者，选择青光眼引流物植入术（Ahmed Glaucoma Value）是安全、有效的，玻璃体切除术后患者经睫状体平坦部植入玻璃体腔可以获得有效和持续的降低眼内压效果。引流管的部分结扎对于防止术后早期低眼压是必要的，应加强术后第一年对于眼内压的随访。

- 手术方式的选择应基于患者年龄、青光眼性损害程度、既往眼部手术史等因素综合考虑，以获得最大的益处。

14. XFS 患者行白内障手术注意事项有哪些?

- 由于 XFS 患者存在晶状体悬韧带脆弱的特性，白内障手术中极易发生悬韧带断裂、后囊膜破裂、玻璃体脱出、术后人工晶状体脱位等并发症；术中应避免大切口或使用牵引钩或拉钩，术后加用非甾体抗炎药局部点药，减少炎症反应，并严密观察眼压、视神经、视野的变化情况。

参考文献

[1] Layden WE,Shaffer RN. Exfoliation syndrome. American journal of ophthalmology,1974, 78(5):835–841.

[2] Hashemi H,Khabazkhoob M,Emamian MH,et al. The Prevalence of Exfoliation Syndrome in an Iranian Population Aged 45~69 Years. Ophthalmic Epidemiol,2016,23(5):303–308.

[3] Rotchford A P,Kirwan JF, Johnson G J,Roux P. Exfoliation syndrome in black South Africans. Archives of Ophthalmology,2003,121(6):863–870.

[4] Mccarty C A,Taylor H R. Pseudoexfoliation syndrome in Australian adults. American Journal of Ophthalmology,2000,129(5):629–633.

[5] Foster PJ,Seah SK. The prevalence of pseudoexfoliation syndrome in Chinese people: the Tanjong Pagar Survey. British Journal of Ophthalmology,2005,89(2):239–240.

[6] Kang JH,Loomis S,Wiggs JL,et al. Demographic and geographical features of exfoliation glaucoma in Two United States–based prospective cohorts. Ophthalmology,2012,119(1):27–35.

[7] Damji K F,Bovell A M,Hodge W G, et al. Selective laser trabeculoplasty versus argon laser trabeculoplasty: results from a 1–year randomised clinical trial. British Journal of Ophthalmology,2006,90(12):1490–1494.

第六节 色素播散综合征和色素性青光眼

1. 什么是色素播散综合征和色素性青光眼?

- 色素播散综合征 (pigment dispersion syndrome, PDS) 是由于中周部虹膜后凹并与晶状体悬韧带和（或）晶状体前表面相接触、摩擦导致虹膜后表面色素颗粒脱失并沉积在眼前段所表现出的一组临床综合征，主要体征包括：角膜后垂直梭形色素颗粒沉积 (Krukenberg spindle)（图 8-16 ）、小梁网均匀一致性色素颗粒沉积（图 8-17）和虹膜中周部轮辐状透照缺损（图 8-18），以上体征被称为"色素播散三联征"，是 PDS 最主要的临床体征 [1-3]。PDS 首先在白种人中被发现，其临床表现得到总结，最主要的体征为色素播散三联征。但其他人种虹膜较厚、色素较深，极少能见到虹膜透照现象。除色素播散三联征外，PDS 其他常见体征还包括中周部虹膜后凹（图 8-19），虹膜、晶状体前表面色素颗粒弥漫性沉积，充分散瞳后可见晶状体悬韧带及玻璃体前界膜韧带附着处色素颗粒沉积（后者称为 Zentmayer ring 或者 Scheie's line ）（图 8-20，图 8-21）。当玻璃体前界膜韧带部分或完全脱离时，脱失的色素颗粒可随房水流淌到

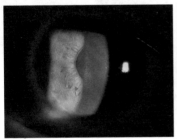

图 8-16 角膜后垂直色素颗粒沉积（Krukenberg spindle）（红色三角），当角膜后色素颗粒沉积较多时呈现出三角形分布。

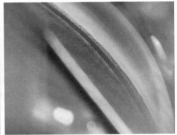

图 8-17 小梁网均匀一致性色素颗粒沉积是 PDS 最常见的体征之一，在小梁网形成一条色素条带，后部小梁浓密，前部小梁网相对稀疏。

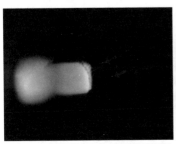

图 8-18 一例中国人 PDS 患者在虹膜透照缺损试验中发现，虹膜隐窝处存在两处透照（黄色箭头），但数量少，远够不上形成"轮辐状"透照。

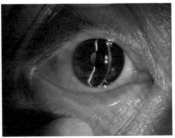

图 8-19 裂隙灯下，六点方位虹膜向后返折（蓝色箭头）。

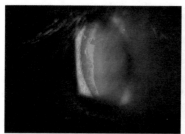

图 8-20 充分散瞳后可见晶状体后表面玻璃体前界膜韧带色素附着处环形色素颗粒沉积（Zentmayer ring 或者 Scheie's line）（红色箭头）

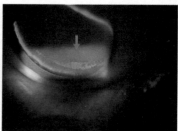

图 8-21 下方晶状体后表面玻璃体前界膜韧带色素附着处环形色素颗粒沉积（红色箭头）

晶状体的后表面，并沉积于此，严重时影响到患者的视力，部分患者色素颗粒甚至因此进入到玻璃体腔内，引起玻璃体混浊。部分患者除小梁网有浓密色素颗粒沉积，还在下方房角 Schwalbe 线前面沉附并形成一条色素颗粒带（Sampaolesi 线）。此外，虹膜后表面和晶状体悬韧带长期摩擦，可导致部分悬韧带松弛、

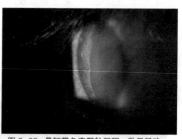

图 8-22 悬韧带色素颗粒沉积，数量稀疏。

断裂（图 8-22），晶状体和虹膜出现震颤，增加了该类患者白内障手术操作的难度，手术时可出现晶状体脱位和术后人工晶状体移位等情况。因此，对 PDS 合并白内障患者术前应充分散瞳，评价晶状体悬韧带的数量和功能尤其重要。

- 沉积在小梁网上的色素颗粒可导致房水流出阻力增加，眼压升高，引起继发性青光眼，称为色素性青光眼（pigmentary glaucoma，PG）。PG 除 PDS 的临床表现外，还具有青光眼的表现，如眼压升高、眼压昼夜波动较大、视物模糊、视野缺损、视乳头杯 / 盘比扩大、视网膜神经纤维层变薄等。

2. 中国人 PG 的诊断应该注意什么？

- PDS 的诊断主要依靠彻底的眼部检查，在除白色人种外的其他人种中，Krukenberg spindle 因其后虹膜颜色较深而不易被发现，尤其在色素颗粒沉积范围和数量较少时极易被忽略，导致漏诊和误诊。加之中周部虹膜透照现象在该类患者中十分罕见，其 PDS 的诊断需要眼科医生有良好的责任心和接受过必要的培训。PDS 具有特有的 UBM 成像特点，主要表现为中周部虹膜后凹，虹膜后表面与晶状体前表面和悬韧带相接触（图 8-23，图 8-24，图 8-25）。患者剧烈活动后前房内色素颗粒可能增加，UBM 可见前房内细小点状回声。以上特点使得 UBM 在 PDS 诊

断中起到重要参考作用。但少部分患者静止状态的 UBM 图并不表现出明显虹膜后凹和与晶状体接触，临床检查尤其重要。

- 作为 PDS 主要的临床表现，"色素播散三联征" 并非总是同时出现。在白种人中，只要具有三联征中的两个即可诊断为 PDS[4]。尤其中周部虹膜透照缺损在诊断白种人 PDS 时具有非常高的特异性和敏感性，到目前为止，尚无其他眼病可以见到典型的中周部虹膜透照缺损现象。但其他人种由于虹膜较厚，虹膜基质层色素细胞数量及细胞内色素颗粒较多，典型的虹膜轮辐状透照缺损尤其罕见 [5-11]。因此在诊断上亦需与白种人有所不同，以中国人为例，由于没有虹膜透照现象，中国人的 PDS 筛查流程和诊断标准不应完全参照国外现有教材。只要同时具有晶状体悬韧带色素颗粒沉附、Krukenberg spindle、虹膜中周部轮辐状透照缺损和小梁网均匀一致性色素颗粒沉积中任意两者即可诊断 [5, 7, 9, 10]。因此，充分散瞳后对晶状体悬韧带和玻璃体前界膜韧带附着部位的检查对其他人种的 PDS 筛查和诊断非常重要。

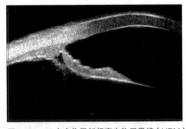

图 8-23　12 点方位局部超声生物显微镜（UBM）图，中周部虹膜后凹，与晶状体悬韧带、睫状突相接触。

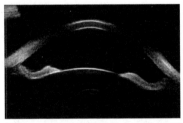

图 8-24　全景 UBM 图，12 点 -6 点方位上下均见中周部虹膜后凹（左侧位 12 点方位，右侧位 6 点方位）。

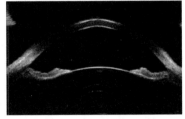

图 8-25　3 点 -9 点方位全景 UBM 图（右侧 3 点，左侧为 9 点）

3. PG 是怎么发生的？

- PDS 最初被认为是一种特发性虹膜萎缩导致脱色素所致。1979 年 Campell[12] 等人观察到，患者大多数是近视患者，而且中周部虹膜后凹，并据此推断色素颗粒可能来自虹膜后表面，是后凹的虹膜与晶状体悬韧带相互摩擦的结果。该假说不断得到临床和病理研究的证实。第一，绝大多数患者在裂隙灯检查时可发现有中周部虹膜后凹，在虹膜平坦或向前膨隆的个体中几乎不会出现色素播散。第二，将患者瞳孔极度散大后可发现晶状体悬韧带上有色素颗粒沉积，而虹膜透照缺损恰恰发生在与悬韧带相对应的中周部位。第三，尸体解剖发现，在与晶状体悬韧带相对应的虹膜后表面出现了放射状的色素上皮机械性摩擦和色素上皮缺失。第四、在治疗过程中，用匹罗卡品缩瞳或者激光周边虹膜切开术（LPI），虹膜恢复平坦并与晶状体悬韧带距离加大后，患者眼前段色素颗粒数量逐渐减少，甚至伴有高眼压的患者眼压逐渐下降。UBM 的应用进一步证实，PDS/PG 是虹膜后凹与晶状体悬韧带摩擦所致。

4. PG 的治疗原则是什么？

· PDS/PG 治疗的主要原则在于解除反向瞳孔阻滞，使虹膜与晶状体悬韧带分离，避免更多的色素颗粒脱失，同时降低眼压，阻止 PG 的发生或者进展。临床上使用匹罗卡品和激光周边虹膜切开术均可起到使虹膜恢复平坦的作用，但匹罗卡品是通过缩小瞳孔来实现的，在治疗的同时伴有调节力下降、暗适应差等视觉不适，且在高度近视患者中会有引起视网膜脱离的风险。相比而言，激光周边虹膜切开可以起到一劳永逸的效果，通过激光孔沟通前后房，可迅速解除反向瞳孔阻滞，使虹膜恢复平坦。对 PG，除解除反向瞳孔阻滞，还需进行降眼压、视神经保护等抗青光眼治疗。早期患者可以试行抗青光眼药物治疗，同时检测眼压，如果药物治疗有效可以避免手术。反之，应该考虑手术治疗。对于进展期和晚期患者，药物治疗常不能有效降低眼压，考虑手术治疗的概率更大。小梁切除术常能很好的控制眼压。PG 不同于 POAG 的另一个特点是眼压波动的幅度很大，所以，无论采用何种治疗手段，定期随访和眼压监控都非常重要。对于激光或手术后的患者，如果眼压未达到目标眼压水平或者波动幅度较大，常需要辅以抗青光眼药物。

参考文献

[1] Niyadurupola N,Broadway DC. Pigment dispersion syndrome and pigmentary glaucoma——a major review. Clin Experiment Ophthalmol,2008,36(9):868–882.

[2] Sowka J. Pigment dispersion syndrome and pigmentary glaucoma. Optometry,2004,75(2):115–122.

[3] Gillies WE,Brooks AM. Clinical features at presentation of anterior segment pigment dispersion syndrome. Clin Experiment Ophthalmol,2001,29(3):125–127.

[4] Siddiqui Y,Ten Hulzen RD,Cameron JD,et al. What is the risk of developing pigmentary glaucoma from pigment dispersion syndrome? Am J Ophthalmol,2003,135(6):794–799.

[5] Qing G,Wang N,Tang X,et al. Clinical characteristics of pigment dispersion syndrome in Chinese patients. Eye,2008.

[6] Qing G,Wang N. Clinical signs and characteristics of pigmentary glaucoma in Chinese. Jpn J Ophthalmol,2008,52(3):162–166.

[7] Roberts DK,Wernick MN. Infrared imaging technique may help demonstrate iris transillumination defects in blacks who show other pigment dispersion syndrome clinical signs. J Glaucoma,2007,16(5):440–447.

[8] Roberts DK,Ho LA,Beedle NL,et al. Heritage characteristics reported by a group of African-Americans who exhibit the pigment dispersion syndrome:a

case-control study. Doc Ophthalmol,2000,101(3):179-193.

[9] Roberts DK,Chaglasian MA,Meetz RE. Iris transillumination defects in the pigment dispersion syndrome as detected with infrared videography:a comparison between a group of blacks and a group of nonblacks. Optom Vis Sci,1999,76(8):544-549.

[10] Roberts DK,Chaglasian MA,Meetz RE. Clinical signs of the pigment dispersion syndrome in blacks. Optom Vis Sci,1997,74(12):993-1006.

[11] Roberts DK,Miller E,Kim LS. Pigmentation of the posterior lens capsule central to Wieger's ligament and the Scheie line:a possible indication of the pigment dispersion syndrome. Optom Vis Sci,1995,72(10):756-762.

[12] Campbell DG. Pigmentary dispersion and glaucoma. A new theory. Arch Ophthalmol, 1979,97(9):1667-1672.

第七节 晶状体源性青光眼

1. 什么是晶状体源性青光眼?

- 晶状体源性青光眼是指由于晶状体的形态、位置或晶状体自身的改变导致眼压升高、继发青光眼。根据病因可分为晶状体肿胀所致青光眼、晶状体脱位所致青光眼、晶状体溶解性青光眼和晶状体蛋白过敏性青光眼。

2. 晶状体肿胀所致青光眼

2.1 晶状体肿胀所致青光眼属于闭角型青光眼吗?

- 晶状体肿胀所致青光眼可发生在年龄相关性白内障的膨胀期或外伤致晶状体混浊膨胀时,由于晶状体前后径增加,导致晶状体-虹膜隔前移、前房变浅、房角变窄,进一步可发生瞳孔阻滞、后房压力高于前房、前推膨隆的周边虹膜贴靠于小梁网,关闭前房角,引起眼压急剧升高,属于继发性闭角型青光眼,其演变过程类似原发性急性闭角型青光眼。

2.2 晶状体肿胀所致青光眼与原发性急性闭角型青光眼如何鉴别?

- 两者临床表现的相同点:在高眼压状态下,患眼混合充血、角膜雾状水肿、前房极浅、瞳孔开大;前房角镜或 UBM 检查显示患眼前房浅、房角关闭,如果持续高眼压时间长,可发生永久性房角粘连。

- 两者临床表现的不同点:前者患眼发病前具有长期的无痛性视力减退病史,患眼晶状体可见明显混浊兼有水裂,符合膨胀期白内障表现,对侧眼前房和房角结构正常;后者双眼都有浅前房、窄房角的解剖异常,本次发病前可有多次小发作病史,且双眼均可发病,晶状体没有明显水裂表现。

- 一部分 PACG 的老年患者,其急性发作可能也与晶状体膨胀有关,鉴别的关键在于 PACG 双眼均具有浅前房、窄房角的解剖基础。

2.3 晶状体肿胀所致青光眼施行白内障手术还是抗青光眼手术?

- 晶状体肿胀所致青光眼急性期应立即给予降眼压药物治疗,包括缩瞳剂等局部用药和碳酸酐酶抑制剂及高渗剂的全身使用。手术方案的选择需要考虑病程长短、眼压控制情况、前房角的改变和小梁网功能,以及视力情况等,手术方式包括周边虹膜切除术、白内障摘除联合人工晶状体植入术以及联合抗青光眼手术等,超声乳化白内障摘除术对眼内干扰最小,条件允许时应作为首选。

- 周边虹膜切除术可解除瞳孔阻滞,减少再次发病机会,对于视力尚好,或者不能接受白内障手术的患者可以选择激光或手术行周边虹膜切除。对于大多数视力较差的患者,如果眼压在发作后数小时迅速得到控制、瞳孔缩小、房角功能损害尚轻者建议选择超声乳化白内障摘除联合人工晶状体植入术,通常可获得较好的术后视力和正常眼压,预后良好。对于病程长、房角广泛粘连关闭、眼压控制不良的患者,可能需要行白内障联合抗青光眼手术。抗青光眼手术方式包括小梁切除、引流钉或者引流阀植入、内镜下睫状体光凝、房角分离等，应根据患者房角、眼压、视功能、随访条件及经济情况等选择。也可以先行白内障手术，术后根据眼压情况再选择药物或手术治疗青光眼。

3. 晶状体脱位所致青光眼

3.1 晶状体脱位的常见原因有哪些？

- 晶状体脱位所致青光眼，可发生于外伤性、遗传性或自发性晶状体脱位患者，其中以外伤最多见。遗传性晶状体脱位，可见于长指 – 晶状体半脱位综合征[1]、短指 – 晶状体半脱位综合征[2]、高胱氨酸尿症[3]等，都可能导致晶状体半脱位、继发性眼压升高。自发性晶状体脱位，可能与某些眼病相关，如高度近视、眼内炎、角膜溃疡穿孔后、眼内肿瘤、XFS、视网膜色素变性等。

3.2 晶状体脱位后为何会出现眼压升高？

- 晶状体脱位后，由于晶状体与虹膜、玻璃体的相对位置发生改变，眼压升高的原因包括房水流出通道的机械性阻塞、脱位晶状体对睫状体的摩擦刺激房水分泌增多、小梁网炎症水肿、瞳孔阻滞等，这些因素可单独或合并存在，因此其发病机制较为复杂。
- 全脱位入前房的晶状体，有时可偏于一侧，可引起该处房角直接阻塞导致眼压升高。有时由于晶状体将虹膜向后推挤，晶状体后囊与瞳孔缘部虹膜紧密相贴，发生瞳孔阻滞，阻断了前后房的房水流通；后房压力升高，引起周边虹膜向前贴于角膜后壁和小梁网，引起继发性闭角型青光眼。
- 晶状体全脱位入玻璃体腔时，可引起玻璃体疝发生瞳孔阻滞，也可因为晶状体与睫状体的摩擦引起房水分泌增多，导致继发性开角型青光眼。
- 晶状体半脱位时，玻璃体可经由晶状体周边部及瞳孔区突入前房，阻滞前后房的房水流通。同时，部分脱位的晶状体可向一侧前倾，推挤虹膜向前发生周边虹膜前粘连。当半脱位的晶状体嵌顿于瞳孔时，可直接造成瞳孔阻滞。有些患者由于反复发生瞳孔阻滞，导致周边虹膜前粘连；当瞳孔阻滞状态消除后，眼压仍然升高。

3.3 晶状体脱位导致青光眼者都需要手术吗？

- 晶状体脱位所致青光眼，应根据具体情况作不同处理。
- 当晶状体全脱位入前房时，药物治疗通常无效，应尽快摘除晶状体，术前准备包括静滴甘露醇、缩瞳、镇静等。对于嵌顿于瞳孔、尚未完全脱入前房者，可用长针从颞下方角膜缘刺入前房，穿过晶状体固定之，再做晶状体摘除，以避免晶状体坠入玻璃体腔，减少对玻璃体的干扰。
- 当晶状体全脱位入玻璃体腔时，有些患者可多年不发生任何不良反应，建议观察随访。对于合并青光眼、葡萄膜炎、视网膜脱离者，应尽快经后路手术摘除晶状体。

- 当晶状体半脱位程度较轻时（仅见虹膜、晶状体震颤），眼压经药物可控制，给予阿托品等保守治疗。当合并玻璃体疝、瞳孔阻滞无法解除、眼压控制不良者，可根据病情选择周边虹膜切除术解除瞳孔阻滞；或晶状体摘除手术，可联合前段玻璃体切除术；房角功能损害严重者，甚至还需要行抗青光眼手术治疗。

4. 晶状体溶解性青光眼

4.1 晶状体溶解性青光眼的临床表现特征？

- 晶状体溶解性青光眼发生于过熟期白内障，常见于老年患者、有长期白内障病史者。大多数是突然发病，眼痛伴同侧头痛、患眼充血、视力进一步减退，眼压急剧升高，可伴有恶心、呕吐。典型体征包括混合充血、角膜雾状水肿、角膜后壁灰白色 KP；前房深，房水中可见灰白色或褐黄色小碎片，有时可见彩色的结晶碎片（为氧化钙结晶），这些物质有时形成"假性前房积脓"；虹膜血管扩张，表面可见类似絮状白色晶状体皮质附着，有时可附着彩色结晶；瞳孔轻度散大，直接对光反射迟钝；晶状体呈灰白色混浊，前囊有特征性的灰白色或褐黄色斑点，晶状体核为棕色，常沉于液化皮质的下方；前房角镜下见房角为开角，在虹膜根部、巩膜突及小梁网上散在灰白色或褐黄色点片状沉积物。

4.2 晶状体溶解性青光眼与晶状体蛋白过敏性青光眼如何鉴别？

- 晶状体过敏性青光眼是由于晶状体外伤破裂或者白内障手术后皮质残留，机体发生对晶状体皮质过敏所致的一种眼内炎，炎症主要局限在前部葡萄膜，房角组织损害后继发性青光眼。眼部体征包括：虹膜充血肿胀，瞳孔缩小、对光反射消失，周边虹膜前粘连；前房可变浅，房水混浊，含有大量多形白细胞，甚至前房积脓样外观；前房及前部玻璃体可见残留晶状体皮质。

- 晶状体溶解性青光眼是由于过熟期白内障的晶状体囊膜通透性增加或自发破裂，液化皮质进入房水，被巨噬细胞所吞噬，肿胀变成圆形的巨噬细胞和高分子晶状体蛋白，聚集于虹膜隐窝、小梁网，阻塞了房水排出导致眼压升高。与晶状体过敏性青光眼的不同体征包括：前房深，房角开放，房水和前房角有灰白色或褐黄色点状物漂浮沉着，晶状体前囊有灰白色或褐黄色斑点，晶状体基本完整，可见核下沉。

4.3 晶状体溶解性青光眼如何治疗处理？

- 急诊首先积极降眼压治疗，局部给予 β 受体阻滞剂、α 受体激动剂和碳酸酐酶抑制剂，全身给予高渗剂和碳酸酐酶抑制剂；如伴有炎症，同时给予激素抗炎。药物治疗无效则行前房穿刺术缓解症状，术中可取房水做进一步细胞学检查（发现透明膨胀的巨噬细胞可确诊）及晶状体蛋白测定。

- 当眼压下降、炎症控制后，可行白内障摘除手术。由于本病晶状体囊膜薄，可采用冷冻法摘除或囊内摘除；无论采用什么方法摘除晶状体，都需将晶状体皮质冲洗干净，避免术后出现晶状体过敏性眼内炎及青光眼。

1 期或 2 期行人工晶状体缝襻固定术。房角损害不严重的患者在白内障手术后通常眼压降至正常。

5. 晶状体蛋白过敏性青光眼

5.1 晶状体蛋白过敏性青光眼的发病机制?

- 晶状体蛋白过敏性青光眼又称为晶状体蛋白过敏性眼内炎继发性青光眼,临床较为少见。通常认为本病的发生与第 Ⅲ 、Ⅳ 型变态反应有关。晶状体为机体自身隐蔽抗原,主要是 α 晶状体蛋白。虽然有相应的免疫活性细胞,但在正常情况下,它与血流和淋巴系统隔绝,不能与相应的免疫活性细胞接触,所以不发生免疫反应。当手术或外伤导致晶状体皮质溢入前房,接触到免疫活性细胞,便可选择性地加以刺激,产生抗体或致敏淋巴细胞,引起免疫反应,导致肉芽肿性葡萄膜炎。只要作为抗原的晶状体皮质残留在眼内,这种免疫反应就持续存在,当波及前房角及小梁网时,就会引起房水排出通道障碍,导致眼压升高。

5.2 晶状体蛋白过敏性青光眼的确诊方法有哪些?

- 临床上对本病的确诊比较困难。多数是在摘除眼球后,根据病理结果(眼内残留的晶状体皮质周围有炎性细胞浸润)得以确诊。目前临床上只能根据病史、眼内有晶状体皮质残留伴发严重的葡萄膜炎症状,以及眼压升高来做出诊断。用晶状体浸出液做皮内实验产生的皮肤迟发型过敏反应,以及血清免疫球蛋白 IgA 和 IgM 升高、血清中测定晶状体蛋白抗体均有助于诊断。前房穿刺术中取房水进行细胞学检查,可发现小淋巴细胞和巨噬细胞,而高分子量可溶性晶状体蛋白含量极低。

5.3 晶状体蛋白过敏性青光眼的治疗原则?

- 对晶状体过敏性青光眼,应尽早实施手术摘除晶状体、清除残留眼内的晶状体皮质,以去除免疫反应源。术前应全身和眼部使用皮质类固醇,以控制葡萄膜炎症,同时全身给予高渗剂和碳酸酐酶抑制剂,局部使用 β 受体阻滞剂、α 受体激动剂和碳酸酐酶抑制剂降低眼压。术后继续使用皮质类固醇以减轻葡萄膜炎症。对于迁延型患者可考虑使用免疫抑制剂及脱敏疗法。

参考文献

[1] Choyce D P. Anterior dislocation of the lens in Marfan's syndrome. British Journal of Ophthalmology,1957,41(7):446.

[2] Taylor J N. Weill–Marchesani syndrome complicated by secondary glaucoma. Case management with surgical lens extraction. Clinical & Experimental Ophthalmology,2010, 24(3):275–278.

[3] Ozdek S,Bahçeci U A,Onol M,et al. Postoperative secondary glaucoma and anterior staphyloma in a patient with homocystinuria. Journal of Pediatric Ophthalmology & Strabismus,2005,42(4):243.

第八节　外伤继发性青光眼

- 眼外伤后继发性青光眼，通常与房水成分改变和房水流出通道损害有关。前者如前房出血继发性青光眼、溶血性青光眼、血影细胞性青光眼、血铁性青光眼等，后者如房角后退性青光眼和小梁网炎症、损伤所致青光眼，以及上皮植入、房角粘连、周边虹膜粘连所致青光眼等。

1. 前房积血与青光眼

1.1 前房出血后能预防青光眼发生吗？

- 前房积血是眼球钝挫伤中最常见的一种临床体征，多发生于青少年。大部分前房积血可在伤后 1 周吸收，青光眼的发生率不高，但如果出现复发性出血，可导致顽固性青光眼。
- 复发性出血多发生在伤后第 1 周内（2~4 天），发病率占 4%~35%。[1] 发病原因可能是前房出血后血块溶解和收缩牵拉伤未愈合的血管所致，服用阿司匹林和伤后低眼压也可增加复发性出血机会，也有研究发现再出血通常发生在夜间，推测可能与睡眠时快速眼球运动有关。
- 复发性出血量通常比第一次多而浓厚，这是导致继发性青光眼的重要原因之一。青光眼的发生率与伤后前房出血量有密切相关性，出血量超过前房 1/2 者，大约近 1/3 的患者会继发青光眼；而出血充满整个前房者，约 1/2 的患者会出现青光眼。复发性全前房积血的颜色有鲜红色和暗黑色两种，后者又被称为"黑球状前房出血"，易继发急性顽固性高眼压，且预后不良。
- 因此，前房出血后需要限制活动、止血和抗感染治疗，避免剧烈活动、低眼压，以及使用抗凝药物，减少复发性出血机会，达到预防继发性青光眼之目的。

1.2 如何避免角膜血染？

- 前房积血时，血液的分解物经过损伤的角膜内皮进入角膜基质层会导致角膜血染，早期在裂隙灯下检查可见角膜基质后部有较多小黄色颗粒。当前房积血超过 6 天时间、眼压高于 25mmHg 以上时，一部分患者会发生此并发症。前房充满积血时，如果角膜内皮受损，即使眼压正常也可能发生角膜血染。
- 因此，前房积血的患者需要密切观察眼压，发现眼压升高者需要根据出血量和眼压情况局部给予 β 受体阻滞剂、α 受体激动剂或碳酸酐酶抑制剂，甚至全身给予降眼压药物；同时也要警惕眼压降低导致复发性出血的风险。对于全前房出血者应早日行前房冲洗术，排出血凝块；手术时间在出血后 4 天为宜（此时不仅能避免高眼压对视神经的进一步损害，而且可解除血凝块对周围组织的收缩牵拉）。

2. 血影细胞性青光眼与溶血性青光眼

2.1 血影细胞性青光眼与溶血性青光眼有何不同?

- 血影细胞性青光眼和溶血性青光眼都是与玻璃体积血相关的继发性开角型青光眼,两者在发病机制、临床表现和治疗方法上有许多相似之处,通过发病时间、裂隙灯和房角镜检查可辨别两者的不同,房水细胞学检查是两者鉴别诊断最重要的依据。

- 血影细胞是红细胞失去了正常红色和柔软性,变成褐色或黄褐色,胞膜脆性增加并产生微孔,胞体内血红蛋白逐渐逸出至胞体外(形成变性珠蛋白,称之为"Heiing 小体"),残留不规则、中空和肿胀呈球形的细胞壳,直径 4~8μm 或 > 8μm,此即血影细胞,在光学显微镜下呈不规则无色透明的胞体。血影细胞僵硬、不易变形,机械性阻塞小梁网,增大房水排出阻力,导致眼压升高。血影细胞性青光眼通常出现在玻璃体出血后 1 周 ~1 个月。裂隙灯检查可见房水中有许多大小均等的黄褐色颗粒,随房水漂浮移动,沉着于角膜内皮细胞的表面;如果前房还同时有红细胞沉积时,由于红细胞较重常沉在下面,呈深红色,黄褐色的血影细胞较轻,位于上面,因此前房积血呈分层条纹样外观。前房角为开角,可见黄褐色的血影细胞覆盖于小梁表面。确诊依据是房水细胞学检查找到血影细胞。

- 溶血性青光眼的病因是血液溶解产物(如释放的血红蛋白、红细胞碎屑、色素和吞噬了血红蛋白的巨噬细胞)从玻璃体腔进入前房,机械性阻塞小梁网所致。溶血性青光眼通常出现时间早于血影细胞性青光眼,往往在玻璃体出血后数天至数周。裂隙灯检查可见房水红褐色漂浮细胞。前房角也为开角,可见小梁网(尤其是下方象限)表面覆盖一层红褐色色素和巨噬细胞。房水细胞学检查可发现吞噬红褐色血红蛋白的巨噬细胞和红细胞碎屑。通过房水细胞学检查可以区别两种类型青光眼,也有两者同时存在的情况。

2.2 如何治疗血影细胞性青光眼及溶血性青光眼?

- 血影细胞性青光眼与溶血性青光眼一般都不会出现持久性高眼压,为自限性疾病;待数月后玻璃体内血影细胞、巨噬细胞及血液溶解物质代谢耗尽,不再进入前房时眼压可随之恢复正常。两者通常对缩瞳剂、皮质类固醇等药物无效,根据眼压情况选择碳酸酐酶抑制剂、高渗剂、β 受体阻滞剂和 α 受体激动剂,有些病例药物治疗无效时需采取手术干预治疗。

- 手术治疗首先选择前房穿刺术和前房冲洗术,既能取房水标本进行诊断性细胞学检查,又是一种有效治疗措施。前房和前房角的冲洗可重复进行,冲洗前缩瞳,避免伤及晶状体,冲洗后散瞳,减少虹膜炎症反应;如大量玻璃体出血可作玻璃体切除术。如果治疗不及时或者高眼压持续时间长、药物治疗无效,发生周边虹膜广泛前粘连时则需要考虑滤过性手术。

3. 血铁性青光眼

3.1 什么是血铁性青光眼?

- 血铁性青光眼是眼内反复出血及铁性异物残留导致的一种继发开角型青光眼。常见于长期反复玻璃体出血或前房出血的病例。前房内红细胞溶解，血红蛋白自红细胞逸出，被小梁网内皮细胞所吞噬，血红蛋白中所含铁质沉着于小梁，使其变性，最后形成小梁铁染。同样，由于眼球穿通伤进入含铁的金属性异物，在眼内停留过久亦可发生小梁硬化及铁质沉着症，阻塞小梁网使房水排出减退。本病通常发病隐匿，病程缓慢，眼压逐渐升高，房角始终开放，临床上极易与 POAG 混淆。但本病多为单眼发病，可见铁质微粒、含铁血黄素沉着眼内其他组织中，其他眼部体征还包括视网膜变性、白内障、虹膜异色及角膜铁染等。

3.2 预防方法

- 眼内铁性异物一旦确诊应及早取出，前房出血及玻璃体积血均应及时治疗，预防血铁性青光眼的发生。一旦确诊，则参照 POAG 治疗原则予以处理。

4. 房角后退性青光眼

4.1 什么是房角后退? 如何发现房角后退性青光眼?

- 当钝力从正面作用于眼球的一瞬间，瞳孔发生阻滞，周边巩膜扩张，滞留于前房内的房水向无晶状体支撑的周边无虹膜出冲击，可导致房角后退。
- 根据房角后退程度 Howard(1965)将其分为以下三度。(1)浅层撕裂(Ⅰ度)：睫状体表面虹膜突断裂，睫状体与巩膜突裸露，白色显而易见，与健眼比较，睫状体带显得光秃、色暗而宽。前面小亮巩膜突等处有色素沉着。(2)中度撕裂(Ⅱ度)：睫状肌间出现损伤裂隙，虹膜根部与睫状体前面后移，较健眼宽而深，睫状体带宽度常为正常睫状体带宽度数倍。后退范围超过 180°。(3)深度撕裂(Ⅲ度)：睫状肌存在深裂隙，其尖端在前房角镜检查不能窥见。无论是中度或深度后退均包括色素膜小梁的撕裂。
- 前房角镜下可见房角呈Ⅰ~Ⅲ度不同程度的房角后退。色素膜小梁撕裂，巩膜突与睫状体突裸露或虹膜根部和睫状体后移，或部分睫状体带变宽和睫状体撕裂的裂隙出现，或在虹膜根部原附着处残留窄的色素环，有时残留的色素类似乌颈上垂下的羽毛，或睫状体损伤裂隙的深层呈浅灰色，形成新的房角境界。撕裂的睫状肌呈浅灰色，类似羊毛状，表面可见残存断碎的虹膜突起及色素沉着。早期与晚期所见不同。早期有明显的裂隙境界。晚期由于睫状肌萎缩、硬变和粘连形成裂隙境界消失。睫状体带颜色也变得更浅。当有睫状体剥离时即出现类似睫状体剥离术的裂隙。伤后经过长时间，房角后退范围可以变小，撕裂裂缝可自行封闭或形成周边虹膜前粘连。故钝挫伤后应及早作房角镜检查并与健眼仔细对比，否则容易忽略。

- 房角后退性青光眼通常出现在两个高峰时间，一是伤后数天到数周至一年内（早发型，发生率16.7%~22%），二是在伤后10年以上（晚发型或迟发型，房角后退范围 > 180°者发生率8%~10%）。因此，钝挫伤后需要定期监测眼压，尤其是房角后退范围 > 180°者。

4.2 房角后退是如何导致眼压升高的？

- 房角后退性青光眼早期眼压升高的机制尚不清楚，有学者认为是小梁网水肿、渗透性降低或睫状肌自巩膜分离造成房水流出受阻。有些伤后早期眼压升高的病例，随眼压下降后，又有一个潜在性低眼压期。有可能与小梁上有裂口或睫状体裂口达脉络膜上腔，房水自裂口排出有关；或有轻度睫状体炎，导致房水生成减少。低眼压期过后，眼压复升高，这可能与这些小裂口自发性闭合有关。

- 对于晚发型房角后退性青光眼，房角后退只能说明以前有过钝挫伤史，而不是发生高眼压的原因；其真正的原因是，在钝挫伤后数年小梁组织增生或退行性变性所致的小梁间隙及Schlemm管闭塞。环行纤维与纵行纤维分离后萎缩消失，有的纤维组织增生形成玻璃膜覆盖小梁网表面，与角膜后弹性层相连，并延伸到后退的房角上，覆盖睫状体的纵行纤维，甚至可延续至虹膜表面，严重影响房水排出而导致眼压升高，发生继发性青光眼。

5. 眼球穿通伤所致的青光眼

5.1 眼球穿通伤继发青光眼的原因有哪些？

- （1）早期眼压升高的机制主要是因为炎症、前房积血及晶状体破裂等因素各自作用或共同作用，致使房水流出系统受阻。

- （2）中晚期眼压升高的原因则是因为前房持续变浅，诱发周边前粘连；或长期的慢性炎症反应，使瞳孔闭锁或膜闭，从而促使瞳孔阻滞形成，此时虹膜更加膨隆，加速了房角粘连闭合；极少数由于穿通口没有处理好导致上皮植入的发生。

- （3）异物长期滞留眼球内。① 含铁/铜金属物质：含铁/铜金属物质因氧化作用而产生铁/铜锈沉积症，可能导致小梁网变性，从而发生继发性青光眼。② 非金属物质：非金属物质长期滞留造成慢性葡萄膜炎症反应，从而发生继发性青光眼。

5.2 眼球穿通伤所致青光眼的治疗

- 眼球穿通伤所致青光眼的治疗除了处理原发诱因外，比如清除眼内积血，取出眼内异物等，还包括降低眼压的治疗如药物治疗和手术治疗。手术治疗一般是在药物不能控制眼压，青光眼性视神经和视野损害进行性发展的情况下采用。

参考文献

[1]　Albert DM, Jakobiec FA. Traumatic hyphema. Principles and practice of ophthalmology.

第九节 葡萄膜炎继发性青光眼

- 葡萄膜炎是临床上常见的眼病，多发生在青壮年，种类繁多，病因复杂。继发性青光眼是葡萄膜炎的严重并发症之一。无论是急性或慢性、肉芽肿型或非肉芽肿型、感染性或非感染性，还是前葡萄膜炎、中间葡萄膜炎、后葡萄膜炎和全葡萄膜炎，都可能引起继发性眼压升高。

1. 葡萄膜炎继发性青光眼概述

1.1 葡萄膜炎继发开角型青光眼的病理生理改变？

- （1）炎性物质阻塞小梁网等房水排出通道：炎性碎屑堆积于小梁网或其他房水引流通道内，包括纤维素、白细胞及巨噬细胞，这些有形成分有的粘在一起，有的被蛋白酶分解后，积聚在小梁网或临近 Schlemm 管，阻塞房水引流通道引起眼压升高。有些虹膜睫状体炎在房角镜下可见小梁网表面 KP 沉积。

- （2）小梁网炎症、滤过功能减退：急性期葡萄膜炎时小梁网本身有炎症反应，导致小梁网组织肿胀和内皮细胞功能减退，小梁网孔眼直径缩小引起房水排出功能下降。

- （3）血 – 房水屏障破坏、血管渗透性改变：葡萄膜炎急性期还可释放化学介质，如前列腺素、细胞活素及一氧化氮均导致血 – 房水屏障破坏，血管渗透性增加，房水内蛋白质含量增多，房水黏稠度增高，致使房水排出更加困难。

1.2 葡萄膜炎继发闭角型青光眼的机制有哪些？临床表现有何特征？

- 1.2.1 周边虹膜前粘连所致房角闭塞　葡萄膜炎的炎症期周边虹膜与水肿的睫状体相贴形成柱状前粘连，继而形成广泛周边前粘连，或由大量渗出物沉着于小梁网与周边虹膜之间，当渗出物机化收缩时将虹膜拉向角膜，形成周边虹膜前粘连。这种情况可见于各象限的房角，但常以下方房角最为严重。粘连有不同的形态、广度和高度（粘连在睫状体带与 Schwalbe 线之间不同部位），对房水排出影响的程度与粘连的广度和高度有关，尤其对粘连高度更为重要。前葡萄膜炎所致的周边虹膜前粘连与原发性闭角型青光眼的虹膜膨隆所致的房角关闭不同。前者的虹膜粘连多形成柱状；后者为虹膜全层受累，即虹膜全层被顶向房角前壁。

- 1.2.2 虹膜后粘连所致房角关闭　急性、复发性虹膜睫状体炎，尤其渗出型虹膜睫状体炎时，由于房水中的蛋白及纤维素性渗出物，可导致虹膜后粘连。完全虹膜后粘连常引起瞳孔膜闭或瞳孔闭锁，前后房的房水沟通完全阻滞，后房房水不能经过瞳孔进入前房而潴积于后房，从而后房压力上升，推虹膜向前，造成虹膜膨隆。尤其是浅前房、窄房角者周边虹膜极易与小梁网相贴，导致房角关闭。

1.3 如何避免葡萄膜炎继发性青光眼的误诊和漏诊？

- 急性虹睫炎时，虽可引起眼压升高，但临床不易发现。因为眼前段的炎症表现常使高眼压的症状体征被掩盖，除非眼压明显升高导致角膜上皮水肿，可引起警觉。但急性炎症时眼压的升高常不严重，且多为暂时性，随着炎症的控制，眼压很快下降。在更多情况下，眼压不是升高而是降低。

- 虹膜炎继发性青光眼多见于长年累月炎症反复发作之后，或炎症静止后的某一时期，且多与急性期炎症控制不力有关。除因瞳孔环形后粘连导致虹膜膨隆、房角关闭可出现类似原发性急性闭角型青光眼的症状外，大多数继发性青光眼都是慢慢进行、发展的，患者自觉症状并不突出。由于瞳孔闭锁、并发性白内障、玻璃体混浊、黄斑病变、视神经受累等因素，患者的视力通常已经遭受不同程度损害，继发性青光眼所导致的视功能损害只是"雪上加霜"而难以及时发现，常发展到晚期才就诊。

- 慢性虹膜睫状体炎和周边葡萄膜炎所引起的继发性青光眼，以开角型居多，症状和体征更为隐蔽，往往在确认已有青光眼的基础上，通过进一步裂隙灯、房角镜或三面镜检查，发现了少量KP，下方房角的脊状周边虹膜前粘连和色素沉着，玻璃体内有微尘状混浊，周边部视网膜有胶冻状渗出物、色素灶、闭塞血管、散在出血点等变化而得以确诊。

1.4 葡萄膜炎继发性青光眼的治疗原则有哪些？

- （1）抗感染治疗：除了针对病因治疗外，对所有原因不明的葡萄膜炎，首先应用散瞳剂、大量皮质类固醇及其他抗炎剂或免疫抑制剂治疗。炎症控制越快，继发性青光眼的发生概率越小。

- （2）抗青光眼治疗：局部或合并全身使用降眼压药物。在炎症过程中，一旦发生虹膜后粘连、虹膜膨隆、眼压升高，应及时给予激光周边虹膜切开术。待炎症稳定，如眼压仍然不能控制，应考虑滤过性手术。

2. 虹膜异色性睫状体炎继发青光眼

2.1 虹膜异色性睫状体炎继发青光眼的特征性表现有哪些？

- 本病多发于青壮年，多单眼发病。无自觉症状，病程缓慢，很多患者在出现白内障、视力减退时才就诊，临床表现如下：

- （1）睫状充血很轻或无。KP为灰白色中等大小、圆形、无色素、边界清楚，不融合，有时角膜水肿。

- （2）前房少量细胞和漂浮物，前房角开放，但组织结构不清，常有放射状和环形细小血管，这可能是发生青光眼的原因。当前房穿刺时常引起穿刺部位的对侧有细条状出血流向前房，形成小的前方出血，数小时内吸收，称为Amsler征，是本病的一个特殊现象。

- （3）患眼虹膜色浅是由于虹膜实质萎缩，色素减少。虹膜呈蛀状或筛样改变，虹膜萎缩，表面可见细小血管。瞳孔缘色素层缺损或完全消失，从不发生虹膜后粘连。瞳孔可变大或形状不整，对光反射迟钝，可能由于瞳孔括约肌萎缩所致。

- （4）前玻璃体有少量尘埃状混浊。

- （5）80%~90%患者出现并发性白内障，通常由后囊下混浊开始，很快发展至整个晶状体混浊，过熟期白内障常引起晶状体溶解性青光眼。

- （6）继发性青光眼是本病一种严重的晚期并发症。病程类似 POAG。病因可能是小梁硬化、小梁内腔闭锁以及房角纤维血管膜形成。本病还可发生虹膜红变，新生血管性青光眼，好发于白内障术后。

2.2 如何治疗虹膜异色性睫状体炎？

- 虹膜异色性睫状体炎虽病程冗长，但炎症反应轻微，不发生虹膜后粘连因此不需扩瞳。亦无必要使用糖皮质激素，一是不敏感，二是长期使用反而可促使白内障形成或发生青光眼。因此主要治疗其并发症：

- （1）并发性白内障：白内障常发生于病程后期，人工晶状体植入并不加重炎症反应，超声乳化白内障摘除联合人工晶状体植入为首选术式，术后视力大多可达 0.5 以上。不过术中相对易出血，及发生悬韧带异常。有研究者认为，白内障手术后睫状体炎会减轻或消退。

- （2）继发性青光眼：治疗原则同原发性开角型青光眼，当药物不能控制眼压时，考虑外引流手术。

第十节 糖皮质激素性青光眼

1. 糖皮质激素性青光眼的研究对 POAG 发病机制研究有什么推动作用?

- 糖皮质激素性青光眼的临床表现与 POAG 相似。有学者[1] 通过电子显微镜对糖皮质激素诱发的开角型青光眼患者小梁切除术后的小梁组织标本进行观察，发现小梁网板层增厚，小梁细胞之间的间隙窄，小梁细胞明显减少，细胞功能不活跃，细胞外间隙有纤维物质堆积等，这些形态学的改变与开角型青光眼的病理改变极为相似。糖皮质激素受体的研究对二者潜在的关系也有很好的提示，小梁网是开角型青光眼和糖皮质激素性青光眼的共同通路，都有小梁细胞形态、功能和表达异常，因此，糖皮质激素性青光眼的研究对开角型青光眼的研究提供了很好的模型和借鉴，有很大的推动作用。

2. 糖皮质激素性青光眼有哪些易感人群?

- 本病的易感人群包括：高眼压症、POAG、有青光眼家族史者、高度近视眼、糖尿病、结缔组织病、类风湿病。

3. 糖皮质激素性青光眼有何临床特点?

- 糖皮质激素性青光眼大多数具有与 POAG 相似的临床表现，包括高眼压、视盘凹陷扩大、视网膜神经纤维厚度缺损及视野缺损等，在临床上常将此病误诊为高眼压症或 POAG。其眼压升高常发生在眼局部或全身应用糖皮质激素后数日或数月，眼压往往是逐渐升高，极少数患者可以急性发作，表现为眼压急性升高 。糖皮质激素性青光眼眼压升高程度与滴药浓度、频度及持续用药时间有关[2]，一般有以下特点：

- 有局部或全身糖皮质激素用药史；

- 眼压升高时间、幅度及视功能损害程度同糖皮质激素的使用相一致；

- 停用糖皮质激素后数天或数周眼压明显下降或恢复正常；

- 眼部发现长期使用糖皮质激素所致的其他损害，如后囊下型晶状体混浊等；

- 排除其他继发性开角型青光眼，如葡萄膜炎继发青光眼、PG、XFS、房角后退性青光眼等。

4. 全身或局部使用糖皮质激素造成眼压升高有何不同?

- 目前没有明确的相关资料证实全身或局部使用糖皮质激素造成眼压升高有何不同，全身使用糖皮质激素更易致全身并发症。

5. 哪些糖皮质激素容易造成眼压升高?

- 临床常用的糖皮质激素多为人工合成，代表性药物有地塞米松、泼尼松、可的松、氢化可的松、强的松龙、甲泼尼松、曲安奈德等，其中可的松、氢化可的松因角膜通透性较差而较少造成眼压升高。近年来新合成的糖皮质激素有氟米龙、甲羟松、利美松龙等，不良反应小，长期使用也较少造成眼压升高，是目前较安全的眼科甾体抗炎药物[3]。一般认为长效激素如地塞米松、倍他米松点眼后升高眼压作用比泼尼松、氟米龙强，甲羟松为最弱。

- 有些经过修饰的糖皮质激素，如氯替泼诺（loteprednol etabonate）是一种新型高脂溶性皮质激素载体抗炎药物，由于该药滴眼后在角膜即发生代谢，房水浓度极低，较少造成眼压升高[4]。

- 一般报道本病多发生在眼局部或口服糖皮质激素超过 2~6 周时，敏感者短期用药也可致眼压升高。有学者[5]观察 1% 甲羟松、0.1% 氟米龙和 0.1% 地塞米松对 18 例（36 眼）正常志愿者的眼压反应，每日 4 次点眼，连续 6 周，发现地塞米松升眼压作用最强，氟米龙次之，甲羟松最弱，三者升眼压反应均与点眼液持续时间呈正相关关系。

6. 如何治疗糖皮质激素性青光眼？

- 多数人停用糖皮质激素后，眼压可逐渐恢复正常，对少数停药后眼压仍持续升高的患者，一旦明确诊断，应立即停止皮质激素治疗或改用其他药物，必要时给予降眼压药物治疗。对于长期或高剂量用药的患者，应注意逐渐减量，以免潜在疾病加重或发生皮质激素撤退综合征。药物治疗原则上同开角型青光眼的治疗，如选用 β 肾上腺素能受体阻滞剂、α_2 肾上腺素能受体激动剂、前列腺素衍生物、局部碳酸酐酶抑制剂、全身碳酸酐酶抑制剂、高渗剂等。Anecortave acetate（Retaane）是一种无类固醇活性的类固醇衍生物，它通过抑制血管生成时的蛋白水解作用抑制血管内皮细胞的增生和移行而被用来治疗年龄相关性黄斑变性的新生血管。有学者[6]发现用 0.8ml 3% Anecortave acetate 缓释液行前部巩膜旁注射治疗 IVTA 及筋膜下注射 TA 所致的高眼压时，其眼压由注射前的平均 39.9mmHg 下降了 12.0mmHg。

- 一般认为，氩激光小梁成形术（ALT）治疗无效，有学者[7]用选择性激光小梁成形术（SLT）治疗糖皮质糖皮质激素性青光眼，治疗前眼压为 60mmHg，治疗后降至 40mmHg，一个月后降至 30mmHg，且可以反复治疗。Rubin[8] 和 Baser[9] 都报道了玻璃体腔注射曲安奈德后眼压升高，药物治疗无效，用 SLT 治疗后眼压显著下降。若眼压未能控制，并伴有明显的视神经损害，可考虑行小梁切除术或非穿透性小梁手术。对于行玻璃体腔注射曲安奈德诱发的顽固性高眼压，行玻璃体切除术以清除剩余激素也是有效的选择，但先做小梁切除术还是先做玻璃体切除术或同时做二者联合手术尚有争议。有学者[10]对结膜下注射曲安奈德导致的高眼压经切除结膜下激素沉积物后眼压降至正常，取得良好效果。

- 长期使用激素患者，如果降眼压药物不能很好控制眼压，同时眼底和视野出现损害，可考虑手术治疗，手术可以选择小梁切除术等滤过手术。

参考文献

[1]　葛坚，林明楷，卓业鸿 . 糖皮质糖皮质激素性青光眼患者小梁细胞体外培养和超微结构研究 . 中华眼科杂志，2000，36（3）：238-240.

[2]　李美玉 . 青光眼学 . 北京：人民卫生出版社，2004：459-464.

[3]　陈祖基 . 眼科临床药理学 . 北京：化学工业出版社，2002：188-195.

[4]　申家泉，张士玺 . 糖皮质糖皮质激素性青光眼防治中的几个问题 . 眼科，2011，20（1）：17-20.

[5]　Mindel J S, Tavitian H O, Jr S H, et al. Comparative ocular pressure elevation by medrysone, fluorometholone, and dexamethasone phosphate. Arch Ophthalmol, 1980, 98(9):1577-1578.

[6]　Robin A L, Suan E P, Sjaarda R N, et al. Reduction of intraocular pressure with anecortave acetate in eyes with ocular steroid injection-related glaucoma. Arch Ophthalmol, 2009, 127(2):173-178.

[7]　Tokuda N, Inoue J, Yamazaki I, et al. Effects of selective laser trabeculoplasty treatment in steroid-induced glaucoma. Nippon Ganka Gakkai Zasshi, 2012, 116(8):751.

[8]　Rubin B, Taglienti A, Rothman R F, et al. The effect of selective laser trabeculoplasty on intraocular pressure in patients with intravitreal steroid-induced elevated intraocular pressure. Journal of Glaucoma, 2008, 17(4):287-292.

[9]　Baser E, Seymenoglu R. Selective laser trabeculoplasty for the treatment of intraocular pressure elevation after intravitreal triamcinolone injection. Canadian Journal of Ophthalmology, 2009, 44(3): e21-e21.

[10]　邹洋，李建军，孙秀英，等 . 结膜下激素沉积物切除治疗糖皮质激素性高眼压一例 . 眼科，2007，16（1）：16-16.

第十一节 新生血管性青光眼

1. 新生血管性青光眼主要三大病因是什么？

- 一般认为，视网膜中央静脉阻塞、糖尿病性视网膜病变、眼缺血综合征是造成新生血管性青光眼（NVG）的主要三大病因[1]。

2. 新生血管性青光眼眼压升高机制是什么？

- 视网膜缺血和缺氧被认为是新生血管形成的两个主要刺激因素[2, 3]，血管内皮生长因子(vascular endothelial growth factor, VEGF) 作为一种促进因子已被公认[4]。在视网膜缺血状态下，Müller 细胞是最主要的 VEGF 来源。新生血管促进因子特异性作用于血管内皮细胞的 VEGF 受体，促进血管内皮细胞有丝分裂，使相邻视网膜新生血管增殖的同时，玻璃体内的 VEGF 向前扩散进入后房，继而随房水循环经前房到达角膜，引起这些部位形成新生血管。当新生血管跨越房角，同时纤维血管膜将虹膜拉向小梁网，发生粘连性房角关闭时，眼压升高。

- 除 VEGF 外，其他有关新生血管发生的因子也受到关注，其中包括碱性成纤维细胞生长因子(b-FGF)，血小板源性生长因子(PDGF)，胰岛素样生长因子 I 和 II，胰岛素样生长因子结合蛋白 -2、-3，以及白细胞介素 -6 等。

3. 新生血管性青光眼的临床特点是什么？

- 新生血管性青光眼往往是在虹膜表面和前房角产生新生血管，新生血管多首先出现于瞳孔缘， 随后在虹膜根部与小梁内也能见到。即使如此，初期眼压也仍可在正常范围内（第 I 期：青光眼前期）。随着新生血管的数量增加、扩张增粗，同时转变成伴有纤维成分的血管膜覆盖于虹膜表面及小梁网，此时，小梁的滤过机能受到损害，眼压呈上升趋势（第 II 期：开角型青光眼期）。这种纤维血管膜收缩，将虹膜根部提高到 Schwalbe 线，形成周边虹膜前粘连，同时也使虹膜前面牵引性收缩，引起瞳孔缘色素外翻（第 III 期：闭角型青光眼期）。

4. 新生血管性青光眼不同时期治疗策略有何不同？

- NVG 的发病机制比较复杂，疗效差。近年来发展了很多治疗方法，疗效报道不一。Hamard 等[5]认为任何一种治疗方法必须包含：(1) 原发疾病的治疗；(2) 视网膜缺血状态的消除；(3) 如眼压高还应有眼压的控制。Sivakcallcott 等通过对 1996 年以来有关 NVG 治疗文献进行了系统评价和 Meta 分析，推荐疗法：A 类：原发疾病的治疗，全视网膜光凝(panretinal photocoagulation，PRP)，药物控制眼压及炎症；B 类：药物治疗失败后采用手术。以上都强调了对原发疾病的治疗及视网膜缺血的控制。

4.1 视网膜缺血的治疗

- 适用于第 I 、 II 期病例的治疗，对很多引起视网膜缺血的疾病进行早期治疗是预防新生血管化及 NVG 的重要手段。其方法主要有：
（1）PRP：主要用于无屈光介质混浊或轻度混浊的病例，瞳孔能充分散大，在眼底血管造影的指导下破坏缺血无灌注区的视网膜；

- （2）经巩膜的冷冻和透热法：多用于因玻璃体积血等屈光介质高度混浊、能透见眼底或条件不具备等情况；

- （3）眼内激光光凝术：常在玻璃体切割手术中合并使用；

- （4）全视网膜冷凝：对于不能在直视下完成 PRP 的视网膜缺血患者，全视网膜冷凝也是治疗虹膜新生血管的有效方法，它与 PRP 相比在虹膜新生血管减退方面没有区别；

- （5）二极管激光视网膜光凝术：经巩膜二极管激光视网膜光凝术是另一种治疗屈光介质混浊的 NVG 的方法。

4.2 控制眼压

- 适用于第 Ⅱ 、Ⅲ 期病例的治疗，一般包括药物和手术治疗，两者常联合应用。

- 4.2.1 药物治疗　药物治疗 NVG 的方法有：局部 β 肾上腺素受体阻滞剂、a 肾上腺素受体激动剂和局部或口服碳酸酐酶抑制剂。拟前列腺素类药物应根据情况使用。NVG 患者常存在虹膜睫状体炎，毛果芸香碱和其他拟副交感神经药物一般不予应用，因其能加重炎症和虹膜、房角粘连，减少葡萄膜巩膜途径房水引流。局部应用阿托品眼药可以麻痹睫状肌从而减轻症状，还可增加葡萄膜巩膜途径房水外流。眼压很高时可视情况给予高渗脱水剂。药物不能控制眼压，应行抗青光眼手术。

- 4.2.2 手术治疗

- （1）滤过性手术联合应用抗代谢药物　适用于尚有部分视力的中晚期 NVG。NVG 的滤过性手术失败率很高，尤其是青壮年患者。因此许多改良方法应用于手术中，如联合应用抗代谢药物 (MMC、5-FU) 及联合羊膜、Ologen 植入物以抗瘢痕粘连等。一些新型手术如脉络膜上腔分流术、小梁旁路分流术、Schlemn 管切开术等，为难治性青光眼提供了新的选择，但其有效性和安全性尚待进一步验证。

- （2）房水引流物植入术　房水引流物植入术的引流物装置种类很多，较为常用的是 Ahmed 和 Molteno 等 [6] 阀门植入物。近几年，又开发出一些新的植入物如 T-Flux 青光眼引流器、EXPRESS 青光眼微型引流钉及 SOLX 、CYPASS 植入物等。

- （3）睫状体破坏手术　主要用于晚期的 NVG 患者，药物和其他手术治疗无效，或视力丧失，而且疼痛严重，此时治疗目的是缓解症状、减轻痛苦或挽救仅存的视力。此类手术有：① 睫状体激光光凝术：透巩膜激光睫状体光凝术或内镜直视下利用激光对睫状体进行凝固、破坏，使其丧失或减少分泌房水的功能以降低眼压；② 睫状体冷冻术：利用冷效应来破坏组织细胞，使睫状上皮、睫状体血供受到破坏来降低房水分泌；③ 高能聚焦超声睫状体凝术：将高能超声波聚焦在睫状体，破坏睫状突，产生局部睫状体脱离而降低眼压。④ 对于部分疼痛难忍、视力已丧失的患者，也可行眼球摘除术。

5. 治疗新生血管性青光眼是否需要应用抗 VEGF 药物？

- 以 VEGF 为靶点来预防和治疗眼内新生血管和（或）血管通透性增加疾病的策略，是从不同层次来抗拒 VEGF 来实现的，具体包括：
- （1）在 VEGFmRNA 水平阻断，包括利用反义寡核苷酸和 siRNA 等；
- （2）阻断 VEGF 细胞内信号系统：蛋白激酶 C（proteinkinase C，PKC）抑制剂和 AGE-RAGE 信号通路阻滞剂等；
- （3）阻断 VEGF 蛋白及受体：包括 4 种血管内皮生长因子拮抗剂——雷珠单抗、贝伐单抗、哌加他尼钠和国产抗 VEGF 药康柏西普。雷珠单抗被 FDA 和 CFDA 批准拥有最为广泛的适应证，无疑在临床应用中最具潜力。其在临床治疗新生血管性青光眼和（或）血管通透性增加疾病的研究中表现出独特的优势，主要表现在以下几个方面：①治疗效果佳：雷珠单抗不仅能改善血管通透性，促进眼底出血吸收，还能提升患者视力 [7-10]；②提高后续手术成功率：雷珠单抗可消退新生血管，降低眼压。在抗青光眼手术前先眼内注射抗 VEGF 药物，待新生血管消退眼压降低后再选择适宜手术，效果更佳并可减少手术并发症 [11, 12]；③眼内和系统安全性极高：在眼用抗 VEGF 药物中，雷珠单抗不含 FC 片段眼内和系统安全性最高 [13]；④特异的分子结构设计：分子量小，仅 48KD，可快速渗透视网膜全层到达病灶区域，不累及正常组织 [14-16]。
- 抗 VEGF 已被证实为 NVG 的核心治疗策略，可降低眼压、消除新生血管、辅助 PRP 及抗青光眼手术的成功开展 [17, 18]。

6. 如何预防新生血管性青光眼？

- 直到 1974 年，尚无任何方法能够预防或治疗 NVG。1974 年以后，已有许多关于治疗 NVG 的文章，但预防性治疗尚未引起足够的关注。

6.1 视网膜中央静脉阻塞

- 只要眼部及全身情况允许，所有视网膜中央静脉阻塞（CRVO）患者均应进行眼底荧光血管造影。对缺血型 CRVO，应尽早予以 PRP 处理。如果玻璃体积血或视网膜出血妨碍荧光造影，应对患者密切随访，一旦出血消退、眼底清楚即做荧光造影。视网膜电图和传入性瞳孔反射缺陷也可用于显示毛细血管无灌注的情况。对非缺血型 CRVO 的患者，也应密切随访，因为其中 16% 可能在 4 个月内转成缺血型。对缺血型 CRVO，如不予以 PRP 治疗，大约 40% 的患者进展成为 NVG。Magargal 等 [19] 治疗 100 只缺血型 CRVO 患眼的经验表明，早期予以氩激光 PRP 处理的所有患眼无一发展成为 NVG。一般说来，无论 PRP 治疗与否，视力不会改变，因为视力取决于原发性的血管疾病，但继发性的青光眼视神经萎缩却可导致进一步的视力损害。大多数患者经过治疗，视力可有某种程度的改善。同时应当注意有无伴发原性开角型青光眼，高危老年患者尤其如此，因为 CRVO 患眼常有低眼压。所以，CRVO 患眼均应怀疑患有青光眼的可能，并进行相应的随访。

6.2 糖尿病性视网膜病变

- 对于糖尿病性 NVG 来说，存在着视网膜缺氧及增殖性视网膜病变。发生增殖性视网膜病变的主要因素是糖尿病的病程。但在血糖接近正常的情况下，糖尿病性视网膜病变发生的时间较晚，而且程度较轻。目前，对于糖尿病性 NVG 最重要的预防措施就是定期眼科检查。美国国家糖尿病咨询委员会推荐，所有新近诊断的 2 型糖尿病患者和已有 5 年以上病史的 1 型糖尿病患者应当每年进行 1 次眼科检查。一旦出现视网膜缺血无灌注，PRP 治疗能够防止虹膜新生血管形成（NVI）、房角新生血管形成和 NVG。

- 血小板异常及由此导致的微血管内血小板凝集和血栓，对糖尿病性视网膜病变的发生有一定促进作用。所以在内科治疗方面，已经试用某些降低血液黏稠度的药物，以期延缓糖尿病性视网膜病变的发生。噻氯吡啶抑制血小板凝集和延长出血时间，降低微血管瘤的年进展率 70%。

6.3 颈动脉阻塞性疾病

- 颈动脉阻塞性疾病是眼部缺血综合征最重要的病因，因此，颈动脉内膜切除治疗眼部缺血综合征、继而预防新生血管性青光眼具有一定的逻辑性。但效果尚不确定。一般来讲，颈动脉阻塞性疾病的患者如果有神经症状，目前推荐颈动脉内膜切除术。已有报道手术以后 NVI 和 NVG 消退。没有神经症状的患者，即使已有 NVI 和 NVG，也不主张颈动脉内膜切除术。患者没有 NVI，不做预防性 PRP。是否行颈动脉内膜切除术，需要综合分析患者的病情，需要由患者本人、神经科医生、血管科医生共同作出判断。

6.4 视网膜中央动脉阻塞

- CRAO 发生以后，出现 NVG 的时间从 1 周到 5 个月不等，所以 CRAO 的患者应当密切随访至少 6 个月。一旦出现 NVI，即予 PRP 治疗。

7. 新生血管性青光眼的手术治疗方法有哪些?

7.1 手术治疗

- 活动性新生血管通过滤过部位，引起结膜瘢痕形成，导致滤过功能丧失。在广泛应用 PRP 前，电灼虹膜切开术、透热虹膜切开术、双极微灼烙术、非穿透性睫状体透热术，甚至于为消除出血源而做上半部虹膜切除等各种手术治疗，目的在于控制术中出血。二氧化碳激光在切割的同时具有烧灼作用，可在基本不出血的情况下进行小梁切除术。为避开充血的眼前节，也可施行睫状体扁平部的滤过手术。PRP 可以消除新生血管形成的刺激因素，NVG 的手术治疗进入一个新时代。为降低术后滤过泡的瘢痕形成，小梁切除手术中应用丝裂霉素（MMC）或氟尿嘧啶（5-FU），或术后结膜下注射 5-FU, 也曾试用 β 射线照射。现在普遍接受的观点是无论何时, 只要可能, 就应进行手术, 术前 PRP、周边冷冻治疗或两种方法的联合使用。

- 晚期 NVG 患眼, 房角完全粘连关闭、眼压不可控制并且视力完全丧失, 此时主要的治疗目标是控制患眼的疼痛。

- 7.1.1 睫状体破坏性手术

- (1) 睫状体冷冻治疗: 如果药物治疗不能缓解症状, 而且此时不再考虑挽救视功能, 解除疼痛成为主要问题, 应当考虑睫状体破坏性手术。睫状体冷冻是一有效措施, 其主要效果之一是缓解疼痛, 机制在于冷冻具有破坏睫状上皮分泌和降低睫状体血流的双重作用, 从而降低眼压。有时持续性角膜水肿和高眼压一如既往没有改善, 但睫状体冷冻治疗以后疼痛缓解。疼痛的缓解是由于冷冻效应部分地破坏了角膜的感觉神经。但睫状体冷冻治疗可引起强烈的前节反应, 在糖尿病患眼中更加严重, 其主要并发症为低眼压。

- (2) 经瞳孔的直接激光睫状体光凝: 直视下进行睫状体破坏性手术有许多优点, 可以更好地控制和确定所要破坏的睫状突而避免损伤小梁网, 由此提出经瞳孔的氩激光睫状突光凝术。这一技术的可行性仅在于: 因葡萄膜外翻而瞳孔明显放大, 或已有较大的扇形虹膜切除, 借助房角镜可以看到睫状突, 当然, 角膜也必须充分透明。这一方法的主要问题是仅有睫状突前面得到治疗, 而这通常并不足以充分控制眼压。氩激光的设置条件是: 光斑直径 100μm、时间 0.1 秒、功率 500~1000mW。治疗终结的精确指征是所有可见睫状突的变白区达到相互融合。这是一个相对没有不良后果的治疗方法。

- (3) 经巩膜的 Nd: YAG 激光睫状体光凝: 目前已有非接触式经巩膜的 Nd: YAG 激光睫状体光凝 (NCYC) 和接触式经巩膜的 Nd: YAG 激光睫状体光凝 (CYC) 2 种方式。

- 高强度超声和眼内二氧化碳激光也已用于破坏睫状突。超声治疗的成功率和并发症相似于睫状体冷冻治疗。现在尚无前瞻性、随机化和对比性的研究, 比较不同睫状体破坏性治疗方法的治疗效果, 似乎还没有一种技术相对于另外一种技术显出明显的优越性。一般认为, 所有睫状体破坏性的治疗措施均应留作挽救患眼的最后一个尝试手段。根据有限的经验, CYC 似乎是 NVG 睫状体破坏性治疗的首选措施。

- 7.1.2 乙醇注射

- 对于晚期 NVG 的疼痛, 局部联合使用阿托品和糖皮质激素, 或采用睫状体冷冻治疗予以控制。另外, 球后注射乙醇可以长期缓解疼痛, 其主要并发症是暂时性的上睑下垂或眼外肌麻痹。在个别情况下, 为解除顽固性疼痛而须做眼球摘除术。

- 7.1.3 滤过性手术联合应用抗代谢药物

- 适用于尚有部分视力的中晚期 NVC。NVG 的滤过性手术失败率很高,尤其是青壮年患者。因此许多改良方法应用于手术中，如联合应用抗代谢药物 (MMC、5-FU) 及联合羊膜、Ologen 植入物以抗瘢痕粘连等。一些新型手术如脉络膜上腔分流术、小梁旁路分流术、Schlemn 管切开术等，为难治性青光眼提供了新的选择，但其有效性和安全性尚待进一步验证。

- 7.1.4 房水引流物植入术

- 房水引流物植入术的引流物装置种类很多，较为常用的是 Ahmed 和 Molteno 等阀门植入物。近几年，又开发出一些新的植入物如 T-Flux 青光眼引流器、EXPRESS 青光眼微型引流钉以及 SOLX、CYPASS 植入物等。

7.2 综合疗法

- 对于晚期 NV 患者，单独采用药物或手术控制眼压，成功率很低，特别是部分患者晶状体混浊、玻璃体积血，或经手术治疗失败者，可采用一些综合方法：①经睫状体平坦部玻璃体切割、视网膜和睫状体眼内激光联合硅油填充术；②经睫状体平坦部玻璃体切割联合引流物植入；③半导体激光视网膜光凝联合经巩膜睫状体光凝术；④激光或冷凝联合小梁切除术；⑤睫状体平坦部滤过术联合多激光葡萄膜穿孔术等。

参考文献

[1] Sohan Singh Hayreh. NEOVASCULAR GLAUCOMA. Progress in Retinal and Eye Research, 2007,26(5):470-485.

[2] 申家泉，王聪. 新生血管性青光眼研究进展 [J]. 山东大学耳鼻喉眼学报，2011，25（5）：92.

[3] 金怡轩，张少冲. 新生血管性青光眼的治疗动态 [J]. 国际眼科纵览，2009，33(5)：327-331.

[4] Tolentino M J, Miller J W, Gragoudas E S, et al. Vascular Endothelial Growth Factor Is Sufficient to Produce Iris Neovascularization and Neovascular Glaucoma in a Nonhμman Primate. Archives of Ophthalmology, 1996, 114(8):964-970.

[5] Hamard P, Baudouin C. Consensus on neovascular glaucoma. Journal Français Dophtalmologie, 2000, 23(3):289.

[6] Yalvac I S, Eksioglu U, Satana B, et al. Long-term results of Ahmed glaucoma valve and Molteno implant in neovascular glaucoma.. Eye, 2007, 21(1):65-70.

[7] Diabetic Retinopathy Clinical Research Network. Randomized clinical trial evaluating intravitreal ranibizμmab or saline for vitreous hemorrhage from proliferative diabetic retinopathy. JAMA Ophthalmol,2013,131(3): 283‐293.

[8] Green WR,Chan CC,Hutchins GM,et al. Central retinal vein occlusion: a prospective histopathologic study of 29 eyes in 28 cases. Retina,1981,1:27-55.

[9] Green WR. Retina.3rd Ed. Philadephia:WB Saunders,1985:p589.

[10] Frangieh GT,Green WR,Barraquer-Soers E,et al. Histopathologic study of nine

branch retinal vein occlusions. Arch Ophthalmol,1982,100:1132-1140.

[11] Brown DM,Wykoff CC,Wong TP,et al. Ranibizµmab in preproliferative (ischemic) central retinal vein occlusion: the rubeosis anti-VEGF (RAVE) trial. Retina,2014,34(9):1728-35.

[12] Liu L,Xu Y,Huang Z,et al. Intravitreal ranibizµmab injection combined trabeculectomy versus Ahmed valve surgery in the treatment of neovascular glaucoma: assessment of efficacy and complications. BMC Ophthalmology,2016,16:65.

[13] Steinbrook R. The price of sight--ranibizµmab,bevacizµmab,and the treatment of macular degeneration. N Engl Med. 2006,355(14):1409-1412.

[14] Ferrara N,Damico L,Shams N,et al. Development of ranibizµmab,an anti-vascular endothelial growth factor antigen binding fragment, as therapy for neovascular age-related macular degeneration. Retina,2006,26(8):859-870.

[15] Mordenti J,Cuthbertson RA,Ferrara N,et al. Comparisons of the intraocular tissue distribution,pharmacokinetics,and safety of 125I-labeled full-length and Fab antibodies in rhesus monkeys following intravitreal administration. Toxicol Pathol,1999,27(5):536-544.

[16] Gaudreault J,Fei D,Beyer JC,et al. Pharmacokinetics and retinal distribution of ranibizµmab,a hµmanized antibody fragment directed against VEGF-A,following intravitreal administration in rabbits. Retina. 2007,27(9):1260-1266.

[17] Iliev ME1,Domig D,Wolf-Schnurrbursch U,et al. Intravitreal bevacizµmab (Avastin) in the treatment of neovascular glaucoma. Am J Ophthalmol,2006,142(6):1054-1056.

[18] Sun Y,Liang Y,Zhou P,et al. Anti-VEGF treatment is the key strategy for neovascular glaucoma management in the short term. BMC Ophthalmology,2016,16:150.

[19] Magargal L E, Brown G C, Augsburger J J, et al. Efficacy of panretinal photocoagulation in preventing neovascular glaucoma following ischemic central retinal vein obstruction. Ophthalmology, 1982, 89(7):780-784.

第十二节 恶性青光眼

1. 概述

- 恶性青光眼最早由德国眼科学家 von Graefe[1] 于 1869 年描述，历史上因本病眼压高而无有效治疗手段，患者预后往往较差而得名。但是"恶性"两字容易使患者误认为和恶性肿瘤相关，从而引发患者恐慌，近年来随着对恶性青光眼的发病机制和治疗方法的改进，有的医生建议称其为睫状环阻滞性青光眼或房水迷流性青光眼，因这些命名在一定程度反映了恶性青光眼的本质，近年来青光眼专著及文献中使用逐渐增多。目前认为房水向玻璃体腔的"迷流"（目前具体发病机制尚不清楚），引起玻璃体腔体积增大，推挤虹膜晶状体隔向前移位，是恶性青光眼的发病机制。

- 恶性青光眼典型表现为内眼手术后浅前房、高眼压，常规降眼压治疗方法效果较差，使用缩瞳剂反而会造成前房更浅，眼压更高。由于我国原发性闭角型青光眼患者较多，基层眼科医生对于恶性青光眼的诊断和治疗仍然存在一定的误区，本章节将详细介绍恶性青光眼的发病、诊断、鉴别诊断和治疗。

2. 发病诱因

- 文献报道恶性青光眼有诸多诱因，常见于原发性闭角型青光眼内眼手术后，详述如下 [2]，

2.1 各种内眼手术后

- 小梁切除术：小梁切除术仍是目前最为常用的抗青光眼手术方式，虽数据各异，但多数文献报道小梁切除术后发生恶性青光眼者占所有恶性青光眼患者的半数以上，是最常见诱因。常于术后早期发生。

- 白内障手术：白内障术后发生恶性青光眼是一种罕见并发症，文献报道约出现于 0.03% 接受白内障摘除的患者中，但因白内障手术基数较大，仍为恶性青光眼的重要诱因。

- 虹膜周切术：对于切口虹膜周切术，术后恶性青光眼发病率为 2%~4%；目前治疗早期瞳孔阻滞型闭角型青光眼，激光虹膜周边切开术已取代传统切口虹膜周切术，但恶性青光眼仍为术后可能并发症之一。

- 青光眼引流物植入术 ：在一些小样本研究中，同小梁切除术后发生率并无显著差异，但发生恶性青光眼的时间并不集中于术后早期，结论仍需大样本研究验证。

- 其他：角膜移植术、IOL 植入术、玻璃体切除术后发生恶性青光眼者均有报道。

2.2 其他因素

- 除了手术操作，青光眼激光治疗如激光周边虹膜膜切除术和药物治疗如

缩瞳药的使用也有出现恶性青光眼的报道。

3. 鉴别诊断

- 如前所述,恶性青光眼常表现为浅前房、高眼压,但这些临床表现亦可见于其他疾病,造成诊断上的困难,需鉴别的其他术后浅前房情形小结如下(表8-2)。应当指出,在实际临床工作中,进行相关鉴别可能具有相当难度,需要结合具体临床情境并积累经验。

表8-2 恶性青光眼与其他术后浅前房情形鉴别诊断表 [2]

	常见眼压情况	鉴别要点	进一步检查
脉络膜上腔出血	高	常突发剧痛,在老年人、高血压患者、近视患者、术前高眼压患者中更常见	眼底检查、B超
睫状体水肿或旋转	正常或高	常自愈,可见于激光外周虹膜切开术后、全视网膜光凝术后、某些药物、vokt-小柳-原田综合征患者	详细询问病史、用药情况;UBM
瞳孔阻滞	高	虹膜膨隆、后粘连	可观察虹膜周切开放性
脉络膜脱离或渗出	低或正常	可观察眼底改变,但有时可看不到相应改变	B超
过度滤过	低或稍低	滤过泡形成,无明显渗漏	裂隙灯检查
切口漏	低或稍低	Seidel试验阳性	Seidel试验

4. 恶性青光眼分类

- 恶性青光眼常常根据其临床表现、相关诱因进行以下分类 [3, 4]:

4.1 典型恶性青光眼

- 此类患者数目最多,诊断可参照以下各点:
- (1)虹膜周切或滤过性手术后,常见于原发性闭角型青光眼患者,急性闭角型青光眼中报道发生率在0.6%~4%;手术中房角未完全开放者易发,与术前眼压控制情况无关。
- (2)眼压常增高,但也可见眼压正常患者,轴性浅前房。
- (3)应当鉴别瞳孔阻滞、脉络膜渗出及出血等。
- (4)缩瞳剂治疗无效。

4.2 人工晶状体眼性恶性青光眼

- 一类发生于白内障术后的恶性青光眼,术前可有或无青光眼病史,前、后房人工晶状体眼均可发生,尤其是白内障术后出现浅前房的患者尤其需要注意。

4.3 其他恶性青光眼

- 排除以上两种诱因的青光眼可归入此类,见本节 2. 发病诱因部分。

5. 恶性青光眼的 UBM 有何特点?

- UBM 对于恶性青光眼的诊断与治疗均有辅助作用,常有如下改变 [5, 6]:
- (1) 晶状体虹膜膈前移,中央前房浅或无;(2) 睫状体增厚, 睫状体突肿胀、前旋,位于虹膜根部和晶状体赤道部之间;(3) 睫状突与晶状体相贴,后房消失,玻璃体前界膜与睫状突和悬韧带粘连,睫状体、晶状体、玻璃体形成阻滞;(4) 常可见脉络膜上腔积液。

6. 恶性青光眼保守治疗

6.1 药物治疗

- 恶性青光眼经诊断后,应当即刻进行药物干预。常用干预方案见表 8-3。

表 8-3 恶性青光眼常用药物方案 [2]

药物类别	药品及用法
睫状肌麻痹剂	2.5~10% 去氧肾上腺素 qid;1% 阿托品 qid
房水抑制剂	0.5% 噻吗洛尔 bid;溴莫尼定 tid;乙酰唑胺 250mg 口服 qid
高渗剂	异山梨醇 1.5ml/kg 口服 qd 或甘露醇 1.5~2g/kg 静滴
抗炎药物	醋酸泼尼松龙 1% qid

- 以上各类别药物在使用前均需考查有无使用禁忌,并在出现并发症时视情况决定是否停药。约一半患者使用上述药物方案后在 5 天内病情可得到控制。病情改善后可逐渐撤药,但应格外注意,如果撤去睫状肌麻痹剂(扩瞳药),病情极易复发。因此,在未行激光或手术干预并证明干预有效的患者中,如无禁忌,1% 阿托品应长期或终身使用。

6.2 激光治疗 [2]

- 药物疗效不佳,人工晶状体眼可试行激光治疗。 Nd:YAG 激光用于击穿晶状体囊膜和玻璃体前界膜,是常用于睫状突不可见的无晶状体或人工晶状体眼中,但此方法似乎只作为一种临时处理手段,一些文献报道术后复发率比较高(图 8-26)。

7. 恶性青光眼手术治疗

- 手术治疗一般用于药物、激光治疗无效的患者,手术治疗的关键是重建房水向前流动通道、打破房水逆流恶性循环。目前有多种手术方式可供选择,如 Chandler 术(巩膜切开 + 睫状体平坦部抽吸玻璃体积液 + 前

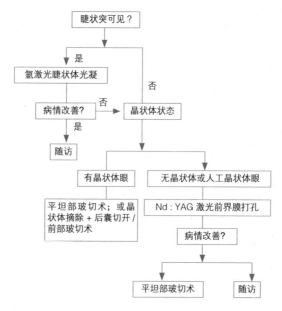

图 8-26 恶性青光眼激光 / 手术选择参考流程图 [2]

房注气术）、睫状体平坦部玻切术、晶状体摘除术等，尚缺乏足够临床证据证实某种手术方式优于其他 [7]。

8. 恶性青光眼的预防

· 当一侧眼诊断为恶性青光眼时，对侧眼以后发病的风险较大，应行预防措施。应避免使用缩瞳剂，在房角关闭或窄房角情况下应考虑行预防性激光虹膜周切术。

· 术前评估，对于发生恶性青光眼可能性较大的患者，小梁切除术后尽早使用睫状肌麻痹剂，甚至可提前在术中即开始使用。

参考文献

[1]   A.von Graefe.Beltrage zur patholoogie and therapie des glaucomas. Albrecht von Graefe. Archives of Ophthalmology, vol.15,article 108,1869.

[2]   Ramulu, P.Y. and S.J. Gedde, Aqueous Misdirection, in Glaucoma：Second Edition. 2014, 836-846.

[3]   Shahid H,Salmon J F. Malignant Glaucoma: A Review of the Modern Literature. Journal of Ophthalmology, 2012, 2012:852659.

[4]   Cyrlin, M.N., Malignant Glaucoma (Posterior Aqueous Diversion Syndrome),

in The Glaucoma Book：A Practical, Evidence-Based Approach to Patient Care, P.N. Schacknow and J.R. Samples, Editors. 2010, Springer New York：New York, NY.p.489-497.

[5] Wang Z, Huang J, Lin J, et al. Quantitative measurements of the ciliary body in eyes with malignant glaucoma after trabeculectomy using ultrasound biomicroscopy. Ophthalmology, 2014, 121(4):862-869.

[6] 曹玉丽，黄丽娜，成洪波，等 . 超声生物显微镜(UBM)在恶性青光眼发病机制诊断中的作用 . 中国实用眼科杂志，2004，22（6）：475-476.

[7] Debrouwere V,Stalmans P,Van C J, et al. Outcomes of different management options for malignant glaucoma: a retrospective study. Graefes Archive for Clinical & Experimental Ophthalmology,2012,250(1):131-141.

第十三节 儿童性青光眼

1. 儿童性青光眼如何定义及分类?

- 儿童性青光眼是胚胎期和发育期内眼球房角组织发育异常从而导致房水排出障碍所引起的一类青光眼,多数在出生时已经存在异常,但是可以到青少年期才发病而表现出症状和体征[1]。在儿童青光眼分类上一直存在比较大的争议,使用的定义与分类也尚不统一。目前国内多沿用 1979 年中华医学会会议通过的青光眼分类方法,将先天性青光眼分为原发性婴幼儿型青光眼、青少年型青光眼和合并其他先天异常的青光眼 3 个类型[2]。2013 年世界青光眼协会对于定义与分类体系达成新的共识[3],以往的"婴幼儿型"、"发育性"等词汇因缺乏明确定义,而不建议再使用。

1.1 儿童青光眼的定义

- 1.1.1 儿童的定义　基于国际标准: < 18 岁 (美国); ≤ 16 岁 (英国、欧洲、联合国儿童基金会)。

- 1.1.2 青光眼的定义　至少符合以下 2 项或更多:

- IOP > 21mmHg (由检查者自行判断麻醉状态下的测量结果,因为麻醉会对 IOP 测量产生多种影响);

- 视盘凹陷 (盘沿变窄): 杯 / 盘比值的进行性增大 (弥漫性盘沿变窄),当双眼视盘大小相似时杯 / 盘比值不对称 (≥ 0.2) 或出现盘沿局部变窄;

- 角膜改变: Haab 纹、角膜水肿或直径 ≥ 11mm (新生儿), > 12mm (年龄 < 1 岁儿童), > 13mm (任何年龄);

- 进展性近视或近视性漂移合并眼球尺寸的增大速度大于正常生长速度;

- 与青光眼性视神经病变相对应的、可重复检测到的视野缺损,并排除其他引起视野缺损的病变。

- 1.1.3 青光眼疑似患儿的定义至少符合以下一项或更多:

- 在两次随访中 IOP > 21mmHg;

- 怀疑存在青光眼性视神经病变,如与视盘大小不相符的杯 / 盘比值增大;

- 可疑青光眼性视野损伤;

- 在正常 IOP 下,角膜直径增大或眼轴增长。

1.2 儿童青光眼的分类

- 1.2.1 原发性儿童青光眼

- 原发性先天性青光眼 (PCG);

- 青少年型开角型青光眼 (JOAG)。

- 1.2.2 继发性儿童青光眼

- 青光眼合并非获得性眼部异常;

- 青光眼合并非获得性全身疾病或综合征;

- 青光眼合并获得性疾病。

1.3 原发性先天性青光眼（PCG）

- PCG 是儿童性青光眼最多见的类型，约占 65%~75%，通常在 3 岁以前发病。其定义为：单纯房角发育异常（可伴轻度先天性虹膜异常）；符合青光眼定义（一般伴有眼球扩大）。
- 基于发病年龄所分的亚类：
- （1）出生或新生儿期发病（0 至 1 个月）；
- （2）婴幼儿期发病（> 1 至 24 个月）；
- （3）较晚发病或较晚发现（> 2 岁）。
- 基于超生物显微镜房角发育异常的表型分型[4]：
- （1）重型：可见睫状突前端及虹膜均附着于巩膜突前，小梁网组织均被葡萄膜组织覆盖，房角明显钝圆；
- （2）中型：睫状体前端附着于巩膜突水平，虹膜根部前插于巩膜突水平，房角隐窝不明显；
- （3）轻型：睫状体前端附着于巩膜突水平，虹膜根部附着于睫状突上，房角隐窝明显形成。
- IOP 和视盘正常，但存在典型 PCG 体征（如牛眼征和 Haab 纹），且病变不进展的病例定义为自发终止型 PCG。

1.4 青少年型开角型青光眼（JOAG）

- 无眼球扩大；无先天性眼部异常或综合征；房角开（外观正常）；符合青光眼定义。

1.5 青光眼合并非获得性眼部异常

- 包括出生时就存在的主要表现在眼部的各种异常，合并或不合并其他全身体征；符合青光眼定义。
- 常见眼部异常列表（表 8-4）。

1.6 青光眼合并非获得性全身疾病或综合征

- 包括出生时就存在的主要表现在全身的各种疾病，可以合并存在眼部体征；符合青光眼定义；
- 常见全身疾病或综合征列表（表 8-5）。

1.7 青光眼合并获得性疾病

- 诊断了获得性疾病，同时又符合青光眼定义，获得性疾病是指非遗传性或出生时未发病，直到出生后才发生的疾病。白内障术后继发性青光眼发病率相对较高，且存在自身特征。
- 根据白内障类型进一步分为三个亚型：
- （1）先天性特发性白内障；

- （2）先天性白内障合并眼部异常／全身疾病（既往无青光眼史）；
- （3）获得性白内障（既往无青光眼史）。
- 基于前房角镜检查结果：
- （1）开角型青光眼（≥50% 前房角开放）；
- （2）闭角型青光眼（<50% 前房角开放或急性前房角关闭）。
- 常见获得性疾病列表（表 8-6）。

表 8-4　青光眼常见合并非获得性眼部异常

出生时就存在的主要表现在眼部的各种异常，合并或不合并其他全身体征
Axenfeld-Rieger 异常（如伴有全身表现则成为综合征）
Peter 异常（如伴有全身表现则成为综合征）
先天性葡萄膜外翻
先天性虹膜发育不良
无虹膜症
永存性胚胎血管（在白内障手术前就已存在青光眼）
眼皮肤黑素细胞增多症（太田痣）
后部多形性营养不良
先天性小眼球
先天性小角膜
晶状体异位
单纯晶状体异位（无全身表现）
晶状体及瞳孔异位

表 8-5 青光眼常见合并非获得性全身疾病或综合征

出生时就存在的主要表现在全身的各种已知综合征、全身异常或全身疾病，可以合并存在眼部体征
染色体异常，如 21- 三体综合征（唐氏综合征）
结缔组织疾病
Marfan 综合征
Weill-Marchesani 综合征
Stickler 综合征
代谢性疾病
同型胱氨酸尿症
Lowe 综合征
黏多糖贮积症
母斑病
多发性神经纤维瘤（NF-1、NF-2）
Sturge-Weber 综合征
Klippel-Trenaunay-Weber 综合征
Rubinstein-Taybi 综合征
先天性风疹

表 8-6 青光眼常见合并获得性疾病

非遗传性或出生时未发病，直到出生后才发生的疾病。
葡萄膜炎
外伤（前房积血、房角后退、晶状体异位）
糖皮质激素诱发
肿瘤（良性/恶性、眼内/眼眶）
早产儿视网膜病变（ROP）
手术后继发性青光眼

2. 儿童性青光眼眼压升高的机制是什么?

- 儿童性青光眼眼压升高的机制主要是因为前房角自身的发育异常导致的房水外流受阻,但是其确切机制目前尚不明了。原发性婴幼儿型青光眼及原发性少年儿童型青光眼目前均认为前房角原发性的发育异常,主要有以下学说: (1)Barkan 膜残留学说。学者 Otto Barkan 认为这些儿童性青光眼前房角覆盖一层无渗透性的薄膜,正常情况下应裂开,但在原发性婴幼儿型青光眼及原发性少年儿童型青光眼此薄膜持续存在,阻碍房水外流 [5-7]。(2)前房角中胚层分裂或萎缩不完全。中胚叶异常组织的残留导致房水外流的障碍。(3)睫状肌附着异常。先天性的睫状肌附着于小梁网,导致巩膜突及 Schlemm 管解剖位置及结构异常,增加房水外流阻力。

3. 儿童性青光眼和成人有哪些不同特点?

- 高眼压所导致的青光眼性视神经萎缩是青光眼主要的临床特征,但是儿童性青光眼因眼球处于快速的发育期,这一类青光眼包括眼球增高所引起的一系列眼部损害。该类型的青光眼具有独特的临床特点: (1)畏光、流泪及眼睑疼挛。主要是因为眼压增高引起角膜水肿,炎症刺激等所导致。尤其是眼压增高导致 Descemet 膜破裂,出现 Haab 纹,儿童眼部刺激症状突然加重,不愿睁眼,哭闹不止,临床上要重点观察。(2)角膜及眼球扩大。尤其是 3 岁以前,儿童眼球角膜及巩膜组织弹性较强,当眼压增高时,眼球被动扩张,角膜横径、纵径及巩膜等均会出现延伸。正是因为这种明显的眼球增大,曾经被形象地称为"牛眼征"。角膜改变是儿童青光眼的一个重要诊断指标,包括 Haab 纹、角膜水肿或直径 ≥ 11mm(新生儿),>12mm(年龄小于 1 岁的儿童),>13mm(任何年龄)。(3)屈光不正。因为上述角膜及眼球的扩大,可造成明显的屈光不正。因眼球的不均匀扩大,角膜不规则的损伤,屈光不正多表现为近视和散光,多有不规则散光,且屈光度数较高。

4. 如何选择儿童性青光眼的治疗方案?

- 儿童性青光眼一旦确诊,就要积极进行治疗。原发性婴幼儿型青光眼因患儿无法表达,且难以配合用药,难以随访药物治疗的效果,一般建议尽快手术治疗。而原发性少年儿童型青光眼若年龄较大,可参照成人原发性开角型青光眼进行药物治疗,效果不佳时,年幼患者可选用小梁切开术,病情较重的需行滤过性手术,且少年儿童组织愈合能力强,必要时可术中术后联合使用抗瘢痕药物。

5. 如何选择儿童性青光眼药物治疗?

- 儿童对药物的治疗反应与成人有很大的不同,目前大多用药的安全性和有效性都是参照成年人的研究结果来实施的,这样就存在很大的安全隐患。但是儿童性青光眼的治疗中,药物治疗是一个重要的辅助治疗,尤其在很多单次手术无法有效控制眼压的病例中,药物就显得尤为重要 [8]。目前临床上有以下药物可供选择: (1)β 受体阻滞剂。该药经常在儿童青光眼的药物选择中作为一线用药，但是其在儿童使用中要尽量减少它的不良反应。除了可能诱发哮喘，儿童夜间顽固性咳嗽也要引起关注，另外也可能造成一些未被诊断的气道高反应性。对于早产儿和新生儿，该类药一般建议禁用或慎用，由于体重过低，会导致全身吸收的血药浓度过高，最易导致新生儿窒息和心动过缓。（2）碳酸酐酶抑制剂。口服和局部用药是很好的辅助用药，而目前此类口服药物的推荐剂量呈现经验化，如醋甲唑胺 <2mg/（kg.d）。不良反应与成人用药类似，应注意关注。（3）肾上腺素能受体激动剂。溴莫尼定可以通过角膜吸收，因为儿童血脑屏障不完善且受体敏感度增加等原因，出现中枢神经系统毒性症状的可能性较大。对于小于2岁的儿童，禁忌使用该类药物。大于2岁儿童使用时，中枢神经系统毒性症状包括困倦、呼吸抑制、呼吸暂停甚至昏迷，这些症状通常发生在用药后30~60分钟，应加强监护和观察。（4）前列腺素衍生物。在欧洲，已经开展了拉坦前列素的Ⅰ期和Ⅲ期临床研究，已经批准了在儿童中的使用 [9-11]，但是美国还没有。目前该药的儿童使用中较频繁出现的眼部不良反应主要包括睫毛增长和充血，以及虹膜色素改变等，使用之前要详细告知患儿父母。

6. 儿童性青光眼的手术难点是什么？有几种手术方案？如何选择？

- 儿童青光眼手术是青光眼领域最具挑战性的疾病，其手术的难点主要与眼球扩大和儿童的过度愈合，以及儿童的术前后检查的合作性较差等密切相关 [12]。国内外最常用的手术方式是小梁切开术和房角切开术。但患儿角膜混浊、房角结构异常、眼球扩大所导致的角巩膜缘增宽及变形使得手术的不确定性大大增加，从客观上决定了手术的难易程度及预后效果。针对这一问题，近期微导管辅助的小梁切开术大大提高了手术的成功率及安全性，已被国内外研究证实其疗效优于传统术式，可作为儿童青光眼的首选手术治疗方式 [13-20]。目前具体手术方案主要有以下几种：

- （1）微导管辅助的小梁切开术（Microcatheter-assisted trabeculotomy, MAT）：该手术能通过发光微导管准确定位 Schlemm 管，并实现360°小梁切开。其优势在于：①解决了术中准确定位 Schlemm 管的难题，可直视下准确切开小梁组织；②一次手术可最大限度地切开小梁组织，使一次手术达到最大的疗效，减少再次手术的概率，减少多次手术及全身麻醉的风险；③术中准确定位微导管的具体位置以及迷路的方向，以免迷路造成其他损伤，提高了手术安全性。文献报道其作为首选手术治疗方式在所有类型儿童青光眼中的成功率为75%~86.4% [13-18]，在原发性先天性青光眼中的成功率为93%~100% [18, 19]。对于既往手术失败的原发性先天性青光眼，由于既往手术破坏了房角结构，使得再次手术的成功率更低。针对此类患者，即使微导管无法360°穿通，亦能最大范围切开已穿通部分的小梁网。一项回顾性对照研究显示：在既往手术失败的原发性先天性青光眼患者中，随访1年时，手术成功率也可达77.3% [20]。而针对那些已接受2次或2次以上传统手术治疗仍失败的患者（16只眼），大部分患者（12只眼）仍可获得成功 [21]。说明该术式不仅可作为儿童青光眼的首选治疗，而且可为多次手术失败的难治性儿童青光眼提供再次行小梁切开术的机会，从而避免行手术风险大、失败率高的滤过性手术。当然，尽管该手术大大提高了手术成功率，但在部分患者中疗效仍较差。王宁利等人[22]通过前瞻性研究发现高频（80 MHz）超声生物显微镜下房角发育异常属于重型（睫状体及虹膜前插于巩膜突之前）的原发性先天性青光眼患者行微导管引导的小梁切开术的 2 年手术成功率仅为 57.1%，中型（虹膜前插于巩膜突水平）的成功率为 70.5%，而轻型（虹膜根部附于睫状突上，房角隐窝明显）的成功率为 95.5%；角膜越混浊手术越可能失败。考虑这些患儿可能存在 Schlemm 管及远端房水流出通路异常。该手术的不足之处在于：①与传统小梁切开术一样仍需要切开结膜，可能会影响再次滤过手术的实施；因此，对于角膜清亮、房角结构清晰的患儿，选择经角膜的内路切开或许是更好的选择；② 需要特殊的耗材和设备准备，目前其费用相比其他术式较为昂贵。

- 理论上，只要患儿角膜清亮，使用微导管行内路全周房角切开也是可行的，且更微创，能避免外路小梁切开术的手术瘢痕形成及手术切口造成的巩膜葡萄肿的形成。Grover 等人在 2014 年介绍了该手术，并命名为房角镜辅助的经腔小梁切开术（gonioscopy assisted transluminal trabeculotomy，GATT），又叫内路全周小梁切开术（Ab interno circumferential trabeculotomy），并在小样本原发性先天性青光眼（4 只眼）和青少年性青光眼（10 只眼）患者中报道了其疗效，术后一年眼压从 27.3mmHg 降至 14.8mmHg[23]。但儿童青光眼患儿经常存在房角结构的异常，内路小梁网的定位可能存在一定困难，而且部分患儿可能存在 Schlemm 管的异常，内路穿行中遇到阻力无法 360°穿通时，可能仍需要做巩膜切口取出微导管部分切开，或者直接改为外路小梁切开术。目前其治疗儿童青光眼的相关研究仍正在进行中。

- （2）房角切开术：该手术是治疗原发性婴幼儿型青光眼的经典手术[24]，适用于角膜清亮的青光眼患儿，该手术的优势在于：①保持了结膜的完整性，方便眼部再次行滤过性手术；②可以在直视下完成，房角切口精确；③可以选择不同部位的房角进行重复手术；④可以避免滤过泡相关的并发症，发生显著浅前房的风险很轻微。该手术的不足之处在于：①需要清亮的角膜，保证可以清晰地分辨房角结构；②需要熟练使用术中房角镜；③对患者的眼位或显微镜的位置有较高要求，对手术医师的操作技术要求也较高。房角切开术的安全性和手术医生的手术经验、器械质量等均有关系。

- （3）传统小梁切开术：其手术原理是使用小梁切开刀，切开 Schlemm 管内壁和小梁网，在前房和 Schlemm 管之间建立直接通道，以利于房水排出。该手术被公认为是治疗儿童性青光眼的主要手术，Martin[25]等所做的一项回顾性研究显示，小梁切开术后 7 年随访有 64% 的患者取得良好效果，大部分患眼术后平均眼压 15mmHg 左右。该手术方式的适应证和房角切开术相同，其优势在于：①对于角膜混浊无法实行房角切开术的患儿，小梁切开术是首选方案；②对手术器械和手术助手的要求没有房角切开术那么高；③如果术中万一没有发现 Schlemm 管可以改为小梁切除术。该手术的不足之处在于：①对术者的手术经验要求高，尤其对于眼球扩大所导致的角巩膜缘增宽及变形的患儿，往往较难准确定位 Schlemm 管，导致形成假道或手术疗效的不确定性大大增加；②不能直视房角，有损伤房角周围组织的风险；③由于巩膜切除位置非常接近虹膜根部，容易发生虹膜嵌顿；④如果巩膜瓣不能水密闭合可能会发生意外滤过；⑤需要切开结膜，可能会影响再次滤过手术的实施。此外，小梁切开术对单纯小梁网发育不良的发育性青光眼效果良好，成功率可达 90%[26]，但是对于小梁和周边虹膜发育不良或小梁、角膜、虹膜发育不良患儿的手术成功率只有 30%[27]。

- （4）小梁切除术：小梁切除术常作为儿童青光眼的二线手术方式，其适应证包括房角手术预后不佳的患者或房角手术已经失败的患者。影响小梁切除术预后的原因是多方面的，包括儿童眼球筋膜囊较厚、巩膜较薄、角巩膜缘辨认困难、愈合能力过强等。并发症常见的有术后早期低眼压（浅前房、无前房、低眼压性黄斑病变、脉络膜渗出、脉络膜上腔出血），晚期的滤过泡进行性变薄，包裹性滤过泡的形成，"滤过泡相关的风险"（滤过泡炎、眼内炎、慢性滤过泡漏）[28-30]。要加强监护人及看护人员的相关教育，尤其是滤过泡感染等相关症状或体征时，要及时就诊。

- （5）青光眼引流阀手术：常用于房角手术或小梁切除术失败患者，该手术的优势在于即使在应用抗瘢痕药物的小梁切除术失败之后仍能采用该手术并长期有效地降低眼压。青光眼引流阀手术的长期眼压控制效果比其他青光眼手术更好，但手术并发症发生率也比其他手术要高。这些并发症主要与低眼压和引流管本身有关[31-33]。与低眼压相关的并发症包括浅前房或无前房、低眼压黄斑病变等。对于巩膜相对较薄的患者，较易发生引流管入口处管周渗漏，术眼更易发生低眼压相关的并发症，即使使用有阀门的引流器，也容易发生。引流管相关的并发症包括引流管侵蚀、堵塞、移位与角膜、虹膜和晶状体接触等。因此需要手术医生根据不同患儿的病情选择合适的引流器，尽量提高手术技巧，减少并发症发生的可能性。

- （6）睫状体破坏性手术：一般用于预后极差的顽固性青光眼，多用于其他治疗失败后的最后治疗手段。其手术类型具体包括睫状体冷冻术、经巩膜二极管激光睫状体光凝术、经内镜二极管激光睫状体光凝术等。其适应证包括失明伴疼痛的晚期青光眼、手术预后极差者、其他手术无法完成者。要向患儿家属交代清楚可能导致眼球穿孔或眼球萎缩等并发症。

7. 儿童性青光眼应该如何随访?

- 儿童性青光眼随访过程中主要是严密监控青光眼的症状及体征。症状主要是观察畏光、流泪及眼睑痉挛的缓解情况，这一点需要医生专业的检查，也需要患儿家属的悉心看护。体征的随访，主要指标是眼压、角膜直径及视盘杯盘比。手术后一个月，应再次在合适麻醉状态下再次对眼压、角膜直径及视盘杯盘比进行详细的评估。部分患儿术后一个月，眼压仍高，可能与手术创伤及炎症反应有关，不应急于再次手术，应加强随访3个月以后再进行判定。患儿角膜直径若继续增大，提示青光眼病情仍在进展。视盘杯盘比若在术后能保持不变，甚至是变小，则提示青光眼眼压及病情得到较好控制。

- 因为儿童性青光眼患儿年龄的特殊性，这一类型的青光眼有时即使眼压控制良好，但是视功能较差，因为可能合并屈光不正、斜视及弱视等问题。在该类型青光眼患者的治疗随访过程中，应注意屈光不正、斜视及弱视等问题的诊断及治疗，进行针对性的屈光矫正及弱视治疗，提高患儿视功能，提高学习能力及生活质量。

参考文献

[1] 杨新光，朱赛琳，解晓明. 疑难青光眼的诊断与治疗［M］. 北京：人民军医出版社，2010：22-23

[2] 李凤鸣，谢立信. 中华眼科学［M］3版. 北京：人民卫生出版社，2014：1908.

[3] Beck A, Chang TCP, Freedman S. Definition. Classification and differential diagnosis in childhood glaucoma. In: Weinreb RN, Grajewski A, Papadopoulos M, Grigg J, Freedman S, eds. WGA consensus series—9. Amsterdam: Kugler Publications, 2013:3‐10.

[4] Yan Shi, Huaizhou Wang, Ying Han, et al. Correlation between trabeculodysgenesis assessed by ultrasound biomicroscopy and surgical outcomes in primary congenital glaucoma. Am J Ophthalmol,2018,196: 57-64.

[5] Barkan O: Technique of goniotomy. Arch Ophthalmol,1938,19:217‐221.

[6] Barkan O: Operation for congenital glaucoma. Am J Ophthalmol,1942, 25:552-568.

[7] Barkan O: Pathogenesis of congenital glaucoma. Gonioscopic and anatomic observation of the angle of the anterior chamber in the normal eye and in congenital glaucoma. Am J Ophthalmol,1955,40:1-11.

[8] 李凤鸣，刘家琦. 实用眼科学［M］. 2版. 北京：人民卫生出版社，2003：455-456.

[9] Maeda-Chubachi T, Chi-Burris K, Simons B, et al. Impact of age, diagnosis, and history of glaucoma surgery on outcomes in pediatric patients treated withlatanoprost. J Glaucoma,2013,22(8):614-619.

[10] Raber S, Courtney R, Maeda-Chubachi T, et al. Latanoprost systemic exposure in pediatric and adult patients with glaucoma: a phase 1, open-label study. Ophthalmology,2011,118(10):2022-2027.

[11] Quaranta L, Biagioli E, Riva I, et al. The Glaucoma Italian Pediatric Study (GIPSy): 1-Year Results. J Glaucoma,2017,26(11):987-994.

[12] Sachdev N,Carden S. Paediatric glaucoma: baby-steps to improved con-trol. Clin Exp Ophthalmol,2011,39: 191-192.

[13] Shi Y, Wang H, Yin J, et al. Microcatheter-assisted trabeculotomy versus rigid probe trabeculotomy in congenital glaucoma. Br J Ophthalmol, 2016,100(9):1257-1262.

[14] Shakrawal J, Bali S, Sidhu T, et al. Randomized Trial on Illuminated Microcatheter Circumferential Trabeculotomy versus Conventional Trabeculotomy in Congenital Glaucoma. Am J Ophthalmol, 2017, 180.

[15] Sarkisian SR Jr. An illuminated microcatheter for 360-degree trabeculotomy in congenital glaucoma: a retrospective case series. J AAPOS 2010,14(5):412‐416.

[16] Girkin CA, Rhodes L, McGwin G, Marchase N, Cogen MS. Goniotomy versus circumferential trabeculotomy with an illuminated microcatheter in congenital glaucoma,J AAPOS 2012,16(5):424‐427.

[17] Girkin CA, Marchase N, Cogen MS. Circumferential trabeculotomy with an illuminated microcatheter in congenital glaucomas. J Glaucoma,2012, 21(3):160‐163.

[18] Lim ME, Neely DE, Wang J, Haider KM, Smith HA, Plager DA. Comparison of 360-degree versus traditional trabeculotomy in pediatric glaucoma. J AAPOS,2015 ,19(2):145-149.

[19] Temkar S, Gupta S, Sihota R, et al. Illuminated microcatheter circumferential trabeculotomy versus combined trabeculotomy- trabeculectomy for primary congenital glaucoma: a randomized controlled trial. Am J Ophthalmol ,2015,159(3):490-497.

[20] Shi Y, Wang H, Yin J, et al. Outcomes of microcatheter-assisted trabeculotomy following failed angle surgeries in primary congenital glaucoma. Eye (2017) 31, 132‐139.

[21] 王怀洲，李猛，胡曼，王一玮，石砚，王宁利. 微导管引导的小梁切开术治疗儿童青光眼的疗效观察. 中华眼科杂志, 2017, 53（03）：203-206.

[22] Yan Shi, HuaizhouWang, YingHan, et al. Correlation between trabeculodysgenesis assessed by ultrasound biomicroscopy and surgical outcomes in primary congenital glaucoma. Am J Ophthalmol,2018,196: 57-64.

[23] Grover DS, Smith O, Fellman RL, et al. Gonioscopy assisted transluminal trabeculotomy: an ab interno circumferential trabeculotomy for the treatment of primary congenital glaucoma and juvenile open angle glaucoma. Br J Ophthalmol,2015,99(8):1092-1096

[24] Quigley HA. Childhood glaucoma : results with trabeculotomy and studies of reversible cupping. Ophthalmology, 1982, 89 (3) : 219-225

[25] Martin E,Le Meur G,Orignac I,et al. Trabeculotomy as first-line surgi-cal treatment in pediatric glaucoma: surgical and visual outcomes from a 7-year retrospective study. J Fr Ophtalmol,2014,37: 707-716.

[26] 李绍珍. 眼科手术学 [M]. 北京:人民卫生出版社, 2006：524-525.

[27] Ikeda H,Ishigeoka H,Muto T,et a1. Lon-term outcome of trabeculotomy for the treatment of developmental glaucoma. Arch Ophthalmol,2004,122：1122-1128.

[28] Susanna R Jr, Oltrogge EW, Carani JC, et a1. Mitomycin as adjunct chemotherapy with trabeculectomy in congenital and developmental glaucomas. J Glaucoma,1995,4(3):151-157.

[29] Freedman SF , McCormick K, Cox TA. Mitomycin C-augumented

trabeculectomy with postoperative wound modulation in pediatric glaucoma.J AAPOS,1999,3(2):117-124.

[30] Sidoti PA, Belmonte SJ, Liebmann JM, et a1.Trabeculectomy with mitomycin-C in the treatment of pediatric glaucomas. Ophthalmolo gy,2000,107(3):422-429.

[31] Fellenbaµm PS, Sidoti PA, Heuer DK, et a1.Experience with the baerveldt implant in young patients with complicated glaucomas. J Glaucoma,1995,4(2):91-97.

[32] Beck AD, Freedman S, Kammer J, et a1.Aqueous shunt devices compared with trabeculectomy with Mitomycin-C for children in the first two years of life. Am J Ophthalmol,2003,136(6):994-1000.

[33] Al-Mobarak F, Khan AO.Two-year survival of Ahmed valve implantation in the first 2 years of life with and without intraoperative mitomycin-C. Ophthalmology, 2009,116(10):1862-1865.

第九章

青光眼的治疗

第一节 青光眼的降眼压药物治疗

1. 青光眼药物治疗的里程碑

- 眼压是青光眼的独立危险因素，与视神经损伤程度存在量效关系。近年研究表明，不仅持续性高眼压可引起青光眼性视神经和视野损伤，而且眼压波动更易造成视神经损伤[1-2]。因此，如何有效降低患者的眼压，成为青光眼医生首先面对的问题。其中，药物治疗是最常用的降眼压方式。在青光眼药物治疗的历史中，出现了三类里程碑式的药物，它们分别是拟胆碱药物、肾上腺素能受体阻断剂和前列腺素衍生物。

1.1 拟胆碱药物

- 毛果芸香碱是最早出现且最为经典的抗青光眼局部用药，至今仍被广泛使用。以毛果芸香碱为代表的胆碱能受体激动剂，自1877年问世以来，其作用机制已研究得较为清晰，它主要通过以下两个途径降低眼压：（1）在闭角型青光眼中的作用机制：利用该药激动瞳孔括约肌上的M胆碱受体，诱发瞳孔收缩，将虹膜向瞳孔中央拉紧，解除前房角周边的虹膜阻滞，重新开放房角，疏通房水经小梁网流出的通道，排出多余房水，降低眼压；（2）在开角型青光眼中的作用机制：通过兴奋睫状肌和巩膜突，不仅可使睫状肌收缩，而且能够将巩膜突向后移动，在此张力作用下扩大小梁网网眼，增加房水流畅系数，降低眼压。

- 拟胆碱药物主要用于急性闭角型青光眼及慢性闭角型青光眼的治疗，也常用于闭角型青光眼和先天性青光眼的术前准备。毛果芸香碱的不良反应主要包括：（1）由于瞳孔缩小和调节痉挛导致的暂时性近视，可伴发眉弓及眼部疼痛等不适；（2）长期使用则可使轴性近视加深，也可因经常性收缩瞳孔括约肌，导致瞳孔强制性缩小，虹膜粘连甚至诱发白内障；（3）一些患者在长期或过量用药后，可出现全身性不良反应，如恶心、呕吐、出汗、流涎，甚至诱发支气管痉挛和肺水肿等不适。

1.2 肾上腺素能受体阻滞剂

- 目前临床常用的肾上腺素能受体阻断剂主要是噻吗洛尔。噻吗洛尔自1967年问世以来，该药被广泛应用于降眼压治疗，是青光眼药物治疗的突破性进展。与拟胆碱药物不同的是，β肾上腺素能受体阻滞剂主要通过减少房水生成的方式降低眼压。药物作用于睫状体非色素上皮细胞，抑制去甲肾上腺素和肾上腺素与β受体的结合，降低胞内环磷酸腺苷，最终减少房水生成。根据阻滞受体的特异性，此药可分为选择性和非选择性β肾上腺素能受体阻滞剂，前者临床常用制剂如倍他洛尔滴眼液，后者主要包括噻吗心安和卡替洛尔等滴眼液。

- β肾上腺素能受体阻滞剂主要通过局部点眼降低眼压，可用于各型原发性青光眼的治疗，且不存在瞳孔缩小、调节痉挛等不良作用，但该药能通过阻滞心肌细胞β_1受体而减慢心率，且可通过阻滞β_2受体收缩支气管平滑肌，从而诱发支气管哮喘和心脏传导阻滞等不良反应。

1.3 前列腺素衍生物

- 前列腺素类药物已逐步成为青光眼治疗的一线药物，特别是在 POAG 的治疗中运用广泛。1996 年拉坦前列素，作为首个获批的前列腺素类药物，应用于青光眼降眼压的临床治疗。发展到现在，临床常用的前列腺素衍生物又增加了曲伏前列素（目前中国唯一一个不含 BAK 防腐剂的前列腺素衍生物）、贝美前列素、他氟前列素等。前列腺素类药物已经逐步成为青光眼治疗的一线用药，与传统增加房水小梁网流出途径和抑制房水生成的机制不同，这类药物通过增强葡萄膜巩膜途径的房水流出来降低眼压，其降眼压幅度较高并且全身不良反应较少，并且在与其它抗青光眼药物联合使用之后，能增强降眼压效果。

- 前列腺素衍生物滴眼液主要适用于开角型青光眼和高眼压症。常见的局部不良反应包括结膜充血、睫毛增长和虹膜色素沉积等。全身的不良反应则包括高血压、心律失常、心动过速等。

2. 青光眼局部降眼压药物可分为哪几大类？分别包括哪些药物？

2.1 抑制房水生成类药物

- （1） β 肾上腺素能受体阻滞剂：此类药物选择性和儿茶酚胺竞争，与 β 受体结合产生阻断效应，通过作用于睫状体抑制房水产生，降低眼压，对房水流出无影响，可应用于所有类型的青光眼，但儿童慎用。

- ① 非选择性 β 受体阻滞剂，作用于 $β_1$、$β_2$ 受体：噻吗洛尔滴眼液、卡替洛尔滴眼液、左布诺洛尔滴眼液，需注意其心脏阻滞作用及支气管痉挛风险。

- ② 选择性 $β_1$ 受体阻滞剂：倍他洛尔滴眼液，需注意其心脏阻滞作用。

- （2）碳酸酐酶抑制剂：抑制碳酸酐酶活性，使 HCO_3^- 生成减少，从而使房水生成减少而降低眼压，可应用于各种类型青光眼，儿童应用亦较安全，磺胺类过敏者慎用。常用药物有布林佐胺滴眼液、多佐胺（Dorzolamide）滴眼液。

- （3）固定联合制剂：联合两种药物的降眼压机制，减少了点眼次数，可增加患者的依从性，增加药物降眼压的有效性，目前有：布林佐胺噻吗洛尔滴眼液（派立噻）。

2.2 促进房水排出类药物

- （1）拟胆碱能（拟副交感）类药物——毛果芸香碱滴眼液，其作用机制是：在 POAG 中，收缩睫状体前后纵行肌，牵拉巩膜突和小梁网，使小梁网孔张开，促进房水外流，降低眼压；在 PACG 中，收缩瞳孔括约肌，产生缩瞳作用，拉紧虹膜，使堆积在房角周边部的虹膜离开前房角前壁，开放房角，使房水流经小梁网并进入 Schlemm 管，降低眼压。

- （2）前列腺素衍生剂：其降压机制是通过增加葡萄膜巩膜外流降低眼压，而不影响房水生成和房水流畅系数，它可使睫状体平滑肌松弛，使肌束间间隙增大，还可能使睫状肌细胞外基质发生改变，减少睫状肌纤维间透明质酸引起的阻力，有利于房水经葡萄膜巩膜引流；主要应用于房角开放的青光眼类型，但炎症引起及外伤性青光眼慎用，常用药物有曲伏前列素滴眼液、贝美前列素滴眼液、拉坦前列素滴眼液、他氟前列素滴眼液等。

2.3 抑制房水生成同时促进房水排出类药物

- （1）肾上腺受体激动剂：兴奋睫状体非色素上皮细胞上的 α_2 受体从而干扰房水生成，同时还可兴奋睫状体上的 α_1 受体，引起睫状体血管收缩，限制血浆滤过液进入睫状体基质，减少房水生成，同时也促进房水经葡萄膜巩膜外流。常用药物有酒石酸溴莫尼定滴眼液，为相对选择性 α_2 受体激动剂，通过抑制房水生成和增加葡萄膜巩膜外流降低眼压；可应用于各种类型青光眼，尤其适用于术后有一定眼内炎症反应的高眼压，但儿童及妊娠妇女慎用。

- （2）固定复方制剂：联合两种药物的降眼压机制，减少了点眼次数，可增加患者的依从性，增加药物降眼压的有效性，目前有曲伏噻吗滴眼液、贝美素噻吗洛尔滴眼液、拉坦噻吗滴眼液、布林佐胺噻吗洛尔滴眼液、溴莫尼定噻吗洛尔滴眼液、布林佐胺溴莫尼定滴眼液等。

3. 青光眼药物联合使用的原则

- 现有的降眼压药物中，单一药物治疗只有 25%~50% 能使眼压达到目标眼压。药物治疗青光眼过程中，当单一抗青光眼药物不能将眼压降低到能够阻止病情进展的水平时，有两种改进方案可供选择，分别是转换药物和增加药物。转换药物一般是选择作用机制不同的药物或降眼压效果更强的药物；而增加药物是指青光眼药物的联合使用，即在一种药物不能满意控制眼压时，增加 1 种或几种降眼压药物。

- 理论而言，各类不同机制的抗青光眼药物均可互相搭配，组成联合用药方案，如胆碱能受体激动剂的常用联合用药有 β 受体阻滞剂、局部碳酸酐酶抑制剂；β 受体阻滞剂可联用药物有局部碳酸酐酶抑制剂、胆碱能受体激动剂、α_2 受体激动剂和前列腺素衍生物；而前列腺素衍生物的联合用药有碳酸酐酶抑制剂、β 受体阻滞剂和 α_2 受体激动剂。

- 联合用药分为两类，一类是非固定配方联合用药，是将 2 种或 2 种以上的药物分别放在各自的瓶中，分开使用；第二类是固定配方联合用药，是指将 2 种或 2 种以上药物放在一个瓶中，固定配方和浓度同时使用，即复方制剂。目前已有一些抗青光眼药物的复方制剂上市（表 9-1）。

表 9-1 目前已上市的复方制剂

抗青光眼药物 1	抗青光眼药物 2
0.03% 贝美前列素	0.5% 噻吗洛尔
0.005% 拉坦前列素	0.5% 噻吗洛尔
0.004% 曲伏前列素	0.5% 噻吗洛尔
2% 多佐胺	0.5% 噻吗洛尔
1% 布林佐胺	0.5% 噻吗洛尔
0.2% 溴莫尼定	0.5% 噻吗洛尔
1% 布林佐胺	0.2% 溴莫尼定

- 联合用药时要从药物的协同效果、安全性、患者的依从性方面考虑。当抗青光眼的药物联合使用时应考虑以下原则：

3.1 联合用药是否必要？

- 采用最少的药物、最低浓度、最小频率，以达到最佳降眼压效果是青光眼药物治疗的原则，只有当单一药物不能理想地控制眼压时才考虑联合用药。当一线药物作用消失时，应考虑更换药物而不是增加药物，避免过度用药，如 β 受体阻滞剂降压效果不好时，更换其他种类的 β 受体阻滞剂也往往不能奏效，此时应选择更换其他机制的抗青光眼药物。

- 增加药物的指征为一线药物已降低眼压，但未达到预期眼压，当一线药物有效，但不能控制眼压到理想水平时，才可考虑 2 种或 2 种以上药物联合使用。

3.2 二线药物的选择问题

- 确定要增加药物后，二线药物的选择很重要。增加的药物应选择与一线药物作用机制不同的降眼压药物，不同机制的药物联合使用才能增强降眼压效果。作用机制相同的药物不宜联合使用，而作用机制有矛盾的药物也不宜联合使用，如通过松弛睫状肌间隙增加葡萄膜－巩膜通道房水外流的前列腺素衍生物，不宜与睫状肌收缩剂联合用药。

3.3 选择非固定配方联合用药还是固定配方联合用药？

- 非固定配方联合用药时，可选择的搭配种类更多，但是应该注意滴眼的时间与次序，同时要考虑到药物不良反应的累加，注意用药的安全性；2 种或 2 种以上滴眼液同时使用会给患者带来更多不便，降低用药的依从性，务必提醒患者在加用第二种或更多药物时，不能因增加了新药而减少原药的使用。

- 固定联合制剂为临床上使用两种以上药物降眼压患者提供更有力的降压效果，提高治疗方案的便利性，减少多瓶用药防腐剂对眼表的损害，改善患者的依从性和药物治疗的持久性，但固定联合制剂仍然存在与单制剂类似的不良反应，但少于单制剂。

3.4 联合用药效果不佳时如何处理?

- 无论是单一用药还是联合用药，其目的都是降低眼压以达到目标眼压水平。当联合用药时，若一种组合方式效果不满意，可更换另一种组合方式，如果仍不能达到目标眼压，应停止药物治疗，或采取手术治疗。

4. β 受体阻滞剂临床使用注意事项

- β 受体阻滞剂眼药水作为抗青光眼的重要药物之一，通过抑制睫状体上皮细胞 β 受体介导的房水生成，降低眼内压。有一些选择性阻断心脏 β 受体，称为 $β_1$ 受体阻滞剂，一些选择性阻断支气管 β 受体，称为 $β_2$ 受体阻滞剂，大部分非选择性作用于 $β_1$ 和 $β_2$ 受体。所以临床上在使用 β 受体阻滞剂眼药水时，会同时作用于全身存在 β 受体的器官组织，尤其长期使用时会对心、肺功能产生较大的负性影响[3, 4]。

4.1 不良反应

- 眼部：（1）眼部刺激症状，包括疼痛、烧灼感、结膜充血等；（2）浅层点状角膜上皮炎；（3）泪液分泌较少，干眼症；（4）过敏性睑缘炎。
- 全身：（1）心血管系统：心动过缓、心律不齐、低血压及晕厥，心脏传导阻滞；（2）呼吸系统：诱发支气管哮喘发作；（3）消化系统：恶心、腹泻、口干、厌食；（4）神经系统：部分患者可有疲劳、视力减退、嗜睡及精神障碍；（5）皮肤：皮疹、脱发；（6）性功能低下及阳痿；（7）过敏反应：血管性神经水肿、荨麻疹[3, 5]。

4.2 注意事项

- （1）用药前必须询问全身病史，尤其是心肺功能情况，若存在心动过缓、Ⅱ或Ⅲ度房室传导阻滞、心功能不全、支气管痉挛及哮喘、肺阻塞性疾病和过敏者均应禁用。滴眼后压鼻泪管减少药物的全身吸收，避免心肺并发症。[6, 7]
- （2）可掩盖糖尿病患者急性低血糖症状，因此对糖尿病患者，自发性低血糖或者接受胰岛素或口服降糖药患者均应慎用[8]。
- （3）若患者同时在服用钙通道拮抗剂、儿茶酚胺拮抗剂等，加用 β 受体阻滞剂应慎重，可导致房室传导阻滞、低血压和心动过缓。
- （4）长期使用会导致机体耐受，降眼压效果下降，称为长期漂移现象。因此可采取与其他药物交替使用的方法[9]。

5. α 受体激动剂哪些人群禁用?

- α 受体激动剂因其良好的降眼压效果，很久以前即得到应用，甚至一度成为一线抗青光眼用药。但其全身和局部不良反应明显，限制了它的临床使用，尤其越来越多的新药出现之后。选择性 $α_2$ 受体激动剂是其改良剂型，在不影响降眼压效果的同时，大大减少了不良反应的发生，提高了安全性，使之再次回到一线青光眼药物行列。

- α 受体激动剂作用机制是兴奋睫状体中的 α_2 受体，并介导睫状突血管收缩效应，从而减少房水的生成；与此同时，非选择性 α 受体激动剂还可兴奋小梁网和葡萄膜巩膜组织中的 β 受体使房水流出的易度增加。

- α 受体激动剂分为非选择性和选择性两大类，非选择性 α 受体激动剂由于同时对 α_1、α_2 及 β 受体起到兴奋作用，除降眼压作用外，常引起心血管、呼吸系统不良反应，比如心脏期外收缩、血压升高、支气管扩张等，在眼部除引起过敏、瘙痒、眼睑结膜炎、滤泡性结膜炎、色素沉着，还可以引起黄斑囊样水肿、瞳孔缩小、房角变窄等。不良反应发生率高于其他一线抗青光眼药物，部分患者还存在耐药性，目前已经较少使用。代表药物有肾上腺素和地匹福林。选择性 α 受体激动剂仅仅作用于 α_2 受体，大大提高了作用机制的精准度，减少了不良反应的发生。代表药物有可乐定、对氨基可乐定和溴莫尼定。溴莫尼定是目前临床上的主要类型和优秀代表。以溴莫尼定为例，比其他选择性 α 受体激动剂具有更高的角膜穿通性，且不易进入中枢神经系统。作用机制除了降低睫状突房水分泌，还可以增加葡萄膜巩膜通路房水引流。不良反应亦大大减少，主要包括：口干、头疼、疲劳、嗜睡；局部不良反应较非选择性 α 受体激动剂减少并减轻，有眼部过敏、烧灼感、针刺感、及视物模糊。

- 溴莫尼定的禁忌证为对酒石酸溴莫尼定或药品中任何其他成份过敏者，以及正在使用单胺氧化酶抑制剂治疗的患者。由于缺乏婴幼儿及孕妇的安全性评估测试，禁用于婴幼儿及孕妇。

6. 青光眼的一线治疗药物是哪些？

- （1）拟胆碱能类：毛果芸香碱滴眼液；
- （2）β 肾上腺素能受体阻滞剂：①非选择性受体阻滞剂有噻吗洛尔滴眼液、卡替洛尔滴眼液、左布诺洛尔滴眼液；②选择性 β_1 受体阻滞剂有倍他洛尔滴眼液；
- （3）肾上腺受体激动剂：酒石酸溴莫尼定滴眼液；
- （4）碳酸酐酶抑制剂：布林佐胺滴眼液；
- （5）前列腺素衍生剂：曲伏前列素滴眼液、贝美前列素滴眼液、拉坦前列素滴眼液、他氟前列素滴眼液。

7. 如何增加青光眼患者治疗的依从性？

- 患者治疗的依从性是指患者日常行为与临床医生治疗计划的一致程度。由于青光眼是一类终身性疾病，长期而稳定的降眼压治疗是控制青光眼进展的主要手段，因此患者对治疗的依从性将直接影响青光眼治疗效果及预后。近期研究显示不同国家青光眼患者非依从比率为 5%~80%，并且发展中国家远高于发达国家[10-15]。

7.1 影响青光眼患者依从性的因素有哪些?

- 7.1.1 对青光眼认识不足　对青光眼的认识误区和不理解是导致青光眼患者依从性差的首要原因。部分患者以为眼压降至正常就是青光眼得到控制而自行停药,或者恐惧青光眼无法治愈而强行追加治疗都将加重青光眼视神经损害。由于青光眼导致视功能损害并加重的后果往往需数年才被患者感知,部分患者虽视野逐年减少但可常年保留较好的中心视力,其主观感觉视力无下降,因而难以理解遵循正确治疗的必要性。

- 7.1.2 药物的不良反应和用药方案的复杂性　青光眼患者的药物治疗是一个持续的过程,长期使用滴眼剂可能会引起患者局部或全身的不良反应,从而影响患者依从性。另一方面,使用多种滴眼剂的联合治疗方案在青光眼患者中非常普遍。医生常常需要根据患者眼压的峰值,结合各种滴眼剂最佳的治疗时间,设计不同时间段的点药方案。由于每种滴眼剂的用药频率不少于每天一次,使这种烦琐的用药程序影响了患者坚持用药的积极性。而多种滴眼剂的联合使用也加重了药物的并发症和不良反应。

- 7.1.3 就医困难和医疗费用的影响　研究表明离医院越远的患者失访率越高,说明就医困难是影响青光眼患者依从性的原因之一[16]。青光眼患者中的高龄患者普遍存在记忆力差、行动受限等问题,导致依从性差。另外,医疗保险尚未全面普及,部分医保覆盖薄弱地区的患者治疗费用报销比例低,甚至无法报销也会影响青光眼患者治疗依从性。

- 7.1.4 其他　医患关系紧张,医患间缺乏基本的沟通,导致患者对医生的不信任可以引起患者依从性差。文化差异,患者受教育程度低,对滴眼液用法不明也可以引起患者依从性差。

7.2 如何增加青光眼患者治疗的依从性?

- 7.2.1 加强青光眼的健康教育　各地的医疗机构和卫生保健部门可通过媒体向大众普及青光眼知识,加强健康教育宣传力度。医护人员进一步帮助患者了解青光眼疾病,告知青光眼无法根治的特点,强调长期治疗和定期随访的重要性,增加患者对疾病严重程度的认识,尤其对于初次确诊的青光眼患者。护理人员可在患者住院期间针对患者文化程度和接受能力的不同,强化指导不易掌握的知识,提高患者自我管理的能力。选择性地利用恐惧诉求对青光眼患者进行教育,透过撼动人心的表现手法,制作恐惧诉求海报,演示视野缩小至盲的全部过程,给患者以直接的视觉冲击,进而导入患者依从性的主题。对于理解能力差或行动不便的患者,可向其家属或陪护进行青光眼的知识教育。

- 7.2.2 关注药物不良反应并简化治疗方案　结合患者全身情况选择最佳药物,重点告知药物可能引发的不良反应。在每次随访中,询问是否出现眼部不适或全身并发症并及时给予调整。如果患者用药困难,可将治疗方案调整为激光或手术治疗。在达到目标眼压,不引起视神经损害的前提下,综合患者的生活方式和经济基础,选择降压效果好,不良反应轻,药物种类少,用药次数少的治疗方案。以治疗药物不超过两种,每种药物每天滴用频率不超过两次为宜。

- 为联合用药的青光眼患者制定与其生活习惯相关的用药时间表，必要时可设置用药提醒。Yang 等 [17] 人近期开发出一种新型的纳米颗粒给药载体（HDNP），在不影响药效的前提下，将多种青光眼药物同时作用于眼内，使药性缓慢释放，有效地简化了治疗方案，提高患者的依从性。

- 7.2.3 加强医患沟通，完善医院、社会支持系统　医护人员应加强与患者的沟通，及时发现并解决患者治疗过程中出现的各种问题。指导患者掌握正确的用药方法和用药技巧，鼓励老年患者使用点眼器以方便用药。对就医困难的患者定期电话随访。加强社区对青光眼患者的教育，鼓励家属监督患者用药情况，纠正不良生活习惯。

- 因此，提高青光眼患者治疗的依从性需要医疗机构、患者及社会多方面共同的努力。作为一名称职的青光眼医生，更需要从多方面分析，找到并解决患者依从性不良的原因，从根本上提高青光眼患者对治疗计划的依从性。

8. 青光眼药物治疗方案调整的原则是什么？

- 适用对象：已经使用抗青光眼药物治疗的患者，包括原发性开角型青光眼、已解除瞳孔阻滞的原发性闭角型青光眼患者，部分药物治疗可能达到靶眼压的继发性青光眼患者。本章节不探讨药物与手术治疗的首选指征问题。

- 干预方法：药物方案调整包括换药、加药、换药 + 加药、手术。

- 抗青光眼用药的分类

- 一线药物：前列腺素类、β 受体阻滞剂、α 受体激动剂、碳酸酐酶抑制剂（局部）。

- 二线药物：毛果芸香碱、碳酸酐酶抑制剂（口服）、前列腺素类联合制剂。

- 三线药物：高渗剂。

8.1 药物有效性的判定

- 应有一个较好的基线眼压，理想情况下为 3 次眼压测量的均值眼压，下降 20% 为有效。

8.2 药物安全性原则

- 所有的滴眼液制剂都会引起潜在的全身性反应，可以通过降低药物浓度、减少给药频率、轻轻闭眼或阻塞鼻泪管等方法来降低。对于妊娠或哺乳期的患者需要对患者用药后的利弊进行综合考虑 [18]。当药物的使用可能或者已经给患者带来一些全身和局部不能接受的不良反应时，可以考虑停药或者换药。

8.3 效果评判指标

- 是否达到靶眼压，是否出现视神经视野损害进展。

- 目标眼压理论上是指能阻止青光眼损害或将视神经损害进展降到最低的

最高眼压。在实践中，我们只能依据目前的研究证据和对患者视野或者神经损害进展风险的估计，制订一个预设的目标眼压水平。我国青光眼患者中，尤其是闭角型青光眼，眼压 >35mmHg 的比例较高。如果应用国际指南所推荐的关于目标眼压的估计公式，可能会高估我国患者的目标眼压，进而导致治疗不足。建议简化初始目标眼压设定：早期青光眼 <18mmHg，中期青光眼 <15mmHg，晚期青光眼 <12mmHg。关键在于：（1）将目标眼压作为重要的诊疗计划记录在门诊或者住院病历中；（2）定期随访，并规范以进展监测为目的的视野检查；（3）依据视野进展情况对目标眼压进行再评估和调整[19]。

- 即使达到预期设定的靶眼压，但仍出现视野和视神经损害的进展，需要调整和增加用药或者改行手术治疗，使眼压在现有基础上下降 25%。

8.4 换药、加药的程序

- 8.4.1 首诊患者用药　对于首诊患者，根据患者的眼压峰值、眼压波动范围及视野的损害程度确定靶眼压，视经济条件给予一线药物单药治疗。目前列为一线抗青光眼治疗的药物包括：前列腺素类、β 受体阻滞类药物、碳酸酐酶抑制剂（局部）、α 受体激动剂。

- 8.4.2 换药或者加药　（1）使用一线药物达到靶眼压且没有不良反应或者能耐受不良反应者，继续一线药物维持治疗。（2）使用一线药物不能达到靶眼压者，则需要判断一线药物的降压效果，如果降压幅度小于基线的 20%，则需要更换为另一种一线药物；如果降压幅度大于基线的 20%，则需要再加上一种二线药物（如 β 受体阻滞剂等）。（3）如果患者不能耐受一线药物的不良反应，则需要更换为另一种二线药物。

- 8.4.3 换药或者加药后的观察处理　（1）如果换药或者加药后达到靶眼压且能耐受者，则继续用该方案维持。（2）如果更换为另一种一线药物仍不能达到靶眼压者，则重复上述 8.4.2 第（2）步骤。（3）如果加一种二线药物后，仍不能达到靶眼压者，则更换为另外一种二线用药或者加用药物，直到达到靶眼压。

- 8.4.4 如果使用两种药物不能达到靶眼压者，可以考虑使用三种甚至四种不同作用机制的降压药物[20-22]。

- 8.4.5 如果使用三种或者四种抗青光眼药物仍不能达到靶眼压者，可考虑激光或者手术治疗。根据患者个人意愿，在上次过程中，可提前进行激光或者手术的干预治疗。

9. 青光眼缓释药物的应用

- 缓释药物是青光眼药物治疗中的又一新选择，目前一些新的缓释药物的给药系统和装置逐渐进入我们的视线。目前有临床应用报道的缓释给药系统包括贝美前列素眼部植物、曲伏前列素和拉坦前列素的泪小点栓子、拉坦前列素涂层的隐形眼镜、贝美前列素和曲伏前列素的眼内植入物，还有其他一些尚在研发早期的方法（表 9-2）。给药途径的策略因眼部植入部位、所使用的降眼压药物和有效作用时间而有所不同。迄今为止，这些设备的有效性和安全性的研究结果还是比较理想的。

表 9-2　研发中的缓释药物给药系统

设备名称	植入部位	研发阶段
贝美前列素眼部植入物	上下结膜穹隆间	2 期临床试验
曲伏前列素泪小点栓子	上下泪小点	2 期临床试验
拉坦前列素泪小点栓子给药系统	上下泪小点	2 期临床试验
贝美前列素缓释植入物	前房内	3 期临床试验
曲伏前列素延长释放植入物	前房内	2 期临床试验
曲伏前列素眼部植入物	前房内	2 期临床试验
拉坦前列素涂层隐形眼镜	角膜表面	临床前研究
多佐胺微颗粒	结膜下	临床前研究
溴莫尼定微球	睫状体上腔	临床前研究
毛果芸香碱胶原膜	眼表	临床前研究
溴莫尼定－曲伏前列素纳米海绵	眼后段	临床前研究

9.1 贝美前列素眼部植入物

- 贝美前列素眼部植入物（topical bimatoprost ocular insert，ForSight Vision5, Inc., Menlo Park, CA, USA）是一个含有贝美前列素的环状结构，由硅树脂基材辅以内部聚丙烯材料构成。植入物放置在结膜囊内上下结膜穹隆间，环的直径从 24 毫米到 29 毫米不等，用于睑裂大小不同的患者。可以使用巩膜顶压器辅助植入（图 9-1）。植入物可以在 6 个月内连续释放贝美前列素，但药物释放到泪膜中的速度是不固定的，植入初期每天释放 35 毫克，在植入 6 个月时每天释放 6 毫克。Brandt 等 [23] 人最近报道了贝美前列素眼部植入物在 6 个月内的有效性和安全性研究结果。在这个 2 期非劣性临床试验中，将贝美前列素眼部植入物和每天用药 2 次的 0.5% 噻吗洛尔滴眼液的治疗效果进行了比较。研究发现，在 6 个月内，贝美前列素眼部植入物可使眼压降低 3.2~6.4mmHg。研究没能证明眼部植入物对于噻吗洛尔滴眼液显示出非劣效，研究者将这一结果归因于样本量少和连续的药物释放模式可能造成的激动剂脱敏现象。贝美前列素和噻吗洛尔固定配方制剂的眼部植入物的临床研究目前也在进行中。

9.2 前列腺素衍生物泪小点栓子

- 曲伏前列素泪小点栓子（OTX-TP, Ocular Therapeutix, Inc., Bedford, MA, USA）是将曲伏前列素包埋入聚乳酸微颗粒，再置于聚

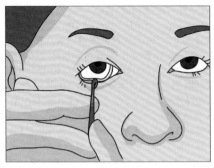

图 9-1 贝美前列素眼部植入物（topical bimatoprost ocular insert，ForSight Vision5, Inc., Menlo Park, CA, USA)）

乙二醇可吸收性水凝胶小棒（泪小点栓子）中。将栓子放置于上下泪小管中，曲伏前列素可以在 90 天内连续释放入泪膜中。

- OTX-TP 的 2b 期临床试验报道，在 11 个中心的 73 例患者中进行的随机双模拟研究中，和每天使用两次噻吗洛尔滴眼液相比，在 90 天内，OTX-TP 组平均眼压降低 4.5~5.7mmHg，噻吗洛尔滴眼液组平均眼压降低 6.4~7.6mmHg，有趣的是，噻吗洛尔滴眼液组的眼压降低幅度大于既往研究报道，可能是由于同时放置的空白对照泪小点栓子增加了噻吗洛尔在眼表的接触时间。在 OTX-TP 组没有出现结膜充血现象，栓子的存留时间在 60 天、75 天和 90 天，分别为 91%、88% 和 48%。

- 另外一种前列腺素衍生物泪小点栓子是拉坦前列素泪小点栓子给药系统（latanoprost punctual plug delivery system, Latanoprost-PPDS, Mati Therapeutics, Inc., Austin, TX,USA)。该产品为一个含有拉坦前列素聚合物基质的核心外周包绕硅树脂。目前通过比较 Latanoprost-PPDS 与噻吗洛尔眼用凝胶来证明产品的安全性和有效性的 2 期临床试验 (Clinicaltrials.gov Identifier:NCT02014142) 正在进行中。

9.3 拉坦前列素涂层的隐形眼镜

- 隐形眼镜可以在眼表长时间存留，因此它是缓释药物给药系统的一种可行的方式。在 Ciolino 等 [24] 人报道的一个灵长类动物眼的研究中，高剂量的拉坦前列素涂层隐形眼镜治疗 8 天后，眼压比基础值降低（10.0±2.5）mmHg，更重要的是隐形眼镜和滴眼液相比表现出更连续的降眼压效果。

9.4 前列腺素衍生物眼内植入物

- 贝美前列素缓释植入物 (Bimatoprost SR, Allergan plc, Dublin, Ireland) 是一种预装入一个推注器，直接注入前房的生物可降解植入物。

药物可在 4~6 个月内连续释放。在一个 1/2 期配对研究中，75 位患者一只眼使用 Bimatoprost SR（6mg、10mg、15mg 和 20mg），另一只眼每日一次使用 0.03% 贝美前列素滴眼液。在 16 周的随访中，使用 6mg、10mg、15mg 和 20mg 剂量的 Bimatoprost SR 时，平均眼压分别降低 7.2mmHg、7.4mmHg、8.1mmHg 和 9.5mmHg。使用贝美前列素滴眼液的眼中，平均眼压降低为 8.4mmHg。

- 曲伏前列素延长释放植入物（Travoprost Extended Release implant, ENV515, Envisia Therapeutics, Morrisville, NC, USA）是一种应用非润湿模板微粒工程技术制备的生物可降解新型颗粒，这一技术可制备包含后延长释放配方曲伏前列素的无菌纳米颗粒。一个 2a 期临床试验显示，使用该植入物 25 天后眼压可降低 6.7mmHg，而使用曲伏前列素滴眼液的对侧眼眼压降低 6.6mmHg。

- 另一种缓释曲伏前列素植入物 (iDose; Glaukos Corp., San Clemente CA, USA) 目前也正在进行 2 期临床试验 (Clinicaltrials.-gov Identifier: NCT02754596)。该植入物由钛制成，可使曲伏前列素连续缓慢释放入前房。当活性药物释放完之后，需要移除和替换植入物。

9.5 其他类型的青光眼药物缓释装置

- 还有一些尚在动物实验阶段的青光眼药物缓释装置。有研究报道，一种多佐胺微颗粒可通过 27G 针头注入结膜下，在兔眼实验中，可使眼压降低（4.06±1.53）mmHg，这种给药方式可以降低器件移位或丢失的可能。另一个在兔眼进行的实验中，溴莫尼定微球通过 27G 针头注射入睫状体上腔，眼压可降低 6mmHg。Agban 等[25] 人报道，聚乙烯吡咯烷酮修饰的氧化锌与盐酸毛果芸香碱进行交联所形成的纳米颗粒胶原膜作为给药途径，可在 14 天内缓慢释放毛果芸香碱。在高眼压小鼠的动物实验研究中，研究者通过玻璃体腔注射途径，将装载药物的纳米海绵注射入玻璃体腔内，装载的药物有曲伏前列素、贝美前列素和溴莫尼定，注射后 3 周，溴莫尼定和曲伏前列素组最大可降低眼压 27%，贝美前列素组在注射后 4 周，可降低眼压至少 4mmHg[26]。

- 对于慢性病程的青光眼的治疗，缓释给药的治疗方式确实是个不错的选择。理想情况下，缓释给药方式不应牺牲药物本身的有效性或增加患者的就诊频率。今后的研究方向包括含有固定复方药物的植入物和不同种植入方法联合的有效性。青光眼的治疗方法呈现出一个多样性的更有利于患者和医生的变化特点，缓释给药系统的发展令人期待。

10. 抗青光眼药物长期治疗的眼表损害有哪些？

- 眼表是指参与维持眼球表面健康防护体系中的所有外眼附属器，其解剖学上包括上、下睑缘灰线之间的眼球表面全部黏膜上皮，包括角膜和结膜上皮及其表面的泪膜。是滴眼液最初作用的部位。为安全有效地控制眼压，目前大部分青光眼患者需终身使用抗青光眼滴眼液，研究表明，长期局部使用抗青光眼药物，其眼表疾病的发生率超过 50%[27-29]。抗青光眼药物对眼表的损害作用包括药物中添加的防腐剂和抗青光眼药物本身产生的不良反应。

10.1 抗青光眼药物中防腐剂对眼表的损害有哪些?

- 目前,局部治疗青光眼的药物主要分为 5 类:α 肾上腺素能兴奋剂、β肾上腺素能拮抗剂、拟副交感药物、碳酸酐酶抑制剂和前列腺素类似物。为避免药物失活和保证药物长期使用的无菌性,各类药物中都不可避免添加了防腐剂[30-33]。国内外用于滴眼液的防腐剂主要有:季铵盐类(苯扎氯铵、苯扎溴铵等阳离子表面活性剂),有机汞类(硫柳汞、硝酸汞),脒类(氯己定),醇类(苯甲醇、三氯叔丁醇),酯类(对羟基苯甲酸)。各类防腐剂中,苯扎氯胺(benzalkonium chloride, BAC)杀菌力强、水溶性好,稳定性高且不易受保存温度影响,是目前抗青光眼滴眼液中使用最广泛的防腐剂[34, 35]。BAC 为季铵盐类阳离子表面活性剂,分子中含带正电的氮离子及带负电的氯离子常用浓度为 0.004%~0.025%,作用于微生物的细胞膜或竞争其辅酶,降低其表面张力,增加菌体胞浆膜和细胞器的通透性,使细胞破裂、溶解,从而达到防腐目的,对革兰阳性细菌作用较强。为提高 BAC 杀菌和抑菌能力,与 0.1%EDTA 联用,可使其对葡萄球菌属 (G⁺)、绿脓杆菌 (G⁻) 及烟曲霉的活性大大增强。魏会宇等[36]收集天津医科大学眼科医院常用的滴眼液说明书,发现几乎所有的抗青光眼药物里面均含有 BAC。那么,BAC 对眼表影响究竟有哪些?

- 10.1.1 对泪膜的影响 泪膜位于眼球表面,由内向外分为三层:黏蛋白层、水样液层、脂质层。正常的眼球表面覆盖一层泪膜,其可保护、营养角结膜;而角结膜上皮是泪膜附着的基床,表面稳定的泪膜又依赖于泪膜的黏蛋白层、水样液层、脂质层的质和量的正常,以及泪液动力学的正常。

- 由于 BAC 有脂溶性,可穿透并破坏泪膜的脂质层,并通过导致结膜杯状细胞数目减少使泪膜的黏蛋白层减少,泪膜破裂时间缩短,泪膜稳定性下降,致使患者出现眼部干涩感、异物感、刺痛、畏光、流泪等眼表刺激症状。而眼表刺激症状将引起患者眨眼频繁而不规律,进一步造成眼表损害,加重眼表刺激症状,引起恶性循环[37]。毛真等对虹膜激光术后眼压偏高的 PACG 患者进行短期的、局部抗青光眼药物治疗,并通过测量泪膜破裂时间和基础泪液分泌、结膜印迹细胞的方法,发现局部抗青光眼药物使用 3 个月后,患者的泪液分泌下降,泪膜稳定性下降。而泪膜稳定性下降会造成泪膜在眼表分布不均,局部泪膜变薄甚至破裂。当光线穿过不均匀的泪膜时会发生像差与散射,使视觉质量下降[38, 39]。抗青光眼药物对眼表的损伤呈剂量依赖性,随着使用时间延长,眼表损伤加重,患者依从性降低,从而影响眼压的稳定性。

- 10.1.2 对角膜的影响 角膜是眼的重要屈光介质,组织学上由外向内分为 5 层:角膜上皮层、前弹力层、基质层、后弹力层和角膜内皮层,其营养代谢主要来源于泪膜、房水和角膜缘血管网,并且上皮细胞层的氧供源于泪膜。泪膜的改变会影响角膜的代谢，角膜上皮的异常也会影响泪膜的形成，两者相互影响。

· 长期使用含 BAC 的抗青光眼滴眼液，可刺激并抑制角膜上皮细胞的分裂增殖，损伤角膜上皮细胞，导致浅层点状角膜上皮病变，裂隙灯下角膜荧光素染色显示角膜上皮着色增多。Noecker 等 [37] 将含有 BAC 的酒石酸溴莫尼定、噻吗洛尔、拉坦前列素滴眼液分别滴入新西兰大白兔眼内，持续 30 天后行角膜扫描电镜检查，结果发现：大白兔角膜上皮超微结构明显损伤，微绒毛丢失、上皮细胞大片凋亡。

· 抗青光眼眼液除了直接接触角膜导致上皮细胞损伤外，其还可影响角膜内皮细胞。陶远等 [38] 用 2% 的毛果芸香碱给兔滴眼 1 个月和 3 个月后，发现两组兔角膜内皮细胞凋亡基因 bax 蛋白表达增多，抗凋亡基因 bcl-2 蛋白表达减少，3 个月组的角膜内皮细胞凋亡率明显高于 1 个月组。透射电镜下见两组兔角膜内皮细胞空泡形成，线粒体肿胀，内质网扩张，细胞核及染色质均固缩等凋亡的改变。因而，作者认为长期使用 2% 毛果芸香碱滴眼液可诱导兔角膜内皮细胞凋亡，但在人眼是否有诱导角膜内皮失代偿的作用，目前尚未见报道。但却提示我们，长期应用毛果芸香碱滴眼液的慢性闭角型青光眼患者，需监测角膜内皮细胞数目及形态的变化。

· 10.1.3 对结膜的影响　结膜为一层连续眼睑与眼球间的透明的薄层黏膜，覆盖于眼睑后面和眼球前面。按解剖部分将结膜分为睑结膜、球结膜和穹隆结膜 3 部分。组织学上结膜分为上皮层和固有层，结膜上皮层主要为非角化上皮，含有杯状细胞、Langerhans 细胞和黑色素细胞。其中，杯状细胞分泌的蛋白是泪膜黏蛋白层的主要来源。结膜固有层含有副泪腺（Krause 腺、Wolfring 腺），可分泌泪液。

· 印迹细胞学检查能客观、准确地了解结膜杯状细胞的病理生理变化。谢巍 [39] 等收集局部使用抗青光眼药物 3 个月以上的患者，均进行结膜印迹细胞学检查。结果发现，该类患者结膜上皮细胞体积增大，核浆比减小，杯状细胞数目显著减少，甚至缺如。另外，刘杏 [40] 等对长期局部使用抗青光眼滴眼液患者的结膜进行分析，认为长期局部使用抗青光眼滴眼液对结膜的影响可能有 2 个因素：一是防腐剂直接毒性作用，导致结膜杯状细胞凋亡；其二是抗青光眼滴眼液可引起球结膜细胞分泌物的炎症介质增加，从而导致球结膜充血，呈慢性结膜炎的临床表现。

· 赵军梅等 [41] 收集长期使用抗青光眼药物及无长期应用抗青光眼药物患者在小梁切除术中切除的结膜及结膜下组织，发现长期应用抗青光眼药物组的 Tenon's 囊的成纤维细胞中 MMP-3（基质金属蛋白酶 -3）和 TIMP-2（基质金属蛋白酶 -3 抑制剂）均较对照组明显升高，提示长期使用抗青光眼滴眼液患者的结膜生理发生了变化，其增生能力增强，可能导致抗青光眼手术术后的瘢痕形成，降低手术成功率。

· 10.2 抗青光眼药物本身对眼表的损害有哪些？

· 尽管大量的体外研究均认为 BAC 具有明显的眼表毒性，但部分学者仍对上述观点提出质疑。Kitazawa 等[42]对两组青光眼患者分别使用含和不含 BAC 的 0.004% 曲伏前列素 +0.5% 噻吗洛尔混合剂滴眼。研究结果发现，两种药物的降压效果相同，但引起眼表改变并无显著差异。Alagöz 等[43]亦发现，尽管曲伏前列素中苯扎氯胺的浓度是贝美前列素的 3 倍，但持续使用贝美前列素 3 个月的患者，其角结膜鳞状上皮化生的平均面积要比同期使用曲伏前列素的患者大。Alm 等[44]对持续使用抗青光眼药物 5 年的开角型青光眼患者进行分析，发现即便使用不含防腐剂的拉坦前列素，患者仍然会出现结膜水肿、充血及虹膜色素沉着等不良反应。因此，部分青光眼药物引起的眼表不良反应与抗青光眼药物本身有关，可能通过影响角结膜上皮化生、结膜充血等影响眼表稳定性，导致患者出现干眼等相关症状和体征。

10.3 如何改善青光眼患者的眼表健康?

- 10.3.1 使用联合制剂，减少用药次数 由于青光眼患者需长期使用滴眼液点眼，部分患者甚至需多种抗青光眼滴眼液联合使用以控制眼压至稳定水平，故在选择降眼压药物时，可尽量选择降眼压效果好、使用次数少的药物，减少患者的眼表损伤。比如前列腺素类药物，其降眼压效果好、半衰期长，每天只需使用 1 次，就可将大部分患者的眼压控制在比较理想的水平。另外，目前使用的联合制剂，如拉坦噻吗、曲伏噻吗、贝美噻吗等，更能在减少使用次数的情况下，较理想地控制眼压。

- 10.3.2 将眼表评估纳入青光眼患者随访的常规项目，并适时辅助使用人工泪液 因青光眼患者大多为中老年患者，其眼表健康状况本身就较差，故在使用抗青光眼药物之前就需对其眼表进行充分评估。对于已经存在眼表不适的青光眼患者，在选择药物时，需将滴眼次数、联合制剂及防腐剂等因素纳入考虑范围，尽可能在有效地降眼压的同时，减少眼表损害。余芬芬等[45]对持续使用拉坦前列素的新西兰白兔进行眼表观察，实验组同时给予聚乙二醇滴眼液，而对照组给予 PBS 溶液点眼，结果发现实验组的眼表损伤较对照组明显改善。故在应用抗青光眼药物过程中，应定期随访眼表。若发现眼表损害出现，轻者可给予人工泪液治疗，无法耐受者则需考虑介入抗青光眼手术。

- 10.3.3 使用不含防腐剂的抗青光眼滴眼液 理想的抗青光眼药物是既对眼表组织损伤轻微又能保持药物活性，或者是不含防腐剂的抗青光眼药物。陶远等[46]通过观察使用含苯扎氯胺的曲伏前列素滴眼液的患者改用不含苯扎氯胺的曲伏前列素滴眼液后的眼表情况，发现更换后，患者的干眼症状减轻，泪膜功能状态改善。目前国外已有不含防腐剂的抗青光眼滴眼液，但由于价格昂贵，在我国还无法大量使用[47]。

- 眼表损伤是长期使用抗青光眼药物不可避免的不良反应，如何在有效地控制眼压的情况下最大限度地减轻眼表损伤，关注青光眼患者药物治疗中的眼表健康，改善患者的生活质量和提高患者的依从性，需要我们进一步的思考和研究[48-49]。

参考文献

[1]　Asrani S, Zeimer R, Wilensky J, et al. Large diurnal fluctuations in intraocular pressure are an independent risk factor in patients with glaucoma [J]. Journal of Glaucoma, 2000, 9(2):134-142.

[2]　Nouri-Mahdavi K, Hoffman D, Coleman A L, et al. Predictive factors for glaucomatous visual field progression in the Advanced Glaucoma Intervention Study[J].Ophthalmology,2004, 111(9):1627-1635.

[3]　李凤鸣主编 . 中华眼科学，第二版 . 北京：人民卫生出版社，2005：1830-1833.

[4]　赵颖 . 眼用 β 肾上腺受体阻滞剂临床应用进展 . 国外医学分册，1998，22：227-233.

[5]　陈祖基主编 . 眼科临床药理学 . 北京：化学工业出版社，2002：239-268.

[6]　Mäenpää J, Pelkonen O. Cardiac safety of ophthalmic timolol[J].Expert Opin Drug Saf,2016,15(11):1549-1561.

[7]　Morales DR, Dreischulte T, Lipworth BJ, et al. Respiratory effect of beta-blocker eye drops in asthma: population-based study and meta-analysis of clinical trials[J].Br J Clin Pharmacol,2016,82(3):814-822.

[8]　sujimoto T, Yamamoto-Honda R, Kajio H, et al. Effectiveness of Prior Use of Beta-Blockers for Preventing Adverse Influences of Severe Hypoglycemia in Patients With Diabetes: An Observational Study[J].Medicine (Baltimore) , 2015,94(39):e1629.

[9]　Bengtsson B, Heijl A. Lack of long-term drift in timolol's effectiveness in patients with ocular hypertension[J]. Invest Ophthalmol Vis Sci,2001,42(12):2839-2842.

[10]　Quigley H A, Friedman D S, Hahn S R. Evaluation of practice patterns for the care of open-angle glaucoma compared with claims data: the Glaucoma Adherence and Persistency Study [J]. Ophthalmology, 2007, 114(9):1599-1606.

[11]　Gelb L, Friedman D S, Quigley H A, et al. Physician beliefs and behaviors related to glaucoma treatment adherence: the Glaucoma Adherence and Persistency Study [J]. Journal of Glaucoma, 2008, 17(8):690.

[12]　Halpern M T, Khan Z M, Schmier J K, et al. Recommendations for evaluating compliance and persistence with hypertension therapy using retrospective data[J]. Hypertension,2006, 47(6):1039-1048.

[13]　U.S. Department of Health and Human Services. The Seventh Report of the Joint National Committee on Prevention, Detection, Evaluation, and Treatment of High Blood Pressure. Complete Report. NIH Publication No. 04 - 5230. Washington, DC: U.S. Department of Health and Human Services, 2004.

[14]　Olthoff C M G, Schouten J S A G, Borne B W V D, et al. Noncompliance with Ocular Hypotensive Treatment in Patients with Glaucoma or Ocular Hypertension: An Evidence-Based Review[J]. Ophthalmology, 2005, 112(6):953-961.e7.

[15]　Schwartz G F, Quigley H A. Adherence and persistence with glaucoma

therapy [J]. Survey of Ophthalmology, 2008, 53(6):S57–S68.

[16] 乔春艳，尹乐，樊文英等. 青光眼患者局部用药依从性及影响因素的调查 [J]. 眼科，2009，18（5）：335–339.

[17] Yang H, Leffler C T. Hybrid dendrimer hydrogel/poly (lactic–co–glycolic acid) nanoparticle platform: an advanced vehicle for topical delivery of antiglaucoma drugs and a likely solution to improving compliance and adherence in glaucoma management [J]. Journal of Ocular Pharmacology & Therapeutics the Official Journal of the Association for Ocular Pharmacology & Therapeutics, 2013, 29(2):166.

[18] Smith M S R. ASIA PACIFIC Glaucoma Guidelines. 2nd Edition Sydney: Scientific Communications International, 2008:25–28.

[19] 梁远波 华闪闪 . 将目标眼压概念贯彻到青光眼临床实践中 [J]. 中国眼耳鼻喉科杂志，2016，16：170–173.

[20] Bhartiya S N D. Ichhpujani P: Manual of Glaucoma. India: Jaypee Brothers Medical, 2015:384–392.

[21] Eg S. Terminology and guidelines for glaucoma. 3rd ed[J]. Savona:Dogma, 2008:117–143.

[22] Robert N. Weinreb M A, Remo Susanna, Ivan Goldberg, Clive Migdal, Jeffrey Liebmann. Medical Treatment of Glaucoma The 7th Consensus Report of the World Glaucoma Association. [J] Kugler Publications, 2010,29.

[23] James D. Brandt, Kenneth Sall, Harvey DuBiner, et al. Six–Month Intraocular Pressure Reduction with a Topical Bimatoprost Ocular Insert: Results of a Phase II Randomized Controlled Study [J]. Ophthalmology, 2016, 123(8):1685–1694.

[24] Ciolino J B, Ross A E, Tulsan R, et al. Latanoprost–Eluting Contact Lenses in Glaucomatous Monkeys [J]. Ophthalmology, 2016, 123(10):2085–2092.

[25] Agban Y, Lian J, Prabakar S, et al. Nanoparticle cross–linked collagen shields for sustained delivery of pilocarpine hydrochloride[J].International Journal of Pharmaceutics,2016, 501(1–2):96–101.

[26] Nagai N, Ogata F, Otake H, et al. Co–instillation of nano–solid magnesium hydroxide enhances corneal permeability of dissolved timolol [J]. Experimental Eye Research, 2017, 165:118–124.

[27] Garcia–Feijoo J, Sampaolesi J R. A multicenter evaluation of ocular surface disease prevalence in patients with glaucoma [J]. Clinical Ophthalmology, 2012, 2012(default):441–446.

[28] Pisella P J, Pouliquen P, Baudouin C. Prevalence of ocular symptoms and signs with preserved and preservative free glaucoma medication[J]. British Journal of Ophthalmology, 2002, 86(4):418.

[29] Jaenen N, Baudouin C, Pouliquen P, et al. Ocular symptoms and signs with preserved and preservative–free glaucoma medications [J]. European Journal of Ophthalmology,2007, 17(3):341–349.

[30] Stewart W C, Stewart J A, Nelson L A. Ocular surface disease in patients with ocular hypertension and glaucoma[J]. Current Eye Research, 2011, 36(5):391-398.

[31] 崇晓霞，朱丹，陆蓓，等 . 抗青光眼药物长期使用对眼表的影响 [J]. 现代生物医学进展，2015, 15（35）：6932-6934.

[32] 余韵，胡玉新，邹霞，等 . 使用降眼压滴眼液对青光眼患者眼表损伤的评估 [J]. 中山大学学报（医学科学版），2015, 36（4）：604-609.

[33] 崇晓霞，李琳 . 长期局部使用抗青光眼药物对眼表结构和功能的影响 [J]. 内蒙古医科大学学报，2017, 39（1）：60-63.

[34] 刘杏，毛真，钟毅敏，等 . 长期使用青光眼药物对眼表的影响 [J]. 中国实用眼科杂志，2009, 27（4）：332-335.

[35] 毛真，刘杏，钟毅敏，等 . 短期局部应用抗青光眼药物对眼表影响的前瞻性研究 [J]. 眼科，2009, 18（1）：46-50.

[36] 魏会宇 . 滴眼剂说明书中防腐剂标注情况分析 [J]. 中国药事，2015（3）：339-342.

[37] Noecker R J, Herrygers L A, Anwaruddin R. Corneal and conjunctival changes caused by commonly used glaucoma medications [J]. Cornea, 2004, 23(5):490-496.

[38] 陶远，王红，乔智 . 毛果芸香碱滴眼对兔眼角膜内皮细胞凋亡作用的影响 [J]. 山东大学学报（医学版），2007, 45（12）：1271-1274.

[39] 谢巍 . 局部应用抗青光眼药物对眼部结构的影响 [J]. 国际眼科杂志，2015, 15(3)：424-427.

[40] 刘杏 . 重视青光眼药物和滤过手术对眼表的影响 [J]. 眼科，2009, 18（1）：6-9.

[41] 赵军梅 . 基质金属蛋白酶（MMP-3）及其抑制剂（TIMP-2）在长期使用抗青光眼药物的结膜 TENON'S 囊中的表达 [J]. 临床眼科杂志，2011, 19（4）：308-312.

[42] Y Kitazawa, P Smith, N Sasaki, et al. Travoprost 0.004%/timolol 0.5%-fixed combination with and without benzalkonium chloride: a prospective, randomized, doubled-masked comparison of safety and efficacy[J]. Eye, 2011, 25(9):1161.

[43] Alagoz G, Bayer A, Boran C, et al. Comparison of ocular surface side effects of topical travoprost and bimatoprost[J]. Ophthalmologica, 2008, 222(3):161-167.

[44] Alm A, Schoenfelder J, Mcdermott J. A 5-year, multicenter, open-label, safety study of adjunctive latanoprost therapy for glaucoma [J]. Arch Ophthalmol, 2004, 122(7):957-965.

[45] 余芬芬，钟毅敏，李媚，等 . 聚乙二醇滴眼液对拉坦前列素眼表毒性的中和作用 [J]. 中华实验眼科杂志，2013, 31（3）：227-232.

[46] 陶远，刘英 . 不含苯扎氯铵的曲伏前列素滴眼液对患者干眼症状及泪膜质量的影响 [J] 眼科，2015（3）：153-155.

[47] Hommer A. A review of preserved and preservative-free prostaglandin

analogues for the treatment of open angle glaucoma and ocular hypertension [J]. Drugs of Today, 2010, 46(6):409.

[48] 吴玲玲. 重视局部抗青光眼药物对眼表的影响 [J]. 眼科，2015（3）：149-151.

[49] 贺翔鸽. 重视长期局部应用抗青光眼药物对眼表组织的损伤 [J]. 中华眼科杂志，2011，47（2）：101-104.

第二节 青光眼的激光治疗

1. 青光眼激光治疗有哪些种类?

- 青光眼的激光治疗包括 YAG 激光周边虹膜切除术、激光周边虹膜成形术、氩激光小梁成形术、选择性激光小梁成形术、二氧化碳激光巩膜切开术、经巩膜睫状体光凝术、内镜下睫状体光凝术等。

2. 青光眼激光治疗的作用机制是什么?

- 激光治疗具有良好的安全性和准确性,在青光眼预防、治疗过程中发挥着越来越重要的作用,应用也越来越广泛。激光治疗在不同类型青光眼中的作用机制各不相同,根据降低眼压的机制不同,可分为解除房水引流障碍和破坏睫状突减少房水生成两大类[1]。

2.1 青光眼预防和治疗常用的激光有哪些?

- 目前已有多种激光被成功用于眼部疾病和青光眼的防治。这些激光由于波长和能量不同,在眼部组织中产生的效应和作用也不同,甚至同一种激光在不同组织结构中的激光效应也不尽相同。一般来说,短波长激光的激光光子比长波长的激光携带有更高的能量。以下是眼部常用激光的波长及颜色(表 9-3)。

表 9-3 眼部常用激光、波长(nm)及颜色

激光名称	波长(nm)	激光颜色
二氧化碳(CO$_2$)	10 800	远红外线
铒激光(Erbiμm)	2940	红外线
钬激光(Holmiμm)	2100	红外线
Nd:YAG 激光	1064	红外线
二极管激光(Diode)	800~810	红外线
氪激光(Krypton)	647	红色
倍频 Nd:YAG 激光	532	绿色
氩激光(Argon)	514.5	绿色
氩激光(Argon)	488	蓝色
准分子激光(Excimer ArFl)	193	紫外线

2.2 激光治疗的物理学原理是什么?

- 激光是通过一定频率的光子来传递能量的。激光通过介质照射到眼部组织后会发生以下几种情况:
- (1)一部分光子会被光滑的眼组织反射回激光机;

- （2）一部分被靶组织散射离开组织；
- （3）一部分进入眼部组织时在组织内分散掉，并未进入靶组织或部位；
- （4）被靶组织成分吸收；
- （5）通过靶组织但未被吸收。只有被组织吸收的这一部分光子能够产生作用。
- 激光被组织细胞成分吸收后会导致后者的分子和原子出现一系列激光反应。如果激光照射是缓慢持续的，靶组织以热反应为主，激光照射部位温度在 55~85℃时，主要起到光凝固作用，使蛋白质发生变性。当组织温度达到 90~100℃，因为水分子达到沸点，会导致组织细胞裂解。当温度超过 100℃，组织细胞会烧焦、碳化，甚至变成蒸汽。激光热效应是目前眼部激光治疗最常用的作用原理之一。
- 如果将激光光子短时内聚焦在一个极小的点上，靶组织表现为光裂解，激光虹膜切开术和激光后囊切开术所用的正是 Q 开关激光的光裂解效应。Q 开关可以将激光的能量聚集到瞬间击发，实现在极短的时间内对激光光子的发射操作。在激光激发的瞬间可以看见靶组织出现"爆破"的现象，被击打部位出现裂开和分离现象。短波长蓝色和紫外线激光具有较高的能量可以打断分子之间的连接，使靶组织细胞瞬间"汽化"并蒸发，这种激光效应是准分子激光的治疗原理。

2.3 解除房水引流障碍青光眼激光治疗有哪些？

- 解除或改善房水引流障碍是青光眼治疗的重要策略之一，通过改善房水的内引流或外引流均有助于降低眼内压，从而起到预防和治疗青光眼的作用[2]。
- 2.3.1 解除内引流障碍青光眼激光治疗（Laser Treatment for Internal Flow Block）
- （1）激光周边虹膜打孔术（Laser Peripheral Iridotomy，LPI）
- 激光周边虹膜打孔术（LPI）因其良好的安全性和效果基本已经取代周边虹膜切除术，成为解除瞳孔阻滞最常用的治疗手段。适用于所有瞳孔阻滞引起或相关的闭角型青光眼和可关闭房角，已经成为青光眼专业最常用的激光治疗之一。LPI 操作简单，对有经验的医生来讲，几乎可以达到 100% 成功，尤其选择用 Nd：YAG 激光来做 LPI 时。
- ① LPI 的适应证是什么？
- LPI 的适应证包括以下情况：
- 急性闭角型青光眼；
- 伴有周边虹膜前粘连的慢性闭角型青光眼；
- 有典型间歇性发作史和发作症状的闭角型青光眼；
- 无晶状体眼或人工晶状体眼瞳孔阻滞；
- 具有急性青光眼发作体征的窄房角；

- 窄房角同时具有对侧眼急性闭角型青光眼发作史，周边虹膜切除术虹膜未完全切穿者；
- 晶状体脱位或半脱位伴有可关闭房角时；
- 前房型人工晶状体植入者；
- 真性小眼球；
- 玻璃体切割及硅油充填术后引发瞳孔阻滞；
- 激发试验阳性的窄房角患者；
- 混合机制青光眼药物治疗不能有效降低眼压或者不能将眼压降低至目标眼压水平，但尚无滤过性手术指征时。
- 下列情况可作为 LPI 的相对适应证：
- 尽管没有任何临床表现，但房角极度狭窄；
- 因为距离较远或者经常出差不能及时复诊或就医的年轻窄房角患者；
- 房角镜检查发现有虹膜 - 小梁网接触的窄房角。
- ② LPI 选用什么样的激光来做？
- 可以用来做 LPI 的激光有 Nd：YAG 激光、氩激光和固体激光。Nd：YAG 激光的穿透力强，尤其对深色虹膜的人群具有无可比拟的优越性，是医生选用最多的一种激光。氩激光和固体激光通过"光热效应"来烧灼、溶解虹膜并使之穿孔，对较厚的深色虹膜如亚洲人，有时候难以穿透，因其常导致虹膜基质层碳化、变硬，阻碍了后续激光能量穿透。
- ③ 不同激光做 LPI 的参数如何设置？
- 初学 LPI 的医生时常对 LPI 的参数设置感到困惑，因为不同的老师所采用的参数设置不同，甚至不同的教科书所查到的数据也不尽一致。的确，LPI 的参数设置具有很多的"经验"成分，可能同一批患者，有经验的大夫所使用的参数都可能不一致，因为患者的虹膜颜色和厚度不一样。激光参数设置之所以存在如此大的变化据于以下几个因素：一、激光发射器的能量会随着使用期限和频次的增加出现衰减现象，新的激光机往往有更好的能量，基本与设置参数相符，而旧的机器实际输出能量可能比仪表盘的数值更低；二、在临床实际应用中，不同虹膜颜色、厚度不同，对激光能量的吸收程度也不尽相同。所以理想的方法，尤其此前未曾用过的激光机应该先在纸片上试打几次，以确定激光的能量输出情况，然后再开始激光治疗。通常，如果选择单脉冲，Nd：YAG 激光能量可以从 2~5mJ 开始，新的机器基本可以满足 LPI 的操作。如果感觉能量不够，可以逐渐增加能量，直至可以听见爆破音。如果选用多脉冲（一般有 2 和 3 脉冲），激光能量选择可以稍降低，选择 1~3mJ，这时候一次激发会同时发出 2 或 3 倍设置能量，对于有经验的医生可以提高工作效率，减少击打次数和做 LPI 的时间。
- 由于工作原理不同，用氩激光或者固体激光的参数设置大不一样。以氩激光为例，一般设置高能量、低曝光时间和小光斑，从而达到使组织

"融化"的目的。如果时间一旦过长，会出现烧灼部位"碳化"，则后续的激光再难穿透到色素上皮层，失败的可能性极大。此时，可能需要更换部位，或者用 Nd：YAG 激光在同一部位继续打孔。氩激光 LPI 开始激光参数设置为能量 600~1000mW，光斑直径 50μm，曝光时间 0.02~0.05s。色素上皮层破裂后，可以看见一团包含色素的液体从激光孔向前房内涌入。

- 无论采用何种激光，应当确保激光孔的直径达到 0.2mm 以上，以确保解除瞳孔阻滞的作用，并防止激光孔闭合。

- ④ YAG 激光周边虹膜切除术激光孔多大就可以？

- YAG 激光周边虹膜切除术激光孔理想的大小在 300~500μm[3]，实际激光时，瞳孔缩小后直径约 0.5~1mm，因此激光孔理想的大小为较缩小的瞳孔稍小，并且能使激光眼周边前房较未激光的对侧眼加深。

- ⑤ LPI 术后常见的并发症包括哪些？

- 虹膜炎症反应：术后滴用糖皮质激素或者非甾体类消炎药物有助于避免或减轻炎症。

- 眼压急剧升高：常规在 LPI 术后观察一小时，并测量眼压。在眼压升高时给予相应处理。

- 角膜内皮或角膜基质层损伤：因为焦点移动，导致角膜损伤，多数能够自愈，无须特殊处理。

- 晶状体损伤：用氩激光或固体激光做 LPI 时可能导致晶状体灼伤，但研究表明，这类灼伤导致的晶状体局部混浊不会发展。相比而言，Nd：YAG 激光所引起的晶状体损伤极少。

- 前房出血：LPI 治疗时常会碰到小量出血，术中可以用激光镜子轻压眼球帮助止血。在没有激光镜的情况下，可以让患者轻闭双眼，然后通过眼睑压迫眼球达到止血的目的。对极少数有凝血障碍的患者，LPI 可能引起大量的前房积血，需要请内科会诊，改善凝血功能，同时处理前房积血。

- 视网膜灼伤：用氩激光或者固体激光做 LPI 时候，如虹膜已经开口，尽可能避免靠近开口激发，因为激光可能通过 LPI 开口直径击打在周边视网膜上。周边视网膜激光灼伤目前尚无严重后果报道，无须特殊处理。

- LPI 激光孔闭合：较小的 LPI 孔有时候会闭合，导致 LPI 失败。一旦发现 LPI 孔闭合可以在原位再次打孔，并确保激光孔直径大于 0.2mm。也可以另选地方做 LPI。

- LPI 失败：对虹膜较厚的患者，激光能量不能完全穿透，有时候会导致虹膜打孔失败。这时候需要患者在 1~3 天后复诊，做第二次治疗。但对处于急性闭合型青光眼发作期的患者，如果初次 LPI 治疗失败，应该考虑手术治疗，而不是等待第二次激光治疗，除非已经确定房角已经开放。

- ⑥ LPI 术中出血发生率如何？

- Michael Waisbourd 等 [4] 报道了 132 只眼睛在行 LPI 后的术后效果中

提到，前房积血的概率为 3%；Shani Golan 等[5]报道的 LPI 术后前房积血的发生率为 34.6%。还有报道在 LPI 术后立即前房出血的概率可达 30.7%。国内报道出血的发生率与国际相似。岳金良[6]进行了 Nd：YAG 激光周边虹膜切除术治疗原发性闭角型青光眼的疗效观察的报道中虹膜出血的发生率为 31.92%（30 眼）。姚迅[7]等人报道术中虹膜出血的发生率为 35.2%（19 眼）。然而，在药物难控制急性闭角型青光眼患者中 YAG 激光周边虹膜切除术中虹膜切口出血的比例可能会相对更高，为 87.9%（109 眼）。

- ⑦ LPI 术中发生出血的风险因素有哪些？
- Shani Golan 等[5]分析了既往研究中 LPI 术后出血的相关因素，常见的是虹膜炎、眼压高和之前曾有过前房积血；风险因素包括年龄、虹膜的颜色及能量的大小，年龄越大出血风险越高，这和其他研究中高龄人胃肠道出血及阴道出血的概率高是一致的，说明年龄是独立的危险因素；虹膜颜色越暗，需要的能量越大，术后前房出血的概率越大。
- ⑧ LPI 术中出血量大吗？
- 一般 LPI 术后为极少量附着在击射孔周围的出血，或者丝样、小瀑布样出血；可通过闭眼或加压眼睛使眼球受压而止血，一般用药治疗 2~3 天均可吸收。严重的前房积血根据 Oksala 的分类法，前房积血量不到前房容积的 1/3，位于瞳孔缘之下者为 I 级；占据前房容积的 1/2，超过瞳孔下缘者为 II 级；超过前房容积的 I/2，甚至充满整个前房者为 III 级。
- ⑨ LPI 术中严重出血时如何处理？
- 如激光伤及虹膜小动脉，前房出血可以很严重，灌满前房，视力下降，眼压升高。处理方法如下：
- 体位：半坐卧位。加压包扎患眼，限制眼球活动，一般包扎不超过 1 周。
- 早期服用止血药物如安络血、云南白药等，并加用维生素 C 口服。
- 降眼压药物的应用：当眼压高于 24mmHg 时，应用 β 受体阻滞剂及碳酸酐酶抑制剂，当严重的眼压升高，局部用药的情况下还高于 35mmHg，需要静脉滴注甘露醇，在使用脱水剂时要注意全身情况，特别是肾脏。
- 散瞳剂的应用：一般主张既不散瞳也不缩瞳，但是如果出现了虹膜睫状体炎，发生了虹膜轻度后粘连，则使用短效散瞳剂，局部及全身使用皮质类固醇。
- 有以下情况之一者，应做前房冲洗术或凝血块切除术：角膜血染；出血量较大超过 1/2 前房体积，经保守治疗 8 天内不能吸收或伴有眼压高者；眼压持续高于 50mmHg 大于 4 天；前房积血体积超过 3/4 并且眼压高于 25mmHg。
- （2）激光虹膜成型术或激光房角成型术
- 激光虹膜成型术和激光房角成型术是指通过激光治疗达到开放关闭的房角或者改善房角狭窄的目的，目前主要激光治疗为氩激光周边虹膜成型术（Argon Laser Peripheral Iridoplasty，ALPI）[8]。

- ① 什么是 ALPI？
- ALPI 是利用激光热收缩效应，使激光斑照射部位及周边虹膜收缩、变薄，从而起到加宽房角、改善房水引流的目的。
- ② 什么样的人适合做 ALPI？
- 氩激光周边虹膜成型术的适应证包括[9]：
- 药物治疗无效的急性房角关闭；
- 激光周边虹膜打孔术后持续性虹膜 – 小梁网贴附，如高褶虹膜或者高褶虹膜综合征；
- 慢性贴附性房角关闭；
- 晶状体源性房角关闭；
- 激光小梁成型术后所引发的虹膜前粘连或房角关闭；
- 真性小眼球合并房角狭窄或者房角关闭；
- 人工晶状体植入术后瞳孔阻滞所引发的浅前房和房角关闭，联合瞳孔缘成型术；
- 前葡萄膜炎所导致的急性房角关闭。
- ③ 谁不适合做 ALPI？
- ALPI 对屈光介质的透明度有一定要求，混浊的屈光介质不仅影响激光的瞄准，而且可能引起部分激光能量被混浊的屈光介质（通常是混浊的角膜）吸收，导致角膜灼伤，而到达虹膜的激光能量却不够，导致治疗效果降低。ALPI 的禁忌证包括如下情况：
- 角膜严重水肿或者混浊者；
- 无前房的患者；
- 粘连性房角关闭；
- 严重角膜内皮失代偿；
- 患者不能有效配合。
- ④ ALPI 操作如何进行？
- 签署知情同意书之后的准备：
- 激光治疗前 1 小时滴 1%~4% 的毛果芸香碱眼药水缩瞳，使虹膜张力增加并变薄，开始前 15~30 分钟滴溴莫尼定眼液有助于避免术后眼压急剧升高，同时减少虹膜出血，局部表面麻醉，角膜有水肿时可用甘油滴剂减轻水肿，让患者在激光机前坐好；放置激光镜：在激光镜角膜面涂抹耦合剂（Abraham 或者 Wise 镜都可以），然后后置激光镜于结膜囊内；将瞄准激光对准最周边虹膜表面，避开可以看见的血管。任何时候，激光烧灼部位避免与角膜内皮相贴附的虹膜面上，避免角膜内皮灼伤。
- 激光参数设置：采用大光斑（直径 200~500μm），较长曝光时间（0.2~0.5s），低能量（200~400mW）。周边虹膜 360° 范围烧灼

20~24 个点（两个相邻激光斑之间间隔 1.5~2 个光斑直径）。激光烧灼时以看见虹膜组织收缩为宜，如果出现气泡或者激光烧灼部位变黑、碳化，提示能量过高；如果没有看到明显的虹膜收缩，需要适当加大激光能量。

- ⑤ ALPI 治疗可能的意外及并发症
- 早期的损伤及并发症：角膜上皮擦伤、角膜烧伤、虹膜出血、前房积血、晶状体损伤、短暂视物模糊及眼压急剧升高。
- 后期常见并发症包括：虹膜炎症、虹膜萎缩、虹膜前后粘连、角膜内皮失代偿、白内障形成或者加重。
- ⑥ ALPI 治疗后多长时间复查一次？
- ALPI 治疗 1 小时后常规测量眼压，排除有无早期眼压骤然升高，常规滴用糖皮质激素眼药水以控制虹膜炎症。如果 1 小时后眼压有升高，应该根据眼压高低给予相应处理。ALPI 治疗后极少有眼压升高达 40mmHg，而且都呈现短期、一过性等特点，药物治疗能够有效降低眼压。术后 1~2 周复查，是否存在虹膜炎症及术后高眼压，并行房角镜检查评价前房角开放情况，以及是否存在周边虹膜前粘连。激素和降眼压眼药水在接下来的数周内依据炎症反应程度及眼压水平逐渐停药。
- 2.3.2 解除外引流青光眼激光治疗
- 激光外引流青光眼治疗主要指激光小梁成型术。除氩激光外，固体激光和二极管激光均可以用于激光小梁成型术。研究表明，不同激光的术后效果不尽相同，以氩激光的早期降眼压效果最为明显。
- 激光小梁成型术具体降眼压机制尚未完全阐明。可能的机制包括：高能量（1000mW）激光斑照射色素小梁后导致该部位组织细胞向激光斑中心收缩，360°范围照射后，可使小梁网最内层机构与外层分离，加大了小梁网网孔和房水引流间隙。另外，激光照射后小梁网内基质降解酶活性增加，从而加速了小梁网内蛋白聚糖的降解，导致小梁网网孔增大，有利于房水引流。
- （1）什么是氩激光小梁成型术（Argon Laser Trabeculoplasty，ALT）？
- 采用小光斑（直径 50μm），高能量（400~1000mW），曝光时间为 0.1s。激光能量以看到明显的激光反应为宜，正常色素小梁网可以从 400~500mW 能量开始调试，并以每次 100mW 的幅度增加，直至光斑处小梁组织出现"漂泊反应"或者刚刚出现小气泡。对色素浓密的小梁网组织，需要适当调低激光能量。
- 当小梁色素极少时，通常需要医生先确定睫状体带的前界和 Schwalbe 线，小梁组织的中心应该介于这两者中间。与此同时，确定巩膜嵴的位置，有助于确定色素小梁和激光治疗部位。激光烧灼位置以色素小梁中间为佳。相邻光斑之间间隔 3°~4°，每个象限 20~25 个点即可。理想的情况是先做 180°范围，4~6 周后复诊。如果眼压达到目标眼压水平，不再考虑另外 180°范围,如果眼压不够低,则继续做剩余 180°激光治疗。

- ALT 治疗后当天和术后第一天应该密切随访,防止眼压骤然升高,以及虹膜炎症出现。术前术后抗青光眼药物继续使用,直到 4~6 周后复诊,根据眼压情况调整青光眼用药。

- (2)什么是选择性小梁成型术(Selective Laser Trabeculoplasty,SLT)?

- 与 ALT 不同,SLT 采用低能量(0.2~1.7mJ)极短时间(3~10ns)的 Q-开关倍频 Nd:YAG 激光对小梁网进行照射,光斑直径设为 400μm,几乎可以覆盖整个房角结构。由于激光照射时间极短,仅仅几个纳秒,所以仅对包含有色素颗粒的细胞起作用,而其他不含色素的组织和细胞将不受影响。

- 通常从 0.8mJ 开始,如果可以看到类似 ALT 那样的气泡,则减低 0.1mJ直到仅能见到极小的气泡。相反,如果没有看到气泡,则应增加激光能量,直到小量气泡出现。通常 180°范围需要 50 次均匀照射,360°范围为 100 个激光光斑。一个特殊的情况是色素性青光眼(Pigmentary Glaucoma,PG),由于房角大量的色素颗粒可以吸收激光能量,导致激光能量在整个小梁网内弥散,容易引起术后高眼压,因此,色素性青光眼应当分次进行,一次只做 90°范围,并尽可能减少激光能量,不一定要见到气泡。

- SLT 降眼压机制没有完全阐明,包括以下理论:一种理论认为 SLT 照射导致小梁柱牵拉,使小梁网孔直径增加;另一种观点认为,SLT 促进了治疗部位某些化学介质释放,并导致小梁内皮细胞的复制,增加了吞噬作用。多数学者认为,两种作用机制同时存在。

- (3)ALT 和 SLT 术前需要做什么准备?

- 一般在激光治疗之前 30 分钟到 1 小时需要用 1%~2% 的毛果芸香碱滴眼液滴术眼一次将瞳孔缩小,使房角充分暴露,有利于激光治疗操作,同时还有助于预防激光治疗后眼压升高。0.2% 的溴莫尼定滴眼液是防止术后高眼压更有效的预防措施,可在激光治疗前 15~30 分钟滴用。

- (4)ALT 和 SLT 术后需要做什么处理?

- ALT 和 SLT 治疗结束后常规滴用 1% 泼尼松龙滴眼液一滴,减轻炎症反应,术后两小时重复一次,或者改为一天四次。术后 1 小时和第二天均需复诊,并测量眼压,并根据眼压情况决定是否调节青光眼用药。如果炎症反应不重,眼压不高,1% 泼尼松龙滴眼液在激光治疗后第四和第五天改为一天两次,第六天停药。

- ALT 和 SLT 术后 1 个月和 3 个月各复诊一次,期间抗青光眼用药暂时不变。因为 ALT 最多降眼压幅度需要等到 6 周,SLT 最大降压幅度则需3 个月。医生需要等到最大降压幅度出现后,再决定是否及如何减少青光眼用药。

- (5)什么情况下不适合做 ALT 和 SLT?

- 不适合做 ALT 和 SLT 的情况包括：房角和小梁网暴露不充分、屈光介质混浊、房角关闭、角膜水肿、葡萄膜炎性青光眼、先天性青光眼，以及年龄小于 35 岁的开角型青光眼。此外，炎症性青光眼和降压幅度要求比较高的青光眼（要求降压幅度大于 7~10mmHg）应谨慎使用。
- 房角色素较多，尤其 ALT 失败的病例被视为 SLT 的禁忌，因为 SLT 常导致激光治疗术后眼压升高。
- 对后房型人工晶状体眼，ALT 和 SLT 可能具有 POAG 类似的降眼压效果，但无晶状体眼开角型青光眼的降眼压效果会稍稍差一些。
- （6）ALT 和 SLT 激光治疗后常见的并发症有哪些？
- 激光小梁成型术（ALT 和 SLT）是很安全的治疗手段，并发症较少而且轻，最常见的并发症是激光治疗后一过性短暂眼压升高，占到所治疗患者的 50%。其他常见的并发症有角膜上皮擦伤、角膜内皮损害、瞳孔散大、前房积血、虹膜灼伤、虹膜炎症、虹膜前粘连、术后视力下降、小梁网损伤、屈光度改变、黄斑囊样水肿。值得注意的是，1.5%~3% 的患者在 ALT 和 SLT 之后会出现持续眼压升高，所以在治疗之前需要与患者有充分的交流和沟通。
- （7）什么是准分子激光小梁切开术（Excimer Laser Trabeculostomy，ELT）？
- 准分子激光小梁切开术是采用激光切削的方法，准确切除部分 Schlemm 管内壁，从而达到降低房水引流阻力、降低眼压的目的。最常用的是 308nm 准分子激光，采用短脉冲（80ns），通过激光导管进入前房，通过房角镜或者内镜将激光头对准色素小梁部位，准确切除 Schlemm 管内壁及邻管组织，使 Schlemm 管与前房沟通。术中需要做前房穿刺并注射黏弹，并在治疗结束后清除黏弹。
- （8）什么是激光巩膜切开术？
- 利用激光的切削原理，可以做到准确地切削深层巩膜及 Schlemm 管外壁，从而达到改善外引流和降低眼压的作用。有研究表明，对初次滤过手术失败的患者，激光巩膜切开术可以起到良好的降眼压效果。目前已有多种激光被用于激光巩膜切开术。
- （9）什么是激光断线技术？
- 在不切开结膜的前提下，采用激光能量将小梁切除术后巩膜的缝线"熔"断，从而起到调节外引流的作用。常用氩激光，能量设置 200~1000mW，光斑直径 50~100μm，曝光时间 0.02~0.15s。原则上，激光断线一次只断一根，并密切观察术后前房及眼压情况，以及结膜是否受损及渗漏。同时拆除两根缝线有可能导致滤过过强及浅前房。如果激光断线后滤过仍然不够，可以在 1~2 天后拆除另一根缝线。
- （10）激光外引流重新开放术
- 小梁切除术后或者非穿透小梁手术（Non-penetrating Trabecular Surgery，NPTS）后，结膜瓣下瘢痕组织形成导致巩膜瓣处外引流受阻，或者虹膜嵌顿在内引流口都比较常见，是滤过性手术失败的重要原因。滤过手术后早期瘢痕化可以通过激光治疗来尝试将堵塞的引流口重新开放，起到改善引流、延长手术成功时效的目的。氩激光和 Q 开关 Nd：YAG 激光均在此使用，通过 Goldman 三面房角镜或者激光房角镜来实施治疗。

- 氩激光参数为光斑 50~100μm，能量 300~1000mW，曝光时间 0.1~0.2s。如内引流口被虹膜堵塞，激光斑可置于虹膜 – 巩膜粘连部位的一侧。如果粘连不是很牢，激光斑收缩后可以将其从内引流口"拉"下。Nd：YAG 激光也可以用来解决类似问题，能量设置为 2~4mJ，通过房角镜将覆盖在内引流口的膜状物击穿，恢复或扩大房水外引流。非穿透小梁手术滤过不够时，可以采用 Nd：YAG 激光将残余的狄氏膜打穿，以增加引流，但事先应在引流口相应部位做激光周边虹膜打孔，避免狄氏膜打开后引流增加导致该部位虹膜嵌顿。

- 激光外引流重新开放术可以立即降低眼压，也可能需要等待 1 天后才出现眼压降低。术后指压按摩眼球，一天 3~4 次有助于达到良好的降眼压效果。滤过泡的隆起是激光治疗之后引流增加、眼压下降的常见佐证。激光外引流重新开放术能够起到的作用可能有限，但治疗过程简单、安全，在具有适应证的病例中值得一试。

- 2.3.3 减少房水生成的青光眼激光治疗

- 激光睫状体光凝术通过破坏睫状上皮、基质或者其血液供应来达到减少房水分泌、降低眼压的作用。其减低眼压的作用明显，但不良反应也很大，包括术后疼痛、炎症、出血、视力下、低眼压，甚至眼球萎缩。也有小部分患者治疗后眼压不降反升。因此常作为青光眼治疗的最后选择。

- 1064nm 波长的 Nd：YAG 激光和 810nm 二极管激光均可用于睫状体光凝术。激光睫状体光凝术即可以通过经巩膜途径，也可通过内镜途径进行。内镜途径是在直视下进行，能够确保激光对准睫状突，但由于要经过前房，多数时候只能在白内障手术之后进行。

3. 经巩膜外睫状体光凝术的原则

3.1 手术原理

- 此手术是利用激光对睫状体进行凝固、破坏，使房水生成减少以降低眼压的一种方法，该方法为破坏性手术，因此会引起疼痛、炎症、低眼压、玻璃体积血及视力下降等并发症，一次性手术成功率从 59%~74.2% 不等；一般采用半导体二极管激光，将激光光导纤维探头置于角膜缘后 1.5~2mm 处的球结膜及巩膜上进行治疗，激光能选择性作用于睫状突，通过激光的热效应发挥作用，造成睫状体的色素上皮、无色素上皮、基质及血管的凝固性坏死，使睫状体上皮表面积减少、睫状体萎缩、房水生成减少，可能也增加葡萄膜、巩膜通路房水排出。

3.2 适应证

- 各种难治性青光眼（绝对期青光眼、新生血管性青光眼、与硅油填充有关的继发青光眼、外伤性青光眼、角膜移植术后青光眼、无晶状体眼或人工晶状体眼青光眼、青少年性青光眼等），无视力或无视力恢复可能，无手术机会或无手术价值，疼痛感剧烈，全身情况差，无法耐受常规手术者。

3.3 禁忌证

- 残存的视功能在患者生活中仍起主要作用时，不能轻易选择睫状体破坏性手术；无痛苦症状的青光眼；尚可选择其他抗青光眼手术的青光眼。

3.4 相对禁忌证

- 治疗具有视力下降风险，视力大于 0.3 的患眼需谨慎对待。

3.5 注意事项

- （1）宁少勿多，光凝范围通常为 180°~270°，最多不应超过 3 个象限，避免手术后造成眼球萎缩；
- （2）可对光凝范围内睫状体行二次甚至多次光凝治疗，一次无效时可间隔 2~4 周后重复光凝，但仍要保留非光凝区；
- （3）光凝时建议避开 3 点、9 点位，减少阻塞睫状长血管、减少造成前部缺血的可能性。

3.6 内窥镜下睫状体光凝术的优缺点?

- 优点：与经巩膜睫状体光凝术相比较[10,11]，内镜睫状体光凝术定位准确，能直视组织反应情况，调整输出能量。此方法既能提高成功率，又能避免对周围组织的损伤，尤其适用于睫状体位置、形态异常的患眼。手术操作时间短，能量使用少，患者疼痛感轻，手术后炎症反应轻微；并且可以与白内障或者玻璃体切除手术同时进行，手术并发症相对小。
- 缺点：与经巩膜睫状体光凝术，内镜下睫状体光凝术增加了晶状体损伤、悬韧带断裂及眼内操作相关的风险，如视网膜脱离、眼内炎等。另外，设备费用高，在有晶状体眼操作困难，学习曲线较长[12]。

4. 经巩膜睫状体光凝术治疗青光眼出现巩膜溶解如何处理?

- 半导体激光的波长多采用 810nm，由于睫状体色素组织对波长为 810nm 的激光有较强选择性吸收，这一波长的激光在拥有足够组织穿透力的同时产生的并发症较少，同时又由于半导体激光器还拥有体积小、价格相对便宜、携带方便、操作简单等优点，使得近 20 年来成为眼科临床治疗难治性青光眼的一个新选择[13]。
- 半导体激光系统通常采用特殊的 G- 探头，产生波长为 810nm 的激光，其光束直径为 600μm。这种探头能将光纤顶端准确地定位于角巩缘后 1.2mm 处，其略突出的光纤顶端和特殊的弧形设计更符合治疗的需要。激光功率一般为 1.5~2.5W，以恰好能听到爆破声为准。激光照射时间为 1.5~2.5s。光纤顶端接触角巩缘后 1.2mm，即睫状体所在处。治疗范围从 180°~360°不等。多数学者认为，在治疗时应避开 3 点和 9 点位的睫状长神经及其同名血管所在处，可分次或重复多次治疗[14]。

- 巩膜穿孔及溶解是十分少见的并发症，常见于巩膜相对较薄的患者或多次反复手术的患者[15]。比如曾经作过某些内眼手术（如白内障或青光眼手术），尤其是某些先天性青光眼患者如果反复手术容易发生。手术前即应测量上述患者眼球的巩膜厚度，对于较薄的巩膜，激光能量减少 40% 即可达到使睫状体光凝的效果。有报道在一例白内障术后患者的治疗过程中出现巩膜穿孔，术中见房水外流，显微镜观察证实巩膜有一圆形穿孔伤，同时有结膜烧伤。因此，建议对只有正常巩膜厚度的 l/2~l/3 的巩膜较薄的患者，可将激光能量降低 40%~50%，同时，在治疗过程中探头对眼部的压力不宜过大。
- 对于已经发生巩膜穿孔及溶解的患者，异体巩膜修补术是最佳选择。在常规消毒以后，沿角膜缘分离结膜至穿孔或溶解区域，保留好结膜组织，部分剪除或还纳暴露于巩膜外的眼球组织，将修剪合适大小的异体巩膜组织覆盖于巩膜穿孔或者溶解区，异体巩膜组织的边缘要略大于巩膜穿孔或者溶解区，间断缝合异体巩膜组织于巩膜基质层，然后将结膜组织覆盖于巩膜表面。

参考文献

[1] 王超，赵静，李海洋. 原发性青光眼激光治疗效果的进展 [J]. 中外医学研究，2016, 14（5）：157-158.

[2] 金家炽，孔令训，胡铮. 青光眼的激光治疗 [J]. 国际眼科学纵览，1983（3）.

[3] 刘爱华. 激光周边虹膜成形术及激光周边虹膜成形联合虹膜切除术的研究 [D]. 天津医科大学，2002.

[4] Waisbourd M, Shafa A, Delvadia R, et al. Bilateral Same-day Laser Peripheral Iridotomy in the Philadelphia Glaucoma Detection and Treatment Project.[J]. Journal of Glaucoma, 2016, 25(10):e821.

[5] Golan S, Rosenfeld E, Shemesh G, et al. Original and generic latanoprost for the treatment of glaucoma and ocular hypertension: Are they really the same?[J]. Clin Exp Pharmacol Physiol, 2015, 42(2):220-224.

[6] 岳金良. Nd：YAG 激光周边虹膜切除术治疗原发性闭角型青光眼的疗效观察 [J]. 中国农村卫生，2016（22）：84-84.

[7] 姚迅，龚毅. Nd：YAG 激光周边虹膜切除术的疗效观察 [J]. 现代诊断与治疗，2013, 24（1）：201-202.

[8] 周少博，胡群英. 激光周边虹膜成形术治疗青光眼最新进展 [J]. 中国实用眼科杂志，2005, 23（11）：1155-1156.

[9] 谢成益，周波，王道升，等. 激光周边虹膜成形术在眼科的应用 [J]. 中华眼外伤职业眼病杂志，2009, 31（1）：78-80.

[10] Beckman H, Kinoshita A, Rota AN, et al. Transscleral ruby laser irradiation of the ciliary body in the treatment of intractable glaucoma[J]. Trans Am Acad

Ophthalmol Otolaryngol, 1972, 76:423-436.

[11] ScottA,PastorMD. Cyclophotocoagulation: a report by the American Academy of Ophthalmology[J]. Ophthalmology, 2001,108: 2031-2038.

[12] Ataullah S, BiswasS. Long term results of diode laser cycloablation in complex glaucoma using the Zeiss Visuals Ⅱ system[J]. Br J Ophthalmol, 2002,86: 39-42.

[13] Schlote T, Derse M. Transscleral diode laser cyclophotocoagulation for the treatment of refractory glaucoma secondary to inflammatory eye diseases[J]. Br J Ophthalmol, 2000, 84:999-1003.

[14] Sabri K, Vernon SA. Scleral perforation following transscleral cyclophotocoagulation[J].Br J Ophthalmol, 1999, 83: 502-503.

[15] Parma DJ, Cohen J. Transscleral diode laser cyclophotoeoagulation on autopsy eyes with abnormally thinned sclera[J].Ophthalmol Surg Lasers, 1997, 28:495-500.

第三节 青光眼手术治疗

1. 小梁切除术中不同结膜瓣对手术结果是否有影响?

1.1 以角巩膜缘为基底的结膜瓣

- 手术更简单、快速；会形成比较弥散、比较靠后的滤过泡；动用了较少的解剖位置，留有更多的地方可以抗纤维化治疗；更方便应用和拆除可调整缝线。

1.2 以穹隆部为基底的结膜瓣

- 术后结膜渗漏的概率更低；因为房水的引流更常见囊性和厚壁的滤过泡；更易伤及上直肌[1]。
- 目前研究证据表明[2-5]，两种结膜瓣的降眼压幅度、减少用药的数量、术后成功率及并发症是相似的，对于小梁切除术来说，两种结膜瓣都是安全可靠的，但是以角膜缘为基底的结膜瓣的小梁切除术后浅前房的发生风险要高。

2. 巩膜瓣大小和厚度对降压效果有什么影响?

- 在小梁切除术中，制作部分巩膜厚度的巩膜瓣，是手术成功的关键步骤之一。巩膜瓣的形状可以选择矩形、梯形或三角形等多种几何形状，其中使用比较多的是宽 4mm 、长 3mm 的矩形巩膜瓣。如果不考虑巩膜瓣形状对缝合密闭程度的影响，理论上讲，巩膜瓣形状的选择与降眼压效果没有直接的关系[6]。巩膜瓣的大小和厚度对于术后降眼压效果的影响，很难进行定量的临床研究，但较薄的巩膜瓣可能与术后较低的眼压相关[7]。在一个计算机模拟研究中，研究者们发现增加巩膜瓣的尺寸，可以增加房水的流出；而同等面积的矩形巩膜瓣比三角形的巩膜瓣更有利于房水的流出（增加房水流出 36.26%）；减小巩膜瓣的厚度会增加房水的流出[8]。在临床实际操作中，术后眼压降低的程度还与巩膜瓣边缘的整齐程度、巩膜瓣缝合的松紧，以及是否使用可调节缝线等因素有关。

3. 小梁切除中联合使用 MMC 的原则和术后相关并发症是什么?

- 小梁切除中联合使用丝裂霉素 C（Mitomycin C，MMC）能显著地提高手术成功率。决定小梁切除术成功的主要因素是术后局部组织愈合反应。术后滤过通道的阻塞是由于伤口的纤维化导致的，这也是导致手术失败的重要原因。若术中联合使用抗代谢药 MMC 则可有效改善手术效果，提高手术的成功率。
- 小梁切除术中联合使用 MMC 的原则：规范化、合理化和个性化。所谓规范化是指术中 MMC 使用的浓度、时间等的规范化。合理化是指掌握 MMC 的适应证，联合使用 MMC 主要适用于难治性青光眼患者。难治性青光眼主要包括：（1）无晶状体眼或人工晶状体植入术后的青光眼；（2）

新生血管性青光眼；（3）眼球筋膜丰富的年轻青光眼患者；（4）炎症性青光眼；（5）外伤性青光眼；（6）ICE 综合征；（7）既往滤过性手术失败的再手术期。个性化是指要根据患者的全身及眼局部的情况决定 MMC 使用的浓度、时间等。

- MMC 作为一种非特异性的细胞毒性药物，作用于眼部可对结膜、角膜、巩膜、睫状体、小梁网等组织都产生一定的影响。因此其在手术中的应用可能会导致一系列并发症，如滤过泡渗漏、长期高眼压、浅前房、角膜上皮损害、低眼压性黄斑病变、眼内炎等。滤过泡渗漏是应用 MMC 较严重的并发症，常发生在术后早期，渗漏部位通常位于结膜切口或针孔处，大多是由于滤过手术技术方面的原因所引起，如结膜切口对合不好、缝合不密和缝线松脱等。还有一种原因是薄壁滤过泡，大多与 MMC 的使用直接相关。滤过泡渗漏容易引发滤过泡感染，严重者甚至可能导致滤过泡性眼内炎。MMC 用于滤过手术另一常见并发症是术后低眼压，一方面可能因为滤过泡渗漏或者滤过过强所致；另一方面因为 MMC 可以破坏睫状体上皮的线粒体，以及对睫状体神经造成损伤，使其功能减退使房水分泌过少而引起低眼压。术后低眼压可直接导致浅前房，长时间眼压过低还可以导致脉络膜脱离、迟发型脉络膜出血、低眼压性黄斑病变等。术后早期角膜上皮缺损也较多见，原因可能为术中药物直接作用于角膜上皮，也有可能是受药物作用的结膜血管组织不能正常供给角膜上皮营养，但一般经过辅助治疗后就能愈合。

4. 侧切口在小梁切除中有什么临床意义？

- 小梁切除术中的透明角膜侧切口，目的在于缓慢降低眼压，防止因眼压突然过低而致眼内出血、脉络膜脱离等并发症，以此减少小梁切除过程中虹膜脱出的概率，从而避免手术器械过多的接触虹膜组织，使虹膜色素脱落现象明显减少。术中由侧切口注入平衡盐溶液，可观察巩膜瓣下渗漏情况，判断巩膜瓣缝合松紧度，给予及时调整，确保滤过量适中，从而减少浅前房的发生。针对术中前房出血的情况，透明角膜侧切口则可冲洗排出积血。如小梁切除术后浅前房或前房消失，还可以通过侧切口注入黏弹剂等做前房重建。

5. 非滤过泡依赖手术的手术适应证？

- 非滤过泡依赖手术，广义上讲包括除传统滤过性手术以外的多种术式，如各种类型的房角手术（房角切开术、小梁切开术和房角分离术），非穿透手术（深层巩膜切除术、二氧化碳激光辅助深层巩膜切除术和粘小管成形术）和一些种类的微创青光眼手术。
- 在房角手术中，房角切开术主要应用于原发性先天性青光眼[9-13]、继发性儿童期青光眼[14-16]和无虹膜青光眼的预防[17, 18]。小梁切开术的手术适应证与房角切开术相似[19]，特别是可应用于角膜混浊的病例。房角分离术的手术适应证为有周边虹膜前粘连的原发性和继发性闭角型青光眼[20]。
- 概括地讲，非穿透手术的适应证包括各种类型的原发性和继发性开角型

青光眼 [21-28]，如原发性开角型青光眼、PG、囊膜剥脱性青光眼、色素膜炎性青光眼、激素性青光眼等。

- 微创青光眼手术种类众多，其中有一部分是非滤过泡依赖的术式，如减少房水生成的内路睫状体光凝术；增加房水流出的手术中增加经小梁网途径的外引流，如小梁消融术（NeoMedix Corporation, Tustin, CA, US）、iStent（Glaukos Corporation, Laguna Hills, CA, USA）、Hydrus（Ivantis Inc., Irvine, CA, US），以及增加经脉络膜巩膜途径的外引流的术式，如 gold shunt（GMSplus+; SOLX Ltd., Waltham, MA, US）、polypropylene shunt（Aquashunt; OPKO Health, Miami, FL）、CyPass micro-shunt（Alcon Laboratories, Inc., US）(已因为植入后长期可能出现角膜内皮损伤而全球召回停用）、iStent Supra（Glaukos Corporation, Laguna Hills, CA, USA）和 STARflo（iSTAR Medical, Isnes, Belgiμm）。内路睫状体光凝术主要针对难治性青光眼 [29]，但也有应用于原发性青光眼治疗的尝试 [30]。其他非滤过泡依赖的微创青光眼手术主要针对各种类型的开角型青光眼，多数用于早 - 中期的青光眼，可联合白内障手术进行 [31-38]。

6. 小梁切除术中小梁切除步骤需要注意哪些方面？

- 小梁切除手术是抗青光眼滤过性手术的一种，切除一部分角巩膜和小梁组织，形成瘘道，房水通过此瘘道进入球结膜下间隙，再由结膜组织的毛细血管和淋巴管吸收。手术中小梁切除是重要步骤，注意事项见下文。

6.1 位置的选择

- 在角巩膜缘透明区与不透明区，通常前切口在灰蓝色带与白色带交界处；后切口在透明角膜带与灰蓝色带交界处。角巩膜深层组织切除位置的选择一定程度上与前房角的形态有关。窄房角的患者，尤其是发生周边虹膜前粘连时，角巩膜深层组织的切除位置要稍靠前，避免损伤虹膜根部和睫状体；房角广泛开放、前房较深的患者（如开角型青光眼），切除位置可稍后移。切除的位置居中，两侧距离巩膜瓣边缘至少 0.5~1mm。

6.2 切口大小及形态

- 小梁切除手术的一大优点是，切除的大小可由医生控制，可根据患者的具体情况改变。切除的组织大小直接影响房水外引流，理论上来说，直径 0.3mm 的通道就足以代偿生理性房水引流，但是同时要考虑组织愈合以及生物阻力的因素。切口的内口与外口要一致，切面整齐，避免形成内口"活瓣"。

6.3 切除方式

- 先从角膜缘前界到后界做两条间隔 1.5~2mm 的平行切口，然后在这两条切口之间做平行于角膜缘的切口，两条切口可选择从后到前（操作简便），也可选择从前至后（可准确切除小梁组织）。也可选择巩膜咬切器制作滤过通道，先做一个平行于角膜缘的前部切口进入前房，再用巩膜咬切器切除组织。

6.4 切下的组织应包括前部少量角膜组织，中间部小梁以及后部 Schlemm 管。

7. 手术中虹膜周切注意事项

- 无论是周边虹膜切除手术，还是经典的小梁切除手术，都需要进行虹膜周边切除，其方法是在前房角处的虹膜周边部切除一小块虹膜组织，沟通前后房，使后房房水直接通过切出的虹膜缺损区进入前房，再从开放的前房角小梁网房水引流系统外流。其目的是解除瞳孔阻滞及其伴随的周边虹膜阻塞前房角的病理状况。

- 虹膜周切时应注意以下事项：

- 小梁切除手术中虹膜周边切除是为了防止巩膜切口被虹膜堵塞和术后发生瞳孔阻滞，对于房角关闭和虹膜被推向滤过口者，虹膜周切是必须的，但是对于房角广泛开放以及前房深的患者（如人工晶状体眼）中虹膜周切并不是必须的。同时，虹膜周切也与术后炎症和前房积血有关，因此是否要作周边虹膜切除需要手术医师根据患者的具体情况决定。

- 周边虹膜切除术时，持续地轻压角膜切口后缘，直到看见夹出的虹膜呈圆鼓状，这时虹膜被完整推出。如果虹膜难以自行脱出，可用虹膜镊略为伸入切口内，镊取周边虹膜后轻轻外提，切勿用力牵拉或在前方内乱抓，以免引起虹膜损伤和出血，见到瞳孔移位或切口外见到虹膜时即可。

- 小梁切除手术时，轻压切口后唇处巩膜，虹膜脱出，此时用虹膜镊夹住虹膜根部，同时也应注意不要过分外拉，避免损伤虹膜组织。

- 作一宽基底的虹膜周边切除，即周边虹膜切除的宽度应该超过小梁切除的宽度，否则术后容易发生虹膜堵塞滤过口或与滤过口发生粘连。虹膜周边切除不应该太靠后，以免引起虹膜根部或睫状体损伤和出血。

- 周边虹膜切除需切除虹膜全层：剪除虹膜后，可以见到外流的房水中带出色素上皮；或检查剪切的虹膜，应当有深褐色的色素上皮层，若发现只切了板层虹膜，术后可以补充激光切开。

- 周边虹膜切除后，虹膜组织可以自行退回，可见瞳孔复圆并居中，切除的缺损处也随之呈现。如果不能自行复位，可用虹膜恢复器轻轻按摩切口处，但是不能将虹膜恢复器伸入前房，否则容易造成晶状体损伤。

8. 虹膜周切术中角膜切口特点

- 虽然周边虹膜切除术已逐渐被激光虹膜切开术替代，尤其是欧美国家，但是在一些情况下周边虹膜切除术仍然适用：（1）看不清虹膜时（角膜混浊眼）；（2）患者配合度较差不能坐于裂隙灯前；（3）有色人种虹膜基质厚、色素深，激光不易穿透且容易引起大量色素脱落和虹膜炎症反应；（4）缺少激光设备时。因此，周边虹膜切除术有其独特的使用价值，而在周边虹膜切除术中，做角膜切口是手术的关键点，也是难点，做角膜切口时应注意如下要点。

- 在做进入前房的角膜切口前，应先制作结膜瓣，无论是以角膜缘为基底或是以穹隆部为基底，都要以充分暴露角巩膜缘区带为标准。也有不做结膜瓣，直接在透明角膜处做垂直或略向后倾斜的切口（长约3mm），但是这种切口术式的周边虹膜不易脱出。

- 手术切口位置的选择非常重要。应选在角巩膜缘的半透明区内，不宜太靠前，这样虹膜较难压出；也不宜太靠后，容易触及虹膜根部和睫状体部造成出血；如果手术部位房角有明显粘连，切口应选在半透明区前部，因为粘连处易出血；如果该处没有房角粘连，则选择在半透明区后界进入，内口恰好通过Schwalbe线；如果遇到老年环明显的患者，应慎重选择切口。

- 根据患者的具体情况选择好切口位置后，做平行于角膜缘切口，刀尖指向眼球中心稍前部，使刀呈接近垂直于角膜方向约80°进入前房。

- 切口的内口与外口宽度要一致，切面要整齐，这样方便虹膜脱出，否则虹膜难以自行脱出。

- 在作角膜切口进入前房时，要注意不可用力过大，以免造成虹膜损伤甚至晶状体损伤。

- 周边虹膜切除后，如果角巩膜缘切口小且闭合好，可以不缝合，仅做球结膜切口缝合，否则要进行缝合，达到水密。

9. 滤过泡依赖性手术的并发症有哪些？

- 滤过泡依赖性手术成功的标志是形成功能性滤过泡，在前房和表层巩膜之间建立房水外流通道，再依赖滤过泡周边组织的吸收作用促进房水排出，但其并发症也多与滤过泡的存在相关。

9.1 滤过手术存在的并发症

- 9.1.1 术后早期并发症 浅前房、低眼压、前房积血、无功能滤过泡等是青光眼滤过术后常见并发症，多发生于术后1~14天，其中以浅前房为最常见。

- （1）术后浅前房及无前房 按Spaeth分级标准，浅前房共分为Ⅲ度。浅Ⅰ度为中央前房形成，周边虹膜与角膜内皮相接触；浅Ⅱ度为除瞳孔区的晶状体前囊未与角膜接触外，其余整个虹膜面均与内皮相贴；浅Ⅲ度为前房消失，整个虹膜面及晶状体前囊均与角膜内皮相贴。浅前房原因：① 滤过通畅：临床表现为眼压低，滤过泡大而弥散，多因术中巩膜瓣偏薄或缝合过松，滤过口过大引起。② 结膜切口渗漏：临床表现为眼压低，滤过泡低平或不形成滤过泡，Seidel检查溪流征阳性，可由结膜或结膜瓣有裂口或结膜瓣与巩膜瓣顶端缝合在同一水平等原因造成。③ 虹膜睫状体炎：临床表现为眼压持续下降，滤过泡扁平，前房进行性变浅，裂隙灯下见角膜KP、前房Tyndall征（＋）、虹膜后粘连等，原因包括闭角型青光眼急性发作期或葡萄膜炎性青光眼炎症活动期手术；高眼压状态下手术，术后虹膜炎症更重；术中造成虹膜、睫状体损伤或前房积血等。④ 睫状体脉络膜脱离：表现为术后前房浅，迟迟不能恢复，眼压低，或术后前房已恢复，数天后又突然变浅或消失，眼底检查及B

超 /UBM 可协助诊断，低眼压是导致脉络膜脱离的主要原因，术中眼压骤降，脉络膜上腔产生负压，液体向外渗漏至脉络膜上腔。⑤ 恶性青光眼：这是青光眼术后的一种严重并发症，常发生在闭角型青光眼术后。特点是浅前房或无前房，前房形成后又消失，虹膜及晶状体向前膨隆，眼压升高，可发生在术后短期或数周，一般认为与术式无关，与患者病眼的解剖结构相关。

- （2）术后低眼压　术后早期低眼压原因包括：① 青光眼术后滤过泡过大或结膜伤口渗漏，房水外流过畅。② 手术对眼组织尤其是睫状体的损伤，造成睫状体抑制及术后炎症反应，房水生成减少。

- （3）滤过泡不形成　早期滤过泡失败主要是在术后 4 周内术区无滤过泡形成或滤过泡功能障碍。常见于：① 结膜伤口渗漏；② 内切口阻塞导致房水外流受阻；③ 巩膜瓣过早愈合，这可能由于巩膜瓣缝合过牢或巩膜瓣下血凝块导致房水流出阻断；④ 结膜瓣与其下的浅层巩膜粘连形成。可根据术后眼压水平、滤过泡形态与功能和前房恢复情况，通过结膜修复、滤过泡旁按摩、控制缝线拆除或房角镜下用 Nd：YAG 激光打开内口等方法来促进有效滤过泡的形成。

- （4）前房积血　抗青光眼手术发生前房积血较常见，其原因包括：结膜或巩膜切口出血流入前房；虹膜切除时血管收缩不良出血；术中切口位置靠后，意外损伤虹膜或损伤睫状体；合并虹膜新生血管等。尤其术前眼压控制困难，在高眼压状态下切开前房时眼压骤降，睫状体血管通透性增加易引起球内毛细血管破裂，导致眼内出血、脉络膜脱离等一系列并发症。

- （5）虹膜睫状体炎　几乎所有的病例术后都有轻重不等的虹膜炎反应，闭角型青光眼急性大发作期或术前虹膜充血水肿较重，术前眼压未得到控制者，术后往往反应较重，甚至前房可出现纤维素性渗出。

- （6）化脓性眼内炎　表现为术后 24~48h，患者出现术眼剧烈疼痛、视力明显下降，裂隙灯检查可见眼球睫状充血或混合充血，前房大量浮游细胞，甚至前房积脓。

- 9.1.2 术后晚期并发症

- （1）滤过泡瘢痕化　滤过泡性手术后，滤过泡不形成或已形成的滤过泡消失，且伴眼压升高，表明滤过泡瘢痕化，详见下述直接与滤过泡相关并发症中瘢痕性滤过泡。

- （2）持续性低眼压　现代青光眼滤过手术中抗代谢药物的使用，使得手术成功率增加的同时，术后持续性低眼压相关并发症也随之增加。一般认为低于 10mmHg 为低眼压，但具体还应结合眼压持续时间及眼部出现结构与功能的损害而定。长期低眼压可导致包括角膜水肿、后弹力层皱折、睫状体脉络膜脱离、脉络膜视网膜皱折、黄斑水肿等眼部病变。可能原因与术后睫状体慢性炎症及抗代谢药物对睫状体直接毒性作用有关，也有报道称可能与术后睫状体表面环状膜的生成及睫状体劈裂引起房水分泌减少和通过脉络膜巩膜旁路引流的房水增加有关。

- （3）迟发性眼内炎　滤过手术后数月或数年内发生的眼内炎称为迟发性眼内炎，病原体多为表皮葡萄球菌、棒状杆菌及真菌。多项研究表明薄壁滤过泡是青光眼术后迟发性眼内炎发生的危险因素，病原菌可直接通过完整但变薄的泡壁进入眼内。另外，若合并局部及其他因素则感染的可能性更大，如眼部的慢性炎症、滤过泡渗漏、佩戴隐形眼镜、糖尿病、免疫力低下、睑缘炎等。

- （4）迟发性脉络膜上腔出血　它可以发生于任何内眼手术后，但以抗青光眼滤过手术多见，是一种严重的术后并发症，其发病原因同暴发性脉络膜下腔出血原因相同。出血可进入巩膜与脉络膜之间潜在间隙，偶尔进入视网膜下、视网膜或玻璃体内。

9.2 直接与滤过泡相关的并发症

- 9.2.1 滤过泡漏　滤泡渗漏可发生于术后早期和晚期，早期可由组织愈合不良或缝线松脱引起，晚期主要见于薄壁的囊性滤泡，可由外伤引起，也可自发产生。

- 9.2.2 滤过泡瘢痕化　临床上根据滤过泡的形态及功能常将其分为4型，Ⅰ型（微小囊状型）薄壁无血管，多呈微囊状。Ⅱ型（扁平弥散型）扁平，弥散，苍白状，相对壁厚。Ⅲ型（瘢痕型）无滤过泡或球结膜充血微隆起，结膜下瘢痕化，多血管外观。Ⅳ型（包裹型）局限圆顶状隆起，呈囊肿样增生，成为致密球筋膜空腔。其中Ⅰ、Ⅱ型为功能滤过泡，Ⅲ、Ⅳ型为无功能滤过泡。

- （1）瘢痕型滤过泡早期表现为术后1个月内眼压升高，滤过泡低平充血，多由滤过内口被血块或纤维组织、玻璃体、虹膜组织或纤维增生等阻塞造成，早期滤过泡血管化是预后较差的征象；晚期表现为术后1个月后发生的眼压升高，滤过泡局限低平，是由结膜下组织纤维化造成。

- （2）包裹型囊状泡表现为滤过泡局限，圆顶状隆起，边界清，泡壁厚，张力大，表面及周围布满充血血管。包裹型囊状滤过泡是常见晚期非功能滤过泡，多在术后3~8周发生，原因见于：内瘘口被肉芽组织阻塞，巩膜瓣或结膜瓣与其下巩膜组织瘢痕愈合等，多伴随眼压失控，因该型滤过泡对房水并无渗透性，房水经巩膜滤过口后直接进入并蓄积于滤过泡内。包裹型滤过泡组织学上主要是由无血管的结缔组织纤维板形成，部分区域有活跃的纤维细胞增生。

- 9.2.3 滤过泡相关性眼部感染　滤过泡相关性眼部感染临床表现分为滤过泡炎和滤过泡相关性眼内炎。滤过泡炎又称滤过泡感染，是指滤过泡及其周围组织的炎症，可累及前房，但无玻璃体炎症；滤过泡相关性眼内炎是以玻璃体炎为特征的整个眼部感染，是术后晚期最严重的并发症之一，其发生与滤过泡渗漏、滤过泡位置、术中抗代谢药物使用及薄壁滤过泡等因素有关。

- （1）手术后滤过泡的囊壁是眼内组织免受细菌侵袭的屏障，因此若存在滤过泡漏，则外界细菌易通过此通道进入眼内引起感染，据报道滤过术后任何时期滤过泡渗漏者发生感染的概率是无渗漏者的 25.8 倍。

- （2）不同研究发现，位于下方的滤过泡眼眼内炎发生概率均高于滤过泡位于上方者，原因可能是由于下方滤过泡更易接触下穹隆结膜处的泪河，增加细菌感染的机会，且下方滤过泡更易因下睑缘的机械摩擦造成上皮缺损而形成破溃。

- （3）术中抗代谢药物的使用使无血管薄壁滤过泡形成的概率明显增高，且 MMC 术中放置时间越长，术后发生薄壁滤过泡的概率越高。

- 9.2.4 滤过过强性低眼压及低眼压性黄斑病变　滤过手术需通过滤过泡引流房水，因此为了追求滤过效果，部分术者会通过术中扩大滤过口，放松巩膜瓣缝线来增加降眼压效果，此种情况术后往往会出现因滤过过畅而导致的浅前房、低眼压、黄斑水肿等并发症。与此同时，现代复合小梁切除术，因术中使用丝裂霉素 C 和 5-FU 等抗代谢药物，在抑制滤过口瘢痕形成的同时，也增加了术后切口愈合延迟或愈合不良的风险，同样可以引起浅前房、低眼压、黄斑囊样水肿、薄壁滤过泡、滤过泡渗漏等问题。

- 9.2.5 对眼表结构和功能的影响　由于滤过手术后破坏了眼球壁生理结构的完整性，且隆起的滤过泡高于眼表，以及术中 MMC 对眼表组织的毒性作用，均会影响相邻处角膜表面的泪膜分布，故部分患者术眼可出现烧灼感、异物感、流泪及疼痛。Palmberg 等研究表示青光眼滤过术后由于隆起的滤过泡干扰眼睑瞬目功能造成泪膜分布不均，可进一步引起局部角膜干燥、上皮缺损，导致角膜小凹形成，加重患者不适感。Budenz 等研究结果显示有滤过泡眼比无滤过泡眼更易引起感觉异常，患者年龄越小、滤过泡位于鼻上方、暴露于睑裂、形成微囊等更易出现眼部症状。同时，也有报道表明滤过泡的存在可使患者屈光状态发生改变，包括术后早期近视、循规性散光、屈光调节减弱、浅前房导致的节点前移等，其原因与术后眼压明显降低、前房变浅致眼轴改变、睫状体位置前移、晶状体变厚、巩膜瓣缝线及瘢痕收缩导致角膜垂直半径变小、角膜弧度改变等有关。

9.3 间接与滤过泡相关的并发症

- 9.3.1 滤过手术对非滤过区房角功能影响　青光眼患者滤过术后房水外流途径由小梁网和 Schlemm 管转变为通过滤过口直接引流至结膜下，患者术后眼压降低的同时，其原有房水引流通道可能发生继发性改变。临床实践中发现部分原发性开角型青光眼患者小梁切除术后一旦滤过泡瘢痕化，患者的眼压将再度升高甚至高于术前，推测原因之一即可能是术后非术区的残余小梁网和 Schlemm 管的低灌注而造成 Schlemm 管中细胞外基质的堆积，但此结论有待进一步证实。

- 9.3.2 滤过手术后白内障的发生

- （1）滤过术后葡萄膜炎、低眼压、浅前房、持续性脉络膜脱离及手术本身均会加速白内障的形成。

- （2）有分析报道白内障发生率增加的危险因素，与术后房水滤过方式及房水动力学的改变有关，因其均会影响晶状体上皮细胞代谢。

- （3）滤过术后存在滤过泡漏或薄壁滤过泡的患者，若长期滴用眼局部药物，眼药水可直接经过薄壁滤过泡或者渗漏道进入眼内，进而影响晶状体的生化代谢及对晶状体上皮细胞造成慢性毒性作用。
- 9.3.3 滤过手术后血－房水屏障的破坏　研究表明青光眼滤过术可以不同程度地破坏术眼血－房水屏障功能，破坏人眼"免疫赦免"功能。分析原因：
- （1）手术本身破坏了眼球壁的完整性。
- （2）滤过术后手术创面修复过程中，尤其是滤过泡周边区域长入的新生肉芽组织中富含大量内皮细胞连接不完整的新生血管，可造成血源性细胞、抗原分子及免疫效应物通过房水自由进入眼内。
- （3）滤过术后外流房水中的抗原成分通过滤过泡直接进入结膜或角巩膜缘淋巴管。

10. 微创青光眼手术包括哪些?

- 微创青光眼手术（microinvasive glaucoma surgery, MIGS）是近年来青光眼发展的热点话题。有据可查的 MIGS 式式，根据其作用机制进行分类，可分为增加房水流出和减少房水生成两大类，增加房水流出的机制中又分为增加经小梁网途径的外引流、增加经脉络膜巩膜途径的外引流和建立经结膜下的新的外引流通道三种不同的机制[39]（图 9-2）。

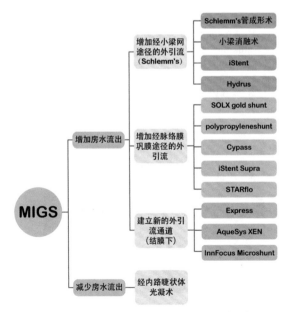

图 9-2　按照作用机制不同，微创青光眼手术分类

10.1 增加房水流出的 MIGS

- 10.1.1 增加经小梁网途径的外引流（作用于 Schlemm's 管）

- （1）Schlemm's 管成形术（Canaloplasty）

- Schlemm's 管成形术，或者翻译为粘小管成形术，是粘小管切开术的改良术式。手术需要一个 200μm 直径的柔软的微导管来完成，这一微导管前端为一个无创钝圆 250μm 的头端引导 (iTrack 250 A, iscience Interventional, Menlo Park, CA, US)（图 9-3）。这一微导管有一内腔可以用于黏弹性物质的注射，黏弹性物质的推注通过一个精确的螺旋推注注射器完成。微导管内同时还有一根导光纤维，可以使微导管的头部发出红色的或闪烁的光，来显示微导管在 Schlemm's 管内的位置。手术需要先行结膜瓣，浅层巩膜瓣和深层巩膜瓣，将微导管置入到打开外壁的 Schlemm's 管内，并前行 360 度，过程中微导管的头端照明，可以引导穿入的路径。当头端从入口处穿出后，将 9-0 的聚丙烯缝线系在微导管头端上，然后反向将微导管退出，每经过 2 个钟点就注射入一些黏弹性物质，当微导管完整退出后，缝线就留在了 Schlemm's 管内。将缝线系紧，这样就可以对 Schlemm's 管内壁产生一定的张力，而且这一张力将持久存在。最后缝合巩膜瓣和结膜瓣。

- 这一术式可以广泛地用于开角型青光眼患者。与传统的粘小管切开术相比，留置在 Schlemm's 管内的有张力的缝线，可以使手术的作用更为持久。Koerber 等人的一项研究中 [40]，比较了同一患者一只眼接受 Schlemm's 管成形术而另一只眼接受粘小管切开术的结果，发现粘小管切开术组术后眼压为（16.1±3.9）mmHg，术后用药为（0.4±0.5）种，完全成功率为 35.7%；在 Schlemm's 管成形术组术后眼压为（14.5±2.6）mmHg，术后用药为（0.3±0.5）种，完全成功率为 60%。Lewis 等人报道了一个多中心随访 3 年的 Schlemm's 管成形术的效果 [41]，研究包括 157 眼，术前眼压（23.8±5）mmHg、用药为（1.8±0.9）种，术后 3 年眼压为（15.2±3.5）mmHg、用药为（0.8±0.9）种，眼压降低 36.1%。在中

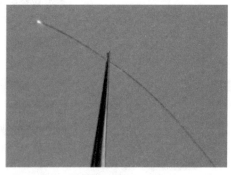

图 9-3 小管成形术需要一个 200 μm 直径的柔软的微型导管来完成，这一微导管前端为一个无创钝圆 250 μm 的头端引导

国开角型青光眼患者进行Schlemm's管成形术的研究中[42]，14例（17眼）随访1年，术前平均眼压为（21.95±6.99）mmHg、平均用药为（2.06±0.97）种；术后1个月、3个月、6个月、12个月的平均眼压分别为（15.06±2.73）mmHg、（15.34±2.53）mmHg、（15.30±2.89）mmHg、（15.23±2.64）mmHg，术后12个月平均用药为0.59±1.12种。其主要并发症，包括术中无法进入Schlemm's管、狄氏膜脱落（发生率为1.6%~9.1%）和微导管进入Schlemm's管后不能正确地在管腔内行进等[41, 43-46]。作者进一步对40例患者进行两年的随访数据显示，2年成功率可达92.6%。Lewis等人的研究中所有手术中能成功将微导管360度导入的病例占84.7%，而未能进入Schlemm's管的微导管可能进入前房或睫状体脉络膜上腔。微导管穿通小梁网进入前房的病例中，由于黏弹性物质进入前房，可能会导致术后一过性的高眼压；而微导管进入睫状体脉络膜上腔，可能会导致睫状体脱离而造成低眼压。术后的并发症，包括最常见的前房出血（6.1%~70%）[41-46]、角膜层间出血[42, 47]，还有造成白内障发展（12.7%）[42]、一过性的眼压升高（1.6%~18.2%）及低眼压（不高于0.6%）、浅前房的报道[42-46]。

- （2）小梁消融术
- 小梁消融术（NeoMedix Corporation, Tustin, CA, US），是一种微创的经内路小梁切除术，由美国加州大学的George Baerveldt医生发明，2004年获得美国FDA批准，2006年1月正式在美国上市。和传统的小梁切除术不同，该术式通过一个纤细的手柄尖端，用550kHz双电极，产生等离子体介导的消融作用，切除小梁网和Schlemm's管内壁，同时，通过注吸系统吸出碎片，从而减少房水引流途径中的阻力，以达到降低眼压的目的。手术通过颞侧宽度为1.8mm透明角膜切口，在房角镜直视下，将手柄尖端移向鼻侧房角，消融并吸出小梁网组织，大约90°~120°范围。手柄的工作通过脚踏控制。该术式可以同时联合白内障手术（图9-4）。
- 小梁消融术可以用于多种类型的开角型青光眼，甚至可以用于房角相对较窄的青光眼患者[48]和滤过性手术失败的患者[49]。对于不同人种的研究发现，术后一年降眼压幅度为22%~47%[32, 33, 50-52]。该术式的核心技术点为恰当消融小梁网组织，很多失败的病例是由于没有正确选择消融位置造成了

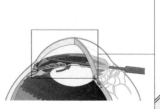
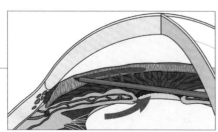

图9-4 小梁消融术（Trabectome）示意图

Schlemm's 管及周围组织的损伤，以及使用抗凝剂等。由于手术切开小梁网和 Schlemm 管内壁，术后眼压不会低于上巩膜静脉压，因此对上巩膜静脉压增高，目标眼压较低 (<15mmHg) 的患者也不适用 [32, 53]。手术相关的主要并发症为一过性的小梁网反流性出血 [32, 53]，而随着手术的广泛开展，这一现象也被认为是手术成功标志之一。有研究报道术后 1 天眼压较术前增加 10mmHg 以上的发生率为 7.8% [53]。其他严重并发症鲜有报道。该术式同时可以联合白内障手术 [33, 54]，甚至玻璃体切割术 [55]。

- （3）iStent
- iStent 是一种小梁网旁路引流支架（Glaukos Corporation, Laguna Hills, CA, US），2012 年获得美国 FDA 批准。它由肝素表面处理的钛材料制成（图 9-5），这一 L 型的支架长 1mm，高 0.33mm，有一 120μm 的通气管样结构留置在前房内，半开放的管样结构（足）留置于 Schlemm's 管内。支架有左侧引流和右侧引流两种选择，两种支架的足的朝向为相反方向。支架是通过一个一次性使用的植入装置植入到 Schlemm's 管内，植入装置由不锈钢制成。支架可以直接连通前房和 Schlemm's 管，从而增加房水经正常生理途径的流出。
- iStent 植入技术最早由 Samuelson 等人和 Spiegel 等人报道 [56-58]。手术需要一个 1 毫米的透明角膜切口，前房内注入黏弹性物质，在植入装置尖端的支架引导边缘的引导下，将支架植入经鼻侧小梁网植入到 Schlemm's 管内。最后将前房内的黏弹性物质清除。
- iStent 植入联合白内障手术，目前被认为是治疗成年人轻到中度开角型青光眼的方法 [59]，而单独植入 iStent（2 个支架）对于使用多种降眼压药物的患者可能有潜在的帮助 [60]。对于 iStent 治疗效果的随机对照研究结果（表 9-4），显示了 iStent 植入联合白内障手术比单纯白内障手术确实有更好的降眼压效果，但是并不是所用的研究中两组间都有统计学差异。
- 另外，植入多个 iStent 支架的治疗效果会更好么？ Belovay 等人在一个包括 53 例开角型青光眼患者的研究中 [61]，发现白内障手术联合植入两个（28 例）或三个（25 例）支架，术后眼压分别降低 20.2% 和 20.4%（无

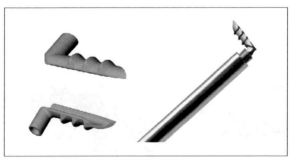

图 9-5　小梁网旁路引流支架 iStent

表 9-4 iStent 随机对照研究结果总结

研究	治疗组 (n = 眼数)	对照组 (n= 眼数)	随访（月）	治疗组平均眼压降低 (%)	对照组平均眼压变化 (% 降低)	治疗组平均用药 (% 减少)	对照组平均用药 (% 减少)
Fea25	Phaco +1 iStent (n=12)	Phaco (n=24)	15	17.3*	9.2	80*	31.6
Fernóndez-Barrientos et al26	Phaco +2 iStents (n=17)	Phaco (n=16)	12	27.3**	16.5	100*	41.7
Samuelson et al20	Phaco +1 iStent (n=117)	Phaco (n=123)	12	8.2	5.4	86.7*	73.3
Craven et al27	Phaco +1 iStent (n=117)	Phaco (n=123)	24	8.1	4.3	80.0	66.7

注：* $P<0.05$，** $P<0.005$，Phaco: 超声乳化

统计学差异），而术后降眼压药物减少在二个支架组为 64%，在三个支架组为 85%，且术后 12 个月是停止使用药物的比例，在二个支架组为 46%，而在三个支架组为 72%。

- 在能检索到的文献中，iStent 植入术所产生的诸如角膜水肿、炎症反应、角膜上皮缺损、一过性眼压升高、黄斑水肿和后囊混浊等不良事件的发生率，均和对照组是相似的 [56, 62-64]。

- （4）Hydrus

- Hydrus 微支架 (Ivantis Inc., Irvine, CA, US) 是一种 Schlemm's 管支架（图 9-6）。Hydrus 微支架已获得 CE 认证，目前正在美国进行临床试验。器件为 8mm 长的弧形器件，弧形符合 Schlemm's 管的弧度。器件由镍钛诺（一种镍钛合金）制成，具有良好的弹性和生物相容性，器件可以将房水直接引流入 Schlemm's 管内，同时扩张 3~4 个钟点长度的 Schlemm's 管，它最大可将 Schlemm's 管扩至 241 微米或正常 Schlemm's 管横截面积的 4~5 倍 [65]。

- 手术植入方式为应用一个手动的推注系统，在房角镜的直视下，经内路把支架经小梁网植入到 Schlemm's 管内。当套管穿通小梁网后，微支架就可以顺利地沿着 Schlemm's 管的弧度植入，有 1mm 的尾端留在前房内。尾端可以起到连通前房和 Schlemm's 管的作用，而 Schlemm's 管内的微支架则起到了永久的管道扩张的作用 [65]。

- 在一个比较 Hydrus 和植入 2 个 iStent 对于房水流出率的影响的研究中，Hays 等人发现 [66]，Hydrus 组的房水流出率增加（73%）要高于 2 个 iStent 组房水流出率的增加（34%）。由于尚处于研究阶段，目前，没有有关该微支架的临床研究报道。只有 Ahmed 等人的一个研究中发现 [67]，在包括 28 例轻到中度开角型青光眼患者接受白内障手术联合 Hydrus 植入后观察 6 个月的研究中，术前在使用（2.4±1.0）种药物的情况下，眼压为（17.9±4.1）mmHg，停药并洗脱后，术前眼压为（29.9±5.8）mmHg，术后 6 个月，眼压为（15.3±2.3）mmHg，使用药物为（0.1±0.4）种。在这 28 例患者中，并发症仅为结膜下出血（1例）、前房出血（1 例）和房角粘连（2 例）。

- 10.1.2 增加经脉络膜巩膜途径的外引流

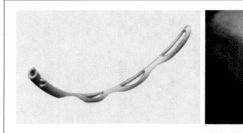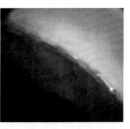

图 9-6 Hydrus 微支架

- 这一机制的青光眼引流装置，都处在研究阶段。文献可以检索到的有 gold shunt（GMSplus+; SOLX Ltd., Waltham, MA, US）、polypropylene shunt (Aquashunt; OPKO Health, Miami, FL)、CyPass micro-shunt（Alcon Laboratories, Inc., US）、iStent Supra (Glaukos Corporation, Laguna Hills, CA, USA) 和 STARflo (iSTAR Medical, Isnes, Belgium)[67]（图 9-7）。它们共同的一点是引流装置放置于前房和脉络膜上腔之间，从而增加脉络膜巩膜途径的房水流出。其中，gold shunt 由 24k 医用级（99.95%）纯金制成，其植入需要经外路打开球结膜并行全层巩膜瓣后，将器件放置于前房和脉络膜上腔间；polypropylene shunt 由聚丙烯材料制成，同样需要通过打开结膜巩膜经外路植入；CyPass 为聚酰亚胺材料制成，通过透明角膜在房角镜或一种特殊的房角探针的辅助经内路植入；iStent Supra 由高分子聚合物制成，可通过内路植入；STARflo 由硅树脂微孔材料制成，经外路植入。

- Gold shunt 的临床研究中，无论对于晚期青光眼[68]还是难治性青光眼[69]，都显示了较好的降眼压效果，前者为术后 1 年眼压降低 32.6%，后者术后 2 年眼压由术前的（27.6±6.9）mmHg 降至（13.7±2.98）mmHg。失败的主要原因为增殖膜的形成[69]。在 CyPass 的临床研究中，联合白内障手术随访 2 年时，在术前眼压控制不理想的组中，眼压可以降低 37%[70]。STARflo

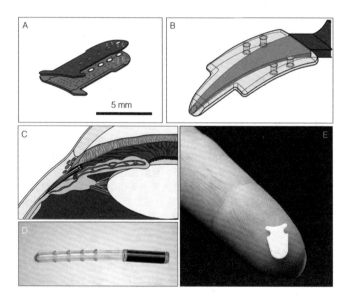

图 9-7 增加脉络膜途径引流的植入装置（注：A. gold shunt（GMSplus+; SOLX Ltd., Waltham, MA, US）B. polypropylene shunt (Aquashunt; OPKO Health, Miami, FL, US) C. CyPass micro-shunt（Transcend Medical, Menlo Park, CA, US）D. iStent Supra (Glaukos Corporation, Laguna Hills, CA, USA) E. STARflo (iSTAR Medical, Isnes, Belgium)。

的临床研究显示，随访 1 年眼压可以从 37mmHg 降至 14.3mmHg[71]。另外，两种植入装置均无可检索到的临床研究报道。但在一个包括 20 只兔的动物实验中，Oatts 等人 [72] 比较了 gold shunt 和 polypropylene shunt，在体研究中，两种植入物都未出现异物反应，但会引起纤维化，gold shunt 还会引起血管化。而在 15 周时，眼压降低程度在 polypropylene shunt 组 (41%) 要高于 gold shunt 组 (18%)。在 15 周时，巩膜的纤维化在 gold shunt 组 (246 ± 47)μm 要略重于 polypropylene shunt 组 (188 ± 47μm, $P=0.285$)，如果使用丝裂霉素，两组均较不使用丝裂霉素时纤维增殖情况有所好转，gold shunt + 丝裂霉素组 为（109 ± 26）μm（$P=0.023$，和 gold shunt 组比较），而 polypropylene shunt + 丝裂霉素组为（48 ± 30）μm（$P=0.028$，和 polypropylene shunt 组相比）。

- 10.1.3 建立新的外引流通道（经结膜下）

- （1）Ex-Press

- Ex-Press 青光眼引流装置 (Alcon Laboratories, Inc., US) 为不锈钢制成的无阀门引流装置，其为传统小梁切除术的替代手术方式。2005 年 Dahan and Carmichael 首先报道将引流装置放在巩膜瓣下 [73]，之后被更多的青光眼医生认可 [74-76]。

- 目前被广泛使用的手术植入方式与小梁切除术类似，只是切除小梁网的步骤被植入 Ex-Press 引流装置取代，同时要使用丝裂霉素。

- 在一个前瞻性随机对照研究中 [76]，研究者比较了 Ex-Press 青光眼引流装置植入和小梁切除术后 2 年的眼压和用药情况，发现两组间没有显著差异，2 年时两组的眼压分别为 Ex-Press 组（14.7 ± 4.6）mmHg 和小梁切除术组（14.6 ± 7.1）mmHg，总体成功率没有显著性差异（Ex-Press 组 83% 和小梁切除术组 79%），但是术后并发症 Ex-Press 组明显少于小梁切除术组（$P=0.013$）。

- （2）XEN45

- XEN45 凝胶支架（Allergan, Dublin, Ireland）由柔软的猪胶原蛋白来源的白明胶制成，与戊二醛交联，形成稳定的亲水性的圆筒状的植入物（图 9-8）。植入物设计为 6mm 长，管腔内径 45μm。其植入方式为使用一种带有针头的推注装置，通过透明角膜微小切口经内路植入到从前房到结膜下的位置，植入物 3mm 在巩膜层间，2mm 在结膜下巩膜外，1mm 在前房内。尚未查询到临床研究报道。

- （3）InnFocus Microshunt

- InnFocus MicroShunt (InnFocus, Inc., Miami, Florida, US) 为一个柔软的细管样引流植入物，其腰部有一鳍样结构（图 9-9），管身外径为 350μm，内径为 70μm。植入物由生物相容性好的聚合物——poly styrene-block-isobutylene-block-styrene (SIBS) 制成，这种材料为美国食品药品监督管理局批准的可以长期植入的医用材料，曾作为一种药物涂层心脏支架的涂层材料。

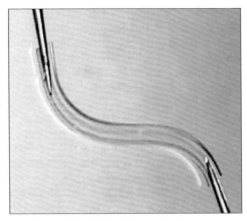

图 9-8 XEN 凝胶支架（Allergan, Dublin, Ireland）

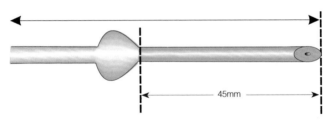

图 9-9 InnFocus MicroShunt (InnFocus, Inc., Miami, Florida, US)

- 其植入方式需要打开球结膜，可联合使用丝裂霉素，在角膜缘后 3mm 左右先行一个一半巩膜厚度的 1mm x1mm 大小的巩膜袋样结构，用 25G 针头从袋的位置穿刺进入前房，再将植入物沿着针道植入前房，最后缝合球结膜。

- 在一个随访 1 年的临床研究中 [77]，87 例原发性开角型青光眼患者参与研究，其中 23 例术中使用 0.4mg/mL 的丝裂霉素作用于巩膜表面，1 年时眼压降低 55%[从术前（23.8±5.3）mmHg 到术后（10.7±2.8）mmHg]，局部用药减少 85%[从 2.4±0.9 种到 0.3±0.8 种]；31 例患者使用 0.2mg/mL 的丝裂霉素作用于巩膜表面，1 年时眼压降低 52%[从术前的（27.9±6.7）mmHg 到术后的（13.3±3.3）mmHg]，局部用药减少 88%[从（2.5±1.4）种到（0.5±1.0）种]；33 例患者使用 0.4mg/mL 的丝裂霉素作用于深层巩膜袋内，术后 1 年眼压降低 38%[从术前的（25.4±7.9）mmHg 到术后的（15.7±4.6）mmHg]，用药减少 72%[从术前的（2.9±1.0）种到术后的（0.8±1.3）种]。没有影响视功能的远期不良事件发生。

10.2 减少房水生成的 MIGS——经内路睫状体光凝术

· 经内路睫状体光凝术（endoscopic cyclophotocoagulation，ECP），是一种睫状体破坏性手术，于 1992 年由 Martin Uram 发明。它为一个激光内镜设备，导光纤维包括三个主要组成部分：图像引导、光源和 810-nm 半导体二极管激光。这一技术可以在内镜下直视睫状体，从而可以准确地将激光能量传递到睫状突，而减少了激光能量对于睫状体和周围组织的损伤[78]。

· 手术操作的入路有两种选择——角膜缘或睫状体平坦部。一般情况下，联合白内障手术时选择透明角膜或巩膜隧道切口；在假晶状体眼或无晶状体眼，可以直接选择经睫状体平坦部入路，这一途径对于睫状突的观察角度更好，但是如果是有玻璃体眼，需要先行前部玻璃体切割术。由于光导纤维的头端有 18~20gauge 等不同的大小，切口的长度至少要达到 1.5~2.2mm。通常需要激光能量为 100~300 mW 可以看到明显的组织反应。治疗范围至少为 270°，Kahook 等人报道通过两个切口的 360°的治疗要优于一个切口的部分的治疗[79]。

· ECP 现已广泛用于不同类型的难治性青光眼[80]，也有报道应用于联合白内障手术中[81-82]。Chen 等人报道[83]，ECP 可以有效降低那些滤过性手术失败或透巩膜睫状体光凝术失败的难治性青光眼患者的眼压。一项包括 5842 眼、随访 5.2 年的研究报道[84]，ECP 的主要并发症包括 14.5% 的术后短期眼压升高、24.5% 的白内障发展、3.8% 的前房出血、0.36% 的脉络膜脱离、0.7% 囊样黄斑水肿、1.03% 出现大于 2 行的视力下降、0.2% 视网膜脱离、0.09% 脉络膜出血、0.12% 低眼压和 0.12% 患者最终无光感。严重的并发症都出现在新生血管性青光眼患者，没有慢性炎症反应或眼内炎的报道。

· 综上所述，目前有据可查的 MIGS 均为欧美国家研制，绝大多数针对开角型青光眼设计，很多处在研究阶段，尚未正式上市。目前 MIGS 国内的开展情况，只有 Schlemm's 管成型术、小梁消融术、Ex-Press 青光眼引流装置植入术和 ECP 的报道。MIGS 因和传统的青光眼滤过性手术相比，手术操作相对简单、并发症较少，而成为青光眼手术未来的发展方向。处于研究阶段的新术式数量众多，也是 MIGS 被广泛关注的有力证据。当然，每种术式的降眼压效果还有待更多的临床研究来确定。

11. NPDS 手术

11.1 NPDS 手术经历了怎样的发展历程？

· 非穿通性深层巩膜切除术（Non-penetrating Deep Sclerectomy，NPDS）的手术概念源于之前的巩膜静脉窦切开术（Sinusotomy）。在 20 世纪中叶，一种观点认为在 POAG 的患者，房水外流阻力主要来源于巩膜的房水静脉引流区，即小梁后路径。1962 年，Krasnov 完成了第一例巩膜静脉窦切开手术（图 9-10），术中切除部分巩膜，撕除上方 120°范围的 Schlemm 管外壁，保留了完整的小梁和 Schlemm 管

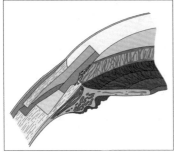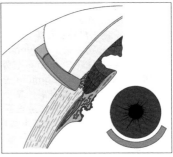

图 9-10 巩膜静脉窦切开术示意图：切开并切除部分巩膜组织（不保留巩膜瓣），撕除 Schlemm 管外壁

内壁。这种手术被称为非穿通性滤过术（Non-penetrating filtering surgery，NPFS）。由于该类手术并不穿通小梁进入前房，因此患者术后前房维持更加稳定，被认为是一种安全性较好的手术。

- 但是，由于当时的显微手术技术尚不成熟，术后的降眼压效果欠佳，因此该手术逐渐被放弃。随着小梁切除手术的广泛应用，相关的术后早期浅前房等并发症也愈发多见。一些医生再次关注这类非穿通的青光眼手术，以期在安全性的基础上进一步提高手术成功率。1978 年，Alkseev 进一步改良了该手术，在此前的基础上进一步撕除 Schlemm 管内壁以及部分邻管组织，以便进一步增加房水滤过。此后，Fyodorov、Kozlov、Zimmerman 等学者提出及开展了深层巩膜切除手术（图 9-11、图 9-12）。Fyodorov 建议术中去除前部小梁至狄氏膜区域的角膜基质，并且称此手术为深层巩膜切除术（deep sclerectomy，DS）。Kozlov

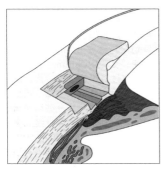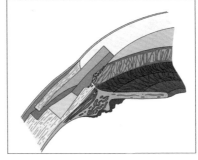

图 9-11 经典 NPDS 手术示意图：制作浅层巩膜瓣，然后制作深度接近全层的深层巩膜瓣，并向前延伸，撕除 Schlemm 管外壁

图 9-12 改良 NPDS 手术示意图：制作浅层巩膜瓣后，行近全层的深层巩膜切除并撕除 Schlemm 管外壁。继续撕除 Schlemm 管内壁及邻管组织。小梁狄氏膜窗也部分去除

等提出在巩膜创面放置柱形胶原,并在之后提出了激光房角打孔术(Laser goniopuncture,LGP),从而进一步完善了深层巩膜切除术。1991 年,Arenas 提出经外路小梁切开手术(ab externo trabeculotomy)。该手术术中分别去除了 Schlemm 管外壁、内壁、邻管组织,以及外部角巩膜小梁。打开 Schlemm 管外壁之后,采用微环钻来完成其他组织的切除。Kozlov 和 Stegmann 进一步实践及拓展了该手术。1999 年,Stegman 报道了其开展的粘小管成形手术。目前,非穿通青光眼手术最常见的两种类型为深层巩膜切除联合外层小梁(包括粘小管内壁、邻管组织及小梁狄氏膜窗)切除,以及深层巩膜切除联合粘小管扩张术(viscocanalostomy,VCS)。经历半个世纪的沿革,NPDS 手术逐渐完善,至今仍然受到很多手术医生青睐。该类手术沿革的理念包括从单纯的全层巩膜切除到更为安全准确的深层巩膜切除并保留表层巩膜瓣;从单一部位的开放到扩大外流途径——巩膜池的形成可能利于房水经由巩膜静脉、滤过泡及粘小管多途径流出;从单纯粘小管开放到增加整个粘小管区域及小梁狄氏膜区域的滤过;从传统的切除手术到扩张粘小管的微创手术。因此,虽然这类手术有 NPFS、NPDS、NPTS、NPGS、SC 等多种提法。但是每种提法都是出于强调该手术某方面的特点。综上所述,美国眼科学会对该类手术的提法为 NPGS,代表了该类手术整体的特点——不穿通前房的青光眼手术,该提法似乎更为全面。相较于穿通性小梁切除手术,NPDS(NPGS)手术具有以下三方面的优势:预防术后浅前房的出现、减少前房出血发生、较少脉络膜脱离的发生。而且,由于手术没有进入前房,也没有扰动虹膜,NPDS 术后的炎症反应较轻。患者的术后视力更容易保持稳定。目前,国际上倾向将 NPDS(NPGS)手术应用于早期青光眼的患者。

11.2 CLASS 术式与传统 NPDS 相比有什么区别?

- NPDS 手术过程中,需要医生小心去除近全层的深层巩膜,并撕除 Schlemm 外壁、内壁、邻管组织、部分角巩膜小梁等,仅保留部分内层小梁。该步骤操作难度较大,需要很长的学习曲线。如果深层巩膜切除过浅,则深度无法接近睫状体上腔,无法形成足够空间的巩膜池,也不利于房水经脉络膜上腔吸收;如果巩膜切除过深或 Schlemm 管撕除位置不正确,则可能穿通睫状体或穿透前房;如果 Schlemm 管壁及比邻结构撕除不精确,则难以达到满意的房水滤过。无论过深过浅的巩膜切除,还是手术位置的不精确,最终均会导致手术成功率下降。因此,该手术的标准化评估及适用性问题一直难以解决。因此,一些研究者致力于提高手术的可重复性及疗效的稳定性,并且缩短学习曲线。激光切除作为主要的潜在替代方法。为此,不同类型的激光,包括 193nm Excimer、2100nm Holmiμm,以及 2940nm Er:YAG 激光均被研究者采纳,以评估疗效和安全性。但是这些激光均不能满足临床应用。

- 2006 年,Assia 等尝试利用 CO_2(10 600nm)激光施行深层巩膜切除。CO_2 激光具有深度可控的消融能力,并且激光能量在接触水后会被后者吸收消散。这些特性在 NPDS 手术中非常有用。因为，在打开 Schlemm 外壁后，房水的溢出会阻止激光进一步消融，防止激光穿通内层小梁进入前房。简而言之，CO_2 激光辅助深层巩膜切除手术（CO_2 Laser-assisted Sclerectomy Surgery，CLASS）是 NPDS 手术的激光简捷版。不过，CLASS 手术与传统的 NPDS 手术仍然有治疗方法的区别。首先，激光消融深层巩膜的热凝固效应与手工切除深层巩膜的创面暴露效应，对于术后巩膜池瘢痕化的影响程度是有区别的。研究发现 CO_2 激光消融后的巩膜池更不易出现瘢痕化愈合。此外，由于 CO_2 激光无法穿过 Schlemm 管内的房水，因此无法消融 Schlemm 管内壁。因此，理论上，其消融后的房水渗出阻力大于传统 NPDS 手术。改良的 CLASS 手术，其消融范围需要包括 TDW 区的角巩膜小梁和部分角膜基质，以此扩大房水滤过面积，减少渗出阻力。在 CLASS 手术的学习曲线方面，与传统 NPDS 具有不同的操作方法。其中最主要的不同，在于如何鉴别 Schlemm 管的位置及如何成功地打开 Schlemm 管。传统 NPDS 手术中，需要制作足够深的深层巩膜切除，并向前延展至 Schlemm 管外壁，其解剖点是沿着深层的暴露面识别。也可以通过明斯基照明法（Minsky maneuver）协助 Schlemm 管定位。而在 CLASS 手术中，需要通过眼表结构的辨识，推断 Schlemm 管位于深层的垂直位置，并且术中需要激光垂直消融，避免消融路径出现偏差。

11.3 CLASS 术式的核心优势有哪些？与经典的小梁切除术相比较的优缺点有哪些？

· CLASS 手术设计的初衷是希望以激光替代手工切除深层巩膜，并能够更方便和安全地打开 Schlemm 管外壁。不同国家的医生通过实践也证实该方法的可操作性。CLASS 手术的成功开展整体降低了 NPDS 手术的技术门槛。通过实践发现，该手术制作的巩膜池，似乎更不易瘢痕化。同时，针对 TDW 区域的消融较传统的 NPDS 手术更易成功。

· 作为 NPDS 手术的延伸，CLASS 手术也具备其他非穿通手术的优势，即较传统小梁切除手术对前房的骚扰更小（浅前房、前房出血、前房炎症更少见），视力更容易保持，为患者带来更多的舒适性和安全性。我国的 CLASS 临床实践发现，该类手术对滤过泡的依赖小，因此避免了滤过泡相关的并发症，如滤过泡瘢痕化、滤过泡漏等对手术疗效的影响，以及降低眼表的不适性。由于对滤过泡的依赖较小（手术形成非典型性滤过泡），因此在术后不需要进行滤过泡按摩。通过对特殊青光眼患者的手术实践（葡萄膜炎继发青光眼、小梁手术失败的青光眼等）发现，通过将房水导流至相对不容易出现瘢痕化的引流路径—睫状体脉络膜上腔，有利于提高手术的成功率。国内不同研究者均报道 CLASS 手术具有良好的中远期疗效，术后平均眼压维持在 15mmHg 或以下的水平。通过联合 LGP、抗代谢药物、TDW 区消融等方法，患者的眼压甚至可以控制在接近 10mmHg 的低眼压水平。不过，CLASS 手术具有不同的和需要一定时间的学习曲线，因此手术疗效也与术者的经验和技术熟练度有关。针对国人，该手术需要特殊的围手术期处置，尤其是虹膜的处置。

国内不同研究者均发现，未经处置的虹膜，很容易在 CLASS 术后出现周边前粘连，甚至是虹膜嵌顿，从而影响手术的疗效。这可能与东亚人种的前房深度以及虹膜形态有关。因此，我们建议中国青光眼患者在进行 CLASS 手术时，需要预做或者术后早期行激光周边虹膜切除术（LPI）联合周边成形术（ALPI）。这也是 CLASS 手术后不进行滤过泡按摩更重要的原因，即避免出现周边虹膜前粘连，甚至虹膜嵌顿。与小梁手术相比，CLASS 手术对于巩膜瓣大小的要求更高，标准的手术需要制作 5mm × 5mm 大小的巩膜瓣，这意味着对于巩膜和结膜的消耗是比较大的。因此，对于手术成功的要求更高。另一方面，CLASS 术后可以通过穿通 Schlemm 管和小梁，再次转化为小梁切除手术。因此，在一定程度上弥补了由于巩膜瓣的损耗带来的再次手术的难操作性。

11.4 CLASS 术式的适应证有哪些？其降压机制是什么？

- CLASS 手术经典的适应证包括原发性开角型青光眼及剥脱综合征。此外，经过我国眼科专家和其他地区同道的实践，目前认为对于某些葡萄膜炎患者，也是该手术的适应证。国内学者也探索了利用 CLASS 手术联合白内障摘除和房角粘连分离术治疗原发性闭角型青光眼，一些患者取得了满意的疗效。但究其机制，仍然是针对房角开放后的状态进行治疗。CLASS 手术降眼压的机制目前被认为是多方面的，包括早期外滤过、巩膜池自身吸收，以及睫状体脉络膜上腔吸收。中远期的降压可能主要通过睫状体脉络膜上腔的内引流途径吸收。因此，形成长期稳定的巩膜池，是该类手术成功的关键。不同研究者报道，CLASS 术后中远期的患者中，有 30%~50% 的患者需要补充进行激光前房角穿刺（LGP）治疗。目的是在小梁狄氏膜窗（TDW）形成微孔，使房水更容易引流至巩膜池，进一步降低眼压。

11.5 CLASS 术式操作步骤为何？

- 经典的 CLASS 手术操作步骤（图 9-13）如下：
- （1）局部麻醉，眼球固定，制作以穹隆部为基底的结膜瓣。
- （2）巩膜瓣下放置丝裂霉素并冲洗。
- （3）利用 CO_2 激光消融，制作标准 4.0mm × 2.0mm 的矩形巩膜池。
- （4）在角膜缘位置，利用 CO_2 激光进行弧形消融，直至打开 Schlemm 管外壁，可见房水从 Schlemm 管溢出。
- （5）分别缝合巩膜瓣及结膜瓣。
- 该手术方法被欧洲和部分亚洲国家普遍采用。但是经过临床实践，发现我国青光眼患者具有特殊的前节解剖特性，仅简单复制欧洲已有的 CLASS 手术操作流程治疗中国的青光眼患者，需要注意进行相对特殊的围手术期管理。我国的研究者结合其临床实践，在欧洲的 CLASS 手术标准操作流程的基础上对 CLASS 手术进行了优化，已获得我国 CLASS 术者及以色列青光眼专家、CLASS 手术研发及临床开创者 Prof. Ehud I Assia 的认可。具体操作步骤（图 9-14）如下：

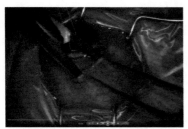

A 局部麻醉，眼球固定，制作以穹隆部为基底的结膜瓣制作 5.0mm×5.0mm 大小的巩膜瓣，厚度为 1/3～1/2 巩膜层，向前延伸至透明角膜区

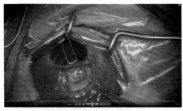

B 巩膜瓣下放置丝裂霉素并冲洗

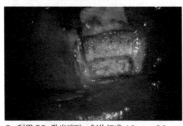

C 利用 CO_2 激光消融，制作标准 4.0mm×2.0mm 的矩形巩膜池

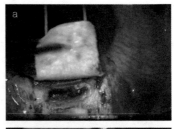

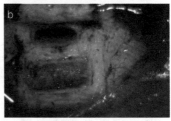

D 在角膜缘位置，利用 CO_2 激光进行弧形消融，直至打开 Schlemm 管外壁，可见房水从 Schlemm 管溢出

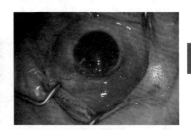

E 分别缝合巩膜瓣及结膜瓣

图 9-13 经典 CLASS 手术的操作步骤

- （1）局部麻醉，眼球固定，制作以穹隆部为基底的结膜瓣。根据患者筋膜囊肥厚程度选择性去除。
- （2）制作 5.0mm×5.0mm 大小的巩膜瓣，厚度为 1/3～1/2 巩膜层，向前延伸至透明角膜区内 1mm。
- （3）巩膜瓣下及结膜下分别放置丝裂霉素或 5-Fu 棉片并冲洗。
- （4）利用 CO_2 激光消融，制作标准 4.0mm×2.2mm 的矩形巩膜池（消融范围较传统巩膜池更大），深度达到接近（可透见）葡萄膜，并且在巩膜池再次放置丝裂霉素或 5-Fu 棉片。
- （5）在角膜缘位置，利用 CO_2 激光进行弓形消融，直至打开 Schlemm 管外壁，范围 >3mm×1mm 可见房水从 Schlemm 管溢出，并进一步向前进行 TDW 区域的激光消融。

· （6）可调整缝线缝合或不缝合巩膜瓣，关闭结膜瓣。

· 对于视神经损害程度较重、眼压较高（ ≥ 35mmHg ）的青光眼患者，在进行 Schlemm 管消融前，建议进行侧切口穿刺，缓慢地降低眼压至接近正常水平。这样的目的是减少因打开 Schlemm 管外壁而出现的过大的滤过压差，避免过大的压力差导致 Schlemm 管内壁破裂（眼球壁全层穿通），甚至虹膜疝出。对于眼压较高并且虹膜肥厚、周边前房偏浅的患者，建议术中进行缩瞳，避免虹膜因压力骤然失衡意外疝出。为了进一步增强引流道的疏通性，可以通过激光消融在 Schlemm 管和巩膜池之间制作沟通槽。

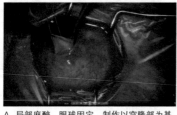
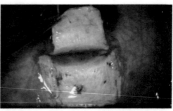

A 局部麻醉，眼球固定，制作以穹隆部为基底的结膜瓣。根据患者筋膜囊肥厚程度选择性去除。

B 制作 5.0mm × 5.0mm 大小的巩膜瓣，厚度为 1/3~1/2 巩膜层，向前延伸至透明角膜区内 1mm。

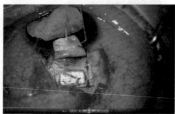
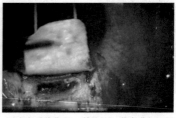

C 利用 CO_2 激光消融，制作标准 4.0mm × 2.2mm 的矩形巩膜池（消融范围较传统巩膜池更大），深度达到接近（可透见）葡萄膜，并且在巩膜池再次放置丝裂霉素或 5-Fu 棉片。

D 在角膜缘位置，利用 CO_2 激光进行弓形消融，直至打开 Schlemm 管外壁，范围 >3mmX1mm，可见房水从 Schlemm 管溢出，并进一步向前进行 TDW 区域的激光消融。

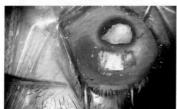
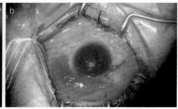

E A、B 可调整缝线缝合或不缝合巩膜瓣，关闭结膜瓣。

图 9-14 优化 CLASS 手术的操作步骤

- 针对我国青光眼患者的特点，拟行 CLASS 手术需要同时进行围手术期的观察及处置。房角检查对于患者手术适应证的选择、虹膜激光治疗的部位选择、疗效的预测、术后眼压波动原因的分析、缩瞳药的使用方法等诸多环节均非常重要，希望能够引起足够的重视。

11.6 CLASS 术式术后患者管理的注意事项？尤其是滤过泡维护手段与经典的小梁切除术是否有区别？

- CLASS 手术术后患者的管理存在种族差异。由于高加索人种的前房深度较国内患者更深，房角开放程度更大，因此出现术后虹膜大范围粘连或者嵌顿的情况少见，更多表现为房角稳定开放，虹膜无周边粘连或点状粘连。国内患者术后出现虹膜粘连甚至嵌顿的情况相对多见，并且可以发生在术后不同时间。北京协和医院程钢炜团队发现在未经围手术期激光虹膜治疗的 CLASS 手术患者中，虹膜嵌顿的发生最长可出现在术后 24 个月。在未经虹膜激光治疗的 20 例患者中，14 例出现多发 PAS 或广泛虹膜粘连，3 例出现虹膜急性嵌顿（观察时间 20~34 个月）。因此，从 2016 年开始，程钢炜建议所有国内青光眼患者均需要在围手术期施行激光周边虹膜治疗，包括激光周边虹膜打孔及激光周边虹膜成形。目前我国青光眼患者 CLASS 围手术期激光治疗，已经成为标准化程序。激光治疗后出现虹膜多发 PAS 或广泛嵌顿的情况明显减少，虹膜嵌顿的情况罕见。但是，仍然需要在术后定期进行房角检查，尤其是在需要调整缩瞳药使用频率及出现眼压波动的时候。轻度的 PAS 往往不会影响手术疗效，这可能和术后前房深度变化及术中局部出现微穿孔有关。如果发现存在 PAS，需要定期进行房角检查，观察 PAS 是否稳定。如果出现变化或者出现广泛的虹膜粘连，建议及时进行 Nd：YAG 激光周边虹膜爆破，以解除 PAS 或截断牵拉性粘连。虹膜嵌顿目前已经是少见的 CLASS 术后并发症。当出现虹膜嵌顿时，往往伴随眼压的急剧升高，患者有明显突发的不适主诉。此时需要紧急还纳虹膜嵌顿。目前建议采取内路针拨还纳术，术后需要及时进行激光补充治疗，预防再次嵌顿。总之，虹膜相关的并发症在进行激光治疗后已经少见或罕见。需要强调的是，错误地按摩滤过泡，会造成虹膜广泛前粘连，甚至出现虹膜嵌顿，导致手术失败。这与经典小梁切除术的术后维护完全不同，需要引起足够的重视。

- 由于 CLASS 手术对结膜滤过泡的依赖性低，滤过泡相关并发症罕见，术后的整体安全性显著高于小梁切除术。由于对滤过泡进行维护的要求很低，因此患者和医生的接受度较高。另一方面，由于该手术的滤过通道主要为深层引流，因此医生难以通过裂隙灯的浅表观察准确判断引流的通畅性。如前所述，稳定的巩膜池是 CLASS 手术成功的核心，因此需要定期对巩膜池进行评估。北京协和医院程钢炜建议，在患者病情复杂、手术经验或术后维护经验不足的情况下，推荐在术后 1 个月、3 个月、6 个月分别进行巩膜池的评估。常用的评估方法采用 UBM 或前节 OCT。对于巩膜池趋于消失、Schlemm 管内壁增厚、眼压超过

18mmHg 的患者，建议首先采用 LGP 治疗，进一步增加房水滤过性，提高手术疗效。对于 LGP 效果不足的患者，可以采用 5-Fu 巩膜瓣下注射，剂量与滤过泡针拨注射的剂量相同。

11.7 CLASS 术式术后成功率如何，尤其是中长期成功率？

- CLASS 手术是一种多通路引流手术，术后早期的完全成功率超过90%。据已发表的欧洲多中心临床结果显示，CLASS 术后 36 个月的完全成功率为 47.8%，条件成功率为 84.8%。
- 我国北京协和医院的程钢炜团队分别统计了术后 6 个月与术后 12 个月的疗效差异，以及 CLASS 标准化改良术式与 CLASS 经典术式术后 12 个月的疗效差异，具体见下表（表 9-5，9-6）。

表 9-5　CLASS 术后 12 个月与 6 个月疗效结果

观察时间		12 个月	6 个月
终点平均眼压（mmHg）		14.7±3.4	16.2±3.8
成功率（%）	完全成功率[1]	52.3（11/21）	64.3（9/14）
	条件成功率[2]	78.6（18/21）	85.7（12/14）
巩膜池存在率（%）		61.9（13/21）	64.3（9/14）
LGP 治疗率（%）		38.0（8/21）	14.3（2/14）

注：1. 未用任何降眼压药物（不包括缩瞳药），平均 IOP=5~21mmHg；

　　2. 不使用或使用降眼压药物或 LGP，平均 IOP= 5~21mmHg。

表 9-6　标准化改良 CLASS 手术及经典 CLASS 手术后 12 个月疗效差异

手术方式		标准化改良式	经典式
终点平均眼压（mmHg）		13.8±3.1	17.5±4.2
成功率（%）	完全成功率[1]	60.8	49.7
	条件成功率[2]	84.6	62.5
巩膜池存在率（%）		71.4	50.8
LGP 治疗率（%）		30.6	40.0

注：1. 未用任何降眼压药物（不包括缩瞳药），平均 IOP=5~21mmHg；

　　2. 不使用或使用降眼压药物或 LGP，平均眼压 = 5~21 mmHg。

- 上述结果与国内其他研究者团队较为相近，说明经改良的标准化 CLASS 手术会进一步提高手术的成功率，降低平均眼压，提高巩膜池的存在率等。另外，根据国内外 CLASS 手术的临床经验，在未进行术后充分评估和补充性治疗前，不建议轻易更改术式。目前国内 CLASS 手术开展时间已经达到 3 年，随着术者熟练程度的提高和标准化改良手术的普及，远期疗效有可能维持稳定。

12. 哪些抗青光眼术后需要用毛果芸香碱？为什么？

- 毛果芸香碱为直接作用的拟副交感药物，其作用机制是：可收缩睫状体前后纵行肌，牵拉巩膜突和小梁网，使小梁网孔张开，促进房水外流，亦可收缩瞳孔括约肌，产生缩瞳作用，拉紧虹膜，使堆积在房角周边部的虹膜离开前房角前壁，开放房角，使房水流经小梁网并进入 Schlemm 管，降低眼压；需注意应用后的不良反应：调节痉挛、促进近视、强直性瞳孔缩小、瞳孔后粘连、眼局部过敏及流涎、流泪、出汗、恶心、呕吐、支气管痉挛和肺水肿等全身不良反应。

- （1）CLASS（二氧化碳激光辅助深层巩膜切除）术后常规应用毛果芸香碱滴眼液 3 个月，机制为预防术后眼压低造成周边虹膜前粘连。

- （2）小梁消融术后应用毛果芸香碱滴眼液，机制为防止炎症反应导致周边虹膜前粘连从而堵塞 Schlemm 管。

- （3）Schlemm 管成形术后应用毛果芸香碱滴眼液，机制为保证术后 Schlemm 管扩张、通畅。

- （4）房角切开术后数日应用毛果芸香碱滴眼液，机制为扩张房角切口。

- （5）选择性激光小梁成形术后 2~24h 内应用毛果芸香碱滴眼液，可降低术后眼压。

13. 手术中结膜瓣撕裂如何处理？

- （1）若尚未制作巩膜瓣或进入前房，宜采用 10-0 尼龙缝线或可吸收缝线的圆形显微缝针做 "8" 字或褥式缝合以便折叠小的裂孔，大的裂孔需做连续缝合，随后将结膜切口向一侧扩大，并在离裂孔适当距离处做滤过手术切口。

- （2）若已制备巩膜瓣或进入前房，如结膜裂孔较小且离巩膜瓣下角膜缘组织块切除口稍远仍可按照上述方法直接缝合；若在结膜附着处撕裂或在巩膜瓣下角膜缘组织块切除口相应位置穿破，可把结膜自角膜缘环状切开，刮除切口前的角膜上皮，把拉下的结膜瓣直接缝合到刮去上皮的角膜面上。

- （3）较大的结膜撕裂需将角巩膜切口、结膜裂孔及结膜切口缝合，并更换位置手术。

14. 手术中巩膜瓣撕裂如何处理？

- （1）若为巩膜瓣过薄导致针孔漏水，可在术毕前房内注入适量黏弹剂维持前房，并于术毕时应用阿托品眼膏包扎术眼。

- （2）若为巩膜瓣破裂或撕裂，则需应用异体巩膜覆盖修补。

参考文献

[1] Bhartiya S N D. Ichhpujani P: Manual of Glaucoma. India: Jaypee Brothers Medical,2015,384–392.

[2] Wang W, He M, Zhou M, et al. Fornix–Based versus Limbus–Based Conjunctival Flap in Trabeculectomy:A Quantitative Evaluation of the Evidence. Plos One,2013,8:e83656.

[3] Al–Haddad C, Abdulaal M, Al–Moujahed A, et al. Fornix–based versus Limbal–based Conjunctival Trabeculectomy Flaps for Glaucoma: Findings from a Cochrane Systematic Review. American Journal of Ophthalmology,2016.

[4] Alhaddad C, Abdulaal M, Almoujahed A, et al. Fornix–based versus limbal–based conjunctival trabeculectomy flaps for glaucoma. Cochrane Database of Systematic Reviews, 2015,11:CD009380.

[5] Kohl D A and Walton D S. Limbus–based versus fornix–based conjunctival flaps in trabeculectomy:2005 update. Int Ophthalmol Clin,2005,45:107–113.

[6] Jones LS, Shetty RK, Spaeth GL: Trabeculectomy. In Chen TC editor: Surgical Techniques In Ophthalmology Glaucoma Surgery: Elsevier,2008: 13

[7] Vernon SA, Spencer AF. Intraocular pressure control following microtrabeculectomy. Eye (Lond),1995,9 (Pt 3):299–303.

[8] Tse KM1, Lee HP, Shabana N,et al. Do shapes and dimensions of scleral flap and sclerostomy influence aqueous outflow in trabeculectomy? A finite element simulation approach. Br J Ophthalmol,2012,96(3):432–437.

[9] Barkan O: Operation for congenital glaucoma. Am J Ophthalmol 1942, 25.552–568.

[10] Douglas DH: Reflections on buphthalmos and goniotomy. Trnns Ophthalmol Sot UK,1971,90:931–937.

[11] Moller PM: Goniotomy and congenital glaucoma. Acta Ophthalmol, 1977,55: 436–442.

[12] Shaffer RN. Prognosis of goniotomy in primary infantile glaucoma (trabeculodysgenesis). Trans Am Ophthalmol Soc,1982,80:321–325.

[13] Gramer E, Tausch M, Kraemer C. Time of diagnosis, reoperations and long–term results of goniotomy in the treatment of primary congenital glaucoma: a clinical study. Int Ophthalmol, 1996–1997,20(1–3):117–123.

[14] Wallace DK, Plager DA, Snyder SK, et al. Surgical results of secondary glaucomas in childhood. Ophthalmology,1998,105(1):101–111.

[15] Ho CL, Walton DS. Goniosurgery for glaucoma secondary to chronic anterior uveitis: prognostic factors and surgical technique. J Glaucoma,2004,13(6):445–449.

[16] Freedman SF, Rodriguez–Rosa RE, Rojas MC, Enyedi LB. Goniotomy for glaucoma secondary to chronic childhood uveitis. Am J Ophthalmol,2002,133(5):617–621.

[17] Walton DS. Aniridic glaucoma: the results of gonio–surgery to prevent and treat this problem. Trans Am Ophthalmol Soc, 1986,84:59–70.

[18] Chen TC, Walton DS. Goniosurgery for prevention of aniridic glaucoma. Arch Ophthalmol,1999,117(9):1144–1148.

[19] Shrader CE, Clibis GW: External Trabeculotomy. In Thomas JV, Belcher CD, Simmons RJ, editors: Glaucoma surgery, St Louis: Mosby 1992: 123-131.

[20] Wu H, Chen TC: Angle and Non-Penetrating Glaucoma Surgery. In Feldman RM, Bell NP, editor: Complications of Glaucoma Surgery: Oxford University Press,2013: 18.

[21] Zimmerman TJ, Kooner KS, Ford VJ, et al. Effectiveness of nonpenetrating trabeculectomy in aphakic patients with glaucoma. Ophthalmic Surg,1984,15(1):44-50.

[22] Lachkar Y, Hamard P. Nonpenetrating filtering surgery. Curr Opin Ophthalmol,2002,13(2):110-115.

[23] Shaarawy T, Karlen M, Schnyder C, et al. Five-year results of deep sclerectomy with collagen implant. J Cataract Refract Surg,2001, 27:1770－1778.

[24] Ravinet E, Bovey E, Mermoud A. T-Flux implant versus Healon GV in deep sclerectomy. J Glaucoma,2004,13(1):46-50.

[25] Auer C, Mermoud A, Herbort CP. Deep sclerectomy for the management of uncontrolled uveitic glaucoma: preliminary data. Klin Monatsbl Augenheilkd, 2004,221(5):339-342.

[26] Mousa AS. Preliminary evaluation of nonpenetrating deep sclerectomy with autologous scleral implant in open-angle glaucoma. Eye,2007,21(9):1234-1238.

[27] Hara T, Hara T. Deep sclerectomy with Nd：YAGlaser trabeculotomy ab interno: two-stage procedure. Ophthalmic Surg,1988,19(2):101-106.

[28] Shaarawy T, Flammer J. Pro: non-penetrating glaucoma surgery--a fair chance. Graefes Arch Clin Exp Ophthalmol, 2003,241(9):699-702.

[29] Chen J, Cohn RA, Lin SC, Cortes AE, Alvarado JA. Endoscopic photocoagulation of the ciliary body for treatment of refractory glaucomas. Am J Ophthalmol,1997,124:787-796.

[30] Berke SJ, Cohen AJ, Sturm RT, et al. Endoscopic cyclophotocoagulation (ECP) and phacoemulsification in the treatment of medically controlled primary open-angle glaucoma. J Glaucoma, 2000,9(1):2000.

[31] Minckler D, Mosaed S, Dustin L, et al. Trabectome (trabeculectomy—internal approach): additional experience and extended follow-up. Trans Am Ophthalmol Soc,2008,106:149.

[32] 黄萍，王怀洲，吴慧娟等．小梁消融术疗效和安全性的临床观察．中华眼科杂志，2015，51（2）：115-119.

[33] 吴慧娟,侯宪如,梁勇,任泽钦,鲍永珍．小梁消融术治疗开角型青光眼的长期随访观察．中国实用眼科杂志，2016，34（12）：1323-1327.

[34] Samuelson TW, Katz LJ, Wells JM, Duh Y-J, Giamporcaro JE, for the US iStent Study Group. Randomized evaluation of the trabecular micro-bypass stent with phacoemulsification in patients with glaucoma and cataract. Ophthalmology,2011,118:459－467.

[35] Kaweh Mansouri and Tarek Shaarawy. Update on Schlemm's Canal Based Procedures. Middle East Afr J Ophthalmol, 2015, 22(1):38－44.

[36] Melamed S, Ben Simon GJ, Goldenfeld M, Simon G. Efficacy and safety of gold micro shunt implantation to the supraciliary space in patients with glaucoma: A pilot study. Arch Ophthalmol,2009,127:264‑269.

[37] Höh H, Grisanti S, Grisanti S, Rau M, Ianchulev S. Two‑year clinical experience with the CyPass micro‑stent: Safety and surgical outcomes of a novel supraciliary micro‑stent. Klin Monbl Augenheilkd, 2014,231:377‑381.

[38] Pourjavan S, Collignon N, De Groot V. STARflo glaucoma implant: 12 month clinical results. Acta Ophthalmol (Cph) ,2013,91(Suppl):252

[39] 吴慧娟. 微创青光眼手术的新时代. 中国眼耳鼻喉科杂志, 2016, 16（3）：149-155.

[40] Koerber NJ. Canaloplasty in one eye compared with viscocanalostomy in the contralateral eye in patients with bilateral open angle glaucoma. J Glaucoma,2012,21:129-134.

[41] Lewis RA, von Wolff K, Tetz M, et al. Canaloplasty: Three year results of circumferential viscodilation and tensioning of Schlemm's canal using a microcatheter to treat of open-angle glaucoma J Cataract Refract Surg,2011,37:682-690.

[42] 王怀洲, 曹奕雯, 赵博文, 洪洁, 付晶, 王宁利. Schlemm 管成形术治疗成年人开角型青光眼手术效果一年随访. 眼科, 2014, 23：22-25

[43] Shingleton B., Tetz M., Korber N. Circumferential viscodilation and tensioning of Schlemm canal (canaloplasty) with temporal clear corneal phacoemulsification cataract surgery for open-angle glaucoma and visually significant cataract: one-year results. J. Cataract Refract. Surg,2008,34:433‑440.

[44] Lewis R.A., von Wolff K., Tetz M., Koerber N., Kearney J.R., Shingleton B.J., Samuelson T.W. Canaloplasty: circumferential viscodilation and tensioning of Schlemm's canal using a flexible microcatheter for the treatment of open-angle glaucoma in adults: two-year interim clinical study results. J. Cataract Refract. Surg, 2009,35:814‑824.

[45] Grieshaber M.C., Fraenkl S., Schoetzau A., Flammer J., Orgul S. Circumferential viscocanalostomy and suture canal distension (canaloplasty) for Whites with open-angle glaucoma. J. Glaucoma, 2011, 20:298-302.

[46] Fujita K., Kitagawa K., Ueta Y., Nakamura T., Miyakoshi A., Hayashi A. Short-term results of canaloplasty surgery for primary open-angle glaucoma in Japanese patients. Case Rep. Ophthalmol, 2011, 2:65‑68.

[47] Gismondi M., Brusini P. Intracorneal hematoma after canaloplasty in glaucoma. Cornea. 2011,30:718-719.

[48] Bussel II, Kaplowitz K, Schuman JS, Loewen NA; Trabectome Study Group. Outcomes of ab interno trabeculectomy with the trabectome by degree of angle opening. Br J Ophthalmol, 2015,99(7):914-919.

[49] Bussel II, Kaplowitz K, Schuman JS, Loewen NA; Trabectome Study Group. Outcomes of ab interno trabeculectomy with the trabectome after failed trabeculectomy. Br J Ophthalmol, 2015, 99(2):258-262.

[50] Minckler D, Mosaed S, Dustin L, et al. Trabectome (trabeculectomy—internal approach): additional experience and extended follow-up. Trans Am

Ophthalmol Soc,200,106: 149.

[51] Mosaed S. Ab Interno Trabeculotomy with the Trabectome surgical device. Tech Ophthalmol,2007,5:63–66.

[52] Maeda M, Watanabe M, Ichikawa K. Evaluation of Trabectome in Open–Angle Glaucoma. J Glaucoma,2013,22(3): 205–208.

[53] Vold S D. Ab Interno Trabeculotomy with the trabectome system: what does the data tell us? International ophthalmology clinics, 2011, 51(3): 65–81.

[54] Luebke J, Boehringer D, Neuburger M, et al. Refractive and visual outcomes after combined cataract and trabectome surgery: a report on the possible influences of combining cataract and trabectome surgery on refractive and visual outcomes. Graefes Arch Clin Exp Ophthalmol. 2015,253(3):419–423.

[55] Toussaint B, Petersen MR, Sisk RA,et al. Long–Term Results of Combined Ab Interno Trabeculotomy (Trabectome) and Small–Gauge Pars Plana Vitrectomy. Retina,2015. [Epub ahead of print]

[56] Samuelson TW, Katz LJ, Wells JM, Duh Y–J, Giamporcaro JE, for the US iStent Study Group. Randomized evaluation of the trabecular micro–bypass stent with phacoemulsification in patients with glaucoma and cataract. Ophthalmology,2011,118:459–467.

[57] Spiegel D, Wetzel W, Neuhann T, et al. Coexistent primary open–angle glaucoma and cataract: interim analysis of a trabecular micro–bypass stent and concurrent cataract surgery. Eur J Ophthalmol, 2009, 19:393–399

[58] Spiegel D, Garc_ia–Feijo_o J, Garc_ia–S_anchez J, Lamielle H. Coexistent primary open–angle glaucoma and cataract: preliminary analysis of treatment by cataract surgery and the iStent trabecular micro–bypass stent. Adv Ther,2008,25:453–464.

[59] Wellik SR and Dale EA. A review of the iStent(®) trabecular micro–bypass stent: safety and efficacy. Clin Ophthalmol. 2015,9:677–684.

[60] Ahmed II, Katz LJ, Chang DF, et al. Prospective evaluation of microinvasive glaucoma surgery with trabecular microbypass stents and prostaglandin in open–angle glaucoma. J Cataract Refract Surg. 2014,40(8):1295‐1300.

[61] Belovay GW, Naqi A, Chan BJ, Rateb M, Ahmed II. Using multiple trabecular micro–bypass stents in cataract patients to treat open–angle glaucoma. J Cataract Refract Surg,2012,38(11):1911‐1917.

[62] Fea AM. Phacoemulsification versus phacoemulsification with micro–bypass stent implantation in primary open–angle glaucoma: randomized double–masked clinical trial. J Cataract Refract Surg. 2010,36(3):407–412.

[63] Fernández–Barrientos Y, García–Feijoó J, Martínez–de–la–Casa JM, Pablo LE, Fernández–Pérez C, García Sánchez J. Fluorophotometric study of the effect of the glaukos trabecular microbypass stent on aqueous humor dynamics. Invest Ophthalmol Vis Sci,2010,51(7):3327‐3332.

[64] Craven ER, Katz LJ, Wells JM, Giamporcaro JE, iStent Study Group, Cataract surgery with trabecular micro–bypass stent implantation in patients with mild–to–moderate open–angle glaucoma and cataract: Two–year follow–up. J Cataract Refract Surg,2012, 38(8): 1339–1345.

[65] Kaweh Mansouri and Tarek Shaarawy. Update on Schlemm's Canal Based Procedures. Middle East Afr J Ophthalmol,2015, 22(1): 38–44.

[66] Hays CL, Gulati V, Fan S, Samuelson TW, Ahmed II, Toris CB. Improvement in outflow facility by two novel microinvasive glaucoma surgery implants. Invest Ophthalmol Vis Sci,2014,55(3):1893–1900.

[67] Kammer JA and Mundy KM. Suprachoroidal Devices in Glaucoma Surgery. Middle East Afr J Ophthalmol,2015,22(1): 45–52.

[68] Melamed S, Ben Simon GJ, Goldenfeld M, Simon G. Efficacy and safety of gold micro shunt implantation to the supraciliary space in patients with glaucoma: A pilot study. Arch Ophthalmol,2009,127:264–9.

[69] Figus M, Lazzeri S, Fogagnolo P, Iester M, Martinelli P, Nardi M. Supraciliary shunt in refractory glaucoma. Br J Ophthalmol, 2011,95:1537–41.

[70] Höh H, Grisanti S, Grisanti S, Rau M, Ianchulev S. Two–year clinical experience with the CyPass micro–stent: Safety and surgical outcomes of a novel supraciliary micro–stent. Klin Monbl Augenheilkd, 2014,231:377–381.

[71] Pourjavan S, Collignon N, De Groot V. STARflo glaucoma implant: 12 month clinical results. Acta Ophthalmol (Cph),2013,91(Suppl):252

[72] Oatts JT, Zhang Z, Tseng H, Shields MB, Sinard JH, Loewen NA. In vitro and in vivo comparison of two suprachoroidal shunts. Invest Ophthalmol Vis Sci,2013,54(8):5416–23.

[73] Dahan E, Carmichael TR. Implantation of a miniature glaucoma device under a scleral flap. J Glaucoma, 2005,14:98–102.

[74] Maris PJG Jr, Ishida K, Netland PA. Comparison of trabeculectomy with EX–PRESS miniature glaucoma device implanted under scleral flap. J Glaucoma,2007,16:14–19.

[75] Good TJ, Kahook MY. Assessment of bleb morphologic features and postoperative outcomes after EX–PRESS drainage device implantation versus trabeculectomy. Am J Ophthalmol,2011,151:507–513.

[76] Netland PA, Sarkisian SR Jr, Moster MR, Ahmed IIK, Condon G, Salim S, Sherwood MB, Siegfried CJ. Randomized, prospective, comparative trial of EX–PRESS glaucoma filtration device versus trabeculectomy (XVT Study). Am J Ophthalmol,2014,157:433–440.

[77] Riss I, Batlle J, Pinchuk L, Kato YP, Weber BA, Parel JM. One–year results on the safety and efficacy of the InnFocus MicroShunt™ depending on placement and concentration of mitomycin C. J Fr Ophtalmol,2015,38(9):855–60.

[78] Uram M. Endoscopic cyclophotocoagulation in glaucoma management. Curr Opin Ophthalmol,1995,6(2):19–29.

[79] Kahook MY, Lathrop KL, Noecker RJ. One–site versus two–site endoscopic cyclophotocoagulation. J Glaucoma,2007,16: 527–530.

[80] Lin S, Perspective: endoscopic cyclophotocoagulation. Br J Ophthalmol,2002,86:1434–1438.

[81] Uram M. Combined phacoemulsification, endoscopic ciliary process

photocoagulation, and intraocular lens implantation in glaucoma management. Ophthalmic Surg,1995,26(4): 346-352.

[82] Berke SJ, Cohen AJ, Sturm RT, et al. Endoscopic cyclophotocoagulation (ECP) and phacoemulsification in the treatment of medically controlled primary open-angle glaucoma. J Glaucoma, 2000,9(1):2000.

[83] Chen J, Cohn RA, Lin SC, Cortes AE, Alvarado JA. Endoscopic photocoagulation of the ciliary body for treatment of refractory glaucomas. Am J Ophthalmol,1997,124:787-796.

[84] Noecker RJ. Paper presented at: The ASCRS Symposium on Cataract, IOL and Refractive Surgery. San Diego CA, 2007. Complications of endoscopic cyclophotocoagulation: ECP Collaborative Study Group.

第四节 青光眼术后滤过泡的维护

1. 青光眼术后滤过泡怎样维护?

- 对于抗青光眼药物和激光治疗不能达到靶眼压的青光眼患者,需要接受抗青光眼手术治疗。抗青光眼的手术方式很多,大致可分为内引流和外引流手术,迄今为止,以小梁切除术为代表的外引流术仍然是抗青光眼手术的主要术式,小梁切除术成为各种抗青光眼手术疗效判断的金标准。该类手术术后的房水引流途径包括:(1)经巩膜瓣的基质结缔组织;(2)经巩膜瓣边缘;(3)经植入前房的引流装置;(4)经新形成的房水静脉、淋巴血管或正常的房水静脉;(5)经Schlemm管的切断端;(6)经睫状体分离区等。包括青光眼阀植入术在内的外引流手术均是以结膜下引流为抗青光眼术后房水的主要引流途径。青光眼滤过术后以手术部位的结膜局限性隆起为特点,这种隆起被称为滤过泡(部分眼科医生将青光眼阀植入术后阀盘周围的局限性隆起称为水囊),术后眼压的良好控制均依赖于建立和长期维持有功能的滤过泡。因此,结膜滤过泡的形态和功能是抗青光眼术后效果评价的主要项目。

1.1 滤过泡的检查方法

- 1.1.1 裂隙灯显微镜 通过裂隙灯显微镜,仔细检查滤过泡的形态,并对其分型及做出准确评价。目前,滤过泡分型主要有以下2种方法:

- (1)Kronfeld方法:Ⅰ型为理想滤过泡,弥漫、无明显微囊样改变;Ⅱ型为囊性滤过泡,呈弥散、苍白和微囊样改变;Ⅲ型:包裹性囊性滤过泡;Ⅳ型为包裹性滤过泡(缺如)。该分类方法比较主观,仅局限于对形态的粗略分类,并不能对滤过泡的各种混合形态特征进行描述。

- (2)为进一步准确描述滤过泡,Cantor等[1]提出了Indiana Bleb Grading Appearance Scale(IBAGS)系统。该系统包括四项指标:滤过泡高度、广度、血管分布及Seidel试验(表9-7)。该分级方法较易操作,变异性小,但由于分级较少(多数指标均分3和4级),精确性稍差,其缺点是仅对滤过泡区血管化程度进行分级,缺乏对滤过泡周边部的血管化状态的分级,而滤过泡周边部的血管化状态也是对术后眼压水平进行预测非常有效的指标[2]。

表 9-7 IBAGS 系统四项指标分级标准

滤过泡高度	范围	血管分布	溪流试验
H0：扁平无隆起	E0：无明显滤过泡或 <1h	V0：无血管/苍白	S0：无渗漏
H1：低的隆起	E1：1~2h	V1：无血管/白色透明（微囊样改变）	S1：多点渗漏或被动渗漏
H2：中等隆起	E2：2~4h	V2：轻度充血	S2：局限或弥漫主动渗漏
H3：高的隆起	E3：≥ 4h	V3：中度充血	呈"溪流"改变（5秒内）
		V4：广泛充血	
		V5：滤泡周围高度充血/泡壁混浊	

注：H: 高度; E: 范围; V: 血管分布; S: 溪流试验; h: 小时

- 1.1.2 超声生物显微镜（ultrasound biomicroscopy，UBM） 尽管裂隙灯显微镜下对滤过泡分类比较简便，但因其源于检查者的分析及判断，存在主观因素；且由于结膜组织的遮挡，无法真实地反映滤过泡内滤过道的情况。因此，John 等 [3] 根据超声生物显微镜图像，将小梁切除术后滤过泡分为三型：（1）功能良好的滤过泡，该图像中可以呈现由前房至滤过泡的房水通路和滤过泡腔；（2）无功能滤过泡，图像中见滤过道内口阻塞，无滤过泡腔；（3）功能尚可的滤过泡，即处于以上两型之间的滤过泡。通过该检查方法，86% 的患者眼压控制状态与滤过泡 UBM 图像一致，且能较早地发现包裹囊样改变。但由于 UBM 为接触性检查，对于抗青光眼术后早期结膜切口愈合不良、滤过强、浅前房的患者，仍无法运用 [4]。

- 1.1.3 眼前节相干光断层扫描成像技术（Anterior Segment Ocular Coherence Tomography，AS-OCT） 2005 年，Zeiss 公司推出用于眼前段检查的 Visante OCT，该仪器使用 1310nm 波长的红外光源作为探测光，利用低相干光波扫描形式代替声波成像技术，能够穿透部分屈光介质对眼前段进行检查。该仪器对检测部位可准确定位和 360°方向扫描，检查时不接触眼睛、操作简便，适用于临床。它避免了术后早期进行 UBM 检查的医源性感染的风险，更适合在术后早期对滤过通道进行判断。

- 潘伟华等 [5] 通过 AS-OCT 观察青光眼滤过手术后滤过泡的内部形态，发现 AS-OCT 能清晰地显示滤过泡的内部微细结构，可观察到结膜下和巩膜上液腔的解剖特点，对青光眼术后滤过通道的观察更早、更细致，准确而客观地区分功能型和非功能型滤过泡，为术后并发症的诊断及治疗提供解剖依据。但其无法观察滤过泡表面的血管化、滤过泡的包裹等特点，因此，AS-OCT 仍需联合裂隙灯和 UBM 等检查方法全面评估滤过泡。

1.2 怎样维护功能性滤过泡？

- 青光眼滤过手术后滤过泡瘢痕化是导致青光眼滤过手术失败的主要原因，其他并发症还包括滤过泡漏、滤过泡相关性眼内炎等。功能性滤过泡的维护对维持患者的眼压起着至关重要的作用，目前其维护方法主要包括药物治疗、物理治疗及手术治疗。

- 1.2.1 滤过泡维护分期　根据组织纤维增生愈合的一般规律，青光眼滤过术后可做以下分期：

- （1）并发症期：术后3天。该时间段内是浅前房、滤过泡漏、过度滤过及炎症反应等并发症的高危期，控制滤过、促进前房形成是本期的关键[6]。

- （2）滤过泡形成期：术后第3~10天。该期是滤过泡形成的最佳时期，结膜开始愈合，纤维增生逐渐达到高峰。一是结膜伤口逐步愈合，轻度的结膜下粘连可限制房水大量外流，降低浅前房和滤过泡漏的发生；二是术后炎症反应逐步减轻，有利于观察和处理滤过泡。按摩、拆线、针拨分离等特殊治疗，本期多可获得最佳效果。

- （3）恢复期：术后10~30天。该期患者已出院并开始自我护理，如正确使用滴眼液和眼球按摩，并嘱患者定期随访，监测眼压、前房及滤过泡情况，必要时进行处理按摩不足、包裹滤过泡等不利因素。

- （4）稳定期：术后1~3个月，结膜伤口已愈合、炎症反应基本消失、滤过泡较弥散、眼压可在正常范围。但结膜下瘢痕仍在形成，需嘱患者按时进行有效的按摩。

- （5）眼压上升期：术后3~12个月，瘢痕已基本形成，即便进行有效的按摩，短时间的按摩可能无法使眼压恢复至正常。定期随访眼压、视野及滤过泡情况，并对滤过泡进行明确的分型，根据情况给予药物、手术治疗。

- 1.2.2 滤过泡维护方法

- （1）药物治疗

- ① 皮质类固醇：青光眼由于术前的高眼压及手术对眼内组织的刺激，导致术后大量炎症介质释放。前列腺素是重要介质之一，可引起血管扩张、通透性增加、白细胞趋化，破坏血 – 房水屏障，引起一系列免疫反应，如前房细胞增多、晶状体表面沉着物等。滤过性手术后的炎症反应可诱导成纤维细胞聚集，并在滤过道内增殖，从而阻塞滤过道，导致手术失败。研究认为，糖皮质激素可通过阻断磷脂 – 花生四烯酸代谢而减少白三烯和前列腺素的生成，缓解炎症反应，间接抑制纤维细胞增生，减少滤过泡术后早期瘢痕形成，延长功能性滤过泡形成时间，在临床中得到广泛应用[7]。尽管糖皮质激素滴眼液被广泛用于术后炎症的控制，但其不良反应较多，如眼压升高、后发性白内障、黄斑囊样水肿、改变眼表微环境、诱发真菌感染等。

- ② 抗代谢药物

- a. 丝裂霉素（Mitomycin，MMC）：丝裂霉素是目前报道最多的一种防止滤过泡瘢痕化的药物，其主要是通过抑制增殖期 DNA 的复制来抑制纤维细胞增生和瘢痕的形成，保持滤过道的通畅。MMC 可抑制整个细胞周期的 DNA 复制，抗增殖作用强，约为同等剂量 5-FU 的 100 倍，可明显延缓伤口愈合的过程。尽管 MMC 的使用可有效提高滤过手术的成功率，但其在发挥抗瘢痕作用的同时也会累积非增殖期细胞，导致细胞坏死、凋亡，引起术后持续低眼压、视力下降、角膜上皮损伤、滤过泡炎等不良反应。

- b. 5-氟尿嘧啶（5-fluorouracil，5-Fu）：研究认为，该药通过与脱氧胸苷酸合成酶结合，抑制胸苷酸合成，使细胞合成 DNA 障碍，从而抑制成纤维细胞增殖，减少纤维瘢痕的形成。5-FU 常被用于抗青光眼术后，多为术后 1 个月内、连续多次结膜下注射。乔峰等 [8] 研究认为，抗青光眼术后 1 个月内平均注射 5.4 次可取得较好的治疗效果。尽管 5-FU 的抗增殖作用比丝裂霉素弱很多，但其并发症也不少，如干眼、滤过泡漏及眼内炎等，故在使用过程中需密切监测，若出现相应并发症则应立即终止使用 5-FU。

- c. 干扰素（Interferon，IFN）：干扰素是一种细胞因子，具有抗病毒、肿瘤和调节免疫等作用。IFN 被用于青光眼滤过术后辅助用药，其主要机制为抑制结膜下成纤维细胞表皮生长因子受体表达，减少瘢痕中胶原的形成，降低房水蛋白浓度 [9]。目前用于临床的 IFN 主要为安达芬滴眼液，相比于结膜下注射 5-FU，其不良反应轻，多用于恢复期及以后的青光眼术后患者。

- （2）物理治疗

- ① 加压包扎

- 近年来，随着丝裂霉素 C 在青光眼手术中的广泛应用，薄壁滤过泡及其产生的术后低眼压和低眼压性黄斑病变的发生率明显增加，是影响青光眼患者术后视力的重要原因。Schuber 将 ≤ 5mmHg 的眼压称为低眼压，长期的低眼压可导致角膜水肿、角膜散光、脉络膜睫状体炎症 / 脱离、黄斑水肿等 [10]。青光眼术后早期低眼压的原因有：抗代谢药物的使用、滤过泡漏、脉络膜睫状体脱离等，而滤过泡漏则为临床上青光眼术后早期低眼压的常见原因 [11]。

- 发生于抗青光眼术后早期的滤过泡渗漏，多半是由于结膜伤口缝合欠佳。因此，除了手术中仔细缝合结膜外，术后早期若发现有结膜伤口渗漏，可根据具体情况决定相应的治疗方法。对于局限性的小渗漏导致的低眼压，可进行滤过泡加压包扎，减少房水外引流，促进滤过泡形成及眼压的回升。而对于较大范围的滤过泡漏，局部加压包扎治疗则无效，需介入手术治疗。脉络膜睫状体脱离引起的低眼压，治疗主要为全身及局部抗炎 [12]。

- ② 眼球按摩

- 研究发现 [13]，青光眼术后第 3 天，如果没有明确的滤过泡，也没有滤过泡漏、浅前房等，即可开始眼球按摩。操作方法如下：在裂隙灯显微镜下，令患者眼球向下转，直视下在巩膜瓣一侧逐渐加力按摩，可以看到结膜逐渐呈半透明隆起并弥散。若前房不浅，可反复操作几次，也可在滤过泡表面轻轻按摩；若前房变浅，则立即停止。最初由医生操作，并逐渐教会患者进行有效的眼球按摩，每日可进行一次或多次。

- （3）手术治疗

- ① 如何处理巩膜瓣缝线？

- 根据不同手术者的偏好和患者具体情况，巩膜瓣缝线可以作1~5针。其缝线方式可为固定缝线和调节缝线，调节缝线可分为拆除式和不拆除式。当术后滤过泡形成不明显、眼压高、前房不浅时可通过逐步拆除调节缝线或者不拆除式可调节缝线松紧度，如果是采用的固定缝线则可行激光巩膜瓣断线，以松解巩膜瓣，并适当结合眼球按摩促进滤过泡形成。激光巩膜瓣断线过早、调节缝线拆除或者调整过早均可能导致低眼压和浅前房；过晚则瘢痕可能已经形成，即使拆除或者调整缝线也无法获得较好的功能滤过泡。

- ② 如何进行滤过泡针拨分离？

- 术后滤过泡形成前、后，小梁切除术后滤过泡区域的巩膜瓣、Tenon氏囊和结膜之间的粘连愈合，使功能滤过泡逐渐缩小，经房角镜检查滤过道内口无虹膜等阻塞，需要进行滤过泡针拨分离。操作建议采用25~30G的针头从滤过泡旁的结膜面进针潜行到滤过泡区域，根据瘢痕情况依次分离结膜下、巩膜瓣边缘及巩膜瓣下的机化组织，尽量避免或减少结膜下出血（因为出血可刺激瘢痕增殖）。滤过泡针拨分离成功的标志是滤过泡重新形成或者滤过泡明显扩大，眼压下降。术毕可配合局部使用糖皮质激素、5-Fu[14]或者MMC、抗生素滴眼液。

- 滤过泡针拨分离术的常见并发症有结膜下出血、浅前房、低眼压、脉络膜脱离、滤过泡漏、滤过泡相关性感染等。

- ③ 如何进行结膜下注射抗代谢药物？

- 在滤过泡形成期及滤过针拨术后，根据滤过泡形态和功能情况，可以考虑个性化的使用结膜下注射抗代谢药物5-Fu或者MMC。由于5-Fu作用相对比较弱，往往需要反复多次注射，多数文献推荐注射1~5次，注射剂量2.5~5mg，一般采用原液注射；MMC作用较强，一个治疗周期一般只注射1次，注射剂量可采用0.01%~0.02%的MMC溶液0.1~0.2ml。注射部位推荐在滤过泡旁并避免药物直接进入滤过泡区域，以防止药物直接渗入前房[15, 16]。

- 结膜下注射抗代谢药物的常见并发症有结膜贫血坏死、巩膜坏死、晶状体混浊、角膜内皮失代偿等。

2.如何正确认识青光眼术后瘢痕愈合过程？

- 滤过手术可有效降低青光眼患者的眼压。伤口愈合反应是这类手术成功率的决定因素[17]。为了达到理想的术后眼压和最大的手术成功率，常需调整术后伤口愈合反应。伤口修复是一种生理过程,青光眼滤过手术与其他外科手术有所不同,除表面的结膜切口需要愈合外,还要保持手术所形成的房水外流通道通畅,而不被过多的瘢痕阻塞。术中操作轻柔、止血和围手术期的治疗、调节伤口愈合都是很重要的[18]。结膜、表层巩膜和虹膜的手术损伤,导致血浆蛋白渗漏到滤过区,促进血液凝固、激活补体。成纤维细胞是结膜下瘢痕形成重要的效应细胞。血小板聚集形成凝血块,一方面保证了止血,同时也提供炎性细胞和成纤维细胞移行的临时基质[19-21]。

- 伤口愈合分为三期:炎症期、增殖期和重建期。三期之间有部分重叠。

2.1 炎症期

- 炎症是对损伤的保护反应,以保护结构完整和细胞功能。中性粒细胞、单核细胞在炎症早期聚集到伤口处,在伤口形成后数分钟内,中性粒细胞即到伤口处,大约第二天在结膜下组织中达到峰值。活化的中性粒细胞释放出蛋白水解酶、胶原酶、弹性蛋白酶,协助中性粒细胞穿过内皮细胞膜。中性粒细胞吞噬污染的细菌,并借蛋白酶介导消化细胞外基质以清洁伤口区。

- 巨噬细胞由局部衍生而来或由循环中的单核细胞而来。单核细胞聚积是由单核细胞化学引物包括胶原片段和转化生长因子β(TGF-β)所驱动。血液来源的单核细胞进入伤口借黏合素与细胞外基质结合。巨噬细胞分泌从炎性反应转向组织修复所需要的各种可溶性因子,包括血小板衍生生长因子(PDGF)、纤维细胞生长因子(FGF)、上皮生长因子(EGF)和转化生长因子β(TGF-β)。巨噬细胞对于正常伤口愈合是重要的。它改变细胞活素环境和淋巴细胞及成纤维细胞的相互作用。T淋巴细胞在正常愈合中也很重要,T细胞在早期刺激成纤维细胞、巨噬细胞和内皮细胞,但在晚期下调愈合[22]。

2.2 增殖期

- 增殖期包括再上皮化和肉芽组织形成,肉芽组织由纤维和新生血管生组成[23]。

- 伤口的再上皮化在组织损伤后数小时开始,上皮细胞移行到伤口边缘。结膜上皮细胞分化为可移动的表型。表皮和基底膜之间的半桥粒连接消失,黏合素表达和细胞内α平滑肌肌动蛋白丝的生成和装配发生改变。在最初的1~2天后,伤口边缘将出现上皮细胞增生,提供更多的可移动细胞。

- 肉芽组织形成起始于血小板、受损伤的细胞和巨噬细胞合成的生长因子的释放。新的基质包括疏松结缔组织、成纤维细胞、新的血管和巨噬细胞。巨噬细胞此时分泌细胞活素,刺激纤维增生和血管生成,而成纤维细胞重建细胞外基质以帮助细胞移行和增生。

- 血管生成在伤口形成后数日内发生,是对组织损伤和手术操作后低氧张力的反应。血管内皮细胞增生产生毛细血管芽,它形成网状而成为毛细血管床。前血管源性因子包括血管内皮生长因子（VEGF）和碱性成纤维细胞生长因子（bFGF），它们是由巨噬细胞和血小板分泌的。

- 纤维组织形成是由进入伤口的大量成纤维细胞在细胞外基质的沉积。纤维组织形成由生长因子开始，如TGF-β和PDEF，刺激细胞外基质产生、成纤维细胞增殖，并使成纤维细胞分化为肌成纤维细胞。肌成纤维细胞借助伤口收缩和细胞外基质的生成而使伤口闭合。成纤维细胞移行进入并通过纤维凝块，需要细胞外基质的蛋白水解分裂[24]。当成纤维细胞移行越过纤维连接界面时，产生牵引力，连同其下方基层引起伤口收缩。这种过程由释放的基质金属蛋白酶（MMP）来促进。

2.3 重建期

- 本期的特征是基质重建、细胞分化、成熟和凋亡。当伤口重建时，成纤维细胞分化为肌成纤维细胞。一旦伤口成熟，组织结构重建开始，通过凋亡性细胞死亡，成纤维细胞和肌成纤维细胞的数量减少。

- 细胞外基质重建为细胞外基质合成和衰变过程同时发生，以改善伤口基质。血纤蛋白溶解酶原激活剂和MMP是细胞外基质降解的主要介质。重建初期包括透明质酸盐和纤维连接蛋白的消除。重建期的成熟伴有蛋白聚糖的沉积、胶原Ⅰ取代胶原Ⅲ，同时有成纤维细胞数量的减少，这反映了便于细胞增殖和移行的基质向张力高不易变形方面的转变。

- 多细胞的肉芽组织转变为细胞少的瘢痕是由于成纤维细胞的凋亡。诱发成纤维细胞凋亡的通道尚未充分了解。细胞培养试验中曾显示释放机械张力可引发成纤维细胞凋亡[25]。成纤维细胞在有机械负荷的胶原基质中没有凋亡，而当凝胶剂中的张力释放后，很快即产生凋亡[26]。

- 在愈合反应末期，准确地调节成纤维细胞的凋亡是关键性的因素。凋亡失败导致成纤维细胞长期存活和过多的瘢痕形成。从人类皮肤瘢痕疙瘩和细胞过多的瘢痕的活检组织检查发现，成纤维细胞活性和炎症可持续到手术后10年。而正常的瘢痕，在伤口形成后1年所取的活检中，只有很小的成纤维细胞活性。相反地，过分的或过早的成纤维细胞凋亡，可导致伤口愈合不良。成纤维细胞凋亡在活体结膜下伤口愈合中尚未直接得到证明。在兔青光眼滤过手术模型，术后31天成纤维细胞显著减少，可能是凋亡的结果[27]。

3. 滤过泡相关的眼部感染包括哪些？

- 滤过手术是治疗青光眼的重要方法，抗代谢药物的使用降低了滤过通道的瘢痕化，从而提高了手术的成功率。但随着抗代谢药物如丝裂霉素（Mitomycin C，MMC）、5-氟尿嘧啶（5-FU）的广泛使用，眼表组织的损害和无血管薄壁滤过泡的形成概率明显增加[28]。研究表明，滤过手术中使用MMC后，无血管薄壁滤过泡的形成概率明显增高，且MMC术中放置时间越长，滤过手术后发生薄壁滤过泡的概率越高[29]。

- 滤过泡是青光眼滤过性手术的产物，滤过泡的存在一方面可降低眼压，维持有效视功能；但另一方面，也增加了眼部感染的风险。滤过泡相关性眼部感染是指青光眼滤过手术后，由于滤过泡的存在而引发的眼部感染，包括滤过泡炎和滤过泡相关性眼内炎两种类型[30]。单纯滤过泡炎是指滤过泡感染；若累积到玻璃体，则诊断为滤过泡相关性眼内炎。当发生了滤过泡炎或者滤过泡相关内炎后，即使感染得到及时控制，也常常导致滤过道机化瘢痕形成，使滤过丧失功能。

3.1 滤过泡相关性眼部感染有哪些危险因素?

- 3.1.1 抗代谢药物的使用　滤过泡感染一般发生于滤过泡渗漏以后。文献报道，抗青光眼术中使用抗代谢药物是滤过泡相关性眼部感染的主要危险因素。丝裂霉素（MMC）是一种广谱的烷基化抗肿瘤药物，对增殖期中的细胞均有杀伤作用，同时也作用于静止期的细胞。因此，抗青光眼术中 MMC 的使用，除了抑制成纤维细胞增生从而减轻瘢痕形成外，还可对结膜、角膜、泪膜、巩膜、睫状体及小梁网等产生影响；即便以后脱离接触，细胞也不能再生。MMC 辅助小梁切除术后多形成壁薄、透明、苍白无血管的滤泡，滤过泡过薄可引起渗漏、房水排出过多，引起低眼压并致使感染及眼内炎。王岚等[31]发现青光眼术中使用 MMC 者术后发生眼内炎的概率是不使用抗代谢药物者的 3 倍，使用 MMC 的眼表并发症及滤过泡漏的发生率为 11.4%~15.0%。Solomon 报道，使用5-FU 发生滤过泡相关感染概率为 0.3%，而使用 MMC 发生滤过泡相关感染概率为 0.8%。

- 3.1.2 滤过泡位于下方　细菌在自然界中广泛存在，而结膜囊是一个与外界相通的腔隙，长期暴露于自然界中，自出生后不久就可以有细菌共生，并随生活环境、年龄的变化而逐渐变化。文献[32]报道正常结膜囊的细菌带菌率为 20.6%~98.8% 不等。曾树森等[30]对 397 例正常人结膜囊细菌进行培养，发现细菌培养阳性率为 21.2%，前 3 位的细菌分别为表皮葡萄球菌（51.2%）、金黄色葡萄球菌（11.9%）、棒状菌属（7.1%），这与国内外其他学者报道的相符。

- 由于泪液的冲洗作用和泪液中溶菌酶的溶菌作用，正常人结膜囊中的细菌很少，存在的菌群为条件致病菌，无致病性或偶有致病性。而青光眼滤过术后，结膜和巩膜的切口破坏了眼内外的屏障，术后局部糖皮质激素的应用使局部微环境改变，降低眼表的抵抗力，促进条件致病菌演变为致病菌。由于泪液冲刷的作用，下方结膜囊的条件致病群较上方明显增多，下方滤过泡相关性眼部感染概率也就明显增加。

- 3.1.3 睑板腺炎　睑板腺炎是指上、下睑板内腺体的炎症，常见原因为睑板腺开口阻塞，导致腺体分泌物潴留，继发微生物感染而引起的眼部疾病。睑板腺炎常见的致病菌为金黄色葡萄球菌、棒状杆菌和痤疮丙酸杆菌[33]。青光眼术后患者若发生睑板腺炎，增加了局部细菌感染滤过泡的概率，导致滤过泡相关性眼部感染。

- 3.1.4 角结膜感染性炎症　青光眼滤过术后由于滤过道的持续存在、巩膜的切口破坏了眼内外的屏障，当发生角结膜感染性炎症时，通过局部浸润蔓延到滤过泡区域，如果此时感染得到有效控制，仅发生滤过泡炎；

当病原体毒力强、感染控制不及时及用药不当时，病原体容易通过滤过道渗入眼内，引起眼内炎，将严重威胁患者视功能，甚至丧失眼球。

- 3.1.5 糖尿病 众所周知，糖尿病患者的抵抗力下降、泪膜质量差，眼表微环境改变容易诱发条件致病菌群转变为致病菌群，使青光眼术后滤过泡更容易感染。

- 3.1.6 儿童 由于儿童不注意眼部卫生，且儿童较其他人更易发生外伤，滴眼液使用配合差，故儿童青光眼术后滤过泡相关性眼部感染的发生较成人多见。

3.2 滤过泡相关性眼部感染的临床表现及体征有哪些？

- 滤过泡炎是指青光眼滤过术后滤过泡发生感染，主要表现为结膜充血、畏光、流泪，伴或不伴有前房炎症，未累及玻璃体。其主要临床特征为青光眼术后数月或数年，突发眼红、眼痛和视物模糊。裂隙灯下检查见结膜及滤过泡周围充血，滤过泡可呈乳白色，泡内含脓性物质，荧光素染色试验可阳性，角膜后可见 KP，前房丁达尔征（+），可有或无积脓，但玻璃体透明。B 超检查无玻璃体炎性反应[34]。

3.3 滤过泡相关性眼部感染的治疗

- 青光眼术后滤过泡炎一旦累及玻璃体，将对视功能造成严重损害。故一旦发现滤过泡炎，需给予及时、正确的治疗，避免发生眼内炎。其治疗应遵循的原则：（1）局部、全身抗生素的应用；（2）球结膜下或眼周注射抗生素；（3）待病情稍稳定或改善后，局部滴皮质类固醇；（4）阿托品散瞳；（5）若经上述治疗，患者眼部炎症仍逐渐加重而波及玻璃体，则需行玻璃体切除术。

4. 如何紧急处理滤过泡相关性眼内炎？

- 滤过泡相关性眼内炎是青光眼术后的严重并发症，是细菌或其他致病微生物经滤过泡侵入眼内引起的急性化脓性炎症[35, 36]。病原菌通过完整但变薄的滤过泡泡壁进入眼内，同时感染前后节，导致患者视力下降和眼部疼痛。滤过泡相关性眼内炎可分为急性眼内炎和迟发性眼内炎，无论是哪种，一旦发生，炎症反应会在短期内对眼部组织造成严重破坏，导致失明甚至眼球萎缩，故若发现滤过泡相关性眼内炎，需给予紧急处理。其治疗方法主要有哪些呢？

4.1 滤过泡处刮片查找病原体

- 在进行任何治疗前，可在滤过泡及其附近组织处刮片并进行培养和药敏试验，查找敏感的致病菌，指导用药，提高疗效[37]。

4.2 全身和局部使用抗生素和糖皮质激素

- 文献报道[38, 39]，内眼术后急性眼内炎的致病菌 90% 为革兰阳性球菌，7% 为革兰阴性菌，3% 为霉菌。由于结膜囊存在的主要菌群为革兰阳性球菌，而其最常见的菌株为表皮葡萄球菌和金黄色葡萄球菌。而迟发性眼内炎的主要致病菌为革兰阴性的链球菌。故对于滤过泡相关性眼内炎患者，可立即给予广谱抗菌药物，待病原菌培养结果明确后，再调整抗生素。

4.3 玻璃体切除术

· 研究认为[40,41]，一旦发生眼内炎，药物很难透过眼－血－房水屏障进入玻璃体腔内，单纯局部和（或）全身抗生素治疗无法得到较好疗效。玻璃体切除术被认为是治疗急性感染性眼内炎的重要手段，它不但可以彻底清除眼内病原体及其毒性产物，还可清除细菌等赖以生存的玻璃体，同时可以处理眼内炎导致的其他并发症，如玻璃体机化、视网膜脱离等。术中玻璃体腔内注射抗生素可增加玻璃体腔内有效杀菌浓度，填充的硅油还具有抗炎、抗增殖和抑制菌生长等作用，进一步提高了眼内炎玻璃体手术的成功率。

4.4 滤过泡修补

· 滤过泡相关性眼内炎[42]的主要病因为致病菌通过滤过泡侵入眼内导致的感染，故在治疗其相关性眼内炎时，为防止玻切术后内源性眼内炎的发生，还需仔细检查滤过泡，明确有无坏死及渗漏，必要时进行彻底清除坏死巩膜瓣、滤过泡修补。

参考文献

[1] Cantor LB, Mantravadi A, WuDunn D, Swamynathan K, Cortes A. Morphologic classification of filtering blebs after glaucoma filtration surgery: the Indiana Bleb Appearance Grading Scale. J Glaucoma, 2003, 12(3):266-271.

[2] Picht G, Grehn F. Classification of filtering blebs in trabeculectomy: biomicroscopy and functionality. Curr Opin Ophthalmol, 1998, 9, II:2-8.

[3] Kronfeld PC. The mechanisms of filtering operations. Trans Pac Coast Otoophthalmol Soc Annu Meet, 1949, 33:23-40.

[4] Grehn F, Mauthe S, Pfeiffer N. Limbus-based versus fornix-based conjunctival flap in filtering surgery. Int Ophthalmol, 1989, 13:139-143.

[5] Lederer CM. Combined cataract extraction with intraocular lens implant and mitomycin-augmented trabeculectomy. Ophthalmology, 1996, 103:1025-1034.

[6] Vesti E. Filtering blebs: follow-up of trabeculectomy. Ophthalmic Surg Lasers, 1993, 24:249-255.

[7] McWhae JA, Crichton AC. The use of ultrasound biomicroscopy following trabeculectomy. Can J Ophthalmol, 1996 Jun, 31(4):187-191.

[8] 葛坚，刘奕志主编. 眼科手术学（第三版）. 北京：人民卫生出版社，2015.

[9] 贾超，翟刚，解聪，张丰菊. 国际眼科杂志. 2012，12（12）：2309-2311.

[10] 潘伟华，任梅，余新平，吕帆. 青光眼术后滤过泡的眼前节光学相干断层扫描研究. 中华实验眼科杂志，2009，27（12）：1104-1108.

[11] 付培. 小梁切除术后功能性滤过泡的维护及重建. 眼科，2006，15(2)：93-96.

[12] 饶婷，汪昌运. 青光眼滤过术后抗瘢痕的研究进展. 中国实用眼科杂志，2014，32

（7）：809-812.

[13] 赵小飞.术后眼球按摩护理对青光眼患者术后眼压控制及疼痛的影响.实用临床医药杂志，2015，18：115-118.

[14] 乔锋，刘金华.青光眼滤过术后联合结膜下注射 5-Fu 剂量、时机及频率的研究.国际眼科杂志，2008，8（3）：595-597.

[15] 李海军，谢琳.抗青光眼术后低眼压的病因与治疗.眼科新进展，2014，34（10）：990-992.

[16] 余克明.青光眼手术后低眼压及其防治.国际眼科纵览，2002，26（5）：266-271.

[17] Costa VP, spaeth GL, Eiferman RA, et al. Wound healing modulation in glaucoma filtration surgery. Ophthalmic surg,1993,24(3):152-170.

[18] Chang L, Crowston JG, Cordeiro MF, et al. The role of the immune system in conjunctival wound healing after glaucoma surgery. surv ophthalmol, 2000,45(1):49-68.

[19] Park JH, Yoo C, Kim YY.Effect of Lovastatin on Wound-Healing Modulation After Glaucoma Filtration Surgery in a Rabbit Model. Invest Ophthalmol Vis Sci,2016,57(4):1871-1877.

[20] Van de Velde S, Van Bergen T, Vandewalle E, et al. Modulation of wound healing in glaucoma surgery. Prog Brain Res,2015,221:319-340.

[21] Lockwood A, Brocchini S, Khaw PT New developments in the pharmacological modulation of wound healing after glaucoma filtration surgery. Curr Opin Pharmacol,2013,13(1):65-71.

[22] 夏荣来，卢泳妍.单核细胞及其来源细胞在动脉粥样硬化炎症发病机制中的作用.生命的化学，2012，32（5）：423-425.

[23] 陆树良.瘢痕形成机制及治疗对策.中国烧伤杂志，2013，2：130-133.

[24] Daniels JT, Schultz GS, Blalock TD, et al Mediation of transforming growth factor-beta (1)-stimulated matrix contraction by fibroblasts: a role for connective tissue growth factor in contractile scarring. Am J pathol,2003,163(5):2043-2052.

[25] Grinnell F, Zhu M, Carlson MA, et al. Release of mechanical tension triggers apoptosis of human fibroblasts in a model of regressing granulation tissue. Exp cell Res,1999,248(2):608-619.

[26] Crowston JG, Chang LH, Constable PH, et al. Apoptosis gene expression and death receptor signaling in mitomycin-C-treated human Tenon capsule fibroblasts. Invest Ophthalmol Vis sci,2002,43(3):692-699.

[27] Daniels JT, Cambrey AD, Occleston NL, et al. Matrix metalloproteinase inhibition modulates fibroblast-mediated matrix contraction and collagen production in vitro. Invest Ophthalmol Vis sci,2003,44(3):1104-1110.

[28] Solomon A, Ticho U, Frucht-Pery J. Late-onset, bleb-associated endophthalmitis following glaucoma filtering surgery with or without antifibrotic agents. J Ocul Pharmacol Ther,1999,15(4):283-293.

[29] Miño de Kaspar H, Koss MJ, He L, Blumenkranz MS, Ta CN. Antibiotic susceptibility of preoperative normal conjunctival bacteria. Am J

Ophthalmol,2005,139(4):730-733.

[30] 周莅斌,李俊,吴成富.青光眼薄壁滤过泡相关性眼部感染临床分析.国际眼科杂志,2008,8(12):2508-2509.

[31] 王岚,刘杏,熊义兵,曾阳发,毛真.丝裂霉素C与青光眼滤过泡并发症的相关关系.中国实用眼科杂志,2004,22(11):881-884.

[32] 夏桂兰,栾洁.正常结膜囊带菌情况分析.东南大学学报(医学版),2010,5:535-538.

[33] 谭业双,周霞,许玲,等.抗炎治疗睑板腺功能障碍的临床研究.眼科新进展,2012,1:81-83.

[34] 曾树森,吴晓梅,宋建,曾昌洪,刘盛春.正常结膜囊细菌培养397例分析.国际眼科杂志,2007,7(1):117-120.

[35] Zheng PF, Pang XQ. Bleb-associated endophthalmitis treated by sclera patch graft, vitrectomy and endoscopic cyclophotocoagulation. Chin Med J (Engl),2012,125(18):3344-3345.

[36] Ye H, Sun X, Gan D, Yu X, Zhou W, Xu G, Jiang R. Bleb-associated endophthalmitis in a Chinese population (2003-2010):clinical characteristics and visual outcome. Eur J Ophthalmol, 2012,22(5):719-725.

[37] 毛真,刘杏,钟毅敏.青光眼滤过感染及滤过泡相关性眼内炎临床分析.中国实用眼科杂志,2006,24(1):55-58.

[38] 余洪华,易魁先.前房冲洗联合万古霉素前房注射治疗白内障术后早期眼内炎.国际眼科杂志,2008,8(3):606-607.

[39] 周莅斌,李俊,吴成富.青光眼薄壁滤过泡相关性眼部感染临床分析.国际眼科杂志,2008,8(12):2508-2509.

[40] 李素华,高永峰,李剑波,金贵玉,王峰.玻璃体切除术在青光眼术后滤过感染相关性眼内炎治疗中应用的评价.中华医院感染学杂志,2016,26(5):1070-1072.

[41] 钟丽萍,吴建荷,陈静,倪微珍,陈丽萍.青光眼患者术后滤过泡感染性眼内炎的病原学分析.中华医院感染学杂志,2015,25(3):666-668.

[42] 姚慧卿,龚昌裕,韩鑫栋.青光眼患者手术后感染性眼内炎的临床分析.中华医院感染学杂志,2014,24(22):5642-5644.

第十章

青光眼诊断和治疗的
中医理论

第一节 原发性青光眼的中医学认识源流

- 青光眼属中医眼科"五风内障"范畴，中医学对于原发性青光眼这一眼病早有认识，在唐《外台秘要》中即有记载，其中"绿翳青盲""乌风"即类似本病，书中指出"此疾之源，皆从内肝管缺，眼孔不通所致"[1]。

- 五风内障即青风内障、绿风内障、乌风内障、黑风内障、黄风内障之总称。五风内障的命名多因发病后瞳神散大，并分别呈现以上颜色，且病势急骤，善变如风，故历代中医眼科医家以"青风、绿风、乌风、黑风、黄风"命名。

- 隋唐《秘传眼科龙木论·卷之一》[2]七十二证方论中首次在"五风变内障"病名中，论及"乌绿青风及黑黄"，在"卷之二"中描述了青风、绿风、乌风、黑风，详细描述了四风内障的发病特点及用药。其中对于绿风内障中眼胀痛特点的描述为："此眼初患之时，头旋额角偏痛，连眼睑骨及鼻颊骨痛，眼内痛涩见花，或因呕吐恶心，或因呕逆后，便令一眼先患，然后相牵俱损，目前或红或黑"，这与现代医学急性闭角型青光眼发病时的症状表现非常相似，且发现此病具有双眼患病的特点，符合现代医学对该病的认识。

- 在治疗方面，《秘传眼科龙木论》及《太平圣惠方》[3]中均详细记载了五风内障治法方药，对于绿风内障，以平肝熄风、清肝明目、凉血利水为法，治以"羚羊角丸方"；青风内障用滋阴平肝、清热祛风之"葳蕤散"治疗；黑风内障用"补肾丸"治疗，属肝肾风虚、上焦客热者，治以"空青丸"；乌风内障采用"羚羊角散""石决明丸"治疗；后世诸多青光眼治疗方剂多由此演化而来。

- 在病机认识方面，元代倪维德所著《原机启微》[4]中记载的"气为怒伤散而不聚之病"与本病类似。书中谓："一证因为暴，神水随散，光遂不收，都无初渐之次"，符合现代中医学对该病的病因病机认识，即暴怒为绿风内障的常见诱因，暴怒致气机疏泄失职，气机阻遏，进而目中玄府闭塞，神水瘀滞而发病。并将此病的预后判断为"此一得永不复治之证也"，认识到该病为严重致盲性眼病。

- 此后，明代王肯堂在所著《证治准绳·七窍门》[5]中对五风内障的论述渐趋完善，如对青风、绿风、黑风和黄风的病因、病机、症状、鉴别、转归、治疗及预后等内容皆有所论述，形成了较系统的理论认识。书中描述了五风内障的七大特点：（1）发病急剧；（2）自觉病侧眼胀、头痛为主的风症表现；（3）瞳神散大；（4）有障翳气色可见，或青、或绿、或黄、或黑、或乌、或结白等多种表现；（5）视功能改变；（6）治疗原则首先收缩瞳孔；（7）预后不良。这与现代医学所论述的原发性青光眼基本相吻合。其中书中记载的"绿风……乃青风变重之症，久则变为黄风"[5]清楚说明了青风、绿风、黄风是一个疾病的三个不同发展阶段，与现代急性闭角型青光眼的前驱期、急性期、绝对期相吻合，为后世对原发性青光眼有更加深入、更加准确的认识。

- 在五风内障的整个治疗过程中，书中强调了治疗重点在于收瞳，如"病既急者，以收瞳神为先，瞳神但得收复，目即有生意"，说明了瞳孔功能的恢复对患眼预后有着重要的作用。这与现代眼科学中闭角型青光眼的早期治疗关键在于缩瞳，以解除虹膜根部阻塞，重新开放房角的理论不谋而合。

- 后世医家在其著作中，包括《审视瑶函》在内，多以《证治准绳》为蓝本，对五风内障症状、病因病机和用药进行阐述和发挥[6]。

- 近代以来，教科书中对于原发性青光眼的描述亦多以五风内障命名，1985年版《中医眼科学》中全面论述了五风内障并明确指出"青风内障类今之单纯性青光眼，或充血性青光眼之临床前期；绿风内障类今之充血性青光眼；黄风内障为青风内障、绿风内障的晚期改变；黑风内障类今之慢性充血性青光眼；乌风内障类今之并发性青光眼。"这使中医学对于原发性青光眼的认识与现代医学更加贴近，更加有利于提高对这一疾病的诊断及辨证论治水平。

参考文献

[1] 王焘（唐）. 外台秘要 [M]. 北京：华夏出版社，1955：563.

[2] 葆光道人（明）. 秘传眼科龙木论 [M]. 北京：人民卫生出版社，1958：12-16.

[3] 王怀隐，陈昭遇（北宋）. 太平圣惠方 [M]. 北京：人民卫生出版社，1958：948.

[4] 倪维德（元）. 原机启微 [M]. 上海：上海卫生出版社，1956：4

[5] 王肯堂. 证治准绳（一）杂病 [M]. 上海：上海科学技术出版社，1959：442-476.

[6] 张殷建，高健生. 《证治准绳》对原发性青光眼认识方面的贡献 [J]. 中国中医眼科杂志，2004，14（1）：40.

第二节 原发性急性青光眼的中医治疗

- 针对原发性急性青光眼，现代医学有一整套规范的治疗手段与方法，患者极少会寻求中医治疗。但实际上，中医如果辨证施治得当，也有较好的疗效，只是在治疗思路上，与现代医学是不同的角度。中医基础理论认为，人体的水液代谢是有一个基本规律的，这个基本规律在中医经典著作《黄帝内经》中有所阐述。《黄帝内经》中的《素问·经脉别论》篇中，有"饮入于胃，游溢精气，上输于脾，脾气散精，上归于肺，通调水道，下输膀胱。水精四布，五经并行"的论述，高度概括了人体水液（也包括眼内房水）代谢的基本过程。在这一理论指导下，运用《伤寒杂病论》的经方，治疗原发性急性青光眼，取得较好疗效，本文对此进行了归纳与总结。

1. 水液代谢障碍的病机

- 针对原发性急性青光眼，现代医学认为其发病多有眼球解剖结构异常的因素，也有情绪、疲劳、暗室环境、全身性疾病等促发机制的存在。由于骤然出现房水流出障碍，眼压升高，损害视功能。因此，如何及时解决房水受阻情况，是治疗的关键[1, 2]。

- 从中医角度来看，原发性青光眼急性发作，多考虑与促发因素密切相关。而且，中医的促发因素考虑得更为广泛，包括情绪、饮食、体质、生活习惯、劳力过度、外感因素等[3]。中医认为人体的水液（包括房水）代谢是有一定规律的。中医经典古籍《黄帝内经》中的《素问·经脉别论》篇中的一段论述，可以充分概括之："饮入于胃，游溢精气，上输于脾，脾气散精，上归于肺，通调水道，下输膀胱。水精四布，五经并行。"这段论述从宏观角度，高度概括了人体水液代谢的基本过程。也可以将其简化成以下过程：水饮入胃→脾→肺→通调水道（三焦）→膀胱（肾）→排出体外。如果因各种促发因素，导致相关脏腑经络功能失调或出现病变，都可能会骤然出现水液代谢障碍，影响到房水的循环流出过程，引起眼压突然升高，导致本病的发生。

2. 验案解析

- 【病例1】患者男性，22岁。

- 病史：3d前，因运动后大量饮冷（冰镇碳酸饮料、冰淇淋），4h后出现右眼发红、胀痛，视力下降，伴有头顶及前额痛，异常烦躁，恶心，口中流少许清稀涎液。在当地眼科就诊，眼压最高56.2mmHg，诊为"右眼原发性急性青光眼"，予1%毛果芸香碱滴眼液频点眼，口服乙酰唑胺片及50%甘油治疗。目前右眼眼压仍不能达到正常范围，前来寻求中医治疗。体征：经上述药物治疗后，右眼视力有提高，右眼发红、胀痛及前额、头顶疼痛明显缓解，口中时流清稀涎液，仍烦躁异常。脉沉微弦。眼科检查：视力（矫正）右眼0.6，左眼1.2，右眼球结膜充血（＋），角膜清，KP（－），前房浮游物（－），瞳孔正圆，药性缩小。眼底检查未见明显异常。眼压：右眼 29.8mmHg，左眼 14.4mmHg。诊断：右眼原发性急性青光眼。处方：吴茱萸汤。吴茱萸 9g、生姜 18g、党参 12g、大枣 15g，3 剂水煎服。继用 1% 毛果芸香碱滴眼液，每日 4 次点右眼。

- 二诊：3d 后复诊，右眼视力提高，眼压正常。右眼发红、胀痛消除，全身症状如口中时流清稀涎液，前额、头顶疼痛，烦躁异常等症状基本消除。眼科检查：右眼视力（矫正）：0.8，球结膜无充血，角膜清，瞳孔正圆，药物性缩小，虹膜纹理清晰，瞳孔对光反应正常，眼底未见明显异常。眼压：右眼 13.76mmHg，左眼 14.98mmHg。停中西医药物治疗，嘱其定期门诊观察。

- 三诊：2 周后复诊，未用药物治疗。右眼视力提高，无眼红眼痛。眼科检查：视力（矫正）右眼 1.0，左眼 1.0，双眼前节及眼底均未见明显异常。

- 【按语】这是一位喜欢运动的男性青年，平素身体健康。因为在炎热夏季户外打篮球后，运动之后大汗淋漓，口渴，大量饮冷后，出现了眼部发红、胀痛、视力下降症状，眼压升高。经眼科检查，诊断为"右眼原发性急性青光眼"。这例患者，从中医角度来看，就是因为过食寒凉，骤然造成脾胃过于寒凉，严重损害了脾胃运化水液之功能，进一步影响了全身的水液代谢（包括房水），引起眼压升高。"饮入于胃，游溢精气，上输于脾，脾气散精，上归于肺。"即"胃→脾→肺"这一段水液代谢过程出现了问题，导致青光眼急性发作。因此，服用温胃散寒的吴茱萸汤，迅速改善了脾胃寒凉的病理状况，使全身水液（包括房水）代谢恢复正常，也使眼压恢复正常。在炎热夏季，由于阳气外张，加之激烈运动，人体皮肤、肌肉、腠理温度升高，内部脾胃反而呈现虚寒状态。此时，如果不加节制地饮用寒凉饮料，包括过食寒性食品，有可能造成脾胃运化水液功能失调，出现全身水液代谢失常，进一步影响到眼内房水循环过程。

- 【病例 2】患者女性，50 岁。

- 病史：7d 前，因情绪紧张、身体劳累、熬夜，突然出现右眼发红胀痛、视力下降（0.3），当地医院诊断"右眼原发性急性闭角型青光眼"，眼压最高为 53mmHg 左右。经抗青光眼相应药物点眼、内服、静脉点滴治疗后，右眼发红、胀痛明显减轻，视力有所提高（0.6），眼压多次测量仍在 25~29mmHg。拟手术治疗。眼科检查：因患者在外地，未行眼部检查。问诊：口苦、恶心、耳鸣、胁胀、小便不利、大便干、身重、心慌、惊惕。处方：柴胡加龙骨牡蛎汤。柴胡 15g、法半夏 12g、黄芩 6g、茯苓 6g、桂枝 6g、大枣 10g、生姜 10g、党参 6g、生龙骨 5g（同煎）、生牡蛎 5g（同煎）、琥珀粉 1.5g（冲服）、生大黄 6g（后下），7 剂。

- 二诊：自述服药 2d 起，身体症状明显减轻，眼压下降，视力提高，各种西药药物减量，至第 5 天全部停用。目前已服用上述中药 7 剂。体征：目前晨起口苦，时有耳鸣头晕，胸闷气短，左胁下扪之胀痛，舌苔薄白，脉弦偏数。眼科检查：右眼视力（矫正）：1.0，球结膜无充血，角膜清，瞳孔正圆，对光反应正常，虹膜纹理清晰，眼底未见明显异常。眼压：右眼 11.56mmHg，左眼 12.13mmHg。UBM 检查：房角为宽角。（对比发病时当地 UBM 检查：右眼前房角大部分粘连）。处方：小柴胡汤加减。柴胡 15g、法半夏 12g、黄芩 6g、茯苓 6g、桂枝 6g、大枣 10g、生姜 10g、党参 6g、生龙骨 5g（同煎）、生牡蛎 5g（同煎），5 剂。

- 三诊：服上述药物 5 剂，全身症状基本消除。眼科检查：右眼视力（矫正）：1.0，左眼 1.0，眼压：右眼 12.15mmHg，左眼 12.77mmHg。双眼前节及眼底均未见明显异常。

- 四诊：6 个月后复查，双眼无不适，期间未予任何治疗。眼科检查：视力（矫正）：右眼 1.2，左眼 1.0，双眼眼压及眼部前后节检查均无异常。

- 【按语】水液代谢中"……上归于肺，通调水道，下输膀胱"的过程，即简化为："肺→通调水道（三焦）"，如果这一过程出现问题，也会造成水液代谢障碍。三焦是水液代谢的主要通道，三焦失调，气机阻滞，影响"肃降通调水道"的功能。临床上三焦失调多从"少阳病"论治，方药常选用柴胡剂。这位患者发病前，其父亲病危，她经常在医院陪护熬夜，情绪焦虑，身体劳累。由于这些诱因，导致足少阳胆郁化热，手少阳三焦失调，气、血、津液代谢失常，出现口苦、恶心、耳鸣、胁胀、小便不利、大便干、身重、心慌、惊惕等全身症状，符合《伤寒论》中的柴胡加龙骨牡蛎汤证。柴胡加龙骨牡蛎汤中，小柴胡汤能清胆经郁热，桂枝、茯苓通调三焦水道，龙骨、牡蛎、琥珀化痰安神，大黄以泻阳明之热。通过三焦失调的改善，水液代谢逐渐恢复正常，房水流出阻滞消除，眼压恢复正常。

- 中医特别重视情志致病，而且针对不同情志失调，有不同的治法与方药。这方面确实是中医的优势所在。调整好情绪，历来是中医最为重要的养生手段。喜、怒、忧、伤、悲、恐、惊，乃人之正常的情绪变化，但过度的情绪变化，会带来全身身体阴阳平衡的破坏，会导致疾病的产生。因此，加强自身修养，培养乐观主义精神，"恬淡虚无，真气从之"，才能减少各种疾病发生。

- 【病例3】患者女性，20 岁。

- 病史：自述 2d 前"感冒"后，左眼视物稍有不清，当地眼科给予验光检查，发现左眼近视增加"100 度"，矫正视力 1.0。2d 后，又述左眼视力仍进一步下降，同时出现左眼轻微眼胀。前来就诊。眼科检查：视力（矫正）右眼 1.0，左眼 0.6，眼压：右眼 16.34mmHg，左眼 38.78mmHg。右眼查无明显异常，左眼球结膜充血（＋），角膜轻度混浊，KP（－），未见前房浮游物，前房深浅可，瞳孔正圆稍大，直接对光反应较迟钝，眼底正常。现症状：自觉身低热、口渴、有汗、恶风，小便不利。诊断：左眼原发性急性青光眼。处方：五苓散。桂枝 6g、生白术 10g、泽泻 12g、茯苓 12g、猪苓 10g，3 剂。未用西药治疗。

- 二诊：第 2 天复查（服用 1 剂上述方药），左眼眼胀消除，视力提高。

眼科检查：矫正视力右眼 1.0，左眼 0.8，双眼前节及眼底检查未见明显异常，双眼眼压均正常。全身症状明显减轻，汤药继服。

- 三诊：服中药三剂，双眼无不适，全身症状基本消失。眼科检查：视力（矫正）右眼 1.0，左眼 0.8，双眼眼压均正常，眼前节及眼底检查未见明显异常。

- 【病例 4】患者女性，64 岁。

- 病史：自述"感冒"3d 后，夜间突然出现左眼发红，剧烈胀痛，视力明显下降，伴左侧偏头痛。今日来诊。眼部检查：矫正视力右眼 0.8，左眼 0.1，双眼晶状体皮质不均匀轻度混浊，左眼球结膜充血（+++），角膜水肿，周边前房浅，瞳孔散大，直接对光反应（－），眼底窥不清，眼压指测 T+2。现症状：低热怕风，汗多，口渴，但饮水入口即吐，小便不利。诊断：左眼原发性急性青光眼。处方：五苓散。桂枝 6g、生白术 10g、泽 12g、茯苓 12g、猪苓 10g，2 剂。嘱咐患者在服用中药汤剂的同时，速到眼科急诊进行相关西医治疗。

- 复诊：服用中药 2 剂，未用任何西药（患者未按照医嘱进行西医进一步检查及相关治疗）。左眼视力明显提高，发红、胀痛及伴有左侧偏头痛症状消除。眼科检查：矫正视力右眼 0.8，左眼 0.6，双眼晶状体皮质不均匀轻度混浊，左眼球结膜轻度充血，角膜清，周边前房略浅，瞳孔正圆，无散大，直接对光反应（+），眼压右眼：17.77mmHg，左眼 18.65mmHg，双眼眼底欠清，未见明显异常。转青光眼科会诊治疗。

- 【按语】中医认为水液代谢的最后环节是水饮从膀胱（肾）排出体外，即"……下输膀胱，水精四布，五经并行"的过程。病例 3、病例 4 这两例患者，由于客观原因，最初青光眼急性发作时，仅用中医药辨证治疗，未采用西医治疗，但都取得良好疗效，为我们观察中医药治疗原发性急性青光眼的诊疗效果，探讨其作用机制，提供了一个很好的机会。这 2 例患者，最初都是"感冒"后，出现"低热，汗多，口渴，小便不利"等症状，这是典型的太阳蓄水证，"外邪"沿着足太阳膀胱经进入膀胱，致使膀胱气化不利，出现小便不利（小便次数少，尿量少），口渴（水液代谢不畅，津液不能上承与口），甚至水入口即吐，称之为"水逆证"，也是由于水液输出不畅，体内积水较多，故饮水即吐，是人体自我保护机制。由此出现了全身水液包括房水代谢障碍，导致青光眼急性发作。其证完全符合《伤寒论》太阳篇中的"五苓散证"，其中猪苓、茯苓、泽泻淡渗以利水，通利小便，导水下行；白术助脾气之转输，使水精得以四布，配茯苓，更好地起到健脾利水的作用；桂枝辛温，通阳化气，又可以散表邪，茯苓配桂枝，通阳化气而利水。消除因足太阳膀胱气化不利导致的水液代谢（房水排除）障碍。

3. 小结

- 从以上病例可以看出，《素问·经脉别论》所述水液代谢过程中的任何阶段出现异常，均可导致本病的发生。骤然出现的水液代谢障碍，应是导致原发性青光眼急性发作的主要矛盾。因此，在中医眼科临证中，认真辨证，抓住病机，及时治疗，会取得很好疗效的。以上 4 个病例，有中西药物共同治疗的，也有中药单独治疗的，体现了中医治疗本病的特色与优势。

- 上述 4 个病例，都是在《黄帝内经》水液代谢理论指导下，运用《伤寒论》中的所谓经方进行临床诊治的。关于《黄帝内经》与《伤寒论》的关系，长期争论不断。以伤寒大家刘渡舟先生为代表，包括其弟子郝万山教授[4]，注重内经理论体系，认为《伤寒论》是在《黄帝内经》基础上，将中医学的基本治则应用于临床实践。而另一伤寒大家胡希恕先生为代表，包括绝大多数日本经方派医家，认为两者属于不同的学术体系，少有关联，不重视内经理论体系，临床上更强调"方证相应""有是证用是药"。

- 以上两个观点，笔者认为各有其道理。通过中医眼科临床实践，笔者认为《黄帝内经》与《伤寒论》在学术上联系紧密，不可对立分割，《黄帝内经》理论是完全可以指导《伤寒论》经方在临证中运用的。另外，重视"方证对应"，将眼睛局部辨证与全身辨证相结合，能够准确、快速地选择相应方药，提高临床疗效[5]。

参考文献

[1] 周文炳.临床青光眼 [M]. 2 版.北京：人民卫生出版社，2000：160.

[2] 葛坚.眼科学 [M]. 北京：人民卫生出版社，2005：252.

[3] 段俊国.中西医结合眼科学 [M]. 北京：中国中医药出版社，2005：214.

[4] 郝万山.伤寒论讲稿 [M]. 北京：人民卫生出版社，2008：12.

[5] 黄煌.经方的魅力 [M]. 2 版.北京：人民卫生出版社，2006：43.

第三节 原发性开角型青光眼的中医认识

- 原发性开角型青光眼（primary open angle glaucoma，POAG），是指由于病理性高眼压引起视神经乳头损害和视野缺损，而前房角开放的一种青光眼。其发病率由于所调查的人群、检查方法和诊断标准不同，故报道的差别较大。其发病率随年龄增加而增高，两性之间发病率无差异，白种人发病率较高，亚洲人、因纽特人发病率较低，黑种人患者的视神经损害较重。其发病具有遗传性和家族性。在我国的原发性青光眼患者中，开角型少于闭角型，但近年来临床的比例有所上升，可能与代谢性疾病、近视眼等的发病增加，以及卫生保健和诊断水平的提高有关[1, 2]。

1. 中医病因病理

- 明代中医眼科名著《秘传眼科龙木论 – 青风内障》[3]中认为本病多因虚所致，书中谓："因五脏虚劳所作" 明末中医眼科名著《审视瑶函 – 青风障》[4]认为虚实皆有之，"阴虚血少之人，及竭劳心思，忧郁愤恚，用意太过，每有此患。然无头风痰气火攻者，则无此患。"
- （1）先天禀赋不足，命门火衰，不能温运脾阳，水谷不化精微，生湿生痰，痰湿流窜目中脉络，阻滞目中玄府，玄府受损，神水运行不畅而滞留于目。
- （2）肝郁气滞，气郁化火，至血、痰、湿郁，诸郁犯目，至目中脉络不利，玄府郁闭，神水瘀滞。
- （3）素体阴虚血少，加之竭思劳神，过用目力，精血伤耗，水不涵木，阴虚风动，上扰目窍，神水滞涩。
- （4）久病肝肾亏虚，目窍失养，神水滞涩。

2. 中医病名

- 青风内障

3. 中医辨证论治

3.1 气郁化火型

- 证候：眼压升高伴眼痛、头痛。胸胁胀满，善叹息，食少神疲，口咽干，舌红苔黄，脉弦数。
- 治法：清热疏肝。
- 方药：加味逍遥散加减。

3.2 痰火上扰型

- 证候：头晕目痛、眼压升高。心烦心悸，食少痰多，胸闷呕恶，口苦口黏，苔黄而腻，脉滑数。
- 治法：清热化痰，和胃降逆。
- 方药：黄连温胆汤加减。

3.3 阴虚风动型

- 证候：劳倦后眼部症状加重，头晕眼胀，瞳神略大，视物昏朦，耳鸣失眠，五心烦热，时有头眩，口燥咽干，舌绛少苔，脉细数。
- 治法：滋阴养血，柔肝息风。
- 方药：阿胶鸡子黄汤加减。

3.4 肝肾两亏型

- 证候：久病瞳神渐散，眼球胀硬疼痛，视野明显缩窄，中心视力渐减，眼底视乳头凹陷扩大加深，颜色苍白。兼见耳鸣头眩，健忘失眠，腰膝酸软，舌红少苔，脉沉细数。或面白肢冷，夜间尿多，精神倦态，舌淡苔白，脉沉细无力。
- 治法：补益肝肾。
- 方药：杞菊地黄丸或金匮肾气丸加减。

3.5 气虚血瘀型

- 证候：久病不愈，眼压正常或偏高，视野日渐缩窄，视盘苍白，凹陷加深，兼见面色无华，气短乏力，舌质淡紫或有瘀斑。舌苔白，脉沉细。
- 治法：补气化瘀。
- 方药：补阳还五汤加减。

4. 预防与调护

- 本病病因不清，无特异的预防方法。
- （1）积极参加青光眼普查，早发现早治疗。
- （2）心情愉悦、劳逸结合，适当活动。
- （3）合理安排生活起居，饮食有节。
- （4）坚持治疗，按时用药，定期观察。

5. 中医临床研究 [5]

- 国医大师唐由之教授认为：从中医来讲，原发性开角型青光眼可从肝、脾、肺、肾三脏论治。（1）肝主疏泄，调畅气机，而水的运行亦有赖于气的推动。肝调节水液代谢，一是调畅三焦气机，使三焦水道通利；二是促进肺、脾、肾等脏腑气机的正常升降，从而充分发挥它们主持水液代谢的作用；三是气行则血行，血行则水利，气血运行通利，水液运行也就正常。若肝有病变，疏泄不利，气机不调，则影响气、血、水的运行。血瘀水阻，气滞水停，从而导致水液代谢障碍。（2）脾主运化，脾气充足，运化水湿功能健旺，人体水液代谢才能协调平衡；若脾失运，则水液难于转输排泄，导致水湿内停。（3）进展期患者多从肺失其肃降通调水道功能考虑，脾为生痰之源，肺为储痰之器，中医将代谢产生的一些病理性产物多从"痰"来论治，痰浊壅肺，失其肃降，水道不调，水液代谢不利。（4）晚期患者，病程日久，久病体虚，肝肾不足，气血两亏，治疗则以补益肝肾明目为主。原发性开角型青光眼为严重的致盲性眼病，西医局部应用降眼压药物治疗，若药物疗效不佳则可考虑激光或手术治疗。中医药治疗主要在本病的视功能保护方面有优势。

- 唐由之教授认为：对于中药治疗原发性开角型青光眼，目前国内治疗思路和方法较多，但总体来看，中药持久降低眼压的作用不明显（早期开角型青光眼有可能），但改善和保护视功能是有作用的。临床常用的补益肝肾、养血明目的子类药：如枸杞子、菟丝子、地肤子、车前子；有养血活血、化瘀通络的药物：如丹参、赤芍、川芎；有上下调畅气机的香附、葛根、牛膝、夏枯草；益精养血的山萸肉、制首乌；其中牛膝、车前子还兼有利水作用。这类药物对于中晚期原发性开角型青光眼具有较好的视功能保护作用。

- 早期原发性开角型青光眼很难及时发现，往往没有明显的体征，或者说我们看不到这些其实已经很明显的中医体征。关键是我们往往只注意眼局部的病变，忽略了患者发病的诱因和体征。外感所致的《伤寒论》中的太阳病，就有可能造成机体内也包括眼内水液代谢异常，继而出现眼压升高。外感之邪侵袭人体后，太阳膀胱经经气输布不利，致水液代谢失常，出现非常典型的太阳蓄水证（口渴、小便不利），张仲景的方子是"有是证用是药"，如果对证，可谓效如浮鼓。外感所致的太阳病可根据辨证，运用青龙汤和苓桂类方药，调理气机和水液代谢，这类早期青光眼是可以控制眼压，消灭在萌芽之中的。具备太阳中风证体质的患者往往伴有脾胃虚寒，如果长期饮食不调，饮冷贪凉，进一步损害脾胃，也会出现人体水液（包括房水）代谢障碍，这是在本病防治中应该提醒患者注意的。

- 实际上，我们在临床上所见的原发性开角型青光眼大多是中期，或曰进展期。这类患者应该如何考虑呢？从中医脏腑辨证来看，分管人体水液代谢的最主要脏器是脾、肺、肾三脏，脾主运化水湿，肺主肃降通调水道，肾主水。既然现代医学认为小梁网有病理产物沉积，阻碍房水流通，那么应该考虑从中医"痰"来考虑，脾为生痰之源，肺为储痰之器，母病损其子，脾虚易致肺虚，脾肺俱虚，水液不运，痰浊内生，因此健脾肃肺化痰应为我们治疗本病进展期的思路和治疗方法，我们在临床中观察到，这种治疗方法确实能够对本病进展期的视功能起到保护和改善作用的。另外，不要忘记肝的疏泄功能也能有效地调控水液代谢。通过肝之疏泄，使水液在体内输布自由顺畅，减少阻碍。本例就是进展期治疗的典型病例，往往体征不明显，需要守方，治疗 3~4 个月，主要观察视野的变化。

- 西医认为，本病发病具有遗传性。从中医角度来看，其实是和患者的体质、情志、饮食、起居、环境、气候等密切相关的。这些不良的影响因素如果较长时间存在，容易导致体内水液包括房水代谢失常。

参考文献

[1] 周文炳.临床青光眼[M].2版.北京：人民卫生出版社，2000：185-186.

[2] 葛坚.眼科学[M].北京：人民卫生出版社，2005：254.

[3] 葆光道人（明）.秘传眼科龙木论[M].北京：人民卫生出版社，2006：28.

[4] 傅仁宇（明）.审视瑶函[M].北京：人民卫生出版社，2006：213.

[5] 邱礼新，巢国俊，王影.唐由之临床经验实录[M].北京：中国医药科技出版社，2011：163.

第四节 正常眼压青光眼的中医认识

- 中医体质学说有其悠久的发展历史,分类方法颇多。自1800年前的中医理论奠基巨作《黄帝内经》中即有较为明确的体质分类方法。现代在中医影响较大且应用较广泛的是北京中医药大学王琦教授的体质九分法,该分类法附有不同体质的详细特征及诊断表述依据,是一种较为合理与全面的体质分类方法。重视体质的研究不但有助于整体上把握个体生命特征,有助于分析疾病的发生、发展和演变规律,而且对于诊断、治疗乃至预防和康复等均有重要的指导意义[1]。体质的不同,表现为在生理状态下对外界刺激的反应和适应上的某些差异性,体质很大程度上决定了发病过程中对某些致病因素的易感性、疾病发展的倾向性及症候类型。体质相对稳定又存在着一定的动态可变性,也就是说体质具有可调性。根据这一理论,我们希望通过对POAG与中医体质的相关性研究,观察不同类型POAG患者临床特征与中医体质的关系,最终建立对POAG的中医药诊断和防治干预体系。

- 目前研究已证实NTG患者的颅内压偏低,低颅压导致的跨筛板压力差增大可能是导致青光眼视神经损伤的原因之一[2-4]。青光眼的发生发展可以认为是血压、眼压及颅内压之间的平衡失常。研究发现NTG患者体质多属于"低功能状态",具有低BMI、低血压、低体重倾向[5-8]。容易出现身体倦怠乏力等虚损症候。这一现象与中医眼科临床中的NTG患者多为"气虚"体质相吻合。"气虚"则导致清阳不升、脏器失养、精血津液胎元滑脱、组织松弛、脏器下垂等疾病。平素体质虚弱而易患感冒、内脏下垂、虚劳等疾病。NTG患者眼压正常但视神经持续受损,最终导致筛板塌陷与"气虚"理论高度吻合。对于NTG的发病而言,则为气虚推动、气化、营养不利,精血不能上行濡养目系,而导致目暗不明。

- ICOP课题组研究证实:(1)适当的有氧运动可使POAG患者眼压有一定程度的降低,但是运动量过大,会使眼压波动增加,从而有可能增加视神经损伤的风险。这一现象与中医基础理论高度契合,即"脾主四肢肌肉",对于脾气虚弱之人,通过适量运动可振奋脾气,推动体内水液代谢。"过劳则伤脾",脾气素虚,加之过度运动伤脾耗气,气的缺乏引发水液代谢障碍,进而出现眼压的波动。(2)5分钟剧烈运动后POAG合并高度近视的患者的眼压波动,明显大于POAG不合并近视及POAG合并非高度近视的患者;在相同药物控制眼压的情况下,合并高度近视的高眼压型POAG患者眼压仍高于不合并高度近视及不合并近视的POAG患者,但是该组患者的24小时眼压波动相对平稳[9-10]。中医理论认为高度近视的患者多为先天禀赋不足,加之后天失养,过用目力,久视伤血,血伤则气损,久之阴损及阳,而至清阳之气不得升腾发越上达目系,目系失养,又因过度运动,脾气耗伤,脾失健运,而至水液代谢失常,出现眼压异常波动。以上内容都是与中医体质学说统一的。

- 课题组进行了一项NTG患者体质特征的研究发现45例NTG患者中气虚体质17例,占总数的31%,其他体质类型及数量分别为:阴虚15例,血瘀 8 例，阳虚 5 例。即 NTG 患者多为"气虚"体质，这与国内外学者的临床研究结果相吻合，这对 POAG 患者的中医药治疗具有重要意义[11]。

* 中医理论要求临证必遵守整体观念和辨证论治，中医体质学说很好地实践了这一重要原则。以上 ICOP 课题组及国内外学者的研究结果与以中医基础理论及中医体质学说所阐述的疾病发生、发展的规律高度吻合。中医体质学说与 POAG 分型治疗的统一成为实现眼科中西医结合的一个重要切入点。以"体质可调"的理论指导 POAG 特别是 NTG 的治疗，有望为该病治疗带来曙光。

参考文献

[1] 王琦．九种基本中医体质类型的分类及其诊断表述依据 [J]．北京中医药大学学报，2005，28（4）：1-8

[2] Berdahl JP, Allingham RR, Johnson DH.Cerebrospinal fluid pressure is decreased in primary open-angle glaucoma. Ophthalmology, 2008, 115:763–768.

[3] Ren R, Jonas JB, Tian G et al.Cerebrospinal fluid pressure in glaucoma. A prospective study. Ophthalmology, 2010,117:259–266.

[4] Ren R, Wang N, Zhang X, Cui T, Jonas JB. (2011). "Trans-lamina cribrosa pressure difference correlated with neuroretinal rim area in glaucoma." Graefes Arch Clin Exp Ophthalmol, 249(7):1057–1063.

[5] Jonas, J. B. and N. Wang (2011). Association between arterial blood pressure, cerebrospinal fluid pressure and intraocular pressure in the pathophysiology of optic nerve head diseases. Clin Experiment Ophthalmol.

[6] Ren R, Wang N, Zhang X, et al. Cerebrospinal fluid pressure correlated with body mass index. Graefes Arch Clin Exp Ophthalmol, 2012 ,250(3):445-446.

[7] Pasquale LR, et al. Anthropometric measures and their relation to incident primary open-angle glaucoma. Ophthalmology,2011,117(8):1521-1529

[8] Asrani S, et al. Clinical profiles of primary open angle glaucoma versus normal tension glaucoma patients: a pilot study. Curr Eye Res,2011.36(5):429-435.

[9] Yang Y, Li Z, Wang N, etal. Intraocular pressure fluctuation in patients with primary open-angle glaucoma combined with high myopia,2014, 23(1):19-22.

[10] Yang YX, Wang NL, Wu L, etal. Effect of high myopia on 24-hour intraocular pressure in patients with primary open-angle glaucoma.Chin Med J (Engl),2012,125(7):1282-1286.

[11] 于静，桑景荭，王怀洲，等．原发性开角型青光眼患者的中医体质特征研究 [J]．中国中医眼科杂志，2016，26（5）:153-155.

第五节 青光眼睫状体炎综合征的中医认识

1. 概述

- 青光眼睫状体炎综合征又称青光眼睫状体炎危象（Posner–Schlossman 综合征），1948 年由 Posner 和 Schlossman 描述并定名，是一种反复发作的轻度、特发性、非肉芽肿性前部葡萄膜炎，伴有眼压升高的综合征 [1]。常单侧发病，发生在 20~50 岁的患者。本病目前病因尚不十分明了。眼压升高被认为是发作时房水外流急剧减少所致。已经证实前列腺素在本病的发病机制中起作用，急性发作时，其房水浓度的升高与眼压升高有关。前列腺素破坏了血－房水屏障，蛋白质和炎症细胞进入了前房，影响房水外流，导致眼压升高。部分患者在发作间歇期仍存在房水动力学异常，可能合并原发性开角型青光眼。
- 本病见于中青年，85%~90% 为单眼发病，本病为自限性，一般无论治疗与否均会恢复。间隔几个月或几年发作一次，每次发作持续几小时至几周。本病出现视神经损害和视野缺损可以是反复的极端高眼压，叠加在潜在的原发性开角型青光眼所致。
- 古人对本病认识不多，中医眼科古籍也少有记载，一般可大体属于"黑风内障"范畴。

2. 中医病因病机

- 本病的发生，与人体的气血津液运行输布失常有关，与人体肝胆疏泄密切相关。肝胆疏泄失常，三焦通调阻滞，气、血、津液运化失常，出现气滞、血瘀、痰凝，玄府不通，神水滞留。若七情所伤，肝失疏泄，气机郁滞，气血失调，气滞血瘀，神水瘀积；或肝木犯脾，脾失健运，津液停聚，化为痰湿，上犯目窍，玄府不通，神水滞留而成本病 [2]。

3. 临床表现

3.1 辨病要点

- 角膜后沉着物，提示小梁炎症的存在，多考虑实症。

3.2 辨证要点

- 3.2.1 肝郁气滞证
- （1）眼胀、视物不清、角膜后少量 KP 出现；
- （2）胸闷气短，烦躁易怒；
- （3）舌质红，苔薄黄，脉弦。
- 3.2.2 痰湿上犯证
- （1）眼胀头重、视物不清、角膜后少量灰白色羊脂状 KP 出现；
- （2）胸闷纳少；
- （3）舌质红，苔白腻，脉弦滑。

4. 中医治疗

4.1 治疗原则

- 根据本病的病理变化特点，采用整体宏观辨证与局部微观辨病结合的思路和治疗方法进行辨证施治。

4.2 辨证施治

- 4.2.1 肝郁气滞证
- （1）治疗法则：疏肝理气，活血利水。
- （2）方药：丹栀逍遥散加减；若眼胀明显，加香附、川芎疏肝理气；眼压较高，舌质紫暗者，加泽泻、丹参利水活血。
- （3）中成药：加味逍遥丸。
- 4.2.2 痰湿上犯证
- （1）治疗法则：祛痰化湿，利水明目。
- （2）方药：温胆汤加减；若舌苔黄腻，加黄连清热除湿；角膜后羊脂状KP迟迟不退者，加党参、薏苡仁、肉豆蔻健脾化湿。

4.3 单方验方

- 知柏地黄丸：适用于青光眼睫状体炎综合征间歇期治疗，有控制复发的作用。

4.4 针刺治疗

- 通过针刺对穴位的刺激，可以调节全身的气血阴阳，从而使气血、经络通畅，达到治疗作用。
- （1）眼局部常用穴位：睛明、承泣、球后、丝竹空、攒竹、四白、阳白、百会。全身常用配穴：翳风、翳明、风池、百会、合谷、肝俞、肾俞、脾俞、足三里、光明、三阴交、血海、阳陵泉、阴陵泉等。
- （2）针法：针对主症配穴，将眼周穴位和远端肢体穴位配合应用，每次眼周穴位1~2个，远端肢体取2~3个，每日或隔日1次，分组交替运用，10次为一个疗程，休息3~5天再做下一个疗程。眼周穴位不宜运针提插、捻转，对于肢体、腹部及背部穴位可以针灸并用。

4.5 饮食疗法

- 宜选用营养、易消化食物，如具有清热解毒、利水消肿、活血通络作用的苦瓜、冬瓜、丝瓜、绿豆等。

5. 中医临床研究

5.1 中医治疗

- 柏超然[3]认为，本病角膜后出现沉着物是痰湿侵睛的一种症状：水本制火，今反为火制，沸腾熏蒸成浊，浸渍在角膜后壁，应多考虑从痰火论治。韩红波[4]认为本病应从"肝"论治：（1）肝肾阴虚，虚火上炎；（2）肝阳上亢，肝肾阴虚；（3）肝郁不舒，肝气横逆；（4）情志内伤，肝火上炎。干健[5]认为本病为足少阳胆经及足厥阴肝经风热实证，运用石决明散加减治疗本病取得较好疗效。

5.2 中西医结合治疗

· 张建[6]等将本病患者分为二组，观察组以 0.5% 的噻吗洛尔滴眼液点眼，同时配合口服黄连温胆汤，对照组仅以 0.5% 的噻吗洛尔滴眼液点眼，结论是采用中西医结合治疗青光眼睫状体炎综合征，在缓解症状及减少角膜后沉着物方面疗效优于单纯西医治疗。

· 舒智宇按照随机数字表法将患者分为实验组和对照组，每组各 70 例患者。对照组患者采取噻吗洛尔滴眼液治疗，实验组患者采取噻吗洛尔滴眼液联合黄连温胆汤治疗。观察两组患者临床疗效，治愈时间，治疗前后临床症状积分、眼压、KP 变化情况，治疗前后 IL-4、IFN-γ 水平变化情况，不良反应发生情况。结论： 黄连温胆汤联合噻吗洛尔滴眼液治疗青光眼睫状体炎综合征效果较好，可有效改善患者临床疗效，缩短治疗时间，改善临床症状积分、眼压、KP 指标，改善 IL-4、IFN-γ水平，无明显不良反应。

· 罗伟[7]运用常规抗炎、降眼压联合中药丹栀逍遥散加减治疗本病，其疗效肯定，且能缩短治疗时间。

参考文献

[1] Posner A, Schlossman A. Syndrome of glaucomato-cyclitic crises. Am J Ophthalmol, 1948, 31: 735.

[2] 唐由之，肖国士. 中医眼科全书. 北京：人民卫生出版社，2011：820.

[3] 柏超然. 青光眼睫状体炎综合征77例的辨证论治. 上海：上海中医药杂志，1980，1：26.

[4] 韩红波. 青光眼睫状体炎综合征从肝论治. 江苏中医，1994，2：18.

[5] 干健. 石决明散加减治疗青光眼睫状体炎综合征. 湖北中医杂志，2006，10：41-42.

[6] 张健. 青光眼睫状体炎综合征的临床思考. 辽宁中医杂志，2010，37（增刊）：85-87.

[7] 罗伟. 中西医结合治疗青光眼睫状体炎综合征疗效观察. 新中医，2014，9：134-136.

第十一章

青光眼的整体观

前言

- 原发性开角型青光眼已被人类认识上百年，最初，它被定义为一种因眼压升高而导致特征性视神经结构改变和特异性视野变化的眼部疾病。但当人们只局限于眼球本身来理解青光眼的发生发展时，很难解释我们在临床上遇见的一些难题，如一些患者眼压不高发生青光眼，部分患者眼压高却不发生损害，一些患者即使眼压得到较好控制，青光眼性损害依然在逐渐加重；还有一些神经系统疾病的患者同时罹患青光眼，这些只是偶然现象，还是其中存在一些尚未被揭示的联系？这提示我们必须要扩大眼界，要将目光从眼压、眼球局部跳脱出来，将眼放置于人体这个整体中，以"整合"的理念思考，从超越眼球局部的层面进行统筹整理，以更全面的角度、更系统的思维、更整体的概念去理解青光眼。

第一节 部分中枢系统疾患者群有更高的青光眼患病率，或者有相似的病理改变特点

1. 部分中枢系统疾患者群有更高的青光眼患病率

- 研究表明，老年性痴呆患者更易患青光眼，且他们对青光眼性损害更为敏感或抵抗力更差[1]。Bayer 等发现德国老年性痴呆患者中 25.9% 诊断为青光眼，表明老年性痴呆患者青光眼患病率是非老年性痴呆患者人群的 10 倍（西方国家普通人群青光眼的患病率约为 2.6%）[2]。Tamura 等发现日本老年性痴呆患者中 23.8% 患有开角型青光眼，明显高于年龄匹配的对照者（9.9%）[3]。我国学者卢艳等在早期阿尔兹海默病患者中发现，其视网膜神经纤维层厚度与对照组相比显著降低，说明阿尔兹海默病患者在早期即发生了视网膜神经纤维的变性[4]。因此，老年性痴呆和青光眼是否存在内在关系值得探讨。老年性痴呆在中枢神经系统改变类似于青光眼，包括病理变化、神经细胞凋亡等，因此，有作者认为青光眼就是眼部的老年性痴呆。由此推理，是否青光眼患者人群更容易患老年性痴呆？但相关研究未发现青光眼患者老年性痴呆的患病率增加，Kessing 等在丹麦进行全国性病例调查发现原发性开角型青光眼患者中阿尔兹海默病患者数量与对照组相比没有差异，说明开角型青光眼并不一定是导致阿尔兹海默病患病率提高的危险因素[5]。提示青光眼就是眼部的老年性痴呆的提法并不确切。

- 还有一些其他中枢神经脱髓鞘病变可能与青光眼相关。Bayer 等发现帕金森病患者中 23.7% 患青光眼，显著高于普通人群青光眼的患病率，提示这两种看起来没有关系的疾病在某个层面上可能有一定关联[6]。

- 多发性硬化是一种慢性、炎症性、中枢神经脱髓鞘病变，其视神经的改变与青光眼极为相似。有学者认为二者有共同的发病机制，两种疾病均有缩血管性细胞因子的高度表达。

2. 青光眼与一些中枢系统疾病有相似的病理改变特点

- 中枢神经系统变性性疾病如阿尔兹海默病、帕金森病、亨廷顿病、肌萎缩侧索硬化症等，其基本病理变化与青光眼性视神经病变相似，均表现为轴浆流运输障碍、跨突触变性，以及轴索和神经元细胞慢性进行性变性，最终走向神经元细胞的凋亡。其中，阿尔兹海默病与青光眼最为相似。

- Gupta 等在人类青光眼视网膜中也发现 Tau 蛋白的异常变化，说明青光眼与阿尔兹海默病可能有共同的病理机制参与到各自神经退行性变的过程中[7]；Yoneda 等发现，与对照组患者相比，青光眼及糖尿病视网膜病变患者玻璃体中 β amyloid（1－42）水平显著降低，Tau 蛋白水平显著增高，这与阿尔兹海默病患者脑脊液中这两种特征性蛋白的变化一致[8]；McKinnon 等在大鼠慢性高眼压模型的研究中检测到，RGC 细胞中 Caspase-3 活化，而 Caspase-3 可以裂解淀粉样物质前体蛋白（APP）产生神经毒性片段如 β amyloid 等，说明青光眼 RGC 死亡可能在分子水平上与阿尔兹海默病相似，均有 β amyloid 神经毒性作用的参与[9]。Guo 等[10] 证明，针对 β amyloid 形成及聚集过程中的多个靶点进行综合治疗，可以在体内有效减少青光眼 RGC 凋亡，说明针对阿尔兹海默病特征性蛋白合成通路的干预策略可能同时适合于青光眼的治疗。

- 除了青光眼可能出现阿尔兹海默病特征性蛋白及分子水平改变的研究证据外，也有研究数据显示阿尔兹海默病患者有视神经萎缩及 RGC 丢失的表现[4]。

参考文献

[1] Wostyn P, Audenaert K, De Deyn P P. Alzheimer's disease and glaucoma: is there a causal relationship?[J]. Br J Ophthalmol,2009,93(12):1557-1559.

[2] Bayer A U, Ferrari F, Erb C. High occurrence rate of glaucoma among patients with Alzheimer's disease[J]. Eur Neurol,2002,47(3):165-168.

[3] Tamura H, Kawakami H, Kanamoto T, et al. High frequency of open-angle glaucoma in Japanese patients with Alzheimer's disease[J]. J Neurol Sci,2006,246(1-2):79-83.

[4] 秦熙，卢艳. 阿尔茨海默病患者视网膜结构及功能的改变[J]. 国际眼科杂志，2017(10):1867-1870.

[5] Kessing L V, Lopez A G, Andersen P K, et al. No increased risk of developing Alzheimer disease in patients with glaucoma[J]. J Glaucoma,2007,16(1):47-51.

[6] Bayer A U, Keller O N, Ferrari F, et al. Association of glaucoma with neurodegenerative diseases with apoptotic cell death: Alzheimer's disease and Parkinson's disease[J]. Am J Ophthalmol,2002,133(1):135-137.

[7] Gupta N, Fong J, Ang L C, et al. Retinal tau pathology in human glaucomas[J]. Can J Ophthalmol,2008,43(1):53-60.

[8] Yoneda S, Hara H, Hirata A, et al. Vitreous fluid levels of beta-amyloid((1-42)) and tau in patients with retinal diseases[J]. Jpn J Ophthalmol,2005,49(2):106-108.

[9] Mckinnon S J, Lehman D M, Kerrigan-Baμmrind L A, et al. Caspase activation and amyloid precursor protein cleavage in rat ocular hypertension[J]. Invest Ophthalmol Vis Sci,2002,43(4):1077-1087.

[10] Guo L, Salt T E, Luong V, et al. Targeting amyloid-beta in glaucoma treatment[J]. Proc Natl Acad Sci U S A,2007,104(33):13444-13449.

第二节 青光眼的损害累及全视路

1. 动物实验证据

- 在啮齿类和灵长类青光眼动物模型中，持续的高眼压不仅可以导致 RGCs 的丢失，还可以引起接受损伤眼纤维投射的外侧膝状体（lateral geniculate nucleus，LGN）相应层面的神经元发生萎缩和丢失，表现为细胞横截面积的减小及细胞密度的下降。同时，LGN 各层神经元的树突缩短、变粗，结构紊乱，树突的复杂性和树突野的范围显著降低。在相同区域还观察到弥漫的胶质细胞增生反应。接受损伤眼视觉信息输入的 LGN 层面和视皮层眼优势柱细胞色素氧化酶活性、胆碱水平及其他代谢物质的含量下降，与突触可塑性相关的蛋白，如生长锥相关蛋白 43（GAP43）的表达和分布发生明显改变。中枢神经元、胶质细胞及蛋白表达改变的同时伴随视觉系统功能的改变 [1]。在猫的急性高眼压模型中利用细胞外记录的方法对 LGN 神经元在不同刺激条件下的反应进行研究，发现不同类型的 LGN 细胞及感受野不同组分的反应在眼内压升高后都明显下降，眼内压升高对 X 及 Y 细胞、中心和周边机制及细胞的 Peak 和 Count 发放反应产生不同影响。应用正电子发射断层显像（positron emission tomography，PET）的方法发现，单眼高眼压的猴子损伤眼接受刺激时视皮层的神经反应性明显降低。

2. 人类青光眼患者遗体病理学研究

- 除了来自动物实验的资料，对于人类青光眼患者的观察也得到了相似结果。Gupta 等对一例青光眼患者的大脑标本进行了病理学研究，发现该患者 LGN 和视皮层的厚度较正常人明显变薄，神经元横截面积变小，表现出与正常长梭形不同的小球形形态 [2]。

3. 人类青光眼患者活体研究

- 利用 MRI 的方法对临床青光眼患者进行的在体研究结果显示，同年龄匹配的正常对照相比，青光眼患者双侧的 LGN 高度显著降低，体积明显减小，LGN 的改变与患者的杯盘比及视网膜神经纤维层厚度之间存在密切相关关系 [3]。弥散张量磁共振成像发现青光眼患者的视神经、视束和视放射的平均弥散度（mean diffusivity，MD）较正常对照显著增高，而分数各向异性（fractional anisotropy，FA）则明显降低，这些改变与青光眼的疾病分期、视网膜神经纤维层厚度、视盘结构参数之间存在线性相关关系，提示青光眼患者视神经、视束及视放射内神经元轴突的正常结构及走行发生与疾病严重程度相一致的破坏。

参考文献

[1] Sasaoka M, Nakamura K, Shimazawa M, et al. Changes in visual fields and lateral geniculate nucleus in monkey laser-induced high intraocular pressure model[J]. Exp Eye Res,2008,86(5):770-782.

[2] Gupta N, Yucel Y H. What changes can we expect in the brain of glaucoma patients?[J]. Surv Ophthalmol,2007,52 Suppl 2:S122-S126.

[3] Gupta N, Greenberg G, de Tilly L N, et al. Atrophy of the lateral geniculate nucleus in human glaucoma detected by magnetic resonance imaging[J]. Br J Ophthalmol,2009,93(1):56-60.

第三节 青光眼患者不仅存在形觉损伤，也存在非形觉损伤

· 除视觉皮层损害外，视觉神经纤维所涉及的其他中枢部位可能也会存在青光眼性损害。如前所述，视束中约10%的神经纤维并不投射到外侧膝状体，其中部分投射到视交叉上核的神经纤维来自于一类与昼夜节律相关，被称为包涵黑素的视网膜神经节细胞（melanopsin containing RGC，mcRGC）。Chiquet等在小鼠青光眼模型研究中发现，除整个视路损害以外，还存在着视交叉上核的损害[1]；国内王怀洲等在对大鼠急性高眼压模型的研究中发现，急性高眼压后视网膜内mcRGC数量显著减少，同时也发生了视交叉上核的损害[2]。鉴于mcRGC在人类与昼夜节律调节相关，说明青光眼可能同时引起非形觉通路的损害，对于青光眼患者可能需要进一步关注其睡眠相关生活质量。

· 从上述研究来看，所谓青光眼视神经损害，并不仅局限于眼部，而是波及整个视觉通路，甚至非形觉通路的损害。这也在一定程度上解释了为何部分青光眼患者即使将其眼压降至正常水平，但其视功能水平却越来越差。可能由于上位神经元的损害仍然在继续，而目前的治疗方法及手段仅局限于眼部，忽视了对于整个视觉通路的保护。

参考文献

[1] Chiquet C, Drouyer E, Woldemussie E, et al. [Consequences of glaucoma on circadian and central visual systems][J]. J Fr Ophtalmol,2006,29(7):847–851.

[2] Wang H Z, Lu Q J, Wang N L, et al. Loss of melanopsin-containing retinal ganglion cells in a rat glaucoma model[J]. Chin Med J (Engl),2008,121(11):1015–1019.

第四节 跨筛板压力差梯度而非眼压是青光眼的直接病因

1. 跨筛板压力差梯度——解剖学基础下的整合理念

- 人体的视神经组织分别处于眼内腔和颅内腔两个单独封闭的压力腔内。由于颅骨骨壁坚硬，不可扩张，颅腔内压强的变化对神经组织所造成的各种应力及剪切力等均可对神经组织造成不同程度的损害；同时，眼球亦属于封闭的球体，可扩张度极小，眼内压力的变化对眼球内各种组织也会造成不同程度的损害。

- 视神经是由眼内的神经节细胞轴突在视盘处汇聚而成，穿过眼球壁进入位于眶内的视神经蛛网膜下腔，并一直延续到颅内。由于眼内压与颅内压之间本身存在一定的压力梯度（5~11mmHg），当眼内压或者颅内压任何一方发生变化时，均会造成视神经所处的两个压力腔之间压力梯度的改变，产生剪切力，导致视神经损害的发生。因此，任何原因造成的颅压或眼压的变化均可能造成压力相关性视神经病变。

- 同时，眼内腔与颅内腔也仅是两个相对封闭的空间，在某些特定情况下还是会发生彼此之间的沟通，导致眼内腔和颅内腔之间发生物质交换和流动，产生各种罕见的临床症状和体征。然而，无论两个腔体之间发生怎样的沟通，若产生物质交换和流动，压力差亦是其必要条件。因此，在眼内腔与颅内腔特殊的解剖构型基础上，眼内压与颅内压之间的压力梯度变化必然会带来一系列与之相关的病症。

2. 跨筛板压力梯度致青光眼学说的建立

- 一般情况下，眼内压与颅内压之间本身存在一定的压力梯度（5~11mmHg），当眼内压升高或者颅内压降低时，会造成视神经所处的两个压力腔之间压力梯度增大，产生剪切力，导致视神经损害的发生。

- 首都医科大学附属北京同仁医院 iCOP 研究（Intracranial and Intraocular Pressure Study，iCOP）通过对既往临床高眼压性青光眼患者、正常眼压性青光眼患者及高眼压症患者的前瞻性临床观察研究发现：眼内压与颅内压之间压力梯度的增大是发生青光眼视神经损害的主要原因。所谓正常眼压青光眼患者颅内压偏低，导致眼压与颅内压之间跨筛板压力差增大而发生视神经损害；而高眼压症患者颅内压偏高，导致眼压与颅内压之间跨筛板压力差并未增大，从而避免了高眼压可能带来的视神经损害[1]。

- 同时，该研究组建立无创颅内压测量方法，通过对北京眼病研究、邯郸眼病研究及印度中部眼病研究等三项流行病学调查中的大规模自然人群样本进行验证性研究发现：视网膜神经纤维层厚度与眼颅压力梯度呈负相关，原发性开角型青光眼主要与眼颅压力梯度相关[2]。

- 随后，为了进一步证明眼颅压力梯度与青光眼视神经损害之间的因果关系，该研究组又进行了猕猴低颅压研究，利用脑脊液分流的方法对猕猴

进行腰池 – 腹腔脑脊液分流手术，建立猕猴低颅压动物模型。通过脑脊液分离降低猕猴颅内脑脊液压力，增加猕猴眼压与视神经蛛网膜下腔脑脊液压力之间的眼颅压力梯度差。研究证实，通过单纯的慢性颅内压降低增大眼颅压力差可以导致青光眼性视神经损害：猕猴在经历 6~14 个月的持续低颅压和眼颅压力差增大的状态后，其视网膜神经纤维层厚度显著降低，出现弥漫性的神经纤维层缺损和视杯增大的现象。

· 至此，该研究小组在国际上第一次建立了眼颅压力梯度差致视神经损害的学说，解决了长期依靠眼压理论和机械压力学说所不能回答的青光眼的临床问题，将原发性开角型青光眼视神经损害的多元学说归集为跨筛板压力差损害的一元学说。被国际眼科界评为改变青光眼临床实践的"里程碑"式的发现和贡献。

参考文献

[1] Wang N, Yang D, Jonas J B. Low cerebrospinal fluid pressure in the pathogenesis of primary open–angle glaucoma: epiphenomenon or causal relationship? The Beijing Intracranial and Intraocular Pressure (iCOP) study[J]. J Glaucoma,2013,22 Suppl 5:S11–S12.

[2] Xie X, Zhang X, Fu J, et al. Noninvasive intracranial pressure estimation by orbital subarachnoid space measurement: the Beijing Intracranial and Intraocular Pressure (iCOP) study[J]. Crit Care,2013,17(4):R162.

小结

· 青光眼与多种中枢神经系统疾病具有相似的临床体征和症状，且在神经损害机制方面有共同之处，其损害不仅仅局限于眼球局部，而是累及全视路，且会损伤非形觉通路，中枢可能参与青光眼性损害的调控，跨筛板压力差梯度而非眼压可能是青光眼的直接病因。这一系列的研究都表明，对于青光眼这一组疾病，必须要在"整合"思维的指导下，建立整体观，将青光眼定位于一类从眼到脑的神经变性性疾病，整体全面地认识这一疾病对研究其发病机制、发病特点，进而建立系统的治疗策略、挽救患者视力具有重大意义。